中医经典文库

辨　证　录

岐伯天师等口授
清·陈士铎　敬述
王小芸　王象礼　刘德兴　赵怀舟　校注

U0351205

中国中医药出版社
·北　京·

图书在版编目（CIP）数据

辨证录/(清)陈士铎著．—北京：中国中医药出版社，2007.8（2024.9重印）

（中医经典文库）

ISBN 978-7-80231-287-6

Ⅰ．辨…　Ⅱ．陈…　Ⅲ．医案—中国—清代　Ⅳ．R249.49

中国版本图书馆 CIP 数据核字（2007）第 112408 号

中国中医药出版社出版

北京经济技术开发区科创十三街 31 号院二区 8 号楼

邮政编码：100176

传真：010-64405721

三河市同力彩印有限公司印刷

各地新华书店经销

*

开本 850×1168　1/32　印张 18　字数 444 千字

2007 年 8 月第 1 版　2024 年 9 月第 15 次印刷

书　号　ISBN 978-7-80231-287-6

*

定价：54.00 元

网址　www.cptcm.com

《中医经典文库》专家指导委员会

《中医经典文库》编委会

《中医经典文库》专家顾问委员会

前　言

中华医药源远流长，中医药理论博大精深，学说纷呈，流派林立，要想真正理解、弄懂、掌握和运用她，博览、熟读历代经典医籍，深入钻研，精思敏悟是必经之路。古往今来，凡是名医大家，无不是在熟读精研古籍名著，继承前人宝贵经验的基础上，厚积薄发、由博返约而成为一代宗师的。

故此，老一辈中医药专家都在各种场合呼吁“要加强经典学习”；“经典是基础，传承是关键”。国家有关行政部门也非常重视，在《国家中长期科学和技术发展规划纲要（2006～2020）》中就明确将“中医药传承与创新”确立为中医药领域的优先主题，国家中医药管理局启动了“优秀中医临床人才研修项目”，提出了“读经典，做临床”的口号。我们推出这套《中医经典文库》，也正是为了给广大中医学子阅读中医经典提供一套系统、精良、权威，经得起时代检验的范本，以倡导研读中医经典之风气，引领中医学子读经典、用经典，为提高中医理论和临床水平打牢根基。

本套丛书具有以下特点：①书目权威：丛书书目先由全国中医各学科的学科带头人、一流专家组成的专家指导委员会论证、筛选，然后经专家顾问委员会审核、确定，均为中医各学科学术性强、实用价值高，并被历代医家推崇的代表性著作，具有很强的权威性；②版本精善：在现存版本中精选其中的最善者作为底本，让读者读到最好的版本；③校勘严谨：聘请具有深厚中医药理论功底、熟谙中医古籍文献整理的专家、学者精勘细校，最大限度地还原古籍的真实面貌，确保点校的高质量。

在丛书出版之际，我们由衷地感谢邓铁涛、朱良春、李经纬、余瀛鳌等顾问委员会的著名老中医、老专家，他们不顾年迈，热情指点，让我们真切感受到老一辈中医药工作者对中医药事业的拳拳挚爱之心；我们还要感谢专家指导委员会的各位专家和直接参与点校整理的专家，他们不辞辛苦，兢兢业业，一丝不苟，让我们充分领略到中医专家的学者风范。这些都将激励我们更加努力，不断进取，为中医药事业的发展贡献出更多无愧于时代的好作品。

中国中医药出版社

2007 年 1 月

内 容 提 要

《辨证录》为清代陈士铎（字敬之，号远公，别号朱华子）敬述。系综合性医书。14 卷。约成书于康熙二十六年（1687 年）。内容包括内、妇、外、幼等各科病证。分伤寒、中寒、中风……吃泥、胎毒等 126 门 773 证，约 1479 方。每证详列病状、病因、立法处方，并说明方药作用，以及配伍关系（略具后世“方解”之雏形）。每一证除有一个主治方外，多数还以双行小字形式附有一备用方剂，以资互参。全书说理明白易晓，析证简要中肯，用药灵活切病，颇多经验之谈。以“辨病体之异同，证药味之攻补”为特点，故称为《辨证录》。该书虽每以《灵枢》、《素问》、仲景、东垣诸说为立论根据，但师古而不泥古，其辨证尤重于症状的鉴别分析。本书有较高临床价值，可供中医临床医生参考。

校注说明

清代陈士铎（字敬之，号远公，别号朱华子）敬述《辨证录》一书，约成书于康熙二十六年（1687 年）。内容包括内、妇、外、幼等各科病证。由于有较高的临床价值，后世刻本颇多。本次校注以清乾隆十二年黄晟槐荫草堂刻本为底本（此本后原附刊《脉诀阐微》一篇，今不取）；另以 1989 年 10 月人民卫生出版社出版之王永谦、任翼、曲长江、宜同飞、陆秀兰、邹连会、刘树新点校本（简称人卫本）、1999 年 1 月中医古籍出版社出版的职延广、任仲传、侯美玉主编之《陈士铎医学全集》一书中所收的《辨证录》（简称职本）为主校本；以《普济本事方》、《大小诸证方论》、《傅青主女科》及《青囊秘诀》的胡公洛藏抄本、何高民校考本等为参校本简加校勘而成。

需要说明的是校勘过程中使用的工作底本为中国中医药出版社 1999 年 8 月柳长华先生主编的《陈士铎医学全书》中收载的《辨证录》部分，该本将人卫本中的有重大学术意义的校语简化处理后加以呈现，取舍之间，分寸井然，此次校勘基本予以保留。

底本中的讹误字、通假字、异体字，一律径改为正规简化字，一般不予出注；底本中的脱、衍、倒、误等问题均据主校本、参校本予以校正，并出注说明；原书之眉批，均移于相应的正文之后，首以〔批〕字标明；由于版式变更，原方位词左、右等，一律改为上、下，不出注文；原书无标点，今采用国家颁布的《标点符号用法》予以标点。

辨证录年序〔1〕

九流莫难于医，亦莫慎于医，盖人之性命所攸关也。是必奉其传于名师，穷其理于素习，小其心于临时。一遇其人之病，先审其人之气质，按其人之性情，据其人之居处、服习，循经辨络，以得其致病之原与夫病之所在，然后随节气，就方舆，切脉对症而投之以药，无不有随手而效焉者也。顾自张仲景以后，名医代出，其所著述，几于汗牛充栋。后之学者，于茫茫大海中，非埋首读书、潜心味道、得名师之指授，而能知三昧者盖寡。余少留心于方书，稍稍知本草，每有疾而不轻服药，惟恐庸医之误也。

兹奉圣天子命抚粤东。粤东山海陬区也，在天文星躔鹑火，其气多燥，而又近于大海，群山叠抱，其间谿涧泉窦，莫非潮湿也。以天燥地湿之乡，而人之生于其中者，苟不自谨，立即致病。其气之壮者，感之轻而发之速，固可不药而愈。然疾甚者必延医，讵知粤东之医，其能记诵《汤头》，耳熟《脉诀》者，十无一二，甚而不解《内经》为何文，《条辨》为何意。略知药性，拘守陈方，究之胸中不通，指下不明，是以投之剂而多死。今夫病之寒热，有表里之分焉，有疑似之别焉，有浅深、主客之攸殊焉。其于似热症者辄投凉剂，岂知凡感于寒则为病热，寒郁则热盛，须温以解者，而凉剂直利刃矣；于似寒症者辄投暖剂，岂知食重内蒸，热极反寒，六脉全伏，须下以解者，而暖剂尤利刃矣。更可骇者，不论其人之形气与天行之节候，致病之根源，而

---

〔1〕 辨证录序：此序槐荫草堂本无，今据人卫本、职本补入。

擅用桂、附、人参，以为能用贵药者为通方、为老手，而不知杀人于三指，而卒不自认其罪者，莫若此等庸医之甚也。余抚粤未及三载，而闻医之杀人者不可数计，殊悯粤人之甘心送命于庸医而不自知也。比山阴余子燮庵来粤，携函秘藏《辨证录》一书，余假一观，真有仲景诸公所未及者，而辨证折衷补救，诚为仁人济世寿物之至宝。即为捐俸授梓印行本普行，愿吾粤之医家熟读精思，悟其今之所是，故不惮琐琐以为之序。

大清雍正三年岁次乙巳中澣[1]钦命巡抚广东等处地方
提督军务兼理粮饷都察院右副都御史广宁年希尧撰

---

〔1〕 中澣：农历每月十一日至二十日叫中澣。也作中浣。

黄　序

医，小道也，而益于民生者甚大。习医，曲艺也，而关于民命者最深。岐黄以下，代有名贤。其间，著书立说以传于世者，千百年来不啻汗牛盈栋矣。然而，意见各别，言论参差，求能去糟粕、掇菁华、更相表里，若出一人之手，不少概见。无惑乎医道之难明，而医门之贻祸匪浅也。余于斯术，夙所未娴，迩年屏弃尘事，颇爱闲居，尝检东垣李氏、丹溪朱氏之书，排遣寒暑，反复寻绎。一主清凉，一主温补，以故宗朱者诎李，宗李者诎朱，两家考难，犹如水火。愚窃谓药性有温凉，病症亦有虚实，参观互取，不惟可以相通，兼可以相济，则证之疑似，不可不亟辨也彰彰矣。庚午秋间，汉川友人客于邗上，假馆小斋，业工医术。因举平日疑义相质，乃为予条分缕晰，洞开胸臆，而于证候一节，尤有发明。询其所传，则会稽陈子远公也。叩其所读之书，亦即陈子自著《辨证录》一编也。予索观焉，即启箧笥，抄本持赠。展阅数过，凡辩论证候，别具新裁，实能阐扬《灵》、《素》所未备。亟商付梓，公诸当世。客欣然笑曰：此予与陈君有志未逮者也，若果行此，厥功懋矣。于是汇辑全稿，细加厘订，卷分一十有二，门分九十有一，脉诀、外科、幼科以次类附焉，越期年而告竣。陈君笃实君子也，自言授受之际，踪迹甚奇，要皆救世婆心，而非故为大言以欺人者，学者服膺。是编穷其辨证之精微，究其制方之妙旨，引而伸之，触类而长之，毋按图而索骥，刻舟而求剑，是则陈君之矢念也夫，抑予之所厚望也夫。

时维乾隆十二年秋八月望后六日天都黄晟别号退庵书于槐荫草堂

郭　序[1]

余素不知医。二十年前家居时，见戚里中多为庸手所误，每戒病者，勿轻延医，勿轻服药。嗣于家表兄宗之山处，得见陈子远公所著《辨证录》，试之无不奇效。知其书自浙得来，惜其为抄本，无以广其传也。十六年，余官于浙，亟求是书，乃得黄退庵刻本。奉使来滇，置一部于行箧，试之亦无不奇效。惜其板之在浙者，久经散失，窃欲付梓以广其传，而独力难成，商之李石渠、周宁斋、硕致堂，各愿共襄此举，遂于滇中付剞劂焉。前人有言：药虽用于己手，方多出于古人。是书不但传方，而先辨证。证见乎外者也，人之虚实寒热，伏于内者不可知，见于外者显可辨。得是书者，先即其证审之，症确而药可有功，即是书亦不至无补云。

时嘉庆二十二年岁在丁丑秋九月安邑郭淳章识

---

〔1〕郭序：此序槐荫草堂本无，今据人卫本、职本补入。

辨证录自序

丁卯秋，余客燕市，黄菊初放，怀人自远，忽闻敖啄声，启扉迓之，见二老者，衣冠伟甚，余奇之，载拜问曰：先生何方来，得毋有奇闻诲铎乎？二老者曰：闻君好医，特来辨难耳。余谢不敏。二老者曰：君擅著作才，何不著书自雄，顾呫呫时艺，窃耻之。余壮其言，乃尚论《灵》、《素》诸书，辨脉辨证，多非世间语，余益奇之。数共晨夕，遂尽闻绪论，阅五月别去，训铎曰：今而后君可出而著书矣。铎退而记忆，合以所试方，日书数则，久乃成帙。夫医道之难也，不辨脉罔识脉之微，不辨证罔识证之变。今世人习诊者亦甚多矣，言人人殊，究不得其指归，似宜辨脉，不必辨证也。虽然，辨脉难知，不若辨证易知也。古虽有从脉不从证之文，毕竟从脉者少，从证者众，且证亦不易辨也。今人所共知者，不必辨也。古人所已言者，不必辨也。必取今人之所不敢言，与古人之所未及言者，而畅辨之。论其证之所必有，非诡其理之所或无，乍闻之而奇，徐思之而实未奇也。客曰：布帛菽粟，可以活人，安在谈医之必奇乎。余谢之曰：布帛菽粟，平淡无奇，而活人之理实奇也。日服之而不知其何以温，日食之而不知其何以饱，致使其理之彰可乎。铎之辨证，犹谈布帛菽粟之理耳。客又笑曰：君辨理奇矣，已足显著作之才，奚必托仙以炫奇耶。铎，尼山之弟子也，敢轻言著作乎。闻二先生教，亦述之而已矣，何必讳其非仙哉。仙不必讳，而必谓是书非述也，得毋欺世以炫奇乎。书非炫奇，而仍以奇闻名者，以铎闻二先生之教，不过五阅月耳，数十万言，尽记忆无忘，述之成帙。是则可奇者乎，岂矜世以炫奇哉。

山阴陈士铎敬之甫别号远公又号朱华子题于大雅堂

凡　例

一、是编皆岐伯天师、仲景张使君所口授，铎敬述广推以传世。实遵师诲，非敢自矜出奇。

一、辨证不辨脉者，以证之易识也。苟能知症，何必辨脉哉。虽然，辨证更能辨脉，则治病益精，又在人善用之耳。

一、辨论证候均出新裁，阐扬《灵》、《素》所未备，于二经不无小补云。

一、编中不讲经络穴道，以经络穴道之义，已显载于《灵》、《素》二经，人可读经自考也。

一、各门辨证，专讲五行生克之理，生中有克，克中有生，经权常变，颠倒纷纭，贵人善读之耳。

一、铎壮游五岳，每逢异人传刀圭之书颇富，凡可引证，附载于各辨证条后，以备同人采择。

一、祖父素好方术，遗有家传秘本，凡关合各症者，尽行采入，以成异书。

一、吾越多隐君子，颇喜谈医，如蒋子羽、姚复庵、倪涵初、金子如、蔡焕然、朱瑞林诸先生，暨内父张公噩仍与同辈余子道元、叶子正叔、林子巨源、钱子升璲、丁子威如、家太士，或闻其余论，或接其片言，均采入靡遗。

一、兹编不讲针灸，非轻之也。盖九针治病之法，已畅论于《灵》、《素》书中，不必再为发明耳。

一、人病最多，集中所论，恐不足概世人之病，然生克之理既明，常变之法可悟，此编旁通治法，正有余也。

一、二师所传诸方，与鄙人所采诸法，分两有太多过重之处，虽因病立方，各合机宜，然而气禀有厚薄之分，生产有南北之异，宜临症加减，不可拘定方中，疑畏而不敢用也。

一、铎年过六旬，精神衰迈，二师传铎之言，愧难强记，恐至遗忘，辨论之处，或多未备，尤望同人之教铎也。

一、是编方法，亲试者十之五，友朋亲串传诵者十之三，罔不立取奇验，故敢付梓告世。然犹恐药有多寡轻重，方有大小奇偶，又将生平异传诸方，备载于后，便世临病酌用也。

一、岐天师传书甚富，而《外经》一编尤奇。篇中秘奥，皆采之《外经》、《精鉴》居多，非无本之学也。铎晚年尚欲笺释《外经》以求正于大雅君子也。

一、铎勤著述，近年以来广搜医籍，又成一编，决寿夭之奇，阐生克之秘，有益于人命不浅。帐卷帙浩繁，铎家贫不克灾梨，倘有同心好善之士，肯捐资剞劂，铎倾囊付之，不吝惜也。

大雅堂主人远公识

目　录

辨证录卷之一

伤寒门四十三则……1

中寒门七则……30

辨证录卷之二

中风门二十五则……36

痹证门十一则……54

心痛门六则……61

胁痛门五则……65

头痛门六则……69

腹痛门六则……74

腰痛门六则……78

辨证录卷之三

咽喉痛门七则……82

牙齿痛门六则……87

口舌门二则……92

鼻渊门三则……93

耳痛门附耳聋七则……95

目痛门十四则……100

血症门二十一则……110

遍身骨痛门四则……123

辨证录卷之四

五郁门六则……127

咳嗽门八则……131

喘门四则 …… 137
怔忡门三则 …… 140
惊悸门二则 …… 142
虚烦门二则 …… 143
不寐门五则 …… 144
健忘门四则 …… 148
癫痫门六则 …… 151
狂病门六则 …… 155
呆病门三则 …… 160
呃逆门五则 …… 163

辨证录卷之五

关格门五则 …… 166
中满门四则 …… 169
翻胃门五则 …… 172
臌胀门七则 …… 176
厥症门七则 …… 183
春温门三十三则 …… 188

辨证录卷之六

火热症门十六则 …… 209
暑症门十一则 …… 221
燥症门十五则 …… 230
痿证门八则 …… 240
消渴门五则 …… 246

辨证录卷之七

痉痓门十一则 …… 252
汗症门五则 …… 260
五瘅门十则 …… 265
大泻门九则 …… 273

痢疾门十二则 …… 280
癥瘕门八则 …… 289
辨证录卷之八
疟疾门十则 …… 295
虚损门十三则 …… 302
痨瘵门十七则 …… 311
梦遗门七则 …… 324
阴阳脱门五则 …… 329
淋证门七则 …… 333
辨证录卷之九
大便闭结门九则 …… 339
小便不通门六则 …… 345
内伤门二十三则 …… 348
疝气门附奔豚八则 …… 363
阴痿门五则 …… 368
痰证门二十一则 …… 371
辨证录卷之十
鹤膝门二则 …… 386
疠风门二则 …… 387
遗尿门三则 …… 389
脱肛门二则 …… 391
强阳不倒门二则 …… 392
发斑门二则 …… 394
火丹门三则 …… 395
离魂门三则 …… 397
疰夏门二则 …… 399
脚气门一则 …… 401
中邪门六则 …… 402

中妖门六则 …… 406
中毒门十二则 …… 411
肠鸣门三则 …… 418
自笑门附自哭三则 …… 420
恼怒门二则 …… 422
瘖哑门三则 …… 424
瘟疫门一则 …… 426
种嗣门九则 …… 427
辨证录卷之十一
妇人科 …… 436
带门五则 …… 436
血枯门二则 …… 440
血崩门八则 …… 442
调经门十四则 …… 447
受妊门十则 …… 455
妊娠恶阻门二则 …… 461
辨证录卷之十二
安胎门十则 …… 464
小产门五则 …… 470
鬼胎门一则 …… 473
难产门六则 …… 474
血晕门三则 …… 478
胞衣不下门二则 …… 480
产后诸病门十一则 …… 482
下乳门二则 …… 488
辨证录外科卷之十三
背痈门七则 …… 490
肺痈门四则 …… 495

肝痈门二则 …… 498
大肠痈门三则 …… 499
小肠痈门三则 …… 501
无名肿毒门二则 …… 503
对口痈门一则 …… 505
脑疽门一则 …… 506
囊痈门二则 …… 507
臂痈门一则 …… 508
乳痈门四则 …… 509
肚痈门一则 …… 512
多骨痈门一则 …… 512
恶疽门一则 …… 513
疔疮门一则 …… 514
杨梅疮门五则 …… 514
腰疽门一则 …… 518
擎疽门一则 …… 518
脚疽门二则 …… 519
鬓疽门一则 …… 520
唇疔门一则 …… 521
瘰疬门二则 …… 521
痔漏门四则 …… 522
顽疮门二则 …… 525
接骨门二则 …… 527
金疮门一则 …… 528
物伤门三则 …… 529
癞门一则 …… 531
刑杖门一则 …… 532

辨证录幼科卷之十四

惊疳吐泻门七则 …… 533
便虫门二则 …… 537
痘疮门十五则 …… 538
痧症门三则 …… 545
吃泥门一则 …… 547
胎毒门一则 …… 547
辨证录跋 …… 549

辨证录卷之一

山阴陈士铎敬之甫号远公又号朱华子著述

会稽陶式玉[1]尚白甫号存斋又号□□□参订

伤寒门四十三则

1. 冬月伤寒，发热头痛，汗出口渴，人以为太阳之症也，谁知太阳已趋入阳明乎。若徒用干葛汤以治阳明，则头痛之症不能除；若徒用麻黄汤以治太阳，则汗出不能止，口渴不能解，势必变症多端，轻变为重。法宜正治阳明而兼治少阳也。何则？邪入阳明，留於太阳者，不过零星之余邪，治太阳反伤太阳矣。故太阳不必治，宜正治阳明。盖阳明为多气多血之府，邪入其中，正足大恣其凶横，而挟其腑之气血，为炎氛烈焰者，往往然也，故必须用大剂凉药，始可袪除其横暴也。方用：

石膏一两　知母二钱　麦冬二两　竹叶二百片　茯苓三钱　甘草一钱　人参三钱　柴胡一钱　栀子一钱　水煎服。

一剂而头痛除，二剂而身热退，汗止而口亦不渴矣。

此即白虎汤变方，用石膏、知母以泄其阳明之火邪；用柴胡、栀子以断其少阳之路径；用麦冬以清补其肺金之气，使火邪不能上逼；用茯苓引火下趋于膀胱，从小便而出，而太阳余邪尽随之而外泄也。至於人参、甘草、竹叶，不过取其调和脏腑，所

---

〔1〕 陶式玉：即陶素耜，清康熙时人，自号存存子、通微道人、霍童山人、清净心居士。曾撰《参同契脉望》、《悟真约注》、《官子谱》诸书。

谓攻补兼施也。[批] 伤寒症最难治而最易治也。盖邪有来路有去路，有正路有旁路。由太阳而来是来路也，从阳明而去是去路也，断少阳是阻其大路也，塞太阴肺经是断其旁路也。知此法而通之以治各经，何伤寒之不愈耶。

或惧前方太重，则**清肃汤**亦可用也，并载之以备选用。

石膏五钱 知母一钱 麦冬一两 甘草 人参 柴胡 栀子各一钱 独活 半夏各五分 水煎服。

2. 冬月伤寒，发热口苦，头痛，饥不欲饮食，腹中时痛，人以为太阳之症也，谁知少阳之病乎。夫伤寒未有不从太阳入者。由太阳而入阳明，由阳明而入少阳者，传经之次第也。何以邪入太阳，即越阳明而入于少阳耶？人以为隔经之传也，而孰知不然。盖少阳乃胆经也，胆属木，木最恶金，肺属金而主皮毛，风邪之来，肺金先受，肺欺胆木之虚，即移其邪于少阳，故太阳之症，往往多兼少阳同病者。然则，此症乃二经同感，而非传经之症也。治法似亦宜二经同治矣，而又不然，单治少阳而太阳之病自愈。[批] 辨二经同感，不是传经，最有把握。方用：

柴胡二钱 白芍五钱 甘草一钱 陈皮一钱 黄芩一钱 神曲一钱 白术三钱 茯苓三钱 水煎服。一剂而热止，二剂而腹不痛，头不疼，而口亦不苦矣。

此方即**逍遥散**之变方也。盖病在半表半里之间，逍遥散既解散表里之邪，而太阳膀胱之邪何能独留，况方中原有茯苓、白术，以利腰脐而通膀胱之气乎。余所以止加神曲、黄芩，少解其胃中之火，以和其脾气，而诸症尽除也。

此病用**舒经汤**亦佳。

薄荷二钱 白芍五钱 甘草八分 黄芩二分 白术二钱 茯苓五钱 桂枝三分 水煎服。

3. 冬月伤寒，发热口渴，谵语，时而发厥，人以为热深而厥亦深也，疑是厥阴之症，谁知为太阴之症乎。夫太阴脾土也，脾与阳明胃经为表里，表热而里亦热，此乃胃邪移入于脾经也。此症最危最急。盖人以脾胃为主，脾胃尽为火邪所烁，而肾水有不立时熬干者乎。治法宜急救脾胃矣。然而救脾则胃火愈炽，救胃则脾土立崩，此中消息最难，惟当速救肾水之干枯而已。［批］厥阴、太阴最难辨，今辨得甚清，讲用药处，妙论解颐。方用：

玄参三两　甘菊花一两　熟地一两　麦冬二两　芡实五钱　水煎服。

此方名为**救枯丹**。用玄参以散其脾胃浮游之火，甘菊以消其胃中之邪，麦冬以滋其肺中之液，助熟地以生肾水，庶几滂沱大雨，自天而降，而大地焦枯，立时优渥，何旱魃之作祟乎。又恐过於汪洋，加入芡实以健其土气，而仍是肾经之药，则脾肾相宜，但得其灌溉之功，而绝无侵凌之患。故一剂而谵语定，再剂而口渴除，三剂而厥亦止，身亦凉也。此症世人未知治法，即仲景张使君亦未尝谈及，天师因士铎之请，特传神奇治法，以为伤寒门中之活命丹也。

此症用**清土散**亦妙。

石膏一两　麦冬一两　生地一两　甘草一钱　金银花五钱　白术三钱　水煎服。

4. 冬月伤寒，大汗而热未解，腹又痛不可按，人以为邪发於外未尽，而内结於腹中，乃阳症变阴之症也，余以为不然。夫伤寒而至汗大出，是邪随汗解，宜无邪在其中，何至腹痛？此乃阳气尽亡，阴亦尽泄，腹中无阴以相养，有似於邪之内结而作痛，盖阴阳两亡之急症也。夫痛以可按为虚，不可按为实，何以此症不可按，而又以为虚乎？不知阴阳两亡腹中，正在将绝之候，不按之已有疼痛难忍之时，况又按而伤其肠胃，安得不重增其苦，所以痛不可按也。如遇此症，急不可缓，方用**急救阴阳汤**。［批］世人但知亡阳，而不知亡阳即是亡阴。此等议论，非仙人指授，安得发千古之所未发耶。用：

人参二两 黄芪三两 当归一两 熟地二两 甘草三钱 白术二两 水煎服。

一剂而腹痛顿止，身热亦解，汗亦尽止矣。

此方用参、芪以补气，使阳回于阴之内；用当归、熟地以补血，使阴摄于阳之中；用白术、甘草和其肠胃，而通其腰脐，使阴阳两归于气海、关元，则亡者不亡，而绝者不绝也。倘认是阳症变阴，纯用温热之剂，加入肉桂、干姜、附子之类，虽亦能回阳于顷刻，然内无阴气，阳回而阴不能摄，亦旋得而旋失矣。

此症用**救亡散**亦易奏功。

人参 当归 熟地各一两 甘草二钱 附子一片 水煎服。

5. 冬月伤寒，大汗热解，腹微痛，腰不可俯仰，人以为邪在肾经未出，欲用豨莶丸加防己治之，非其治也。此乃发汗亡阳，阳虚而阴不能济之故也。夫阴阳相根，此症因汗泄过多，阳气无几，而阴又自顾不遑，不敢引阳入室，而阳无所归，故行于腹，孤阳无主而作痛。肾中之阴，又因阳气不归，而孤阴无伴，不敢上行于河车之路，故腰不可以俯仰。[批] 阴不能济，以致亡阳，亦发前人所未发。方用**引阳汤**治之。

杜仲一钱 山药五钱 甘草一钱 茯苓二钱 芡实三钱 人参三钱 肉桂三分 白术五钱 水煎服。一剂而腹疼止，二剂而腰轻，三剂而俯仰自适矣。

此方助阳气之旺，而不去助阴气之微。盖阴之所以杜阳者，欺阳气之衰也，予所以助阳而不助阴也。倘用豨莶、防己以重损其阴阳，则终身不为废人者几希矣。

此症**济阳汤**亦可用。

杜仲二钱 山药一两 甘草一钱 人参五钱 白术五钱 破故纸一钱 水煎服。

6. 冬月伤寒，大汗气喘不能息，面如朱红，口不能言，呼水自救，却仅能一口而不欲多饮。人以为热极，欲用白虎汤以解其阳明之火也，而不知此为戴阳之症，乃上热而下寒也。若用白虎汤，虽多加人参，下喉即亡矣。［批］面如朱红，亦有时而白者，唇焦口疮，舌有厚胎，但人若与之水则不欲饮，或一口而止，两足冰冷，此证亦易辨也。今人不知辨，则误人性命矣。此证初起，原属内伤，乃庸医竟作外感治之，则成戴阳症矣。既成戴阳，而见其面有朱红色，又作热治，则无有不死者也。方用：

八味地黄汤半斤，大锅煎汤，恣其渴饮。必熟睡半日，醒来汗必止，气必不喘，面必清白，口必不渴矣。

盖此症原不宜汗而汗之，以致大发其汗。汗既大出，而阳邪尽泄，阳气尽散，阴亦随之上升，欲尽从咽喉而外越。以皮毛出汗，而阴气奔腾，不得尽随汗泄，故直趋咽喉大路，不可止抑矣。阴既上升，阳又外泄，不能引阴而回于气海，阳亦随阴而上，而阴气遂逼之而不可下，故气喘不能息也。且阳既在上，火亦在上者，势也。况阴尽上升，则肾宫寒极，下既无火，而上火不得归源，故泛炎于面，而作红朱之色也。上火不散，口自作渴，呼水自救者，救咽喉之热，而非欲救肠胃之热也。夫实热多成于胃火，而胃热之病，必多号咷狂呼之状。今气虽喘息而宁，口欲言语而不得，非虚热而何？此真所谓上假热而下真寒也。八味地黄汤补水之中，仍是补火之药。下喉之时，火得水而解，入胃之后，水得火而宁，调和于上下之间，灌注于肺肾之际，实有妙用也。夫发汗亡阳，本是伤气也，何以治肾而能奏功耶？不知亡阳之症，内无津液，以致内火沸腾，我大补其真阴，则胃得之而息其焰。胃火一息，而肾之关门闭矣。肾之关门闭，而胃之土气自生。胃之土气生，而肺金之气有不因之而得养者乎。肺气一生，自然清肃之令行，母呼子归，同气相招，势必下引肾气，而自归于子舍矣。肾气既归，而肾宫之中又有温和春色以相熏，又得汪洋春水以相育，则火得水而生，水得火而悦，故能奏功之神且速也。［批］读此快论，益信胃为肾之关，非肾为胃之关也。

返火汤治此症亦神。

熟地三两　山茱萸一两　肉桂三钱　水煎服。

7. 冬月伤寒发厥，面青手冷，两足又热，人以为直中阴寒也，宜用理中汤治之，而不知非其治也。此乃肝气邪郁而不散，风邪在半表半里之间也。若用理中汤治之，必然发狂而死矣。夫直中阴寒之症，未有不从足而先冷者也。今两足既热，其非直中肝经明矣。［批］足热不是阴症，真见到之言。夫邪既不在肝经，似乎不可径治肝经矣。然而邪虽不在肝经之内，而未尝不在肝经之外也。邪在门外，与主人何豫，而忽现发厥、面青、手冷之症耶？不知震邻之恐，犹有惊惕之心，岂贼在大门之外，而主人有不张惶色变者乎。倘用理中汤，是用火攻以杀贼，贼未擒，烧而房舍先焚，贼且乘火而突入于中庭，必至杀主人而去矣。治法用**小柴胡汤**加减，以散其半表半里之邪，而肝气自安，外邪化为乌有。方用：

柴胡二钱　白芍五钱　甘草一钱　当归一钱五分　黄芩一钱　半夏一钱　水煎服。

一剂而手温，再剂而厥止，身热尽除，而面青自白矣。

此症用**七贤汤**亦甚效。

白芍　白术各五钱　甘草一钱　肉桂三分　柴胡一钱　丹皮三钱　天花粉二钱　水煎服。一剂即安。

8. 冬月伤寒，身热汗自出，恶寒而不恶热，人以为阳明之症也，欲用石膏汤治之，而不知非也。汗出似阳明，然阳明未有不恶热者。今不恶热而恶寒，此阳气甚虚，邪欲出而不出，内热已解，而内寒未散之症也。此症必因误汗所致。方用**补中益气汤**：

人参三钱　黄芪三钱　白术二钱　当归二钱　柴胡一钱　升麻四分　陈皮一钱　甘草一钱　加桂枝五分，水煎服。

一剂而汗止身凉，寒亦不恶矣。夫补中益气之汤，非治伤寒之症也，李东垣用之以治内伤之病，实有神功。我何所取乎？不知伤寒之中，亦有内伤之病，正不可拘拘于伤寒，而不思治变之方也。况此症因误汗而成者，汗已出矣，邪之存于经络者必浅，即有畏寒，其寒邪亦必不重，是外感而兼内伤也。补中益气汤，补正之中而仍有祛邪之药，故兼用之而成功也，况又加桂枝散寒之味乎。倘误认作阳明之症，而妄用白虎汤，少投石膏，鲜不变为虚寒之病而死矣，辨症乌可不明哉。［批］失汗之症，径作内伤治，非胆识两到者，断不敢轻用，谁知放胆用之，无不奏功。

温正汤亦可用。

人参五钱　黄芪一两　当归五钱　柴胡一钱　甘草五分　神曲一钱　桂枝三分　水煎服。

9. 冬月伤寒，身热五六日不解，谵语口渴，小便自利，欲卧，人以为阳明之余热未解也，而予以为不然。夫谵语虽属胃热，然胃热谵语者，其声必高，拂其意必怒。今但谵语而低声，非胃热也。但既非胃热，何以口中作渴，欲饮水以自救耶？然口渴饮水，水不化痰上涌，反直走膀胱而小便自利，其非胃热又明矣。夫阳明火盛，多致发狂，今安然欲卧，岂是胃热之病。但既不是胃热，何以谵语、口渴不解，至五六日而犹然耶？不知此症乃心虚之故也。心虚则神不守舍而谵语，心虚则火起心包而口渴。夫心与小肠为表里，水入心而心即移水于小肠，故小便自利也。治法用：

茯苓五钱　麦冬一两　丹皮二钱　柴胡一钱　甘草五分　水煎服。

一剂而谵语止，二剂而口渴除，身热亦解。此方名为**清热散**。用麦冬以补心，用茯苓以分消火热，用柴胡、丹皮、甘草以和解其邪气。心气足而邪不能侵，邪尽从小肠以泄出，而心中宁静，津液自生，故渴除而肾气上交于心，而精自长亦不思卧矣。倘疑为胃热，而用白虎或用青龙之汤，鲜不败衄矣。［批］余热未解，用清热散最宜。

凉解汤亦可用。

茯神三钱 麦冬五钱 玄参一两 柴胡一钱 甘草三分 炒枣仁二钱 水煎服。

10. 冬月伤寒，至五六日往来寒热，胸胁苦满，或呕吐，或渴或不渴，或烦或不烦，人以为少阳之病也，宜用小柴胡汤和解之。夫小柴胡汤治少阳邪之圣药，用之似乎无不宜也。以少阳居于表里之间，邪入而并于阴则寒，邪出而并于阳则热，故痰结于胸而苦满，欲吐不吐，欲渴不渴，而烦闷生矣。用柴胡汤和解之，自易奏功，然而止可一用，而不可常用也。盖少阳胆木，最喜者水耳，其次则喜风。柴胡风药，得之虽可以解愠，然日以风药投之，则风能燥湿，愈见干枯，必以大雨济之，则郁郁葱葱，其扶疏青翠为何如耶。譬之炎夏久旱，禾苗将至枯槁，必得甘霖霈足，庶乎可救。故用柴胡汤之后，必须用补水之剂以济之。［批］木最恶风，有风而无水济之，则木必干涸矣。故以风治木，尤不若以雨治木之得快也。方用**济生汤**：

熟地五钱 玄参五钱 麦冬三钱 山茱萸一钱 山药三钱 茯苓二钱 白芍三钱 柴胡五分 神曲三分 竹茹一圆 水煎服。

一剂而烦满除，再剂而寒热止，三剂而前症尽失也。此方多是直补肾水之味，直补其胆木之源，则胆汁不枯，足以御邪而有余。况加入白芍、柴胡，仍散其半表半里之邪，安得不收功之速乎。倘疑伤寒之后，不宜纯用补肾之药，恐胃气有伤，难以消化。不知少阳之症，由太阳、阳明二经传来，火燥水涸，不但胆汁为邪所逼，半致熬干，而五藏六府尽多炎烁，是各经无不喜盼霖雨，非惟少阳胆木一经喜水也。然则用补水之药正其所宜，何至有停隔之虞哉。

此症用**和隔散**亦妙。

柴胡一钱 白芍一两 生地五钱 玄参三钱 麦冬二钱 茯苓二钱 竹茹一圆 白芥子一钱 水煎服。

11. 冬月妇人伤寒，发热至六七日，昼则了了，夜则谵语，如见鬼状，按其腹则大痛欲死，人以为热入血室，而不知非止热入血室也。虽亦因经水适来，感寒而血结，故成如疟之状。然而其未伤寒之前，原有食未化，血包其食而为疟母也。论理小柴胡为正治，然而小柴胡汤止能解热，使热散于血室之中，不能化食，使食消于血块之内。［批］今人一见伤寒，手忙脚乱，谁肯于伤寒之前而一问其所伤乎？读远公书，不胜慨然。予有一方最神，治热入血室兼能化食，可同治之也。方名**两消丹**。用：

柴胡二钱　丹皮五钱　鳖甲三钱　山楂肉一钱　枳壳五分　炒栀子二钱　甘草一钱　白芍五钱　当归三钱　桃仁十粒　水煎服。

一剂而痛轻，二剂而鬼去，谵语亦止，腹亦安然，杳无寒热之苦矣。盖此方既和其表里，而血室之热自解。妙在用鳖甲进攻于血块之中，以消其宿食，所谓直捣中坚，而疟母何所存立以作祟乎。服吾药实可作无鬼之论也。

此症**清白饮**治之亦妙。

丹皮三钱　柴胡　前胡各二钱　白芍一两　青蒿三钱　人参　甘草　半夏各一钱　青皮　炒栀子各二钱　茯苓　当归各三钱　水煎服。

12. 冬月伤寒，项背强几几，汗出恶风，服桂枝加葛根治之而不愈，人以为太阳、阳明合病。舍前方又将用何药以治之？而不知不可执也。夫太阳之邪，既入阳明，自宜专治阳明，不必又去顾太阳也。况于葛根汤中仍用桂枝，以祛太阳之邪乎。是太阳之邪轻，而阳明之邪重矣。方用**竹叶石膏汤**，以泄阳明之火，而前症自愈，但不必重用石膏也。余定其方：

石膏三钱　知母八分　半夏一钱　麦冬三钱　竹叶五十片　甘草一钱　水煎服。

一剂而汗止，再剂项背强几几之症尽去，而风亦不畏矣。倘必拘执仲景方法，而仍用桂枝加葛根汤，虽病亦能愈，而消烁津液亦多矣。予所以更示方法，使治伤寒者宜思变计，而不可死泥古人之文也。

此症用**清胃汤**亦佳。

玄参 生地各五钱 知母二钱 半夏一钱 甘草五分 水煎服。

13. 冬月伤寒，头痛几几，下利。夫头痛，太阳之症也；几几，阳明之症也，是二经合病无疑。似乎宜两解其邪之为得，然而不可两治之也，正以其下利耳。夫阳明胃土也，今挟阳明胃中之水谷而下奔，其势欲驱邪而尽入于阴经，若不专治阳明，而急止其利，则阳变为阴，热变为寒，其害有不可言者矣。方用**解合汤**治之。

葛根二钱 茯苓五钱 桂枝三分 水煎服。

一剂而利止，二剂而几几头痛之病顿愈。盖葛根乃太阳、阳明同治之圣药，况加入桂枝，原足以散太阳之邪，而茯苓不独分消水势，得桂枝之气，且能直趋于膀胱。夫膀胱正太阳之本宫也，得茯苓澹泄，而葛根亦随之同行，祛逐其邪尽从小便而出，小便利而大便自止矣。此不止利而正所以止利，不泄阳明而正所以泄阳明，两解之巧，又孰能巧于此者乎。此予所以谓不必两治，而止须一治之也。[批] 伤寒，阳邪变阴，最为可危，若不急为挽救，一入于阴便难措手。此际用药，必须力量，用解合汤以止利，真争先之法也。

此症用**葛根桂枝人参汤**大妙。

葛根三钱 桂枝五分 人参一钱 水煎服。

14. 冬月伤寒，六七日后头疼目痛，寒热不已。此太阳、阳明、少阳合病也，而不可合三阳经而统治之。然则终治何经而三阳之邪尽散乎？夫邪之来者，太阳也；邪之去者，少阳也。欲去者而使之归，来者而使之去，必须调和其胃气，胃气一生，而阳明之邪自孤，势必太阳、少阳之邪尽趋阳明以相援，而我正可因其聚而亟使之散也。譬如贼人散处四方，自难擒剿，必诱其蚁屯一处，而后合围守困，可一举而受缚也。方用**破合汤**：

石膏三钱　葛根三钱　茯苓三钱　柴胡一钱　白芍三钱　陈皮一钱　甘草一钱　水煎服。

此方治阳明者十之七，治太阳者十之一，治少阳者十之二，虽合三经同治，其实乃专治阳明也。故一剂而目痛愈矣，再剂而头痛除矣，三剂而寒热解矣。此皆胃气发生之故，奏功所以甚速也。倘不治阳明而惟治少阳，则损伤胃气，而少阳之邪且引二经之邪尽遁入阴经，反成变症而不可收拾矣。

此症**和阳汤**亦妙。

石膏五钱　葛根　白芍各二钱　人参二钱　麻黄三分　柴胡　甘草各一钱　天花粉五分　水煎服。

15. 冬月伤寒五六日，吐泄后又加大汗，气喘不得卧，发厥者，此误汗之故，人以为坏症而不可治也。夫大汗之后，宜身热尽解矣，今热不退，而现此恶症，诚坏症之不可治也。吾欲于不可治之中，而施可救之法，亦庶几于不宜汗之中，而救其失汗乎。盖伤寒至吐泄之后，上下之邪必散，而热未解者，此邪在中焦也。理宜和解，当时用柴胡汤调治之，自然热退身凉，而无如其误汗之也。今误汗之后，而热仍未退，身仍未凉，是邪仍在中焦也。此时若用柴胡汤，则已虚而益虚，不死何待乎？必须大补其中气，使汗出亡阳仍归于腠理之内，少加柴胡以和解，则转败为功，实有妙用也。方用**救汗回生汤**：

人参三两　当归二两　柴胡一钱　白芍一两　陈皮五分　甘草一钱　麦冬五钱　水煎服。

一剂而汗收，再剂而喘定，可以卧矣，三剂而厥亦不作。然后减去柴胡，将此方减十分之六，渐渐调理，自无死法。

此救坏病之一法也。人见人参之多用，未必不惊用药之大峻，殊不知阳已尽亡，非多用人参，何以回阳于无何有之乡，尚恐人参回阳而不能回阴，故又佐之当归之多，助人参以奏功。至于白芍、麦冬之多用，又虑参、归过于勇猛，使之调和于肺、肝之中，使二经不相战克，而阳回于阴之中，阴摄于阳之内，听柴胡之解纷，实有水乳之合也，何必以多用参、归为虑哉。［批］失汗必须救汗，又何疑哉。但苦救汗必多用人参。天下贫人多而富人少，何从得参以全活之乎？余不禁三叹云。

此症用**救败散**亦效如响。

当归 麦冬 人参各五钱 白芍五钱 柴胡 甘草各五分 北五味十粒 神曲三分 水煎服。

16. 冬月伤寒，汗吐后又加大下，而身热犹然如火，发厥，气息奄奄欲死，皆为坏症，不可救矣。然亦有可救之法，正以其误下耳。夫误下必损脾胃之气，救脾胃未必非生之之道也。惟是邪犹未解，补脾胃之气，未必不增风寒之势，必须救脾胃，而又不助其邪始可耳。方用**援下回生丹**：

人参三钱 白术一两 茯苓五钱 柴胡五分 甘草一钱 赤石脂末一钱 水煎调服。

一剂而泄止厥定，二剂而身热解，口思饮食矣。此时切戒不可遽与饮食，止可煎米汤少少与饮，渐渐加入米粒，调理而自安。设或骤用饮食，必变为结胸之症，断难救死也。

夫同是坏症，前条何以多用人参，而此条少用人参耶？盖大汗亡阳，其势甚急；大下亡阴，其势少缓。亡阳者，阳易散也。亡阴者，阴难尽也。亡阳者，遍身之阳皆泄，非多用人参，不能挽回于顷刻；亡阴者，脾胃之阴尽，而后及于肾，故少用人参而即可救于须臾。此方之妙，参、术以固其脾、胃、肾之气，茯苓以分消其水湿之邪，柴胡、甘草以调和于邪正之内，加入赤石脂以收涩其散亡之阴，所以奏功实神。此又救坏症之一法也。

此症用**定乱汤**亦神。

人参 山药各一两 茯苓 薏仁各五钱 甘草 黄连各五分 陈皮 神曲各三分 砂仁一粒 水煎服。

17. 冬月伤寒，汗下后又加大吐，气逆呕吐饱闷，胸中痞满，时时发厥，昏晕欲死，谵语如见神鬼，且知生人出入，此亦坏症之不可救者。盖不宜吐而误吐，以成至危之症，则当深思安吐之方，舍转气之法又将何求乎。方用**转气救吐汤**治之。

人参一两　旋覆花一钱　赭石末一钱　茯神五钱　水煎服。

一剂而气逆转矣。另用**招魂汤**：人参三钱　茯苓三钱　山药三钱　芡实三钱　陈皮三分　神曲三分　麦冬三钱　柴胡一钱　白芍五钱　水煎服。一剂而身凉神魂宁贴，前症尽愈。［批］救误吐必须人参，况神已外越乎。夫汗下之后，而身热未解者，此邪在半表半里也。理宜和解乃不用和解，而妄用吐药，邪随气涌，气升不降者，因汗下之后，元气大虚，又加大吐，则五藏反覆，自然气逆而不能顺矣，气既逆矣，呕吐何能遽止，胸中无物，而作虚满、虚痞之苦，以致神不守舍，随吐而越出于躯壳之外，故阴阳人鬼尽能见之也。似乎先宜追魂夺魄之为急，而必先转气者，何也？盖气不转，则神欲回而不能回，魄欲返而不能返，所以先转其气，气顺而神自归矣。况转气之中，仍佐以定神之品，安得不奏功如响哉。至于转气之后，反用招魂汤者，岂魂尚未回，魄尚未返，而用此以招之乎？盖气虚之极，用转气之汤以顺之，苟不用和平之剂调之，则气转者未必不重变为逆也。招魂汤一派健脾胃之药，土气既生，安魂定魄，而神自长处于心宫，而不再越矣。然则招魂之汤，即养神之汤也，此又救坏症之一法也。

更有**救逆散**亦能成功。

人参二两　茯苓　白芍各一两　附子一钱　麦冬五钱　牛膝二钱　破故纸一钱　水煎服。

18. 冬月伤寒，身重目不见人，自利不止，此亦坏症之不可救者，乃误汗误下之故耳。一误再误，较前三条为更重。本不可救，而内有生机者，以胃未经误吐，则胃气宜未伤也。扶其胃气以回阳，助其胃气以生阴，未必非可救之又一法也。方用**渐生汤**：

人参三钱　白术五钱　茯苓一两　山药一两　芡实一两　黄芪五钱　白芍五钱　甘草一钱　砂仁三粒　水煎服。

一剂而目能见人，再剂而自利止，三剂而身凉体轻矣。此方妙在缓调胃气，胃气生而五藏六府俱有生气矣。夫阴阳之衰，易于相生，阴阳之绝，固难以相救。第阴阳之道，有一线未绝者，犹可再延。此症虽坏而犹有生气，是阴阳在欲绝未绝之候，故用参、苓、芪、术之品，得以回春也。倘阴阳已绝，又安能续之乎。此又救坏症之一法也。［批］误汗误下，断非人参不为功。

此症用**救脾饮**亦效。

人参　茯苓　巴戟天各五钱　山药　芡实各一两　北五味　陈皮各五分　神曲五分　水煎服。

19. 冬月伤寒，误吐、误汗、误下，而身热未退，死症俱现，人以为必死矣，即法亦在不救。吾不忍其无罪而入阴也，再传一起死回生之法，以备无可如何之地，而为追魂夺魄之方，方名**追魂丹**：

人参一两　茯神五钱　山药一两　附子一分　甘草一钱　生枣仁一两　水煎服。

一剂而大便止者，便有生机，或汗止，或吐止，三者得一，亦有生意。盖阴阳未绝，得一相接，则阳阳自能相生。盖误吐、误汗、误下之症，其阳与阴气原未尝自绝，而亡其阴阳耳，其阴阳之根实有在也，故一得相引，而生意勃发。服之而大便止，是肾阴之未绝也；服之而上吐止，是胃阳之未绝也；服之而身汗止，是五藏六府阳与阴俱未绝也，何不可生之有。倘三者杳无一应，是阴阳已绝，实无第二方可救矣。或问追魂丹方中，纯是回阳、回阴之药，而绝不去顾邪者，岂无邪之可散乎？使身内无邪，宜身热之尽退矣，何以又热如故也？嗟乎，经汗、吐、下之后，又有何邪？其身热之未退者，因阴阳之虚，为虚热耳，使早用补剂，何至有变症之生耶。故止须大补其阴阳，阴阳回而已无余事，不必又去顾邪，若又顾邪，则追魂丹反无功矣。［批］汗吐下齐误，非人参何以追魂夺魄哉。方中止用人参一两，人以为多，吾以为犹少也。若顾邪，无性命矣。

此症用**夺魂汤**亦神。

人参　生枣仁　白芍各一两　茯神五钱　附子一分　水煎服。

20. 冬月伤寒八九日，腹痛，下利便脓血，喉中作痛，心内时烦，人以为少阴之症也。治法不可纯治少阴，然而本是少阴之症，舍治少阴必生他变。使治脓血而用桃花汤，则心烦者不宜，使治喉中作痛而用桔梗汤，则腹痛者不宜。而我以为二方不可全用，而未尝不可选用也。余酌定一方，名为**草花汤**。用：

甘草二钱　赤石脂二钱　糯米一撮　水煎服。

一剂而腹痛除，二剂而喉痛止，三剂而利亦愈，烦亦安。盖少阴之症，乃脾气之拂乱也。故走于下而便脓血，奔于上而伤咽喉，今用甘草以和缓之，则少阴之火不上炎，而后以赤石脂固其滑脱。况有糯米之甘以益中气之虚，则中气不下坠，而滑脱无源而自止。何必用寒凉之品，以泄火而化脓血哉。脓血消于乌有，而中焦之间尚有何邪作祟，使心中之烦闷乎，故一用而各症俱痊耳。谁谓桃花、甘草之汤不可选用哉。［批］安脾土以定少阴之乱，实有定识。

此症用**脂草饮**亦效。

甘草　赤石脂各一钱　人参二钱　水煎服。

21. 冬月伤寒，一二日即自汗出，咽痛，吐利交作，人以为太阴之病也，而不知乃少阴肾寒之病，而非太阴脾虚之症也。盖伤寒初起宜无汗，而反汗出者，无阳以固其外，故邪不出而汗先出耳。此证实似太阴，以太阴亦有汗自出之条。但太阴之出汗，因无阳而自泄；少阴之出汗，因阳虚而自越也。夫少阴之邪，既不出于肾经，不能从皮毛分散，势必随任、督而上奔于咽喉，而咽喉之窍甚小，少阴邪火直如奔马，因窍小而不能尽泄，于是下行于大肠，而下焦虚寒，复不能传送以达于肛门，又逆而上冲于胃脘，而作吐矣。方用**温肾汤**：

人参三钱 熟地一两 白术一两 肉桂二钱 水煎服。

一剂而汗止，吐泄亦愈而咽痛亦除。此症乃下部虚寒，用参、术以回阳，用肉桂以助命门之火，则龙雷之火喜于温暖，自然归经安于肾藏矣。然肉桂未免辛热，恐有助热之虞，得熟地以相制，则水火有既济之欢也。[批] 太阴出汗，因于无阳；少阴出汗，因于阳虚。

此症可用**桂术汤**。

白术五钱 肉桂一钱 水煎服。

22. 冬月伤寒五六日，腹痛利不止，厥逆无脉，干呕而烦，人以为直中阴寒之症，而不知非也。夫直中之病，乃冬月一时得之，身不热，而腹痛、呕吐、发厥者为真。今身热，至五六日之后而见前症，乃传经少阴之症，而非直中少阴之症也。虽传经之阴症，可通之以治直中之病，而辨症终不可不清也。此症自然宜用**白通加猪胆汁汤**治之。夫本是阴寒之症，何以加入人尿、胆汁以多事？不知白通汤乃纯是大热之味，投其所宜，恐致相格而不得入，正藉人尿、胆汁为向导之物，乃因其阴盛格阳，用从治之法为得也。盖违其性则相背，而顺其性则相安。然此等之症，往往脉伏而不现，服白通汤而脉暴出者，反非佳兆，必缓缓而出者，转有生机，亦取其相畏而相制。原有调剂之宜，不取其相争而相逐，竟致败亡之失也。[批] 直中阴症与传经症，世人不知分别久矣，何幸辨明。

此症可用**桂术加葱汤**。

白术五钱 肉桂一钱 加葱一条 水煎服。

23. 冬月伤寒，四五日后腹痛，小便不利，手足沉重而疼，或咳或呕，人以为少阴之症也，宜用**真武汤**救之是矣。然而不知其病也，我今畅言之。四五日腹中作痛，此阴寒入腹而犯肾也。

然而小便自利，则膀胱尚有肾气相通，可以消寒邪而从小便中出；倘小便不利，则膀胱内寒，无肾火之气矣。火微何以能运动于四肢乎？此手足之所以沉重而作痛也。火既不能下通于膀胱，引寒邪以下走，势必上逆而为咳为呕矣。真武汤补土之药也，土健而水不能泛滥作祟。仲景制此方，于火中补土，土热而水亦温，消阴摄阳，其神功有不可思义者矣。

此症用**四君加姜附汤**亦神。

白术一两　茯苓五钱　附子一钱　人参五钱　甘草一钱　干姜一钱

水煎服。

24. 冬月伤寒，四五日后手足逆冷，恶寒身蜷，脉又不至，复加躁扰不宁，人以为少阴阳绝之症也，而不知不止阳绝也，阴亦将绝矣。盖恶寒身蜷，更加脉不至，阳已去矣。阳去而不加躁扰，则阴犹未绝，尚可回阳以摄之也。今既躁扰不宁，是基址已坏，何以回阳乎？虽然，凡人有一息尚存，当图救援之术，以人之阴阳未易遽绝也。有一丝之阳气未泯，则阳可救；有一丝之阴气未泯，则阴可援也。阴阳有根，原非后天有形之物，实先天无形之气也。补先天之气，而后天之气不期其续而自续矣。方用**参附汤**救之。用：

人参二两　附子二钱　水煎服。往往有得生者。

虽此方不能尽人而救之，然而既有此症，宁使用此方而无济于生，不可置此方而竟听其死也。况人参能回阳于无何有之乡，而附子又能夺神于将离未离之际，使魂魄重归，阴阳再长，原有奇功，乌可先存必死之心，豫蓄无生之气哉。［批］人之阴阳，最易绝而又最难绝。易绝者，邪旺也；难绝者，正衰也。正衰何反难绝？以正不敢与邪争，邪反留一线之阴阳耳，故助正而可回也。此症躁扰，阴将绝矣。参、附固能回阳气于无何有之乡，必宜加入熟地黄一钱，庶无孤阳发躁之虞耳。何如如后方加枣仁，正其扼也。

此症用**参术附枣汤**亦神。

人参一两 白术二两 附子一钱 炒枣仁五钱 水煎服。

25. 冬月伤寒六七日，经传少阴而息高，人以为太阳之症未除而作喘，而不知非也。夫太阳之作喘，与少阴之息高，状似相同而实殊。太阳之喘，气息粗盛，乃邪盛也。少阴之息高，气息缓慢而细小，乃真气虚而不足以息，息若高而非高也。故太阳之喘宜散邪，而少阴之息高宜补正。因少阴肾宫大虚，肾气不能下藏于气海之中，乃上奔而欲散，实至危之病也。宜用**朝宗汤**救之。

人参三两 麦冬三两 熟地三两 山茱萸一两 山药一两 破故纸一钱 胡桃一枚 水煎服。

一剂而息平，再剂而息定。此方纯用补气填精之药，不去治息，而气自归源者，气得补而有所归也。譬如败子将田园消化无存，不能安其室而逃出于外，岂不欲归家哉？实计无复之耳。倘一旦有资身之策，可以温饱，自然归故里而返旧居，岂肯飘泊于外，而为落魄之人哉。或曰：下寒则火必上越，此等息高，独非肾气之虚寒乎，何以不用肉桂引火归源耶？嗟乎！肾气奔腾，实因肾火上冲所致，然而不用桂、附者，实亦有说。肾火必得肾水以相养，不先补肾水，而遽助肾火，则火无水济，而龙雷必反上升，转不能收息于无声矣。吾所以先补水而不急补火也。况故纸亦是补火之味，更能引气而入于气海，何必用桂、附之跳梁哉。

此症**延息汤**亦妙。

人参 熟地各一两 山茱萸五钱 牛膝 破故纸各三钱 胡桃一个 陈皮三分 炮姜一钱 百合一两 水煎服。

26. 冬月伤寒，头痛遍身亦疼，宜用麻黄汤以发汗矣。倘元气素薄，切其尺脉迟缓，虽是太阳正治，而不可轻用麻黄以汗之也。人以为宜用建中汤治之，以城郭不完，兵甲不坚，米粟不多，宜守而不宜战耳。然建中汤止能自守而不能出战，且贼盛围城，而城中又有奸细，安能尽祛而出之。此症是太阳伤营之病，舍麻黄汤终非治法。用麻黄之汤，加人参一两治之，则麻黄足以散邪，而人参足以助正，庶补攻兼施，正既不伤，而邪又尽出也。或谓既是麻黄之症，不得已而加用人参，可少减其分两乎？谁识元气大虚，非用参之多则不能胜任，故必须用至一两，而后元气无太弱之虞，且能生阳于无何有之乡，可以御敌而无恐矣。倘不加人参于麻黄汤中，则邪留于胸中，而元气又未能复，胡能背城一战乎。此方若以麻黄为君，而人参为佐，必致偾事。今用参至一两，而麻黄止用一钱，是以人参为君，而麻黄转作佐使，正正奇奇，兼而用之，此用兵之妙，而可通之于医道也。

此症亦可用**参苓麻草汤**。

麻黄一钱　人参三钱　茯苓一两　甘草一钱　水煎服。

27. 冬月伤寒，吐、下、汗后虚烦脉微，八九日，心下痞硬，胁痛，气上冲咽喉，眩冒，经脉动惕者，必成痿症。人以为太阳之坏症也，然而不止太阳之坏也。伤寒经汗、吐、下之后，症现虚烦者，虚之至也。况脉又现微，非虚而何？夫痿症责在阳明，岂未成痿症之前，反置阳明于不治乎。治阳明之火，宜用人参石膏汤矣。然既经汗、下之后，石膏峻利，恐胃土之难受，火未必退，而土先受伤，非治之得也。方用**青蒿防痿汤**：

人参一两　青蒿五钱　半夏一钱　陈皮五分　干葛一钱

连服二剂，胃气无伤，而胃火自散，诸症渐愈，而痿症亦可免也。盖此症不独胃火沸腾，而肾、肝之火亦翕然而共起，青蒿能去胃火，而更能散肾、肝之火也，一用而三得之。然非用人参之多，则青蒿之力微，不能分治于藏腑。尤妙在佐之半夏、陈皮，否则痰未能全消，而气不能遽下，痞硬、胁痛之症乌能尽除哉。然而青蒿泄胃火，尚恐势单力薄，复佐之干葛，以共泄阳明之火，则青蒿更能奏功。况干葛散邪而不十分散气，得人参以辅相，青蒿尤有同心之庆也。［批］治痿宜治阳明，非泻阳明也，补胃以散火极是。

此症可用**调胃二参汤**。

人参 玄参各五钱 石膏三钱 天花粉二钱 干葛一钱 水煎服。

28. 冬月伤寒，谵语发潮热，以承气汤下之不应，脉反微涩者，是里虚也。仲景张公谓难治，不可更与承气汤，岂承气汤固不可用乎？夫既以承气汤下之矣，乃不大便，是邪盛而烁干津液，故脉涩而弱也。非里虚表邪盛之明验乎。倘攻邪则邪未必去，而正且益虚，故为难治。当此之时，不妨对病家人说：此症实为坏症也，予用药以相救，或可望其回生，而不能信其必生也。用**人参大黄汤**救之。

人参一两 大黄一钱 水煎服。

一剂得大便，而气不脱即生，否则死矣。苟大便而气不脱，再用：

人参三钱 陈皮三分 甘草三分 芍药一钱 煎汤与之。二剂而可庆生全也。

此症亦可用**表里兼顾汤**。

大黄二钱 人参五钱 柴胡三分 甘草一钱 丹皮二钱 水煎服。

29. 冬月伤寒，发热而厥，厥后复热，厥少热多，病当愈。既厥之后，热不除者，必便脓血，厥多热少，寒多热少，病皆进也。夫厥少热多，邪渐轻而热渐退也。伤寒厥深热亦深，何以厥少而热反深乎？此盖邪不能与正相争，正气反凌邪而作祟也。譬如贼与主人相斗，贼不敌主，将欲逃遁，而主人欺贼之懦，愈加精神，正气既旺，贼势自衰，故病当愈也。至于既厥之后而热仍不除，譬如贼首被获，而余党尚未擒拿，必欲尽杀为快，则贼无去路，自然舍命相斗，安肯自死受缚，势必带伤而战，贼虽受伤，而主亦有焦头烂额之损矣。故热势虽消，转不能尽散，虽不敢突入于经络，而必至走窜于肠门，因成便脓血之症矣。治法不必用大寒之药，以助其袪除，止用和解之剂，贼自尽化为良民，何至有余邪成群作祟哉。方用**散群汤**：

甘草二钱　黄芩三钱　当归五钱　白芍一两　枳壳一钱　水煎服。

一剂而无脓血之便者，断无脓血之灾。倘已便脓血者，必然自止。妙在用归、芍以活血，加甘草、黄芩以凉血而和血也。所以邪热尽除，非单藉枳壳之攻散耳。至于厥多热少，寒多热少，无非正气之虚。正虚则邪盛，邪盛自易凌正，而正不能敌邪，自不敢与贼相战，安得而不病进乎。治法宜大补正气，而少加袪邪之药，自然热变多而厥变少，而寒亦少也。方用**祛厥汤**：

人参五钱　白术一两　甘草二钱　当归五钱　柴胡一钱　附子一分　水煎服。

一剂而转热矣，二剂而厥定除矣。夫热深而厥亦深，似乎消其热即消其厥也，何以反助其热乎？不知此二症非热盛而厥，乃热衰而厥也。热衰者正气之衰，非邪气之衰也。吾用人参、归、术以助其正气，非助其邪热也。正旺则敢与邪战而作热，一战而胜，故寒与厥尽除也。方中加入附子者，尤有妙义。参、术之类未免过于慈祥，倘不用附子将军之药，则仁而不勇，难成迅扫之功，加入一分，以助柴胡之力，则无经不达，寒邪闻风而尽散，所谓以大勇而济其至仁也。

此症可用**胜邪汤**。

甘草　柴胡各一钱　当归　白芍各五钱　枳壳五分　白术三钱　附子一分　人参二钱　水煎服。

30. 冬月伤寒四五日后，下利，手足逆冷无脉者，人以为厥阴之寒症也。急灸之，不温而脉亦不还，反作微喘，皆云死症，而不必治也。而吾以为可治者，正因其无脉耳。夫人死而后无脉，今未断气而无脉，乃伏于中而不现，非真无脉也。无脉者固不可救，脉伏而似于无脉，安在不可救乎？用灸法亦救其出脉也。灸之而脉不还，宜气绝矣，乃气不遽绝，而反现微喘之症，此生之之机也。盖脉果真绝，又何能因灸而作喘？作微喘者，正其中有脉欲应其灸，而无如内寒之极，止藉星星之艾火，何能骤达。是微喘之现，非脉欲出而不能遽出之明验乎。急用**参附汤**救之，以助其阳气，则脉自然出矣。但参、附宜多用而不宜少用也。方用：

人参二两　附子三钱　水煎服。

一剂而手足温，二剂而脉渐出，三剂而下利自止而尽愈矣。夫附子有斩关夺门之勇，人参有回阳续阴之功，然非多用，则寒邪势盛，何能生之于无何有之乡，起之于几微欲绝之际哉。遇此等之症，必须信之深，见之到，用之勇，任之大，始克有济。倘徒施灸法而不用汤剂，或用参、附而不多加分两，皆无识而害之，兼财力不足而不能救也。

此症可用**人参双姜汤**。

人参一两　干姜三钱　生姜三钱　水煎服。

31. 冬月伤寒，身热一日即发谵语，人以为邪传阳明也，谁知其人素有阳明胃火，风入太阳而胃火即沸然不静乎。治之法，若兼治阳明以泄胃热，治亦无差。然而太阳之邪正炽，不专治太阳则卫之邪不能散，营之邪不能解，先去退阳明之火，未必不引邪而入阳明，反助其腾烧之祸也。不若单治太阳，使太阳之邪不能深入，而阳明之火不治而自散耳。方用**平阳汤：**

桂枝三分　麻黄一钱　甘草一钱　青蒿三钱　天花粉一钱　水煎服。

一剂而身热退，谵语亦止矣。此方少用桂枝而多用麻黄者，以寒轻而热重也。用青蒿为君者，青蒿退热而又能散邪，且又能入膀胱而走于胃，既解膀胱之邪，而又解胃中之火，不特不引邪以入阳明，而兼且散邪以出阳明也。方中又加天花粉者，以谵语必带痰气，天花粉善消膈中之痰，而复无增热之虑，入于青蒿、桂枝、麻黄之内，通上达下，消痰而即消邪也。痰邪两消，又何谵语乎。所以一剂而奏功耳。

此症亦可用**争先汤**。

桂枝五分　麻黄五分　石膏一钱　麦冬五钱　茯苓五钱　半夏八分　水煎服。

32. 冬月伤寒，身热二日即有如疟之状，人以为证传少阳也，谁知其人少阳之间原有寒邪，一遇伤寒，随因之而并见乎。世见此等之症，以小柴胡汤投之亦能奏功，然终非治法也。法当重治阳明，而兼治少阳为是。盖阳明之火邪未散，虽见少阳之症，其邪仍留阳明也。邪留阳明，身发寒热而谵语发狂之病，未必不因之而起。惟重治阳明，则胃中之火自解，使邪不走少阳，而少阳原存之寒邪孤立无党，何能复煽阳明之焰？自然阳明火息，而少阳之邪亦解也。方用**破邪汤**：

石膏三钱　柴胡一钱　半夏一钱　茯苓三钱　甘草一钱　麦冬一两　玄参三钱　陈皮一钱　水煎服。

一剂而身热解，如疟之症亦痊。此方用石膏、玄参以治阳明之火，用麦冬以滋肺中之燥。盖肺燥即不能制肝、胆之过旺也，且肺燥必取给于胃，则胃土益加干枯，其火愈炽矣，今多用麦冬，使肺金得润，不必有藉于胃土，则肺气得养，自能制肝、胆之木，而少阳之邪何敢附和胃火以作祟乎。况柴胡原足以舒少阳之气，而茯苓、甘草、半夏、陈皮之类，更能调和于阳明、少阳之间，邪无党援，安得而不破哉。

此症用**八公和阳汤**亦神。

石膏一钱　柴胡二钱　茯苓三钱　白术二钱　甘草一钱　炒栀子一钱　青皮三分　天花粉一钱　水煎服。

33. 冬月伤寒，身热三日，腹满自利，人以为阳传于阴矣，而孰知不然。夫阴症腹满自利，而阳症未闻无之也。不辨其是阳非阴，而概用治太阴之法，鲜有不死亡者矣。然阴与阳何以辨之？夫太阴之自利，乃寒极而痛也；少阳之自利，乃热极而痛也。痛同而症实各异。此痛必须手按之，按而愈痛是阳症也；若太阴阴症，按之而不痛矣。［批］寒痛、热痛辨别最清。故治阳症之法，仍须和解少阳之邪，而不可误治太阴也。方用**加减柴胡汤**治之。

柴胡一钱 白芍五钱 茯苓二钱 甘草一钱 栀子二钱 陈皮一钱 当归三钱 枳壳五分 大黄五分 水煎服。

一剂而腹满除，二剂而自利止矣，不必三剂也。此方和解之中，仍寓微攻之意，分消之内，少兼轻补之思，所以火邪易散，而正气又不伤也。若以大承气下之，未免过于推荡，若以大柴胡下之，未免重于分消，所以又定加减柴胡汤，以治少阳腹满之自利耳。

此症亦可用**和攻散**。

柴胡 栀子 丹皮各二钱 白芍五钱 茯苓三钱 甘草 陈皮 大黄各一钱 水煎服。

34. 冬月伤寒，身热四日，畏寒不已，人以为太阴转少阴矣，谁知仍是太阴也。夫太阴脾土也，少阴肾水也，似不相同。然而脾土乃湿土也，土中带湿，则土中原有水象，故脾寒即土寒，而土寒即水寒也。所以不必邪传入肾，而早有畏寒之症矣。治法不必治肾，专治脾而寒症自消。［批］治脾以消寒，看得到，说得出。方用**理中汤**加减治之。

白术一两 人参三钱 茯苓三钱 肉桂一钱 附子一钱 水煎服。

一剂而恶寒自解，而身热亦解矣。夫方中用桂、附，似乎仍治少阴之肾，然而以参、术为君，仍是治脾而非治肾也。虽然脾、肾原可同治，参、术虽治脾而亦能入肾，况得桂、附，则无经不达，安在独留于脾乎。然则治脾而仍是治肾，此方之所以神耳。

此症用加味**桂附汤**亦效。

白术一两 肉桂 干姜各一钱 附子 甘草各五分 水煎服。

35. 冬月伤寒，身热五日，人即发厥，人以为寒邪已入厥阴也，谁知是肾水干燥，不能润肝之故乎。夫发厥本是厥阴之症，邪未入厥阴，何以先为发厥？盖肝血燥极，必取给于肾水，而肾水又枯，肝来顾母而肾受风邪，子见母之仇，自然有不共戴天之恨，故不必邪入厥阴，而先为发厥，母病而子亦病也。治法无庸治肝，但治肾而厥症自定，母安而子亦安也。方用**子母两快汤**：

熟地五钱　麦冬五钱　当归二钱　山茱萸三钱　茯苓二钱　芡实二钱　山药二钱　玄参五钱　水煎服。

一剂而厥定，再剂而身热亦愈也。此方纯用补肾之味，惟当归滋肝之血也。治肾而治肝在其中，何必再用白芍以平肝气耶。且此症又不可用白芍也，以白芍虽平肝气，可以定热厥于须臾，然而白芍定厥未免过于酸收。与补水之药同用于无邪之日，易于生精；与补水之药同用于有邪之顷，亦易于遏火。不若单用补肾之味，使水足以制火，而又无火留之害，为更胜也。故子母两快汤所以不用芍药，而单用当归者，以当归之性动，不比芍药之酸收耳。且当归善助熟地、山萸以生水，生水以滋肝，即补肾以制肝也。

36. 冬月伤寒，身热六日，而汗不解，仍有太阳之症，人以为邪返于太阳也，谁知是邪欲返于太阳而不能返乎。夫邪既不能返于太阳，当无太阳之症矣，治法宜不治太阳也。然而不治太阳，而邪转有变迁之祸。盖邪既不能复返于太阳，窥太阳之门而欲入者，亦势之所必至也。用太阳之药，引邪而归于太阳，而太阳曾已传过，邪走原路而邪反易散矣。方用**桂枝汤**少以散之。

一剂而邪尽化也。倘多用桂枝汤则焦头烂额，曷胜其祛除乎。此又用药之机权也。［批］伤寒症凡兼太阳者，俱可用桂枝汤，但宜分轻重耳。

此症用**解邪汤**亦佳。

桂枝三分　茯苓五钱　当归三钱　生地五钱　白术三钱　陈皮三分　甘草一钱　麦冬五钱　水煎服。

37. 冬月伤寒，至七日而热犹未解，谵语不休，人以为证复传阳明也，谁知是邪欲走阳明而阳明不受乎。夫阳明已经前邪，见邪则拒，似乎邪之难入矣。然而切肤之痛，前已备经，故一见邪再入太阳，惟恐邪之重入阳明也。所以震邻之恐，先即呼号而谵语生，非从前邪实而作谵语者可比。治法不必专治阳明，以截阳明之路，惟散太阳之邪，而邪已尽散，断不复入阳明也。方用**桂枝汤**。

一剂而谵语自止，又何必用石膏汤以重伤胃气哉。

此症用**和营汤**亦神。

麻黄三分　茯苓三钱　当归三钱　玄参五钱　甘草一钱　麦冬五钱　竹叶三十片　半夏五分　水煎服。

38. 冬月伤寒，至八日而潮热未已，人以为邪再传少阳矣，谁知是邪在阳明，欲出而未出乎。夫阳明之府，多气多血之府也。气血既多，藏邪亦正不少。痰在胃膈，原能自发潮热，不必假借少阳之经也。况邪又将出，而窥伺少阳，乃少阳前受阳明之贻害，坚壁以拒，未免寒心，故现潮热之症，其实尚未入于少阳也。治法正不须治少阳之邪，而单解阳明之热，阳明热解而少阳之邪自散矣。方用**解胃汤**：

青蒿五钱　茯苓二钱　甘草五分　麦冬五钱　玄参三钱　竹叶五十片　水煎服。

一剂而胃热清矣，再剂而潮热退矣，不必三剂也。此方息阳明之焰，而又能解少阳之氛，一方而两治。倘徒解少阳之氛，而阳明愈炽矣；倘徒息阳明之焰，而少阳又燥矣。两阳有偏胜之虞，则二府必有独干之叹，自然轻变为重，邪传正无已时。今一方两治，仍是单治阳明，而少阳治法已包于中，所以能收全功也。

此症用**发越汤**亦妙。

葛根三钱　茯苓五钱　甘草五分　麦冬三钱　玄参一两　生地三钱　柴胡五分　水煎服。

39. 冬月伤寒，至九日而泄利不已，人以为邪入太阴，阳又变阴之症，谁知是阳欲辞阴之病乎。夫变阴与辞阴何以辨之？变阴者，阳传入于阴也；辞阴者，阳传出于阴也。入于阴则自利，岂出于阴而反自利乎。不知阴阳不相接时，多为泄利不已。但入阴之自利，其腹必痛；出阴之自利，其腹不痛也。倘至九日而泄利不已，其腹不痛者，正离阴之自利也。切戒不可用太阴止利之药，一用止利之药，而邪转入阴，必成危证矣。法宜仍治少阳，而解其表里之邪，则自利自止，而寒热之邪亦散也。［批］辨得妙，离阴自利，前人并不道破。方用**小柴胡汤**加减用之。

柴胡一钱　茯苓三钱　甘草　黄芩各一钱　陈皮五分　水煎服。

一剂即止利，而寒热顿解矣。此方专解半表半里之邪，而又能分消水湿之气，既不入阴而复善出阳，故取效独捷耳。

此症用**合阴汤**亦效。

柴胡八分　茯苓五分　甘草五分　天花粉一钱　枳壳三分　神曲五分　白芍三钱　水煎服。

40. 冬月伤寒，至十日，恶寒呕吐，人以为邪再传少阴矣，谁知是邪不欲入少阴乎。夫邪既不欲入少阴，何以恶寒呕吐？不知伤寒传经，而再入于太阴，其中州之气，前经刻削，则脾气已虚，脾气既虚，而脾必耗肾中之火气，而肾又曾经邪犯，在肾亦自顾不遑。母贫而子不忍盗母之财，故邪入于脾，而脾甘自受，先行恶寒呕吐，不待传入少阴，而始见此等证候也。治法单治太阴脾土，而呕吐可止。然而单治脾而不治肾，则肾火不生脾土，而恶寒终不能愈，寒既不除，而呕吐仍暂止而不能久止也。方用**脾肾两温汤**：

人参三钱　白术五钱　肉桂一钱　巴戟天三钱　丁香三分　肉豆蔻一枚　芡实三钱　山药三钱　水煎服。

一剂而恶寒止，二剂而呕吐尽除也。此方用参、术以健脾，用巴戟天、芡实、山药以补肾，而又用肉桂、丁香以辟除寒气。

旺肾火以生脾土，则土气自温，母旺而子不贫，亦母温而子不寒也。

此症用加味**参术附姜汤**亦神。

人参五钱 白术五钱 肉豆蔻一枚 附子三分 干姜一钱 水煎服。

41. 冬月伤寒，身热十一日，而热反更盛，发厥不宁，一日而三四见，人以为邪再传厥阴也，谁知是邪不能传肝乎。夫少阴寒水也，邪在少阴，未入厥阴，何以发厥而见热症？然而此厥乃似热而非热也。内寒之甚，逼阳外见而发厥，故不待传入厥阴之经而先发厥耳。症见此等证候，本是死证，而用药得宜，未必至死。仲景夫子未尝立方者，非无方也，以灸法神奇，示人以艾火灸少阴者，正教人不必治厥阴也。虽然灸少阴者固易回春，而阳药又安在不可以起死。方用**回生至神汤**：

人参三两 肉桂三钱 白术二两 生姜汁一合 葱十条，捣汁 同水煎服。

一剂而厥定，再剂而身热解矣。此虽在用参、术之多，第不佐之姜、葱二汁，则不能宣发于外，而邪伏于肾中而不得出也。惟参、术得姜、葱之助，导之出外，不必走肝，而厥反自安矣，此治法之巧者。

此症亦可用**加味人地汤**殊验。

熟地二两 人参一两 白术一两 附子一钱 生姜汁一合，水煎调服。

42. 冬月伤寒，身热十二日，而热仍不退，不见发厥，人以为伤寒至厥阴，不发厥而病将退矣。谁知伤寒虚极，欲厥而不可得乎。夫热深者厥亦深，不厥似乎热之不深矣。然而热深而发厥者，元气足以鼓之也。热深而不能发厥者，元气不足以充之也。传经至十二日，病已入肝，而厥不应者，非热之不深，乃元气之甚困也，乌可因不厥，而即疑其厥阴之不热乎。治法补其肝气，而辅之以解热之品，则厥阴不燥，而木气大舒，邪不能留，非惟热解而见厥，抑亦邪散而消厥也。方用**消厥散**：

白芍五钱　当归五钱　丹皮三钱　生地二钱　甘草一钱　人参一钱　炒黑荆芥三钱　炒栀子一钱　天花粉二钱　水煎服。

一剂而厥乃发，再剂而厥反定矣。此方补肝凉血以治传经之伤寒，世无其胆。然而肝燥而内热，因虚而厥伏也。非滋其肝中之血，则热深者何能外见乎？故必补其虚，而发厥随可乘其厥而散热也。人亦可闻吾言，而放胆治之矣。

此症用**增减逍遥散**大效。

白芍　白术各三钱　当归　人参　炒黑荆芥　白芥子各二钱　柴胡一钱　甘草五分　陈皮　神曲各三分　水煎服。

43. 冬月伤寒，至十二日之后忽然厥发，发去如死人一样，但心中火热，其四肢如冰，有延至三四日而身体不腐者，人以为尸厥也，谁知是邪火犯心包络，坚闭其气以守护其心乎。夫伤寒传遍六经，未有传心者也。一至传心，无不死者。然而邪得以传心者，亦因包络之虚，力不能障心，使邪之竟入也。若包络素无亏损，邪虽直捣心宫，而膻中膜膈足以相拒。然而三阴三阳俱为邪之所传，各各损伤，包络相臣出死力以御贼，号召勤王，绝无一应，惟有坚闭宫门，甘与君王同殉。至于各脏腑，见君相号令，不能宣扬于外，自然解体，有国亡无主之象，所以手足肢体先冷如死灰也。此时设有斩围夺门之将，扫荡群妖，救君相于危亡之候，自然外藩响应，不必听旨宣召无不归，诚恐后矣。然则治法奈何？助包络之气，而加之祛邪之味，可返死而回生也。方用**救心神丹**：

人参一两　黄连三钱　菖蒲二钱　茯苓五钱　白芍一两　半夏三钱　附子一分

水煎一碗，以笔管通于病人喉中，另使亲人含药送下，无不受者。一剂而人之气苏，再剂而心中之大热自解，而四肢手足尽温矣。[批] 此方固是神奇，亦因心中火热而敢用之。若四肢厥逆，心中仅见温热，则一点孤阳不能自主，又用黄连三钱以泻心中之火，虽有人参为君，吾恐不能相济，不若少用黄连，以加减天王补心汤治之何如。此亦因心中不甚火热而言也。

夫厥症多热，四肢之冷如冰者，正心中之热如火也。热极反为寒颤，颤极而人死，其实人死而心尚未死。此方用人参以固其生气，以黄连清其心中包络之火邪，加附子一分为先锋，加菖蒲为向导，引人参、黄连突围而共入于心中，又得白芍、茯苓、半夏平肝而不助火，利湿而共消痰，则声援势盛，攻邪尤易也。或疑用黄连以清热是矣，何必助之以人参，而用人参亦不必如此之多。孰知六经传遍以攻心，则脏腑自虚。多用黄连，而不君之人参，则有勇无谋，必至斩杀过甚，反伤元气，又有主弱臣强之虞矣，虽救君于顷刻，而不能卫君于崇朝，不几虚用奇兵哉。

此症用**活心丹**甚神。

人参一两 黄连三钱 菖蒲一钱 麦冬 生枣仁各五钱 南星一钱 附子三分 良姜五分 生姜十片 水煎灌服。

中寒门七则

44. 人遇严寒之时，忽感阴冷，直入于腑，手、足、身皆冷，面目色青，口呕清水，腹中雷鸣，胸胁逆满，体寒发颤，腹中觉有凉气一裹，直冲而上，猝不知人，此寒气直中七腑也。夫中寒之病，与伤寒之症大相悬绝。盖伤寒之寒，由表而入于里；中寒之寒，由腑而入于脏。虽入腑、入脏同是直中之症，而治法终有不同也。盖入腑之寒轻于入脏，则治腑之寒乌可重于治脏哉。惟是腑有七，而中腑之药似宜分别。大凡阴寒之中人，必乘三焦之寒而先入，温三焦之寒，而七腑之寒可尽散也。然而三焦之所以寒者，又由于胃气之虚也。徒温三焦之寒，而不急补其胃气，则气虚而不能接续，乌能回阳于顷刻乎。［批］温三焦以散各腑之寒，则寒无不散，诚得其要也。方用**救腑回阳汤**。

人参五钱　附子一钱　肉桂二钱　巴戟天一两　水煎服。

此方用人参以扶胃气，用肉桂以回阳，亦不必更借巴戟天之为君矣。不知巴戟天补心肾之火，心肾之火旺，而三焦之火更旺矣。且巴戟天生胃气而回阳，故用之为君，尤能统人参、附、桂同心之将，而扫荡祛除，寓剿于抚之中也。所以一剂奏功。阳回而阴寒立散矣。［批］此方异于四逆汤，而用巴戟为君，是为神妙。

此症用**术桂干姜汤**甚效。

白术一两　肉桂三钱　干姜三钱　水煎服。

45. 人有严寒之时，忽感阴寒，唇青身冷，手足筋脉挛急，上吐下泄，心痛腹疼，囊缩甲青，腰不能俯仰，此阴寒中脏之病也。夫中脏重于中腑，寒气入于五脏，似宜分脏而治，然而不必分也，但直温其命门之火，则诸脏之寒可以尽散。盖命门为十二经之主，主不亡，则心君必不为下殿之走；主不亡，则肝木必不为游魂之变；主不亡，则肺金必不为魄散之升；主不亡，则脾土必不为崩解之。惟命门既寒，而阳气为阴邪所逼，越出于肾外，则五脏之神不能独安，各随阳而俱遁矣。然则五脏为寒邪所犯，不必治五脏也，独温其命门，而五脏之寒可解。虽然，命门虽为五脏之主，而五脏气虚，大兵到处，扫荡群妖，苟无粮草，何以供命。此命门宜温，而五脏之气亦不可不补也。［批］五脏中寒，急温命门而阳回，亦扼要之法。方用**荡阴救命汤**。

人参一两　白术三两　熟地三钱　肉桂一钱　附子三钱　山茱萸二钱　茯神三钱　水煎服。

一剂而阳回，再剂而全愈。何神速乃尔？盖寒入五脏，由命门之阳外出，一回其阳，而寒气无留于脏矣。方中以参、术为君，似乎止救心、脾二经；虽附子、肉桂与熟地、山茱同用，肾亦在所救之中，而肝、肺竟置之度外，何以能斩关直入，回阳于顷刻耶？不知五脏为寒邪所犯，大约犯肾之后，即便犯脾，而后犯心也，犯肝、肺者无多也。故专顾心肾与脾经，则肝肺已在其内。况人参同附子并用，无经不达，又宁有肺肝之不入者乎。而且补肝、补肺之药，无非收敛之剂，欲祛邪而使之出，不可留邪而使之入，倘用收敛之味以补肝肺，反掣人参、附子之手，不能迅于荡阴矣。此用药不杂，实有秘义也。且肾中水火原不相离，用桂、附大热之药以回阳，未免肾中干燥，与其回阳之后，又补肾水以济阳，何如于用火之时，而先为防微之为得哉。吾所以少用熟地、山茱于桂、附之中，以制火之横。且火得水而归源，水招火而入宅，故能奏既济之功，而无亢炎之失也。

此症用**参术桂附加熟地汤**亦妙。

人参 白术各一两 附子 肉桂各二钱 熟地五钱 水煎服。

46. 冬月直中阴寒，吐泄交作，身发热者，人以为伤寒传经之症也，然而虽是伤寒，实有分别，此乃直中少阴之邪，而非传经少阴之邪也。夫直中阴经，原无身热之症，兹何以身热耶？此正阳与阴战，乃邪旺而正不肯安于弱，以致争斗而成热也。若传经少阴之症，必至数日后始行吐泄，未有初感第一日即身热而上吐下泄者，故此症确是直中，而非传经也。直中，邪即入里；传经，邪在表，而入里本是悬殊，不可不察也。治法用**参附茯苓汤**。

人参一两 附子一钱 茯苓五钱 水煎服。

一剂而吐泄止，而身热亦退。何其效之速乎？不知此症，原因阳气之弱，不胜阴邪之盛，故尔发热。吾助其阳气，则阳旺而阴自衰，况又佐之附子之勇猛，突围破敌，则阳气更盛，自然转败而成功矣。且益之茯苓之澹泄，分消水气，则胃土得安，而上下之间，无非阳气之升降，阴邪又安能冲决哉。

此症亦可用**参苓附术加生姜汤**。

人参　白术　生姜各一两　附子二钱　茯苓三钱　水煎服。

47. 人有直中阴寒，肾经独受，身颤手战者，人以为寒入于骨中也，谁知是命门火冷，不能外拒夫阴寒乎。盖命门为十二官之主宰，人有此火则生，无此火则死。火旺则运用于一身，而手足自温；火衰则力不能通达上下，而一身皆冷，又何能温热夫手足耶？故命门火旺，外来之寒邪可以相拒，而不敢相犯。惟火衰之极，而阴寒内逼，直入肾宫，命门畏寒太盛，几几乎有不敢同居之势。身颤者，难以自主也。手战者，难以外卫也。治法亟温补其命门，使命门之火足以胜外来之寒，则命门之主不弱，而后阳气健旺，能通达于上下之间，阴消寒散，不致侵犯心宫也。[批] 此等之病，更须辨之以舌，舌滑者乃寒，舌燥者乃热也。天下往往有阳症似阴者，亦多身手之寒颤耳。方用直中阴脏第一方治之。

附子一钱　肉桂二钱　丁香一钱　白术二钱　水煎服。

一剂而寒祛，身颤手战皆定也。此方尽是阳药，以阳药而治阴症，自是相宜，然而至急之症，何以少用分两，而成功至神者？因火欲外越，一助火而火即回宫，火因弱而逃，自必见强而返。火既归矣，又有余火以相助，则命门大旺，毋论足以祛寒，而寒邪亦望火而遁也。

此症用**援命拒寒汤**实神。

白术三两　肉桂三钱　破故纸三钱　杜仲三钱　水煎服。

48. 人有少阴肾经感中邪气，小腹作痛，两足厥逆，人以为寒邪之直犯于肾也，谁知入肾而兼入于小肠之腑乎。夫邪既入肾，乃入脏也，脏重于腑，何必辨其邪入于小肠乎？然而辨症不清，则用药必然寡效。虽肾开窍于二阴，又曰肾主大小便，肾寒则小肠亦寒，治肾则小肠亦愈，而终不知小肠之与肾同感寒邪也。盖寒客于小肠，则腹痛而脉不通，脉既不通，安得两足之不厥逆乎。不可徒认作寒入于肾，而不入于小肠也。但治法不必治小肠，而仍须治肾。治肾者，温肾也，温肾即所以温小肠矣。［批］温肾者，仍温命门也。方用**止逆汤**。

附子一钱 白术三钱 车前子三分 吴茱萸五分 水煎服。

一剂而痛除厥止矣。此方用附子以祛寒，用吴茱萸以通气，加白术、车前利腰脐而消湿，虽治小肠而实温肾宫也。肾宫之命门热，而小肠之气化自行，又乌有不通之病乎。故不必止痛而痛除，不必转逆而逆定耳。

此症亦可用**术桂豆苓汤**亦效。

肉桂一钱 白术一两 茯苓三钱 肉豆蔻一枚 水煎服。

49. 人有猝中阴寒，身不能动，人以为寒中于脾也，谁知仍是寒中于肾乎。夫中寒而致手足之不能动，已是危症，况一身全不能动乎。盖手足冷而不动，犹是四围之病；身僵而不动，实乃中州之患也。人非火不生，而火非心火乃肾火也。肾火旺，而脾土自可运用于无穷；肾火衰，而脾土难转输于不息。故肾寒而脾亦寒，脾寒而身即不能运动耳。所以治法不可徒治脾，而必须治肾。尤不可统治肾，而必须温肾中之火也。［批］温脾非温肾不成功，而温肾非温命门不奏效，信然也。方用直中阴脏第二方治之。

附子一钱 肉桂一钱 熟地二钱 干姜一钱 水煎服。

一剂而身动寒消矣。此方用桂、附、干姜直捣中坚，以迅扫其寒邪，则肾中命门之火，勃然猝发，而寒邪自去矣。第过用纯阳，未免偏于太燥，益之熟地以佐之，阳得阴而不至耗水，岂特相济有成哉。

此症亦可用**附桂姜术加熟地汤**。

熟地五钱 白术一两 干姜三钱 肉桂二钱 附子三分 水煎服。

50. 人有猝犯阴寒之气，两胁痛极至不可受，如欲破裂者，人以为寒犯肝也，谁知仍是寒犯肾乎。夫胁乃肝位，犯肾宜病在肾，不宜病在肝。因肾寒而又畏外寒之侵，而肾之气乃逃避于肝子之家，受创深重，而不敢复出也。在肝木因肾水遁入，忍见父母之受伤乎，自然奋不顾身，怒极而欲战也。两胁欲破，正木郁难宣之象。治法以火熨其外寒者，少济其一时之急也。方宜用**宽肝汤**救之。[批] 虽曰宽肝，仍是救肾。

人参一两　熟地二两　附子一钱　柴胡五分　甘草三分　肉桂三钱　水煎服。

一剂而痛定也。人见用参、附以回阳，未必相疑，用熟地以滋阴，不能无疑也。嗟乎！肾气遁入肝宫，而寒邪必乘势以逼肝矣。肝气一怯，非上走于心，必下走于肾矣。走于心，则引邪上犯于心君，必有下堂之祸；走于肾，则引邪而下侵于相位，必有同殉之虞。故用参以补心，使心不畏邪之犯；用熟地以补肾，使肾不畏邪之侵。而肝气瞻顾于子母之间，两无足虑，自然并力以御寒矣。况又益之以助火舒木之品，而肝中之郁大解，故背城一战而奏捷也。倘用此药，而全无一效，是心肾两绝，而肝气独存，不能生矣。

此症用**祛寒舒胁汤**亦神。

人参五钱　肉桂三钱　白芍二钱　当归三钱　柴胡五分　白术一两　甘草五分　水煎服。

辨证录卷之二

中风门二十五则

51. 人有入室向火，一边热而一边寒，遂致左颊出汗，偶尔出户，为贼风所袭，觉右颊拘急，口㖞于右，人以为中风之症也，而余以为非中风也，乃向火而火逼其热，以并于一边耳。若作风治，而中实无风，和其气血，而佐之以解火之味，则火平而㖞斜自正也。[批] 小病以全力注之，自易取效。虽是火逼迸热，亦由气血皆虚所致。故以归、芪为君，佐以升麻提右边清气上升，余用阳明辅之，自无不效者也。方用**和血息火汤**。

升麻一钱　当归五钱　黄芪三钱　防风三分　秦艽一钱　白芷五分　桂枝三分　天花粉二钱　甘草一钱　麦冬三钱　玄参五钱　水煎服。

一剂轻，二剂而㖞斜正矣。方中以补血补气为先，而佐辅之药多用阳明之味者何也？盖阳明之脉起于鼻，交于頞中，循鼻外入上齿中，是两颊与齿正阳明之部位也。升麻、白芷乃阳明经药也，故用之以引入于齿、颊，而秦艽能开口噤，防风能散风邪，桂枝实表而固营卫，与归、芪、玄、麦同用，自善通经络而活脏腑，使真有风邪亦于何处存活，矧原无大风之犯，不过些小之风乎，自然效应如桴鼓也。

此症亦可用**偏解散**。

当归　炒栀子　生地各三钱　乌药　防风　白芷各三分　半夏一钱　黄芪　茯苓各一钱　白芍五钱　秦艽一钱　水煎服。

52. 人有久痢之后，一旦昏仆，手撒眼瞪，小便自遗，汗大出不止，喉作曳锯之声，人以为中风之症也，而余独以为不然。

盖此病乃下多亡阴，阴虚而阳暴绝也。本不可救，然急灸其气海之穴，而阳气得续，亦有生者。虽然阳气回，而不用补气之药，阳气随回而随绝也。方用**独参汤**。

人参三两　附子三分

煎汤灌之，而人不死矣。夫气海之穴，前与丹田相通，乃生气之原也，故灸之而阳回。非助之以人参，则气回于无何有之乡，而不能生生于无尽，徒为接续，又何益乎。此人参所以为夺命之药欤。

此症亦可用**参术加桂汤**。

人参二两　白术二两　肉桂一钱　水煎灌服。

53. 人有两手麻木而面亦麻者，人以为中风将现之症也，谁知乃气虚而不能运化夫血乎。夫头乃六阳之经，而面尤阳之外见也。气旺则阳旺，气衰则阳衰。阳旺则气行夫血，而面乃和；阳衰则气滞于血，而面乃木矣。面既木矣，而阳气之衰可知，何能运动于臂指间，毋怪两手十指尽麻也。治法宜补其气之虚，通其阳之闭。[批] 世无真中风，大约皆从气虚而中也。麻木者，中之兆也，不补虚而单防夫风中，鲜不气中矣。方用**助阳通气汤**。

人参三钱　白术五钱　黄芪五钱　防风五分　当归三钱　葳蕤五钱　广木香三分　附子二分　乌药二钱　麦冬二钱　茯苓三钱　天花粉二钱　水煎服。

连服二剂，而手之麻木解矣。再服二剂，而面之麻木亦解矣，更服二剂，不再发。此方大补其气，气旺而血行，又何麻木之有。

此症亦可用**助气解麻汤**。

人参三钱　白术　黄芪　麦冬各五钱　当归　荆芥各二钱　乌药八分　附子一分　柴胡八分　半夏一钱　水煎服。

54. 人有身忽猝倒，两目紧闭，昏晕不识人，即子孙亦不相识，人以为中风之危症也，谁知绝非中风，乃心气之乏绝乎。夫身中未有不痰盛者也。痰盛则直走心经，而心气乏绝，则痰涎壅住于膻中而不能开矣。虽膻中为心君之相，痰来侵心，膻中先受，所以障心而使痰之不能入也。然则膻中本卫心以障痰，何反壅痰以害心乎？不知心气既虚，而膻中亦虚矣。膻中既虚，仅可障痰以卫心，力难祛痰以益心也。况痰气过盛，犯心甚急，膻中坚闭夫膜膈，使痰之不入，而心气因之不通，不能上通于人眦，故目紧闭而不识人也。治法急补其君相之火，而佐之祛痰之味，心气一通，目自开而人自识也。［批］人谓气虚则邪易中，谁知绝无风邪耶。世人治风而死者比比也，读远公文可胜痛哭。方用**四君子汤加减**用之。

人参一两　白术二两　茯苓三钱　附子一钱　竹沥一合　姜汁一合　菖蒲三分　水煎服。

一剂而目开，再剂而人识矣。此方用参、术以救心气之绝，然非假附子之力，断不能破围而直入，即用附子而不用竹沥、姜汁，则痰涎间隔，恐附子孤军难于斩杀耳。又佐之菖蒲者，借其向导，引附子群药迳达心宫，易施其祛除之力也。

此症用加味**三生饮**亦神效。

人参　白术各一两　附子　南星　半夏　菖蒲　远志各一钱　生枣仁三钱　水煎服。

55. 人有素性好饮，两臂作痛，服祛风治痰药更加麻木，痰涎愈盛，体软筋弛，腿膝拘痛，口噤语涩，头目晕重，口角流涎，身如虫行，搔起白屑，人以为中风之症已成也，谁知是脾气之不足乎。凡人后天，全藉饮食之补益，若饮食过多，反伤脾气，何能受益。况酒能散人真气，少饮则益，多饮则损，日日贪杯，脏腑之间，无非糟粕之气，欲真气之无伤得乎。故体软筋弛，脾虚不能运也；痰涎加盛，脾虚不能化也；腿膝拘痛，脾虚不能行也；口噤语涩，脾虚气难接也；头目晕重，脾虚气难升也。至于流涎、起屑，一则脾虚而不能摄，一则脾虚而不能润也。以上诸症，总皆脾气亏损之故。[批] 世人中风，多是脾气虚寒，故一作风治，重耗胃气，胃虚而脾益虚，乌得而不死乎。方用**六君子汤**加味治之。

人参五钱 白术一两 甘草一钱 半夏二钱 陈皮五分 附子三分 茯苓三钱

连服十剂而愈。六君子汤专补脾气之药也，而又兼善治痰，然非加入附子，则不能走经络而通血脉。或疑白术太多，不知白术健脾而更善去湿，多用始能利腰脐而升阳气，则阳不下陷，而脾得建其运化之功也。

此症用**参术去湿汤**亦妙。

人参 白术各五钱 甘草 半夏 附子各一钱 山药一两 薏仁三钱 砂仁三粒 水煎服。

56. 人有怒后吐痰，胸满作痛，服四物、二陈之汤加芩、连、枳壳之类，杳无一应；更加祛风之味，反致半身不遂，筋渐挛缩，四肢痿软，日晡益甚，内热口干，形体倦怠，人以为风中于腑也，谁知是郁怒未解，肝气未舒所致。本无风症治风，而反为风药所损，损气伤血，以成似中风之病也。治法必须仍解其郁怒，而佐之补气补血之剂，益阴益精之味，庶几可救耳。[批] 中风得于肝木之旺者居多，得于肝木之郁者犹少。远公之论，论症之全也，不可执此以概治中风。方用**舒怒益阴汤**。

熟地一两 当归五钱 茯苓二钱 甘草五分 白芍一两 陈皮五分 麦冬三钱 丹皮三钱 柴胡一钱 白术二钱 人参一钱 水煎服。

十剂而筋不挛缩矣，再十剂而四肢不痿软矣。后纯用六味汤大剂煎饮，二月而半身皆遂矣。此方即逍遥散加味者也。用参、熟、麦、丹于逍遥散中，实有妙义。盖逍遥散为解郁之圣药，郁散而得补，则补始有功，而方中全在用白芍至一两，以平肝气，肝平则木不克土，而土有生气，况又有健脾开胃之品，以辅佐而相成，所以能反败为功也。

此症用加减**逍遥散**亦验。[批] 此方因上条而推广之也。方治郁病最佳，不止治歪斜之症也。

柴胡二钱　白芍五钱　白术　当归　生地各三钱　甘草　炒栀子　半夏各一钱　青皮五分　水煎服。

57. 人有怀抱郁结，筋挛骨痛，喉间似有一核，结住不下。服乌药顺气散等药，口眼歪斜，两臂不能伸举，痰涎愈甚，内热晡热。人以为偏枯之渐也，谁知是肝木之不舒乎。夫木最喜水，木郁则耗水矣，水耗而木更难舒。木既不舒，而木中之火又安得而舒乎，自然木来克土，而脾胃两伤，脾热胃燥，内自生风而现风象，正不必外来之风入，始见歪斜之症也。治法自必补脾胃之土矣。然而徒补脾胃之气，而肝来克土，脾胃仍不舒也，必须攄[1]肝以扶脾胃之为得耳。方用**舒木生土汤**。

白芍五钱　茯苓三钱　山药一钱　生枣仁二钱　远志一钱　甘草五分　白术三钱　熟地五钱　郁金一钱　人参一钱　麦冬二钱　当归二钱　玄参三钱　水煎服。

此方心、脾、胃、肺、肝、肾兼治之药也。何以谓之舒木生土汤？不知方中虽是兼治之药，而实为专治肝经也。治心者不耗肝气也，治肾者所以生肝也，治肺者使其不来克肝也，治脾胃者使其不来仇肝也，故用群药无非滋肝以舒木。木舒矣，而脾胃有不得其天者乎。此舒木生土之名，实有微意耳。

此症用**疏木饮**亦佳。

柴胡　薄荷　甘草　苍术　白芥子各一钱　白芍五钱　茯苓三钱　丹皮　生地各二钱　青皮五分　水煎服。

58. 有人一时猝倒，口吐痰涎，发狂号叫，自坐自起，自立自行，目不识人，身中发斑，数日后变成疮疖者，此谓真正中风。盖其人元气未虚，一时为风邪所中，正气既盛，而邪气又不

〔1〕攄：音舒，舒也。

弱，正与邪相战，两不肯负，于是而痰涎生，于是而狂叫起，心中如焚，坐立不安，行止不定，目不识人。内热既盛，必由内而发于外，故红斑灿烂于皮肤，火毒难消于肌肉，因变为疮、为疖。譬如人家，门户既牢，主伯亚旅[1]又健，突来强盗，劈门而入，两相格斗，因而火攻焚杀，反成焦头烂额之伤矣。治法不必助正，而惟事祛邪，扫荡贼风，而正气已安。方用**扫风汤**。

荆芥五钱　防风三钱　半夏三钱　陈皮一钱　天花粉一钱五分　茯苓三钱　黄芩二钱　苏叶一钱　水煎服。

一剂而狂定，二剂而痰消，三剂而斑化，疮疖亦寻愈矣。此等之症，万人中生一者也。人亦不知是中风之真症，吾独表而出之，使人知真中风之如此，而类中风可照症而治之也。

此症用**排风饮**殊效。

大黄酒蒸三钱　丹皮五钱　甘草　防风　天麻　天南星各一钱　玄参一两　柴胡三钱　苏叶　荆芥各二钱　当归三钱　水煎服。

59. 人有素多内热，一旦颠仆，目不识人，左手不仁，人以为中风之症，谁知此乃肾水不足以养肝，肝木太燥，木自生风而自仆，非真中风也。若作风治，鲜不立亡。即作气虚治，亦阳旺而阴愈消，非恰中病情之法，必须仍补肾水以生肝木，则木得其养，而左手之不仁可以复愈。[批] 木自生风，补水而风恬木静，谁人知之。方用**六味地黄汤**加味治之。

熟地一两　山茱萸五钱　山药四钱　茯苓三钱　丹皮三钱　泽泻一钱　白芍一两　当归五钱　白芥子三钱　柴胡一钱　水煎服。

一剂而目能识人，四剂而手知痛痒，十剂全愈矣。夫六味地黄丸，料非治中风之药也，今用之以滋其肾水，又用芍药、当归以平其肝木，柴胡、白芥子以疏通肝气，而消其两胁之痰，水足而木自条达，痰去而气自流通，内热顿除，外体自适，亦何至左

[1] 主伯亚旅：家长与子弟。

手之不遂哉。

此症用**润燥丹**亦效。

熟地二两 白芍一两 柴胡五分 天花粉三钱 水煎服。

60. 有人身忽自倒，不能言语，口角流涎，右手不仁，肌肤不知痛痒，人以为气虚而中风也。夫气虚则有之，而中风则未也。此病乃心气既虚，不能行气于胃，而胃气又虚，则胃自生热，蒸其津液，结为痰涎，壅塞隧道，不能行气于心，即堵截其神气出入之窍，故神明瞀乱，神明无主，则舌纵难言，廉泉穴开，而口角故流涎沫也。一身能运者，全藉气以行之，今气既大虚，不能行于四肢，则手自不仁。右手者，尤气之所属也。气不能行于肌肤，则痛痒不知矣。此等之症，若作风治，未有不死者。即于补气之中，加入祛风之药，亦止苟延性命，必成半肢之风症矣。故半肢之风，皆错治中风而成之也。［批］气虚似中，世多有之。治风以成肢体之不仁，皆医之过，医病者从无一悟，尚悔风药之欠多也，岂不痛乎。治法宜用**六君子汤**加入附子治之。

人参一两 白术二两 黄芪二两 半夏三钱 茯苓五钱 甘草一钱 附子一钱 陈皮一钱 水煎服。

一剂而出声，二剂而痰涎收，一连十剂，而前症尽愈。夫参、苓、芪、术补气之圣药也，加入附子，则将军有威令，遍达于诸经之内，岂独心胃相通，使痰涎之不壅塞乎，所以奏功之能神也。

此症用**释躁汤**亦佳。

玄参一两 荆芥三钱 天花粉三钱 甘草一钱 陈皮五分 茯苓三钱 菖蒲 附子各三分 水煎服。

61. 有人无故身倒，肉跳心惊，口不能言，手不能动，足不能行，痰声如鼾，惟双目能动者，人以为因痰而中风也。嗟乎！此痰病而非中风也。天下怪病，多生于痰，而痰病多成于湿，痰湿结而不散，往往有见鬼神而猝倒者。此病之无故身倒，亦其一也。医工不知为痰湿之气，见其倒而即呼为中风，误矣。然则治此病，不治痰而治风，适足以招风而生变，即不治风，而惟治痰，亦不能消痰而弭灾。必须大补其气血，气旺而痰自化，血盛而痰自去也。［批］理气以治痰，则痰化而风息，无风而治风，益耗其气，必至虚中，真弄巧而成拙者也。方用**十全大补汤**。

人参五钱　黄芪一两　当归五钱　白芍三钱　茯苓五钱　白术五钱　甘草一钱　熟地一两　川芎二钱　肉桂二钱　水煎服。

一剂而口能言，二剂而心惊肉跳者止，三剂而鼾声息，十剂而手能动足能行矣，又二十剂而气血重旺，一如无病之人。

此等之症，世人皆以风治，多致偾事〔1〕。苟不治风，而惟治气血之虚，断不至变生不测者也。或谓补虚则风自出，用十全大补之汤，而能愈中风者是也。谁知类中风之病，绝无风也，非必补虚而风始出耳。

此症用**扶倾汤**亦妙。

人参　当归　茯苓各五钱　半夏二钱　附子　破故纸各一钱　黄芪　麦冬各一两　砂仁三粒　白术五钱　水煎服。

62. 有人一时猝倒，痰涎壅塞，汗如雨出，手足懈弛不收，口不能言，囊缩，小便自遗，人以为中风急症，谁知是阴阳两脱乎。此至危之病，刻不可缓，生死在反掌之间也。若作风治，下口立亡，必须用**三生饮**救之。

人参二两　生附子一枚　生天南星五钱　生半夏三钱　水煎服。一剂而囊缩伸，小便止，再剂而口乃能言矣，始可别用汤剂也。［批］虚脱绝似中风，要辨得清。

世人疑三生过于猛烈，不知病来甚暴，非此等斩关夺门之药，何能直入脏腑，而追其散失之元阳。故必投于人参数两之

---

〔1〕 偾事：偾音忿。事败也。

中，始可夺命于须臾也，否则斩关而关不能开，夺门而门不得进，惟是关门既开，而前药又不可再用，另用：

人参一两 白术二两 茯苓五钱 当归一两 熟地一两 山茱萸五钱 麦冬一两 半夏三钱 水煎服。

方名**济急丹**。

连服二剂，而元气日旺，虚汗不流，手足可以运动，而无瘫痪之忧也。譬如破城而守，内无粮草，则士有饥色，今关门大开，搬输挽运而入者皆糗粮米谷，则仓廪既实，兵马有饱腾之气，贼自望风而飞遁矣。倘仍用附子、南星之属，未免过于酷烈，民已归诚，而犹用虎贲之士，遍城搜粮，其损伤元气，不又多乎。妙在不用附子、南星，而反用当归、熟地、山茱萸、麦冬资阴之品。盖从前斩关夺门之时，未免斩杀太甚，抢劫无遗，脏腑必有焦枯之苦，今一旦得资财接济，真不啻恩膏之赐矣。

此症用**救脱饮**亦甚效。

人参一两 白术二两 附子一钱 干姜 半夏各三钱 贝母一钱 水煎服。

63. 有人口眼㖞斜，身欲颠仆，腹中鸣如囊裹浆之声，人以为此中风之症，内有水湿之气也，而余以为不然。夫水湿之气，由于脾气之虚也。脾气不能运化乎水，而水乃停积不化，下不能行，必涌而上行矣。于是涌于头而作晕，涌于口眼而为㖞斜。水气既在于上，则头重而足轻，故身欲时时颠仆，有似乎中风，而实非中风也。方用**分水止鸣汤**：

人参五钱 白术一两 车前子三钱 茯苓一两 肉桂一钱 半夏三钱 水煎服。连服四剂，腹中之鸣止，而口眼亦平复矣。此等之症，原无风之可祛，故不必祛风，单健其脾土之气，而土胜自能制水，又虞徒消其膀胱之水，恐水冷不化，又补其命门之火以生脾土，则土有先天之气，益足以制其后天之狂澜。大地阳回，而溪涧之水，无非春气薰蒸，则膀胱不寒，尤能雪消冰解，而无阻隔之叹。下河疏通，而上游又何患壅塞，而成泛滥之害哉。或曰口眼㖞斜，实系风症，安在水气而能使之然也。不知水寒则成冰冻，口眼处于头面之间，一边吹寒风而成㖞斜，似乎中风，然而风在外而不在内也。风既在外，不入于腠理之中，何必加祛风之剂哉。［批］怪病多生于痰，一治痰而怪病自除，故不必治风，得其原委也。

此症亦可用**术苓加桂汤**。

白术　茯苓各一两　肉桂三钱　水煎服。

64. 有人猝倒之后，致半身不遂，人以为中风而成偏枯也，谁知因治中风而成偏枯乎。夫中风之症，万人中而间生一二者也，岂可因一时猝倒即认作中风而治风乎。此中原无风邪，因气虚而猝倒，大用补气之药，而少佐以消痰之味，焉有成偏枯之症乎。惟其过于祛风，以耗其气，必至右身之不遂，或过用祛风以耗其血，必至左身之不遂矣。［批］偏枯之症多成于治中风之医，可胜慨叹。夫猝倒之时，本正气之不能主宰也，乃不补气而转虚其气，欲气之周遍于身，何可得乎。天下至误者，谓中风有中经、中络、中脏、中腑之分也。自此言出世，遂信风初中络，不可引之入经；风既中经，不可引之入腑；风既入腑，不可引之入脏。于是诸般风药，杂然乱投，而民生不可救药矣。脏腑经络，未尝有风，而必欲强用风药，成偏枯之症，犹其幸也。盖脏腑既无风症，即是元气未虚之人，尚不禁风药之侵耗，况系羸弱之子，摇摇靡定之身乎。今不致死亡而成偏枯者，亦因其于补正之中，而用祛风之剂，故犹存残喘耳。然则已成偏枯之症，其可再用风药乎。［批］此等论出，实惊世人，谁知却是不刊之论。闻是论而悔误半生之用药。加意于补气之中，兼用消痰之味，民生之幸，亦子孙之福也。倘执而不悟，吾末如之何矣。方用**全身汤**：

人参二两　白术二两　茯苓一两　半夏三钱　附子三分　神曲一钱

水煎服。

连服四剂，而手足能举矣，再用四剂，而步履如故，身臂皆轻。

或疑偏枯之病，似非急症可比，何必大用参、术。不知猝倒之后，非重用参、术，则元气不能骤复，与其日后而多用补剂，零星而期久效，何若乘其将绝未绝之先，急为多用而救之也。

此症用**全身饮**亦妙。

人参　黄芪　巴戟天各一两　半夏三钱　附子一片　水煎服。

65. 有人猝倒之后，遍身不通，两手两足不收者，人以为中风而成瘫痪也，不知此乃血虚而气不顺也。夫手得血而能握，足得血而能步，今不能握不能步者，正坐于血虚耳。然而气血未尝不相兼而行者，使血虚而气顺，则气能生血，而血尚足以供手足之用。今气既不顺，是气与血有反背之失，欲血之荫手足也，何可得乎。故不独手足不收，而且一身尽不通也。夫手足不收者，犹在四隅之疾，而一身不通者，实腹心之患也。此即所谓风痱之症也。名为风痱，实无风也。［批］风痱之症，近人鲜知，得此表扬，大快。方用**四物汤**加味治之。

熟地一两　当归一两　白芍五钱　川芎二钱　人参二钱　半夏二钱　黄芪三钱　水煎服。

二剂即知痛痒，服十剂即能步履矣，再服十剂全愈。若作中风治之，则风药必耗烁其血。血干而气益不顺，气即不顺，而血益加虚，必变为废弃之人矣。

此症可用**滋血通经汤**。

当归　熟地各一两　黄芩　麦冬各五钱　北五味子　天花粉　秦艽各一钱　水煎服。

66. 有人猝倒于地，奄忽不知人，人以为中风之重症也。然而非风也，乃气虚而不能接续耳。既无口眼之㖞斜，又无手足之麻木，是全无风象。若作风治，势必引风入室耳。世人谓中风之症，必须填塞空窍，使风之不能入也。今反用风药，以治无风之症，安得不开其腠理哉。腠理即开，玄府大泄，欲风之不入，其可得乎。夫气虚而不能接续，以致猝倒，奄忽而不知人，本是风懿[1]之病，未尝内有风也。世人不察，必欲以中风治之，误矣。［批］风懿无风，亦无人阐发，今发明无遗，何难治风懿之症哉。方用**六君子汤**治之。

人参五钱　白术一两　甘草一钱　茯苓三钱　半夏三钱　陈皮一钱　水煎服。一剂而即能知人，二剂全愈，盖不治风而反奏功也。

此症用**续气汤**亦效。

白术五钱　人参　白芥子　白芍各三钱　甘草一钱　枳壳三分　砂仁一粒　水煎服。

67. 有一时猝倒，状似中风，自汗不止，懒于语言，人亦以为中风也，谁知亦是气虚乎。夫猝倒已似中风，更加自汗，此虚极之症，乃亡阳而非中于风也。亡阳之症，必须参，附以回阳，始有生机，倘以为中风而用风药，有立亡而已矣。［批］亡阳有似中风，亦无人道破。方用**参芪归附汤**救之。

人参一两　黄芪二两　附子三钱　当归一两　水煎服。

一剂而自汗止，再剂而言语出，四剂而神气复矣。或曰：猝倒之后，即无五绝之虞，不过自汗多与言语懒耳，似乎可以缓治，何必药品之多如此。不知此症看其似轻而实重，看其似缓而实急。天下初病，易于图功，而久病难于着力。况亡阳之症，元气初脱，有根易于重治，而无根难于再续。故必乘此将亡未亡之时，以大补其气血，实省后日无数之挽回也。苟畏药品之多，因循退缩，坐失机宜，而不敢多用参芪，迨至日后，百剂而不能见效矣。

---

〔1〕风懿：病名，此证由于痰水制火，闭塞心窍，以致猝然昏倒。出《千金要方》卷八。

此症亦可用**龟蛎神膏**。

人参　黄芪各一两　麦冬五钱　北五味　蜀漆各一钱　肉桂二钱　牡蛎　龟膏各三钱　水煎服。

68. 有人身未猝倒，而右手不仁，言语謇涩，口中流沫，人以为半肢风也，然而非外来有风，乃本气自病，所谓中气之病也。夫气何以曰中，因其似乎中风，而又非中风，故别其名曰中气。其实乃气虚，而非气中。因其气虚，故不中于左，而中于右。盖人身左属血，而右属气也。惟女子则右为血，而左为气，今所言之病，乃男子耳。男子既右手之不仁，非气虚而何。既是气虚，可不急补其气乎。一补气，而右手之不仁，随补而随效也。方用**至仁丹**：

人参一两　白术一两　黄芪一两　茯苓三钱　半夏三钱　肉桂二钱　薏仁三钱　甘草一钱　水煎服。

一服而语言清，再服而涎沫止，十服而不仁者愈矣。此补气之妙也。或疑既是气虚，补气可矣，何以必多加消痰之药，岂气旺而不能摄水，气盛而不能化水耶？至加肉桂以助火，不更多事乎？不知气虚者，未有不脾胃寒也。脾胃既寒，难以运化，水谷不变精而变痰矣。故气虚者痰盛，痰即欺气之虚而作祟，上迷心而旁及于手足，故身欲仆而手不仁，口吐涎沫耳。乃用参、芪以补气，复用苓、术以健土，治湿则痰无可藏之经，更加半夏、薏仁，以逐其已成之痰，则未成痰涎，又安能再化哉。犹恐脾胃久寒，一时难以建功，增入肉桂以补其命门之火，则火自生土，土旺而气自郁蒸，气有根蒂，脏腑无非生气，而经络皮肉，何至有不通之患哉。

此症亦可用**固气收涎汤**。

人参一两　白茯苓　远志　山药各三钱　半夏二钱　麦冬　炒枣仁　巴戟天各五钱　附子三分　水煎服。

69. 有人身未颠仆，左手半边不仁，语言蹇涩，口角流涎，人亦以为半肢风也，然而此非风也，乃血虚之故。血不能养筋脉，有似乎中耳。夫中气病速，而易于奏功；中血病缓，而难于取效。盖中气阳症，中血阴症，阳速而阴迟耳。［批］血虚似中，世人尚少。方用**生血起废汤**：

葳蕤二两　熟地一两　山茱萸四钱　当归一两　茯苓五钱　白芥子五钱　水煎服。

一剂而语言清，十剂而涎沫止，三十剂而不仁者愈矣。愈后前方中加人参三钱　黄芪五钱　减当归五钱　再服二十剂，一如无病人矣。

或疑葳蕤之药，过于中和，不若用四物汤之流动，虽白芥子能消膜膈之痰，然用至五钱，未免过多，起首口角流涎，自宜多用，至于后来，似可少减，何以始终用至五钱耶？不知血病多痰，消痰始能补血。况中血之病，血虚之极，膜膈之间，无非痰也，非多用白芥子断不能消。白芥子消痰而不耗气，且能助补血之药以生血，故始终之所必需。但其力少薄，不比半夏、贝母之力厚，是以必宜多用，而不可少用也。四物汤虽是补血之圣药，而白芍非中血之宜，川芎亦过于动，故特用葳蕤者，以葳蕤生血，而又能起废，同熟地、当归用之，尤善建功，实胜于四物汤耳。且葳蕤之药，暂用则难于取胜，久用则易于建绩。以之治缓病，实有相宜。况多用至二两，其力更厚，用之为君主之药，又相佐得宜，故始终任之而攸利也。

此症用**益阴生血汤**亦佳。

熟地一两　茱萸　白术　白芍　麦冬各五钱　人参二钱　白芥子三钱　五味子五分　水煎服。

70. 有人头面肿痛，口渴心烦，一旦猝中，手足抽搐，言语不出，口眼㖞斜，人以为中风也，谁知是中火也。夫火生于木之中，火藉风之力，似乎中火即中风也。人谓不解其风，则火从何而息？嗟乎！中火而祛风，非所以治火也。火所以最恶者，水也。祛风以息火，则火之焰少戢而火之根未除；滋水以救火，则火之光自消而火之性尽灭。是祛风以治火，不若滋水以治火也。况中火之症，内实无风，用祛风之药，则毛窍尽开，反足以通火之路。火之路开，而风反得入之矣。火得风之威，风恃火之势，本非中风，欲不变为风症，而不可得矣。治法贵乎补水，而不必用祛风之药也。［批］火盛似中，世人实多。方用**灭火汤**：

玄参三两　沙参二两　白芥子三钱　茯苓一两　熟地一两　山茱萸五钱　麦冬五钱　北五味一钱　水煎服。

一剂而心烦定，二剂而口渴除，三剂而语言清，四剂而㖞斜正，十剂而手足不牵搐矣。盖玄参能消浮游之火，况益之熟地、沙参、茱萸、麦冬、五味之类，纯是补水添精之味，自然水足而火衰，何必用风药以搜风哉。倘于补水之中，少加风药，则于补水添精，反多牵制，而不能奏功矣。或曰不用风药是矣，独不可用寒凉药以解氛乎？不知此火乃虚火而非实火也。实火可用寒凉以直治，而虚火断不可用凉以增其怒也。况玄参微寒，未尝不于补中以泻火，何必更用寒凉哉。

此症用**二冬二皮汤**亦妙。

麦冬　天冬　地骨皮　丹皮各二两　水煎服。

71. 有人一时猝中，手足牵搐，口眼㖞斜，然神思则清，言语如故，人以为阳虚中风也，而孰知不然。夫阳虚猝倒，未有不神昏者也。今猝倒而心中明了，状似阳虚，而非阳虚，此乃阴虚之中耳。夫阴虚非血虚之谓，盖真阴之虚，肾水干枯，不能上滋于心，故痰来侵心，一时迷乱而猝中，及痰气既散，而心之清如故也。作中风治，非其治也，即作中气治，亦非治法。惟有直补其肾中之阴，则精足而肾自交于心，而心之液，自流行于各脏腑，而诸症自痊也。［批］阴虚似中，前人实无治法，得远公之论，真补天手也。方用**填阴汤**：

熟地四两　山茱萸二两　北五味三钱　麦冬一两　山药一两　白

芥子五钱　破故纸一钱　牛膝三钱　附子一分　水煎服。

一剂而牵搐除，再剂而口眼正，一连十剂而平复如常矣。夫熟地、山茱、山药，实真精之圣药，而麦冬、北五味，又益肺之仙丹。盖单补肾水，恐水不能速生，故又补其肺，使肺金以生肾水，子母相资，更易滋润也。又虑阴不下降，用破故、牛膝下行以安于肾宫，则浊阴不致上干，而真阴自然既济矣。复加附子一分者，以阴药太多，未免过于腻滞，少加附子，以行其真阴之气，非假之以助其火也。水得火之气，则水尤易生，毋怪其奏功之奇矣。

此症用**清宁汤**亦效。

熟地　麦冬各二两　北五味三钱　芡实　巴戟天　菟丝子各一两　水煎服。

72. 有人平居无恙，只觉手足麻木，尚无口眼㖞斜等症，人以为风中于内，三年后必有晕仆之症矣，劝人预服搜风顺气等药，以防猝中。其论则是，而所用之方非也。手足麻木，乃气之虚，非气之不顺也。即气之不顺，非风之作祟也。人苟中风，其来甚暴，岂待至三年之后而始发哉。然而气虚能使手足麻者，何故？盖气一虚，即不能化痰，痰聚于有胸中，而气即不能通于手足也。治法于补气之中佐以消痰之味，则得之矣。[批] 服搜风之药，适所以招风，前人亦有言之者。方用**释麻汤**：

人参一钱　当归三钱　黄芪三钱　茯苓三钱　半夏一钱　白芥子一钱　陈皮一钱　白术三钱　甘草五分　附子一分　柴胡八分　水煎服。

一连四剂，而手足自然不麻不木矣。倘仍然麻木，前方加倍，再服四剂，未有不愈者。盖麻木于手足，此四余之轻病，原不必重治之也。今人因不知症，所以取效之缓，遂疑为重症。于是风药乱投，反致变轻为重矣。苟知是虚而非风，一治虚而风象灭矣。何难之有。

此症用**芪附汤**亦妙。

人参 茯神各三钱 白术 黄芪各五钱 附子二分 水煎服。

73. 有人遍身麻木，而身又不颠仆，状似中风，然而风则有之，而非中也。此等之病，不可不治风，而又不可直治风也。不治风则风不能出于躯壳之外，直治风则损伤气血，风又欺气血之虚，反客为主而不肯去，必须于补气补血之中，而佐之祛风祛痰之品，则气血不伤，而风又易散也。方用**解缚汤**：

黄芪一两 当归五钱 人参五钱 附子一钱 白芍五钱 葳蕤一两 白术五钱 熟地五钱 天花粉三钱 秦艽三钱 羌活一钱 水煎服。

一连四剂，身知痛痒矣，十剂全愈。［批］风轻而虚，重补虚以祛风。

同一麻木之症，何以上条用药之少，而此条用药之多且重耶？盖上条麻木，止在手足，尚无风之入体也。此条麻木，在于遍身，是风乘虚而入腑矣，原不可同日而语也。故上条可以轻治，而此条非重治断难奏效耳。

此症用**顺气和血汤**亦大佳。

当归三钱 白术五钱 黄芪五钱 人参二钱 附子一片 天麻 南星 羌活 独活各五分 半夏一钱 水煎服。

74. 有人天禀甚厚，又素好烧酒，一时怒气相激，致成口眼㖞斜，有似中风，而未尝身仆，且善饮食，其脉洪大有力，此非风中，乃火盛而肝伤也。此等之症，在西北人甚多，而南人甚少。然而治法，又不可徒泄火而不养肝血也。方用：

酒蒸大黄二钱 柴胡一钱 白芍一两 当归一两 白芥子二钱 炒栀子二钱 水煎服。

方名**解焚汤**。用大黄以泻其火酒之毒，用栀子以泄其肝木之火，用二味祛除，未免过于迅利，复用芍药、当归以大补其肝血。盖血足而火自息也。加柴胡、白芥子以舒其肝叶之气，而消其膜膈之痰，痰消而肝气益舒，肝气舒而风象自去。倘误以为中风也，而妄加入麻黄、羌活等药，愈祛风而愈动其火矣。或不去滋肝，而反去补气，则阳旺而气盛，转来助火，肝中血燥，益足以增添怒气，势必火亢自焚，而成猝中之症矣。

此症亦可用**宽气汤**。

柴胡　乌药　秦艽　甘草　酒蒸大黄各一钱　白芍一两　茯苓三钱　当归三钱　防风各三分　天花粉二钱　水煎服。

75. 有人猝中之后，手足流注疼痛，久之则麻痹不仁，难以屈伸，人以为中风之伤，以致风湿相搏，关节不利也，而不知不然。此症实因先有水湿，人不知治元气〔1〕之衰，而反去祛风利湿，以成似中风之症也。既因虚而成湿，又因湿而致中，不去治元气之虚，尚可治风湿之旺乎。然而风湿既已搏结于一身，但去补气而不去祛风利湿，亦非救误之道也。今用**两利汤**：

白术五钱　茯苓五钱　薏仁一两　人参一钱　甘草五分　白芍一两　当归一钱　肉桂三分　防风五分　半夏一钱　水煎服。

连服四剂而疼痛止，再服十剂而麻痹愈，再服十剂而屈伸尽利矣。

方中补多于攻，用防风以散风，而不用泽泻、猪苓以利水。盖因虚而成风湿，既祛其风，何可复泻其水。况方中白术、薏仁未尝非利水之药也，于补水之中以行其利水之法，则水易流，而无阻滞之虞。水湿既去，而风难独留，故少用防风以表邪，而孤子之风邪，无水难于作浪，不必多用风药，而风无不除也。[批] 风湿相搏，最难治疗。两利汤实佳。

此症用**至仁汤**亦能收功。

白术　黄芪　白芍　天花粉各三钱　茯苓五钱　车前子一钱　防风五分　甘草五分　肉桂三分　益智仁五分　水煎服。

---

〔1〕元气：原作"元虚"，职本同。今据人卫本改。

痹证门十一则

76. 人有两足牵连作痛，腹又微溏，人不能寐，卧倒足缩而不能伸，伸则愈痛者，人以为寒湿之成痹也，谁知是风寒湿同结于大肠乎。夫风入大肠，日日大便，邪似易下，即有湿气，亦可同散，何以固结于中，而痛形于两足耶？不知寒邪入腹，而留于大肠，又得风湿相搏，每不肯遽散，因成为痹耳。治法必去此风寒湿三气之邪，使不留于大肠，而痹病可愈。然而徒治大肠之邪，而风寒湿转难去也，又宜益大肠之气，令气旺于肠中，而转输倍速，则风寒湿亦易祛矣。[批] 痹症最难治，得其要正不难也，信然。方用**逐痹丹：**

人参一钱 茯苓五钱 肉桂三分 升麻五分 甘草一钱 薏仁一两 神曲五分 白术五钱 水煎服。一剂而湿去，二剂而风寒亦散也。

此方治湿为多，而治风治寒反轻者，盖水湿最难分消，治其难，而易者更易。况治湿之中，不伤元气，则大肠自有传化之妙力，能使风寒随湿而同解也。

此症亦可用**薏仁苓术汤**。

茯苓 白术各五钱 薏仁一两 肉桂三分 炒荆芥三钱 水煎服。

77. 人有呕吐不宁，胸膈饱闷，吞酸作痛，因而两足亦痛者，人以为胃口之寒也，谁知是风寒湿结于胃而成痹乎。夫胃喜热而不喜寒，胃口一寒，邪气因之相犯，风入于胃而不散，湿停于胃而不行，三者相合，而痹症乃成。治法祛三者之邪，而仍在调其胃气，胃气健而风寒湿不攻自解也。[批] 胃健而风寒湿俱不能侵，故补胃而三邪俱散也。方用**六君子汤加减**治之。

人参三钱 白术五钱 生姜五片 陈皮五分 甘草五分 肉桂五分

荆芥三钱　茯苓三钱　半夏一钱　水煎服。

一剂轻，二剂又轻，三剂更轻，连服十剂而饱闷酸痛之证尽去。此方开胃而又善分消，加之生姜、荆芥，尤善祛散风寒，以离散党羽，故奏功特神也。

此症亦可用**温胃消湿丹**。

人参　黄芪　茯神　巴戟天各三钱　远志一钱　肉桂三分　肉豆蔻一枚　益智仁　甘草　防风各五分　水煎服。

78. 人有心下畏寒作痛，惕惕善惊，懒于饮食，以手按之，如有水声啯啯，人以为水停心下也，谁知是风寒湿结于心包络乎。夫水邪犯心则痛，风邪乘心则痛，寒邪入心则痛，是邪无论风寒湿均能成病。重则未有不死者，今止畏寒作痛，而不致有死亡者，正心包以障心也。然心包既然障心，独当其锋，安得而不痛乎。治法自当急祛风寒湿三者之邪，使之毋犯心包，而心君相安，何致心下之痛哉。虽然徒祛风寒湿之邪，而不补心包之气，则心包太弱，而外援之师亦多相欺，反成覆亡之祸。故必补心包而兼治风寒湿也。方用**散痹汤**：

巴戟天五钱　白术五钱　菟丝子三钱　炒枣仁三钱　远志八分　山药五钱　莲子五钱　茯苓三钱　甘草三分　柴胡一钱　半夏一钱　水煎服。

一剂而惊止，二剂而胃气开，三剂而水声息，十剂而心下之痛安然也。此方之药，似乎单治心也，然而心包为心之相臣，治心正所以治心包耳。譬如君主清明，而相臣供职惟谨，自能安反侧于顷刻也。

此症可用**巴戟天汤**。

人参　白术　茯神　巴戟天　车前子各三钱　山药一两　半夏　肉桂各一钱　水煎服。

79. 人有小便艰涩，道涩如淋，而下身生疼，时而升上有如疝气，人以为疝，或以为淋，而不知非也。盖风寒湿入于小肠之间，而成痹耳。夫小肠主泄水者也，水入小肠，何邪不去，乃缩住而不流，盖寒与风作祟也。治法必须散小肠之风寒，而湿气不难去也。然而治小肠，必宜治膀胱之为得，膀胱利而小肠无不利也。虽膀胱亦有痹症，而与小肠之痹正无差别，故治小肠之痹，必当以治膀胱者治之耳。[批] 风寒湿入于小肠而成痹，亦无人能识。方用**攻痹散**：

车前子三钱 茯苓三钱 薏仁一两 肉桂五分 木通二钱 白术五钱 王不留行一钱 水煎服。

一连数剂，而似淋者不淋，似疝者不疝，再服数剂，而痛如失也。此方利湿而又不耗气，祛寒而风自散，所以为佳，何再逐风之品以损人伤脏腑哉。

此方正可用**寄奴汤**。

白术一两 茯苓三钱 肉桂一钱 柴胡一钱 刘寄奴二钱 水煎服。

80. 人有一身上下尽行作痛，有时而止，痰气不清，欲嗽不能，咽喉气闷，胸膈饱胀，二便艰涩，人以为肺气不行也，谁知是风寒湿之犯于三焦乎。夫三焦主气，而流通于上中下之间者，气也，风寒湿感一邪，而气即不能宣矣。况三邪搏结，安能自舒乎。毋怪清浊二道，举皆闭塞，因而作痛也。治法不急祛风寒湿三者之邪，则三焦何以流通哉。然三焦不可径治也，治三焦必宜治肾，肾气旺而下焦之气始通；更宜治肺，肺气肃而上焦之气始降；尤宜治脾胃，脾胃健而中焦之气始化。理肺、肾、脾胃之气，而益之散邪之药，则三焦得令，而风寒湿不难去也。方用**理本汤**：

人参一钱 白术五钱 麦冬三钱 山药五钱 芡实五钱 巴戟天三钱 肉桂一钱 桔梗五分 贝母五分 白芥子二钱 防己三分 茯苓三钱 豨莶草一钱 水煎服。

四剂而上中下之气乃通，一身之病尽解，再用四剂，诸症全愈。此方全去扶肺、肾、脾胃之气，而轻于祛风寒湿者，正所以理其本也，而攻标在其内矣。况原未尝无荡邪之药乎，故能建功若是之神也。

此症亦可用**防桂术苓散**。

白术　茯苓　防风各五钱　巴戟天三钱　肉桂一钱　桂枝八分　天花粉　黄芪各二钱　水煎服。[批] 防风太多。

81. 人有胸背、手足、腰脊牵连疼痛不定，或来或去，至头重不可举，痰唾稠粘，口角流涎，卧则喉中有声，人以为此痹症也，宜用控涎丹治之，而不知非也。夫痹虽合风寒湿三气之邪以成，然而人之气血不虚，则风寒湿何从而入？风寒湿之入，乃乘气血之虚而侵之也。乌可徒治其邪而不补其正乎。控涎丹用甘遂、大戟以祛邪，而无补气补血之药，往往用之以治痹而不能收功，反致败绩者坐此弊也。法宜补正而助以祛邪，则百战而百胜矣。方名**补正逐邪汤**：

白术五钱　薏仁五钱　人参一钱　桂枝三分　茯苓一两　白芥子三钱　水煎服。

二剂轻，十剂愈。白术、薏仁、人参、茯苓皆健脾补气之药，又利水去湿之剂也。虽曰风寒湿合而成痹，其内最多者湿也。湿在经络、肠胃之间，最难分化，逐其湿而风寒正不必治而自散，所以止佐桂枝数分而已足也。惟是既用参、术、薏、苓以健土而利湿，尚何虑痰哉。然而风寒湿之邪，每藉痰为奥援[1]，故治痹者必治痰。今用白芥子，膜膈之中痰且尽消，其余各处之痰有不尽消者乎？痰消而风寒湿无可藏之薮，欲聚而作乱，已不可得，况正气日旺哉。或曰痹成于气血之虚，治法自宜气血双补矣，何以方中止用气分之药以益气，绝不用血分之药以益血也？不知气旺自能生血，且血有形之物，补之艰于速生，且恐因循等

---

〔1〕 奥援：暗中相助。

待，有碍生气之速，不若专补其气，而去风去湿去寒之更捷也。

此症亦可用**自适汤**。

黄芪 白芍 当归 茯苓各五钱 陈皮五分 半夏 羌活 甘草各一钱 柴胡二钱 桔梗五分 水煎服。

82. 人有肌肉热极，体上如鼠走，唇口反裂，久则缩入，遍身皮毛尽发红黑，人以为热痹也。夫风寒湿三者合而成痹，未闻三者之中更添入热痹之谓。此乃热极生风，似乎痹症，而实非痹症也。治法解其阳明之热，而少散其风则得矣，不必更治其湿也。至于寒邪，尤不必顾。盖寒则不热，而热则不寒耳。［批］□□非痹，□□明白。方用**化炎汤**：

玄参一两 甘菊花五钱 麦冬五钱 升麻三钱 羚羊角镑，五分 生地五钱 荆芥炒，三钱 水煎服。

连服二剂而热少解，再服四剂而诸症尽愈矣。方中用玄参、菊花、生地、麦冬解其阳明之火，而更退其肺金之炎者，以肺主皮毛也。然而仅治其胃与肺，恐止散其在内之热，而不能散其在外之热也。故又多用升麻、荆芥导之出外，而不使其内留以乱心君之神明。外既清凉而内有不快然者乎。至于羚羊角者，虽取其散火之毒，亦藉其上引而入于唇口之间，使缩者不缩，而裂者不裂也。或谓既是阳明火毒，何不用石膏、知母寒凉之药以泻之？不知火热而外现于皮毛、唇口、肌肉之处，一用大寒大凉之药，则直攻其火，必从下泄，不能随升麻、荆芥之类而外泄矣。故不用石膏、知母，而用玄参、菊花于补中表火之为得也。

此症用**凉肢散**亦效。

茯苓 薏仁 玄参各五钱 甘草 升麻各一钱 炒荆芥一钱 甘菊三钱 麦冬三钱 天花粉二钱 水煎服。

83. 人有脚膝疼痛，行步艰难，自按其皮肉直凉至骨，人以为是冷痹也。夫痹而曰冷，正合风寒湿三者之旨也。此等之病，虽三邪相合，而寒为甚。盖挟北方寒水之势，侵入骨髓，乃至阴之寒，非至阳之热不能胜之也。然而至阳之热，又虑过于暴虐，恐至寒之邪未及祛，而至阴之水先已熬干。真水涸而邪水必然泛滥，邪水盛而寒风助之，何以愈痹哉。方用**真火汤**治之。

白术五钱　巴戟天一两　附子一钱　防风一钱　牛膝三钱　石斛三钱　萆解二钱　茯苓三钱　水煎服。

连服四剂而皮肉温矣，又服四剂而骨髓热矣，再服四剂脚膝之痛去，更服四剂而步履无艰难之态矣。方中用巴戟天为君，补火仍是补水之药，而辅佐之味，又彼此得宜，不用肉桂、当归之品温其血分，实有意义。盖补气则生精最速，生精既速，则温髓亦速矣。若一入血分之药，则沾濡迟滞，欲速而不达矣。萆解原忌防风，使之相畏而相使，更复相宜，所以同群而共济也。

84. 人有肝气常逆，胸膈引痛，睡卧多惊，饮食不思，吞酸作呕，筋脉挛急，人以为此肝痹之症也。夫肝痹是矣。而肝之所以成痹者，人知之乎？虽风寒湿三者成之，然亦气血之不足而成之也。肝之血不足而湿邪乘之，肝之气不足而风邪乘之，肝之气血不足而寒邪乘之。有此三邪，直入于肝经，而后肝之血益亏，肝之气益耗，于是肝之魂不能藏于肝之中，乃越出而作惊也。肝经既病，何能生心，心无血养，安能生胃气哉。胃气不生，自难消化饮食，不能消化饮食，而强饮强食焉，必至吞酸作呕矣。夫饮食所以养脏腑者也，饮食既不消化，不能变精以分布于筋脉，则筋脉无所养，安得而不拘挛哉。然则治法，乌可徒治风寒湿三者之邪，而不顾肝经之气血耶。方用**肝痹散**：

人参三钱　当归一两　川芎五钱　代赭石末二钱　羌活五分　肉桂一钱　茯苓五钱　酸枣仁一钱　丹砂末五分　水煎，调丹砂、代赭石末同服。

一剂而惊止，二剂而胸膈不痛，肝气不逆矣，再服四剂而吞酸呕吐之病痊，筋脉亦不挛急矣。方中用当归、川芎以生血，加入人参益气以开血，引代赭石去通肝气，以佐川、归之不逮，气开血通，而后邪可引而出矣。又加肉桂以辟寒，加茯苓以利湿，加羌活以除风，则邪自难留，而魂自不乱矣，所以益之枣仁、丹砂收惊特速也。

此症用**二术救痹饮**亦效。

白术 白芍 茯神各五钱 陈皮 肉桂 柴胡各一钱 枳壳五分 远志 白芥子 苍术各三钱 水煎服。

85. 人有咳嗽不宁，心膈窒塞，吐痰不已，上气满胀，不能下通，人以为肺痹也。肺痹之成于气虚，尽人而不知也。夫肺为相傅之官，治节出焉，统辖一身之气，无经不达，无脏不转，是气乃肺之充，而肺乃气之主也。肺病则气病，而气病则肺亦病。然则肺痹即气痹也，肺痹既为气痹，治肺痹者乌可舍气而不治乎。但肺虽主气，而补气之药，不能直入于肺也，必须补脾胃之气以生肺气。然而生肺气者，止有脾胃之土，而克肺者有心焉，仇肺者有肝焉，耗肺者有肾焉。一脏腑之生，不敌众脏腑之克，此气之所以易衰，而邪之所以易入也。且脾胃之土，又能暗伤肺金。盖饮食入胃，必由脾胃之气以转入于肺。今脾胃既受风寒湿之邪，则邪亦随脾胃之气，而输之于肺，而肺乃受伤矣。况多怒而肝之气逆于肺，多欲而肾之气逆于肺，肺气受伤，而风寒湿之邪遂填塞肺窍而成痹矣。方用**肺痹汤**治之。

人参三钱 茯苓三钱 白术五钱 白芍五钱 苏叶二钱 半夏一钱 陈皮一钱 枳壳三分 黄连三分 肉桂三分 神曲五分 水煎服。

连用二剂而咳嗽安，再用二剂而窒塞开矣，用十剂而诸症尽愈。或谓人参助气是矣，但多用恐助邪气，何以用之咸宜乎？不知肺气之虚以成痹，非肺气之实以成痹也。人参畏实不畏虚，况又有苏叶以治风，半夏以消湿，肉桂以祛寒，则邪何能作祟哉。而且白术、茯苓以健脾开胃，白芍以平肝，黄连、肉桂以交心肾，则肺气自宁，自然下降，正不必陈皮之助矣。

此症可用**助气散痹汤**。

甘草　半夏　干姜各一钱　桔梗　茯神各三钱　人参二钱　陈皮　紫菀各五分　花椒　黄芩各三分　水煎服。

86. 人有下元虚寒，复感寒湿，腰肾重痛，两足无力，人以为此肾痹也，而肾痹之成，非尽由于风寒湿也。夫肾虽寒脏，而其中原自有火，有火则水不寒，而风寒湿无从而入。无奈人过于作强，将先天之水，日日奔泄，水去而火亦随流而去，使生气之原，竟成为藏冰之窟，火不能敌寒，而寒邪侵之矣。寒气直入于肾宫，以邪招邪，而风湿又相因而至，则痹症生矣。法不必去邪，惟在补正。补正者，补肾中之火也。然而火非水不长，补火必须补水，但补水恐增其湿，湿旺而风寒有党，未必能遽去，为忧。孰知肾水者，火中之水也，此乃真水而非邪水也。真水衰而邪水始盛，真水盛而邪水自衰，故补真水而实足以制邪水也。况水中有火，何湿不去乎。夫最难治者，水邪也。水邪既去，风寒不治而自散矣。方用**肾痹汤**：

白术一两　山茱萸五钱　茯苓五钱　薏仁五钱　杜仲三钱　肉桂一钱　附子五分　防己五分　石斛二钱　地骨皮五钱　水煎服。

二剂而腰轻，四剂而痛止，十剂而两足有力，再十剂而全愈。方中补水之药少，而去湿之药多，然而又无非补水也。于水中补火，则火无太炎之患，于水中祛湿，则湿无太息之忧。寒湿既去，而风安得独留哉。方中又有防己之祛邪，故风寒湿尽去也。

此症用**利气丹**亦效。

白术　人参　山药各一两　附子三钱　山茱萸四钱　薏仁五钱　破故纸二钱　防己三分　水煎服。

心痛门六则

87. 人有久患心疼，时重时轻，大约饥则痛重，饱则痛轻，人以为寒气中心也，谁知是虫伤胃脘乎。盖心君宁静，客寒客热之气，皆不能到。倘寒气犯心，立刻死矣，安能久痛乎。凡痛久不愈者，皆邪犯心包与胃口耳。但邪犯胃与心包，暂痛而不常痛也，断无饥重而饱轻者。若虫蚀则觅食头上行，而无食以充其饥，则其身上撺，口啮胃脘之皮，则若心痛，而实非心痛也。不杀虫而但止其痛，痛何能止乎。方用**化虫定痛丹**：

生地二两　水煎汁二碗，入白薇二钱，煎汁一碗，淘饭食之，非吐物如虾蟆，必泻虫如守宫也。［批］虫蚀心痛，一杀虫而痛安。方中妙在不全去杀虫，又是补正之药，所以奇耳。

大凡胃中湿热，人多生虫，饮食倍于寻常，皆易有虫，以此方投之，皆能取效，不止治心痛之虫也。盖生地杀虫于有形，而白薇杀虫于无形，合而用之，化虫最神。虫死而心痛自除，非生地、白薇之能定痛也。

此症用**草根粥**亦效。

楝树根一两，煎汤二碗，入甘草一钱，再煮粥一碗，顿食之，即止痛。

88. 人有一时心痛，倏痛倏已，一日而十数遍者，饮食无碍，昼夜不安，人以为此虫也，而不知不然。夫虫痛必非一日而成，岂有无端而一时心痛乎。或曰此火也。夫火则终日痛，而必非时痛时止者。然则为何痛乎？非火、非虫，乃气虚而微感寒湿之邪，邪冲心包而作痛，邪不冲心包而即不痛，即古人所云去来痛也。痛无补法，而独去来痛，必须用补，不补虚而痛不能止。然徒用补药，而不加入祛寒祛痰之味，亦不能定痛也。［批］诸痛不可用补，惟去来痛是虚寒，必温补始愈。方用**去来汤**：

人参三钱　茯苓三钱　苍术三钱　白术五钱　甘草二钱　川乌二钱　半夏一钱　水煎服。

一剂而痛即止，再剂而痛不再发。方中用二术为君主，最有佳意。盖痛虽由于气虚，毕竟湿气之侵心包也。二术去湿而又健脾胃之气，故用之以佐人参、茯苓补气以利湿，则湿去而气更旺也。气既旺矣，而川乌得直入心包，以祛逐其寒邪，半夏得行于中脘，而消其败浊之痰，甘草和缓，调停于邪正之间，以奏功于眉睫矣。

此症用**苍乌参苓散**亦甚效。

人参 草乌各二钱 茯苓各三钱 巴戟天一两 水煎服。一剂即止痛。

89. 人有心痛之极，苦不欲生，彻夜呼号，涕泗滂沱者，人以为火邪作祟也。然致此火邪之犯心者，何故乎？盖因肝气之郁而不舒，木遂生火以犯心矣。夫肝木生心火者也，而何以反致克心，盖心属火，而火不可极，火极反致焚心，往往有自焚而死者。故心火太旺，火正为心之所恶，而又得肝木之助火，则心不能受，必呼号求救于四邻，自然涕泪交垂矣。且肝木之火又系郁火，正火顺而郁火逆，犹非心之所喜，故入心而心不受。然火势太旺，又不能遏抑，偏欲直入于心宫，而心包又掩护重重，未易焚烧。但肝木之郁火，乃木中之火，龙雷之火也，每从下而上冲，霹雳之威，震开天门，火光所至，焚林烧木，天地且为之动荡，何能止遏哉。此肝火之冲心，所以直受其害也。治法必泻肝木之火，更须解木气之郁，而少佐以安心之剂，则心痛自止也。方用**救痛安心汤**：

白芍一两 炒栀子三钱 甘草一钱 柴胡二钱 贯仲二钱 乳香一钱 没药一钱 苍术三钱 水煎服。

一剂而痛定，再剂而全愈矣。白芍、柴胡最解肝气之郁，栀子、贯仲最泻肝火之暴，乳香、没药最止脏腑之痛，而甘草、苍术和中消湿，辅佐得宜，故一剂而奏功也。

此症用**栀香饮**亦妙。

炒栀子 荆芥各三钱 茯苓五钱 甘草 乳香末 丹砂末 木香末各一钱 水煎调服。一剂即止痛。

90. 人有真正心痛，法在不救，然用药得宜，亦未尝不可生也。其症心痛不在胃脘之间，亦不在两胁之处，恰在心窝之中，如虫内咬，如蛇内钻，不特用饭不能，即饮水亦不可入，手足冰冷，面目青红者是也。夫真心痛，原有两症，一寒邪犯心，一火邪犯心也。寒犯心者，乃直中阴经之病，猝不及防，一时感之，立刻身死。死后必有手足尽紫黑者，甚则遍身俱青，多非药食能救，以至急而不遑救也。倘家存药饵，用人参一二两，附子三钱，急煎救之，可以望生，否则必死。若火犯心者，其势虽急而犹缓，可以远觅药饵，故不可不传方法，以救人也。余言前症，正火邪犯心也。但同是心疼，何以辨其一为寒而一为热？盖寒邪舌必滑，而热邪舌必燥耳。倘辨其为火热之心痛，即用**救真汤**投之。[批] 辨寒辨热，鉴彻冰壶，何难活人哉。

炒栀子三钱　炙甘草一钱　白芍一两　广木香末二钱　石菖蒲一钱　水煎服。

一剂而痛止矣，不必更用二剂，但痛止后必须忍饥一日，断不再发。

或曰：既是真心痛，宜用黄连以直治心火，何以不治心而治肝耶？不知肝为心之母，泻肝木之气，则肝不助火而心气自平，泻肝木正善于泻心火也。倘直泻其心，则心必受伤，虽暂取效于一时，而脾胃不能仰给于心火，则生气遏抑，必至中脘虚寒，又变成他症矣。此黄连之所以不用，而反用栀子也。

91. 人有患心疼之病，百药治之不效，得寒则痛，得热亦痛，盖此症非心痛，乃胃痛也。寒热俱能作痛。盖寒与热不并立，寒热同乘于心胃之间，寒欲凌热，而热不肯相让；热欲欺寒，而寒不肯相安，两相攻战，势均力敌。治心则胃气受伤，治胃则心气受损，所以治寒治热，而两无一效也。治法宜两治之以解纷，而心痛自愈。方用**双治汤**：

附子一钱　黄连一钱　白芍五钱　甘草一钱　水煎服。

一剂而痛立愈。用黄连以清心火，用附子以祛胃寒，用白芍、甘草为君，使两家有和解之好。盖芍药、甘草最能入肝平木，肝气既平，自然不去克胃，而又去生心，调和于心胃之间，实有至理，非漫然而用之者也。

此症亦可用**苍乌暖心丹**。

白术一两　白芍二钱　茯苓五钱　苍术三钱　川乌一钱　肉桂　甘草各五分　水煎服。下喉即止痛。

92. 人有心痛不能忍，气息奄奄，服姜汤而少安，手按之而能忍，日轻夜重，痛阵至时，几不欲生，人以为此寒痛也。用热药少止，片时而仍痛，其故何与？寒有不同也。凡人心君宁静，由于肾气之通心也。肾气不交于心，而寒邪中之，心遂不安而痛矣。倘徒祛其寒而不补其肾，则肾虚而火不能下热于肾中，即肾虚，而水不能上交于心内。此治心必须治肾，而补肾中之火以救心，犹必须补肾中之水以救肾也。方用**补水救火汤**：

熟地一两　山茱萸三钱　巴戟天五钱　山药三钱　白术五钱　肉桂一钱　北五味五分　水煎服。

一剂而痛可止，二剂而痛全愈，十剂而痛不再发。此方视之，绝非治心痛之药，而用之治心肾不交之心痛，实有奇功。盖肾中水火不交，而肾邪直犯于心矣。吾补其肾中之水火，水得真火以相生，火得真水以相养，肾中之阴阳既济，则心肾之阴阳又安得有冰炭之乖乎。故不必引其上下之相交，而肾气自通于心，心气自降于肾，一如夫妇之好合矣，邪亦乌能间之，况原无寒邪哉。

此症用**交济汤**亦佳。

白术　苍术各五钱　破故纸　菟丝子各三钱　广木香　甘草各一钱　熟地一两　水煎服。

胁痛门五则

93. 人有两胁作痛，终年累月而不愈者，或时而少愈，时而作痛，病来之时，身发寒热，不思饮食，人以为此肝经之病也。然肝经之所以成病，尚未知其故，大约得之气恼者为多。因一时拂抑，欲怒而不敢，一种不平之气，未得畅泄，肝气郁而胆气亦郁，不能取决于心中，而心中作热，外反变寒，寒热交蒸，则肝经之血停住于两胁而作痛矣。倘境遇顺适，则肝气少舒，其痛不甚。及夫听恶声，值逆境，又触动其从前之怒气，则前病顿兴，而痛更重矣。治法必须解其怒气，要在平肝。［批］胁痛多由肝，肝病则胆亦病，必然之理也。方用**遣怒丹**：

白芍二两　柴胡一钱　甘草一钱　乳香末一钱　广木香末一钱　白芥子三钱　桃仁十粒　生地三钱　枳壳三分　水煎服。

一剂痛轻，四剂痛止，十剂病除。夫平肝之药，舍白芍实无第二味可代，世人不知其功效，不敢多用。孰知白芍必多用而后能取胜，用至二两，则其力倍于寻常，自能遍舒其肝气。况助以柴胡之疏泄，甘草之调剂，桃仁、白芥以攻其败瘀，乳香、广木以止其痛疼，安得不直捣中坚以解散其敌垒哉。

此症亦可用**宣郁定痛汤**。

白芍一两　川芎　当归　丹皮各三钱　柴胡二钱　甘草　白芥子　大黄　牛膝　炒栀子各一钱　水煎服。二剂即安。

94. 人有横逆骤加，一时大怒，叫号骂詈，致两胁大痛而声哑者，人以为怒气伤肝矣。然而其人必素有火性者，此等肝脉必洪大而无伦次，眼珠必红，口必大渴呼水，舌必干燥而开裂，当急用平肝泻火之药，方能舒其暴怒之气。倘少迟药饵，或药饵不中其病，必触动其气，有吐血倾盆之患矣。急用**平怒汤**：

白芍三两　丹皮一两　当归一两　炒栀子五钱　荆芥炒黑，五钱　天花粉三钱　甘草一钱　香附三钱　水煎服。

一剂而气少舒，二剂而气大平，三剂痛如失，不必四剂也。盖肝性最急，怒则其气不平，用芍药平其气也，甘草缓其急也。肝气既平而且缓，而后可散其气而泻其火矣。当归辛以散之也，荆芥引而散之也，栀子、丹皮凉以泻之也。然而徒散其火，而火为痰气所结，则散火而未能遽散，故又加香附以通其气，加花粉以消其痰。君臣佐使，无非解纷之妙药，怒气虽甚，有不知其解而解者矣。或疑药剂太重，凉药过多，讵知其人，素系有火，又加大怒，则五脏无非热气，苟不用大剂凉药，何以平其怒而解其火哉。[批] 胁痛不平肝，总非治法。

此症用**平怒散**亦妙。

白芍一两　丹皮一两　当归五钱　炒栀子　牛膝各三钱　甘草　柴胡　广木香各一钱　枳壳八分　水煎服。

一剂轻，二剂愈。

95. 人有跌扑之后，两胁胀痛，手不可按，人以为瘀血之作祟也，用小柴胡汤加草龙胆[1]、青皮等药而愈。次年而左胁复痛，仍以前药治之，不能取效。盖瘀血存于其中，积而不散，久而成痛也。夫小柴胡乃半表半里之药，最能入肝以舒木，而胁正肝之部位，宜乎取效而不效者，以小柴胡止能消有形之活血，而不能散有形之死血也。血活易于流动，行气而瘀滞可通，血死难于推移，行气而沉积不化，必用败血之药以下死血，而痛可除也。方用抵当丸，以水蛭、虻虫有形之毒物，庶易下有形之死血耳。服一剂，必便黑血而愈。愈后乃用四物汤加减而调理之。

熟地一两　白芍一两　丹皮三钱　川芎一钱　当归五钱　三七根末三钱　水煎服。[批] 丹参去故血，生新血，似可兼用。

四物汤补血之剂也，既下死血，何以又补其血乎？不知血死既久，在肝经则肝血已无生气，若不补其血，则肝舍空虚，未必不因虚而成痛，惟补其血，则死血方去，而新血即生，肝气快乐，何至有再痛之虞乎。然则补血可也，又加三七根以止血者何居？恐水蛭、虻虫过于下血，万一死血行而活血随之而下，不徒

〔1〕 草龙胆：龙胆草之俗称。

补无益乎？所以于补中止之，得补之益，而无下之失，始奏万全之功也。［批］去死血以生新血，才是止痛之法。

此症亦可用**散瘀汤**。

水蛭炒黑色为末，一钱　当归五钱　丹皮　红花各五钱　甘草一钱　生地三钱　水煎服。一剂即愈。

96. 人有右胁大痛，肿起如覆杯，手不可按，按之痛益甚，人以为肝经之火也，谁知是脾火内伏，瘀血存注而不散乎。夫胁虽为肝位，而肝必克脾，脾受肝克，则脾亦能随肝而作痛。然而无形之痛，治肝而痛可止，有形之痛，治脾而痛始消。今痛而作肿，正有形之痛也，乃瘀血积于脾中，郁而不舒，乘肝部之隙，因外肿于右胁耳。治法必须通脾中伏热，而下其瘀血，则痛可立除也。［批］痛分有形无形，治分肝脾，尚是形骸之论。病在脾而治在肝，始是探本之法也。右胁肿起之痛，固属瘀血，然伤食亦能作痛。人有左胁之下，止一点痛而不移，此为干血痛，乃死症也。惟宜滋阴补血，或亦可愈。后之填精益血汤，甚得其治。方用**败瘀止痛汤**：

大黄三钱　桃仁十四粒　当归三钱　白芍一两　柴胡一钱　黄连一钱　厚朴二钱　甘草一钱　水煎服。

一剂而瘀血下，二剂而痛除，肿亦尽消。此方大黄、柴胡、黄连同用，能扫瘀去陈，开郁逐火，迅速而无留滞之苦。然非多用白芍，则肝气难平，而脾中之热受制于肝，正不易散，是病在脾，而治仍在肝也。

此症用**木土两平汤**亦效。

石膏　茯苓　苍术　炒栀子各三钱　白芍五钱　甘草一钱　水煎服。一剂轻，二剂愈。

97. 人有贪色房劳，又兼恼怒，因而风府胀闷，两胁作痛，人以为色欲损肾，怒气伤肝，理当兼治，而不知兼治之中尤当治肾也。盖肝为肾之子，肾足而肝气易平，肾亏而肝血多燥，肝恶急，补血以制其急，不若补水以安其急也。况肝血易生，而肾水难生，所以肝血不足，轻补肝而木得其养矣。肾水不足，非大用补肾之味，则水不能生。然则房劳之后胁痛，其亏于精者更多，乌可重治肝而轻治肾哉。［批］补水安急，亦奇论也。方用**填精益血汤**：

熟地一两　山茱萸五钱　白芍五钱　当归三钱　柴胡一钱　丹皮二钱　沙参三钱　茯苓二钱　地骨三钱　白术三钱　水煎服。

一剂而肝气平，二剂而胁痛止，连服十剂全愈。此方重于补肾以填精，轻于舒肝以益血，治肝肾之中而复去通腰脐之气。腰脐气利，而两胁之气有不同利者乎。故精血生而痛亦止耳。

此症亦可用**水木两滋汤**〔1〕：

熟地一两　山茱萸　山药各四钱　白芍　当归各五钱　甘草一钱　水煎服。

头痛门六则

98. 人有头痛连脑，双目赤红，如破如裂者，所谓真正头痛也。此病一时暴发，法在不救，盖邪入脑髓而不得出也。虽然邪在脑，不比邪犯心与犯五脏也，苟治之得法，亦有生者。［批］真头痛吾未尝见，脑为髓海，风不易入也。魏武之痛，真头痛也。我今传一奇方以救世，名为**救脑汤**。

辛夷三钱　川芎一两　细辛一钱　当归一两　蔓荆子二钱　水煎服。

一剂而痛即止。细辛、蔓荆治头痛之药也。然不能直入于脑，得辛夷之导引则入之矣。但三味皆耗气之味，同川芎用之，

---

〔1〕水木两滋汤：《大小诸证方论·治胁痛方》中肝肾兼资汤与本方相近，唯无山药而有白芥子、黑栀。

虽亦得愈头痛，然而过于辛散，邪气散而真气亦散矣，故又加入当归之补气补血，则气血周通于一身，邪自不能独留于头上矣，有不顿愈者乎。

此症用**护首汤**亦效。

川芎五钱　当归一两　白芷　郁李仁　天花粉各三钱　蔓荆子一钱　水煎服。一剂效。

99. 人有头痛如破，走来走去无一定位者，此饮酒之后，当风而卧，风邪乘酒气之出入而中之也。酒气既散，而风邪不去，遂留于太阳之经。太阳本上于头，而头为诸阳之首，阳邪与阳气相战，故往来于经络之间而作痛也。病既得之于酒，治法似宜兼治酒矣，不知用解酒之药必致转耗真气，而头痛愈不能效，不若直治风邪能奏效之速也。［批］饮酒得风，解酒为上，祛风次之。然而酒气最难解也，不若先祛风以救急耳，解酒缓图之可也。方用**救破汤**：

川芎一两　细辛一钱　白芷一钱　水煎服。

一剂而痛止，不必再剂也。盖川芎最止头痛，非用细辛则不能直上于巅顶，非用白芷则不能尽解其邪气，而遍达于经络也。虽如藁本他药，未尝不可止痛，然而大伤元气，终逊川芎散中有补之为得也。

此症亦可用**芷桂川芎汤**。

川芎一两　白芷三钱　桂枝三分　水煎服。一剂即止痛。

100. 人有头疼不十分重，过劳、遇寒、遇热皆发，倘加色欲，则头岑岑〔1〕而欲卧矣。此乃少年之时，不慎酒色，又加气恼而得之者也。人皆以头痛之药治之而不愈者何也？盖此病得之肾劳，无肾水以润肝，则肝木之气燥，木中龙雷之火，时时冲击一身，而上升于巅顶，故头痛而且晕也。治法宜大补其肾中之

---

〔1〕 岑岑：痹闷之义。

水，而少益以补火之品，使水足以制火，而火可归源，自然下引而入于肾宫。火有水养，则龙雷之火安然居肾，不再上升而为头痛也。［批］酒色得头痛之症，必头重而痛轻。方用**八味地黄汤加减**用之。

熟地一两　山茱萸五钱　山药五钱　茯苓　丹皮　泽泻各三钱　川芎一两　肉桂一钱　水煎服。

二剂而头轻，十剂而全愈。然后去川芎而加白芍、当归各五钱，再服二十剂，永不再发矣。［批］川芎能走散人真气，久服多服能令人暴亡，若用一两而服至十剂，恐汗出不收，似宜少用之。

盖六味汤为补精之圣药，肉桂为引火归经之神品，川芎治头痛之灵丹，合而用之，所以奏功如响。惟是头痛在上焦，补肾中之水火在下焦也。何以治下而上愈？且川芎乃阳药也，何以入之至阴之中，偏能取效耶？不知脑髓与肾水原自相通，补肾而肾之气由河车而直入于脑未尝相格也。川芎虽是阳药，然能补血而走于巅顶，既可上于巅顶，独不可入于脑内乎。况加之肉桂，以助命门之火，同气相合，故能同群共济，使宿疾老邪尽行祛散。而肾中水火，又复既济，何至有再冲上焦之患乎。十剂之后，不再用川芎者，头痛既痊，不可再用以耗真气。故改白芍、当归，肾肝同治，使木气无干燥之忧，而龙雷之火，且永藏于肾宅，尤善后之妙法。倘倦服药汤，改汤为丸，未为不可也。

此症用**五德饮**亦佳。

熟地二两　麦冬　玄参各一两　川芎五钱　肉桂三分　水煎服。

一剂而火降，二剂而痛止，连服一月，永不再发。

101. 人有患半边头风者，或痛在右，或痛在左，大约痛于左者为多，百药治之罔效，人不知其故。此病得之郁气不宣，又加风邪袭之于少阳之经，遂致半边头痛也。其病有时重有时轻，大约遇顺境则痛轻，遇逆境则痛重，遇拂抑之事而更加之风寒之天，则大痛而不能出户。痛至岁久，则眼必缩小，十年之后，必至坏目，而不可救药矣。治法急宜解其肝胆之郁气。虽风入于少阳之胆，似乎解郁宜解其胆，然而胆与肝为表里，治胆者必须治肝。况郁气先伤肝而后伤胆，肝舒而胆亦舒也。［批］半边头风，痛多在左边，非肝胆之病而何。方用**散偏汤**：

白芍五钱 川芎一两 郁李仁一钱 柴胡一钱 白芥子三钱 香附二钱 甘草一钱 白芷五分 水煎服。

毋论左右头疼，一剂即止痛，不必多服。夫川芎止头痛者也，然而川芎不单止头痛，同白芍用之，尤能平肝之气，以生肝之血。肝之血生，而胆汁亦生，无干燥之苦，而后郁李仁、白芷用之，自能上助川芎，以散头风矣。况又益之柴胡、香附以开郁。白芥子以消痰，甘草以调和其滞气，则肝胆尽舒而风于何藏？故头痛顿除也。惟是一二剂之后，不可多用者，头痛既久，不独肝胆血虚，而五脏六腑之阴阳尽虚也。若单治胆肝以舒郁，未免销铄真阴，风虽出于骨髓之外，未必不因劳因感而风又入于骨髓之中。故以前方奏功之后，必须改用补气补血之剂，如八珍汤者治之，以为善后之策也。

此症亦可用**半解汤**。

白芍一两 柴胡二钱 当归三钱 川芎五钱 甘草一钱 蔓荆子一钱 半夏一钱 水煎服。

102. 人有遇春而头痛者，昼夜不得休息，昏闷之极，恶风恶寒，不喜饮食，人以为中伤寒风之故，而不知非也。《内经》云：春气者，病在头。气弱之人，阳气不能随春气而上升于头，故头痛而昏闷也。凡有邪在头者，发汗以散表邪，则头痛可愈。今因气微而不能上升，是无表邪也，无邪而发汗，则虚其虚矣，而清阳之气益难上升，气既不升，则阳虚而势难外卫，故恶风寒。气弱而力难中消，故憎饮食耳。治法补其阳气，则清气上升，而浊气下降，内无所怯，而外亦自固也。［批］春日头痛，宜消息春木之气以治之，不差。方用**升清固外汤**：

黄芪三钱　人参二钱　炙甘草五分　白术三钱　陈皮三分　当归二钱　白芍五钱　柴胡一钱　蔓荆子一钱　川芎一钱　天花粉一钱　水煎服。

一剂而痛减，再剂而病愈。[批] 阳气内虚者，用芎似宜少用，而花粉亦可不必。此方即补中益气之变方，去升麻而用柴胡者，以柴胡入肝，提其木气也。木主春，升木以应春气，使不陷于肝中，自然清气上升，况参、芪、归、芍无非补肝气之药，气旺而上荣外固，又何头痛之不愈哉。

此症亦可用**升阳汤**。

人参　蔓荆子各一钱　半夏一钱　黄芪二钱　白术五钱　甘草五分　白芍　川芎各三钱　升麻六分　白芷三分　水煎服。四剂愈。

103. 人患头痛，虽盛暑大热之时，必以帕蒙其首，而头痛少止，苟去其帕，少受风寒，其痛即发，而不可忍，人以为风寒已入于脑，谁知乃气血两虚，不能上荣于头而然。夫脑受风寒，药饵上治甚难，用祛风散寒之药，益伤气血，而头愈痛。古人有用生莱菔汁以灌鼻者。因鼻窍通脑，莱菔善开窍而分清浊，故用之而可愈头风，然又不若佐以生姜自然汁为更胜也。盖莱菔祛脑中之风，是其所长，不能祛脑中之寒，二物同用，则姜得莱菔而并可祛风，莱菔得姜而兼可祛寒也。其法用生莱菔汁十分之七，生姜汁十分之三和匀，令病人口含凉水仰卧，以二汁匙挑灌鼻中，至不能忍而止，必眼泪口涎齐出，其痛立止也。[批] 二物同用，又胜于古人之法。痛止后，用四物汤加羌活、藁本、甘草数剂调理，断不再发。此等治法，实法之至巧者。

此症亦可用**爽气丹**。

人参三钱　白术　甘草　黄芪　当归　茯苓　川芎各一钱　防风　荆芥各五分　半夏八分　水煎服。服一月全愈。

腹痛门六则

104. 人有腹痛欲死，手按之而更甚，此乃火痛也。但火痛不同，有胃火，有脾火，有大小肠火，有膀胱火，有肾火，不可不辨也。胃火者，必汗而渴，口中臭；脾火痛者，必走来走去，无一定之处也；大肠火者，大便必闭结，而肛门必干燥后重；小肠火者，小便必闭涩如淋；膀胱火者，小便闭涩而若急；肾火者，则强阳不倒，口不渴而面赤，水窍涩痛是也。既知火症分明，然后因症以治之，自然不差。然而各立一方，未免过于纷纭，我有一方，可以共治有火之腹痛，方名**导火汤**。［批］火不难治，难于不知何经之火也。今明示各经之火，用药不甚易乎。

玄参一两　生地五钱　车前子三钱　甘草一钱　泽泻二钱　水煎服。连服二剂而诸痛皆可愈也。

夫火之有余，水之不足也。玄参、生地滋其阴，而阳火自降，况又益之车前、泽泻之滑利，甘草之调和，尤能导火解氛，化有事为无事。倘知为胃火而加石膏，知为脾火而加知母，知为大肠火而加地榆，小肠火而加黄连，知为膀胱火而加滑石，知为肾火而加黄柏，尤效之极也。

105. 人有终日腹痛，手按之而宽快，饮冷则痛剧，此寒痛也。不必分别脏腑，皆命门火衰，而寒邪留之也，盖命门为一身之主，命门寒而五脏七腑皆寒矣，故只宜温其命门之火为主。然命门之火不可独补，必须治兼脾胃。火土相合，而变化出焉。然又不可止治其土，盖土之仇者，肝木也，命门助土而肝木乘之，则脾胃之气，仍为肝制而不能发生，必须制肝，使木不克土，而后以火生之，则脾胃之寒邪既去，而阳气升腾，浊阴销亡于乌有，土木无克战之忧，而肠腹享安宁之乐矣。［批］补火必须补土，妙矣。又去制肝以益土，更妙于补火也。方用**制肝益火汤**：

白芍三钱　白术五钱　茯苓三钱　甘草一钱　肉桂一钱　肉豆蔻一枚　半夏一钱　人参三钱　水煎服。

一剂而痛减半，再剂而痛尽除也。方中虽六君子加减，无非助其脾胃之阳气。然加入白芍，则能平肝木之气矣。又有肉桂以温命门之火，则火自生土，而肉豆蔻复自暖其脾胃，则寒邪不战而自走也。

此症亦可用**消寒饮**。

白术　人参各五钱　肉桂　肉豆蔻　甘草各一钱　水煎服。

一剂即止。

106. 人有腹痛，得食则减，遇饥则甚，面黄体瘦，日加困顿者，此腹内生虫也。夫虫之生也，必有其故，或因饥食难化之物，渴饮寒冷之汤，以致久变为虫者有之。若阴阳之气旺，虫即生而亦随灭，安能久据于腹而作巢窟哉。惟其阴阳之气衰，不能运化于一身，而虫乃生而不死矣。其初食物，后将饮血而不可止，及至饮血而腹痛之病作。然则治法，乌可单杀虫，而不培其阴阳之气血乎。［批］虫生于腹，实人自生之也。人不予虫以隙，虫何从生哉。方用**卫生汤**：

人参三钱　白术五钱　白薇一钱　甘草一钱　榧子十枚，切片　槟榔一钱　使君子十个，去壳　干葛一钱　水煎服。

一剂而腹转痛，二剂而腹痛除矣。

此服药后而腹痛者，拂虫之意，切戒饮茶水，一饮茶水，止可杀虫之半，而不能尽杀之也。故禁食半日，则虫尽化为水，从大小便而出。方中用人参、白术为君，以升其阳气。阳升而虫不能自安，必头向上而觅食，所佐者尽是杀虫之药，虫何能久存哉。倘一饮茶水，则虫得水而反可死中求活矣，虽暂时安贴，久则虫多而痛如故也。

此症用**逐虫丹**颇效。

白薇　茯苓各三钱　雷丸　甘草　槟榔各一钱　黄连五分　使君

子十个　乌梅一个　水煎服。三剂全愈。

107. 人有腹痛至急，两胁亦觉胀满，口苦作呕，吞酸欲泻，而又不可得，此乃气痛也。用寒药治之不效，热药亦不效，用补药不效，盖肝木气郁，下克脾土，土畏木克，而阳气不敢升腾，因之下行而无可舒泄，复转行于上而作呕，彼此牵制而痛无已时也。治法必须疏肝气之滞，而又升腾脾胃之阳气，则土不畏木之侵凌，而痛自止也。方用**逍遥散加减**最妙。［批］郁病解郁，自易奏功。

柴胡一钱　白芍五钱　白术一钱　甘草一钱　茯苓三钱　陈皮一钱　当归二钱　神曲一钱　水煎服。

二剂而痛止矣。盖逍遥散解郁，而此痛又须缓图，不必更用重剂，再服四剂而奏功全矣。

此症用**苍白甘草汤**亦妙。

苍术五钱　白芍一两　甘草一钱　水煎服。二剂愈。

108. 人有多食生冷燔炙之物，或难化之品，存于腹内作痛，手按之而痛甚者，此食积于肠，闭结而不得出，有燥屎之故也。法宜逐积化滞，非下之不可。然而下多亡阴，不可不防。夫人能食者，阳旺也；能食而不能化者，阴衰也。使阳旺之人，何物不能消化，焉有停住大肠之理，必阴血不能润于大肠，阳火焚烁而作祟，遂致大肠熬干，留食结燥屎而不下矣。及至燥屎不下，则阴阳不通，变成腹痛之楚。治宜于滋阴之中，而佐以祛逐之味，则阴不伤而食又下也。［批］伤食之人，亦有未成燥屎而即作痛者，治法更宜消食。能食不能化，分阴阳，何其明显。方宜用**逐秽丹**：

当归尾五钱　大黄三钱　甘草一钱　枳实一钱　丹皮三钱　水煎服。

一剂而燥屎下，腹痛顿除，不必用二剂也。此方用大黄、枳实以逐秽，加入当归、丹皮以补血生阴，攻补兼施，复何患于亡阴哉。

此症用**利腹汤**亦甚效。

大黄三钱　当归五钱　枳壳　山楂　麦芽　厚朴　甘草各一钱　桃仁十粒　水煎服。

一剂即通，腹亦不痛矣。

109. 人有腹痛，从右手指冷起，渐上至头，如冷水浇灌，由上而下，而腹乃大痛，既而遍身大热，热退则痛止，或食或不食，或过于食而皆痛也。初则一年一发，久则一月一发，发久则旬日一发也。用四物汤加解郁之药不应，用四君子汤加消积之药又不应，用二陈汤加消痰破气和中之药复不应，人以为有瘀血存焉，谁知是阳气大虚乎。盖四肢为诸阳之末，而头乃诸阳之会，阳虚恶寒，阴虚恶热，阳虚而阴来乘之，则发寒，阴虚而阳往乘之，则发热。今指冷而上至于头，明是阳不能敌阴，以失其健运而痛乃大作，痛作而热者，寒极变热也。及其寒热两停，阴阳俱衰，两不相斗，故热止而痛亦止也。治法单补其阳，阳旺而阴自衰，况阳旺则气自旺，气旺则血自生，气血两旺，而阴阳又何致争战而作痛哉。方用**独参汤**：

人参一两　加陈皮八分　甘草一钱　水煎服。

数剂而痛轻，十剂而痛止矣。

夫独参汤乃补气之药也。仲景夫子曰：血虚气弱，以人参补之。故用之而止痛也。或曰四君子汤亦补气之剂，何以用之而不效？盖四君子有白术、茯苓以分人参之权，不若独参汤之功专而力大。况前此兼用消积破气之药，是为诛伐无过，用人参止可救失耳，何能成功哉。

此症用**阴阳和合汤**亦效。

白术五钱　人参二钱　甘草一钱　柴胡一钱　白芍五钱　枳壳五分　水煎服。二剂全愈。

腰痛门六则

110. 人有两腰重如带三千文，不能俯仰者。夫腰痛不同，此病因房劳力役，又感风湿而成。伤肾之症，治须补肾矣。然有补肾而腰愈痛者，其故何也？盖腰脐之气未通，风湿入于肾而不得出故也。法宜先利其腰脐之气，以祛风利湿，而后大补其肾中之水火，则腰轻而可以俯仰矣。方用**轻腰汤**：

白术一两　薏仁一两　茯苓五钱　防己五分　水煎服。

连服二剂而腰轻矣。

此方惟利湿而不治腰，又能利腰脐之气，一方而两治之也。然不可多服者，以肾宜补而不可泻，防己多用必至过泄肾邪。肾已无邪可祛，而反损正气，故宜用补肾之药，而前药不可再用矣。[批] 利腰脐而痛自止，妙法也。方另用**三圣汤**：

杜仲一两　白术五钱　山茱萸四钱　水煎服。

此方补肾中之水火，而仍利其腰脐者，肾气有可通之路，则俯仰之间，无非至适也。

此症用**术桂汤**亦神。

白术三两　肉桂三分　水煎服。二剂全愈，不再发。

111. 人有动则腰痛，自觉其中空虚无着者，乃肾虚腰痛也。夫肾分水火，未可以虚字一言了之。经谓诸痛皆属于火，独肾虚腰痛非火也。惟其无火，所以痛耳。治法似宜单补肾中之火，然而火非水不生，若徒补火而不补水，所谓无阴不能生阳，而痛不可遽止，必须于水中补火，水火既济，肾气足而痛自除，此即贞下起元[1]之意也。[批] 肾无火始能作痛，亦奇论也。方用**补虚利腰汤**：

---

〔1〕 贞下起元：由阴生阳也。

熟地一两　杜仲五钱　破故纸一钱　白术五钱　水煎服。

连服四剂自愈。熟地补肾水也，得白术则利腰脐，而熟地不腻，杜仲、破故补火以止腰痛者也，得熟地则润泽而不至干燥，调剂相宜，故取效最捷耳。

此症用**实腰汤**亦佳。

杜仲一两　白术二两　熟地一两　山茱萸四钱　肉桂一钱　水煎服。十剂全愈。

112. 人有腰痛，日重夜轻，小水艰涩，饮食如故者，人以为肾经之虚，谁知是膀胱之水闭乎。膀胱为肾之府，火盛则水不能化，而水反转入于肾之中，膀胱太阳之经也，水火虽犯肾阴，而病终在阳而不在阴。若不治膀胱，而惟治肾，用补精填水，或用添薪益火，适足以增其肾气之旺。阴旺而阳亦旺，肾热而膀胱益热，致水不流而火愈炽。膀胱之火愈炽，必更犯于肾宫，而腰之痛何能痊乎。方用**宽腰汤**治之。

车前子三钱　薏仁五钱　白术五钱　茯苓五钱　肉桂一分　水煎服。

一剂而膀胱之水大泄，二剂而腰痛顿宽也。夫车前、茯苓以利膀胱之水，薏仁、白术以利腰脐之气，则膀胱与肾气内外相通。又得肉桂之气，尤易引肾气而外达于小肠，从阴器而尽泄，腰痛有不速愈哉。

此症用**术桂加泽泻汤**亦神。

白术一两　泽泻三钱　肉桂五分　水煎服。一剂即通。

113. 人有大病之后，腰痛如折，久而成为伛偻者，此乃湿气入于肾宫，误服补肾之药而成之者也。夫腰痛明是肾虚，补肾正其所宜，何以用补肾填精之药，不受其益，而反受其损乎？不知病有不同，药有各异，大病之后，腰痛如折者，乃脾湿而非肾虚也。脾湿当去湿，而乃用熟地、山茱一派滋润之药，虽非克削之味，而湿以加湿，正其所恶，故不特无益，而反害之也。医工不悟，而以为补肾之药尚少用之也，益多加其分两，则湿以助湿，腰骨河车之路，竟成泛滥之乡矣，欲不成伛偻不可得也。［批］肾有虚而无实，似宜补肾矣，何以补肾而反害之？以肾中有邪，邪未去而骤用补剂，所以至成废人。倘补中利湿，又何害哉。不可谓肾不可补而竟不用补也。方用**起伛汤**：

薏仁三两　白术二两　黄芪一两　防风三分　附子一分　水煎服。

日用一剂，服一月而腰轻，服两月而腰可伸矣，服三月而全愈。此方利湿而又不耗气，气旺则水湿自消，加入防风、附子于芪、术之中，有鬼神不测之机，相畏而相使，建功实奇。万不可疑药剂之大，而少减其品味，使废人不得为全人也。［批］有房劳力作之人，大病之后而腰痛者，乃是虚弱又无力服补药之故，似宜大补腰肾之阳气为主。

此症用**芪术防桂汤**亦可。

白术四两　黄芪二两　防己一钱　肉桂一钱　水煎服。十剂轻，二十剂愈。

114. 人有跌打闪挫，以至腰折不能起床，状似伛偻者，人以为此腰痛也，而不可作腰痛治。然腰已折矣，其痛自甚，何可不作腰痛治哉？或谓腰折而使之接续，其中必有瘀血在内，宜于补肾补血之中，而少加逐瘀治血之药，似未可止补其肾也，而不知不然。夫肾有补而无泻，加逐瘀之味，必转伤肾脏矣。折腰之痛，内伤肾脏，而非外伤阴血，活血之药不能入于肾之中，皆不可用，而必须独补肾也。惟是补肾之剂，小用不能成功耳。［批］折腰宜补而不宜泻，又不可不知。方用**续腰汤**：

熟地一斤　白术半斤　水大碗数碗，煎服。

一连数剂，而腰如旧矣。夫熟地原能接骨，不止补肾之功，白术善通腰脐之气，气通则接续更易，但必须多用为神耳。使加入大黄、白芍、桃仁、红花之药，则反败事。若恐其腰痛而加杜仲、破故、胡桃等品，转不能收功矣。

115. 人有露宿于星月之下，感犯寒湿之气，腰痛不能转侧，人以为血凝于少阳胆经也，谁知是邪入于骨髓之内乎。夫腰乃肾堂至阴之宫也，霜露寒湿之气，乃至阴之邪也。以至阴之邪，而入至阴之络，故搐急而作痛。惟是至阴之邪，易入难散。盖肾宜补而不宜泻，散至阴之邪，必泻至阴之真矣。然而得其法，亦正无难也。[批] 泻肾而仍是补肾，始能去至阴之邪。方用**转腰汤**：

白术一两　杜仲五钱　巴戟天五钱　防己五分　肉桂一钱　苍术三钱　羌活五分　桃仁五粒　水煎服。

一剂而痛轻，再剂而痛止也。此方以白术为君者，利湿而又通其腰脐之气，得杜仲之相佐，则攻中有补，而肾气无亏。且益之巴戟、肉桂以祛其寒，苍术、防己以消其水，更得羌活、桃仁逐其瘀而行其滞，虽泻肾而实补肾也。至阴之邪既去，而至阴之真无伤，故能止痛如神耳。

此病用**术桂防豨汤**亦佳。

白术二两　肉桂三钱　防己一钱　豨莶草五钱　水煎服。十剂见效。

辨证录卷之三

咽喉痛门七则

116. 人有感冒风寒，一时咽喉肿痛，其势甚急，变成双蛾者，其症痰涎稠浊，口渴呼饮，疼痛难当，甚则勺水不能入喉，此阳火壅阻于咽喉，视其势若重，而病实轻也。夫阳火者，太阳之火也。太阳之火，即膀胱之火也，与肾经之火为表里，膀胱火动，而肾经少阴之火即来相助，故直冲于咽喉之间，而肺脾胃三经之火，亦复相随而上升，于是借三经之痰涎，尽阻塞于咽喉，结成火毒，而不可解。治法似宜连数经治矣，然而其本，实始于太阳，泄膀胱之火，而诸经之火自安矣。但咽喉之地，近于肺，太阳既假道于肺经，而肺经险要之地，即狭路之战场也。安有舍战场要地，不解其围，而先捣其本国者乎。所贵有兼治之法也。方用**破隘汤**：

桔梗三钱 甘草二钱 柴胡一钱 白芍五钱 玄参三钱 麻黄一钱 天花粉三钱 山豆根一钱 水煎服。

一剂而咽喉宽，再剂而双蛾尽消矣。方中散太阳之邪者居其二，散各经之邪居其五，尤加意于散肺之邪者，由近以散远也。

此症用**散蛾汤**亦神效。

射干 枳壳 苏叶 当归各一钱 甘草二钱 桔梗三钱 天花粉三钱 山豆根八分 麻黄五分 水煎服。一剂即愈。

117. 人有一时喉忽肿大而作痛，吐痰如涌，口渴求水，下喉少快，已而又热，呼水，咽喉长成双蛾，既大且赤，其形宛如鸡冠，此喉痹之症，即俗称为缠喉风也。乃阴阳二火并炽，一乃少阳之相火，一乃少阴之君火也。二火齐发，其势更暴，咽喉之管细小，火不得遽泄，遂遏抑于其间，初作肿而后成蛾也。蛾有二：一双蛾，一单蛾也。双蛾生两毒，两相壅挤，中间反留一线之隙可通，茶水药剂尚可下咽。若单蛾则独自成形，反塞住水谷之路，往往有勺水不能咽者，药物既不可咽，又从何路以进药食哉。法宜先用刺法，一则刺少商等穴，尚欠切近，用刀直刺其喉肿之处一分，则喉肿必少消，可用吹药以开之。［批］昔有人患单蛾，必须刺破可以吹药，乃病者畏惧必不许刺。医者诱以用小毫笔略点之，乃暗藏针于笔头之内，张其喉而刺破之，其肿即消。**吹药方：**

胆矾一分　牛黄一分　皂角烧灰末，一分　麝香三厘　冰片一分

为绝细末，和匀，吹入喉中，必大吐痰而愈，然后用煎剂。方名**救喉汤：**

射干一钱　山豆根二钱　玄参一两　麦冬五钱　甘草一钱　天花粉三钱　水煎服。

一剂而全愈也。若双蛾不必用刺法，竟用此方。玄参为君，实足以泻心肾君相之火，况佐之豆根、射干、天花粉之属，以祛邪而消痰，则火自归经，而咽喉之间，关门肃清矣。

此症用**两地汤加减**亦神。

熟地　生地　玄参各一两　肉桂三分　黄连　天花粉各三钱

水煎服。下喉即愈，不必二剂。

118. 人有咽喉肿痛，日轻夜重，喉间亦长成蛾，宛如阳症，但不甚痛，而咽喉之际自觉一线干燥之至，饮水咽之少快，至水入腹，而腹又不安，吐涎如水甚多，将涎投入清水中，即时散化为水，人以为此喉痛而生蛾也，亦用泻火之药，不特杳无一验，且反增其重。亦有勺水不能下咽者，盖此症为阴蛾也。阴蛾则日轻而夜重，若阳蛾则日重而夜轻矣。斯少阴肾火，下无可藏之地，直奔而上炎于咽喉也。治法宜大补肾水，而加入补火之味，

以引火归藏。方用**引火汤**：

熟地三两 巴戟天一两 茯苓五钱 麦冬一两 北五味二钱 水煎服。

一剂而火自下归，咽喉之肿痛全消，二剂即全愈。［批］阴蛾治法，古人多用附桂，此偏不用，以出奇。方用熟地为君，大补其肾水，麦冬、五味为佐，重滋其肺金，金水相资，子母原有滂沱之乐，水旺足以制火矣。又加入巴戟之温，则水火既济，水趋下，而火已有不得不随之势，更增之茯苓之前导，则水火同趋，而共安于肾宫，不啻有琴瑟之和谐矣，何必用桂附大热之药以引火归源乎。夫桂附为引火归源之圣药，胡为弃而不用？不知此等之病，因水之不足，而火乃沸腾，今补水而仍用大热之药，虽曰引火于一时，毕竟耗水于日后，予所以不用桂附而用巴戟天，取其能引火而又能补水，则肾中无干燥之虞，而咽喉有清肃之益，此巴戟天所以胜桂附也。［批］桂附固为引火归经之药，然其性大热，从隘道而过，药未入腹，而喉先受其热，益增肿痛矣，故不用桂附为妙。

此症用**收火汤**亦神效。

熟地三两 山茱萸一两 茯苓五钱 肉桂三钱 水煎一碗，探冷服。一剂即消。

119. 人有咽喉干燥，久而疼痛，人以为肺热之故，谁知是肾水之涸竭乎。夫肺金生肾水者也，肺气清肃，自能下生肾水，惟肺气既虚，则肺中津液仅可自养，而无如肾水大耗，日来取给，则剥肤之痛，乌能免乎。譬如父母，未有不养赡其子者，而处困穷窘迫之时，则无米之炊，何能止索饭啼饥之哭。倘其子成立，自能顾家，为父母者不特可以取资，而亦可免迫索之苦；乃其子又伶仃狼狈，不善谋生，则子贫而父母更贫，其干枯之状，有不可形容者矣，肺肾何独不然。故欲救肺之干燥，必先救肾之枯涸也。方用**子母两富汤**治之。

熟地三两　麦冬三两　水煎服。

一剂而燥少止，三剂而痛少止，十剂而燥与痛尽去也。

熟地滋肾，救肺子之枯也，麦冬滋肺，救肾母之涸也。上下两治，肾水有润泽之欢，则肺金自无焦焚之迫，犹人子无憔悴之色，则父母自有安享之愉，此肺肾之必须兼治，而熟地、麦冬所以并用而能出奇也。

此症用**金水汤**亦佳。

熟地　山茱萸各一两　天门冬　地骨皮　丹皮各三钱　沙参五钱　水煎服。

120. 人有生喉癣于咽门之间，以致喉咙疼痛者，其症必先作痒，面红耳热而不可忍，其后则咽唾之时，时觉干燥，必再加咽唾而后快，久则成形而作痛，变为杨梅之红瘰，或痛或痒而为癣矣。夫癣必有虫，咽喉之地，岂容生虫，世人往往得此病，恬不为意到不能治，而追悔于失治也，不其晚乎。此病因肾水之耗，以致肾火之冲，而肺金又燥，清肃之令不行，水火无既济之欢，金水有相形之势，两相战斗于关隘之间，致成此症。治法仍须补肾中之水，而益其肺气，以大滋其化源，兼用杀虫之味，以治其癣，庶几正固而邪散，而虫亦可以尽扫也。方用**化癣神丹**：

玄参一两　麦冬一两　五味子一钱　白薇一钱　鼠黏子一钱　百部三钱　甘草一钱　紫苑二钱　白芥子二钱　水煎服。

二剂而疼痛少痊，又服四剂，而癣中之虫尽死矣。即不可仍用此方，另用**润喉汤**：

熟地一两　山茱萸四钱　麦冬一两　生地三钱　桑白皮三钱　甘草一钱　贝母一钱　薏仁五钱　水煎服。

连服十剂，而痒与痛俱除矣。方中再加肉桂一钱，饥服冷服。实为善后之策，又万举而万全也。

盖从前多用微寒之药，恐致脾胃受伤，加入肉桂以补火，则水得火而无冰冻之忧，土得火而有生发之乐，下焦热而上焦自寒也。

此症先用白薇汤十剂，后可用溉喉汤三十剂，亦能奏功。

白薇汤：

白薇二钱 麦冬三钱 款冬花 桔梗各三分 百部二分 贝母五分 生地三钱 甘草三分 水煎汤，漱口服。日服一剂，服十剂虫死。

溉喉汤：

熟地二两 麦冬一两 甘草一钱 白薇五分 水煎服。服一月全愈。

121. 人有生长膏粱，素耽饮酒，劳心过度，致咽喉臭痛，人以为肺气之伤，谁知是心火太盛，移热于肺乎。夫饮酒伤胃，胃气薰蒸，宜乎肺气之热矣，然而胃火薰肺，而胃土实生肺也。故饮酒尚不伤肺，惟劳心过度，则火起于心，而肺乃受刑矣。况胃火助之，则火性炎上，而咽喉乃成燔烧之路，自然唾涕稠粘，口舌干燥，气腥而臭，而痛症乃成矣。盖心主五臭，入肺而腥臭，又何疑乎。［批］克肺之理火助。方用**解腥丹：**

甘草二钱 桔梗二钱 麦冬五钱 桑白皮三钱 枯芩一钱 天门冬三钱 生地三钱 贝母五分 丹皮三钱 水煎服。

连服二剂而痛止，再服四剂而臭除。此方治肺而兼治心，治心而兼治胃者也。因膏粱之人，其心肺之气血原虚，不滋益二经之气血，而但泻其火，则胃中之气血必伤，反增其火热之焰矣。今补肺以凉肺，补心以凉心，补胃以清胃，而火自退舍，不止咽喉之痛，而痛自定也。

此症用**息炎汤**亦可。

黄连 甘草 黄芩各一钱 麦冬五钱 天冬 生地 玄参各三钱 紫菀 天花粉 石膏各二钱 竹叶三十片 陈皮三分 水煎服。

四剂愈。

122. 人有咽喉肿痛，食不得下，身发寒热，头疼且重，大便不通，人以为热也，谁知是感寒而成者乎。然而人不敢信为寒也，论理用逍遥散，散其寒邪，而咽喉之痛即解。虽然人不敢信为寒，以用祛寒之药，独不可外治以辨其寒乎。［批］感寒无。法用：

木通一两　葱十条　煎汤浴于火室中。

如是热病，身必有汗，而咽喉之痛不减也。倘是感寒，虽汤火大热，淋洗甚久，断然无汗，乃进逍遥散，必然得汗，而咽喉之痛立除。此法辨寒热最确，不特拘之以治感寒之喉痛也。

此症用**紫白饮**亦妙。

紫苏　茯苓各三钱　半夏一钱　陈皮五分　甘草一钱　白术二钱

水煎服。一剂即愈。

牙齿痛门六则

123. 人有牙齿痛甚不可忍，涕泪俱出者，此乃脏腑之火旺，上行于牙齿而作痛也。治法不泻其火则不能取效。然火实不同，有虚火，有实火。大约虚火动于脏，实火起于腑。而实火之中，有心包之火，有胃火；虚火之中有肝火，有脾火，有肺火，有肾火。同一齿痛，何以别之？不知各经在齿牙之间，各有部位也。两门牙上下四齿，同属心包也；门牙旁上下四齿，属肝也；再上下四牙，乃胃也；再上下四牙，乃脾也；再上下四牙，乃肺也；再上下之牙，乃肾也。大牙亦属肾，肾经有三牙齿，多者贵。治病不论多寡，总以前数分治之多验。火既有如许之多，而治火之法，宜分经以治之矣。虽然，吾实有统治火之法，方用**治牙仙丹**：

玄参一两　生地一两　水煎服。

无论诸火，服之均效。察其为心包之火，加黄连五分；察其为肝经之火，加炒栀子二钱；察其为胃经之火，加石膏五钱；察其为脾经之火，加知母一钱；察其为肺经之火，加黄芩一钱；察其为肾经之火，加熟地一两。饮一剂而火轻，再剂而火散，四剂而平复如故矣。［批］分经加药，不可不知。

夫火既有虚实不同，何以一方而均治？不知火之有余，无非水之不足也。我滋其阴，则阴阳之火，无不相戢矣。况玄参尤能泻浮游之火，生地亦能止无根之焰，二味又泻中有补，故虚实咸宜，实治法之巧，而得其要者也。况又能辨各经之火，而加入各经之药，有不取效如神乎。或曰：火生于风，牙齿之疼，未有不兼风者，治火而不治风，恐非妙法。不知火旺则生风，未闻风大而生火，人身苟感风邪，则身必发热，断无风止人牙而独痛之理。况火病而用风药，反增其火热之势，是止痛而愈添其痛矣。或疑膀胱有火，肝经有火，心经有火，大小肠、三焦俱有火，何俱遗之而不言，不知脏病则腑亦病，腑病则脏亦病，治脏不必治腑，泻腑不必又泻脏，况膀胱、心与三焦、大小肠俱不入于齿牙，故略而不谈也。

此症外治亦可，用**毕芫汤**。

荜拨 芫花各二钱 水一碗，煎半盏，漱口即止痛。

内治用**沙豆汤**亦妙。

沙参一两 荆芥 丹皮各三钱 山豆根一钱 水煎服。二剂即愈。

124. 人有多食肥甘，齿牙破损而作痛，如行来行去者，乃虫痛也。夫齿乃骨之余，其中最坚，何能藏虫乎？不知过食肥甘，则热气在胃，胃火日冲于口齿之间，而湿气乘之，湿热相搏而不散，乃虫生于牙矣。初则止生一二虫，久则蕃衍而多，于是蚀损其齿，遂致堕落。一齿既朽，又蚀余齿，往往有终身之苦者。此等之痛，必须外治，若用内治之药，未必杀虫，而脏腑先受伤矣。［批］虫痛宜外治，不宜内治。方用**五灵至圣散**：

五灵脂三钱，研绝细末 白薇三钱 细辛五分 骨碎补五分 各研为细末。先用滚水含漱齿至净，然后用前药末五分，滚水调如稀糊，含漱齿半日，至气急吐出，如是者三次，痛止而虫亦死矣，断不再发。

盖齿痛原因虫也，五灵脂、白薇最杀虫于无形，加入细辛以散火，骨碎补以透骨，引五灵脂、白薇直进于骨内，则虫无可藏，尽行巢杀，虫死而痛自止也。

此症用**破颜丹**亦可外治，甚效。

丹砂三分　麝香半分　冰片一分　雄黄一钱　为细末，将末搽于痛处，口吐涎而痛立止。

内治亦可用**安宁饮**。

玄参　生地　麦冬各五钱　白薇一钱　骨碎补五钱　天门冬三钱　水煎服。三剂亦愈。

125. 人有牙痛日久，上下牙床尽腐烂者，至饮食不能用，日夜呼号，此乃胃火独盛，有升无降之故也。人身之火，惟胃最烈，火既升于齿牙，而齿牙非藏火之地，于是焚烧于两颊，而牙床红肿，久则腐烂矣。似乎亦可用治牙仙丹加石膏以治之，然而其火蕴结，可用前方，以消弭于无形。今既已溃破腐烂，则前方又不可用，以其有形难于补救也。［批］火牙之痛，必须降火，然纯用降火之药，则火反不肯降也。远公言是。方用**竹叶石膏汤加减**：

石膏五钱　知母二钱　半夏二钱　茯苓三钱　麦冬三钱　竹叶二百片　葛根三钱　青蒿五钱　水煎服。

连服四剂，而火退肿消矣。然后再用治牙仙丹，以收功也。石膏汤以泻胃火，用之足矣，何加入葛根、青蒿也？不知石膏但能降而不能升，增入二味，则能引石膏至于齿牙以逐其火。而葛根、青蒿尤能退胃中之阴火，所以同用之以出奇，阴阳之火尽散，齿牙之痛顿除，何腐烂之不渐消哉。

此症可用**石母降炎汤**。

石膏 茯苓 荆芥炒黑，各三钱 知母一钱 麦冬一两 玄参一两 甘草一钱 升麻五分 天花粉三钱 水煎服。四剂全愈。

126. 人有牙齿疼痛，至夜而甚，呻吟不卧者，此肾火上冲之故也。然肾火乃虚火，非实火也，若作火盛治之，多不能胜，即作虚火治之，亦时而效时而不效。盖火盛当作火衰，有余当认作不足，乃下虚寒，而上现假热也。人身肾中不寒，则龙雷之火下安于肾宫，惟其下寒之甚，而水又无多，于是上冲于咽喉，而齿牙受之。正如龙雷之火，至冬则地下温暖而龙雷皆蛰，春气发动，则地底寒冷而不可蛰，乃随阳气上升矣。至于夜分，尤肾水主事，水不能养火，而火自游行于外，仍至齿而作祟。譬如家寒难以栖处，必居子舍而作威，而子又贫乏，自然触动其怒气矣。治法急大补其肾中之水，而益以补火之味，引火归源，则火有水以养之，自然快乐，而不至于上越矣。方用**八味地黄汤加骨碎补**治之，一剂而痛止，再剂而痛不发也。

盖六味地黄汤补其肾水，桂附引火以归于命门，但补水引火之药，不先入齿中，则痛之根不能除，所以必用骨碎补以透入齿骨之中，而后直达于命门之内，此拔本塞源之妙法耳。

此症亦可用**制火汤**。

熟地二两 生地一两 玄参五钱 肉桂三分 骨碎补一钱 车前子二钱 水煎服。二剂即止痛。

127. 人有上下齿牙疼痛难忍，闭口少轻，开口更重，人以为阳明之胃火也，谁知是风闭于阳明、太阳二经之间乎。此病得之饮酒之后，开口向风而卧，风入于齿牙之中，留而不出，初小疼而后大痛也。论理去其风宜愈，而风药必耗人元气，因虚以入风，又耗其气，则气愈虚，风邪即欺正气之怯而不肯出，疼终难止也。古人有用灸法甚神，灸其肩尖微近骨后缝中，小举臂取之，当骨解陷中，灸五壮即差。但灸后，项必大痛，良久乃定，而齿疼永不发也。然而人往往有畏灸者，可用**散风定痛汤**治之。

[批] 灸法固神，而汤剂亦妙。

白芷三分 石膏二钱 升麻三分 梧桐泪[1]一钱 当归三钱 生地五钱 麦冬五钱 干葛一钱 天花粉二钱 细辛一钱 水煎服。一剂轻，二剂即愈，不必三剂也。此方补药重于风药，正以风得补而易散也。

此症可用**宣扬散**。

柴胡五分 白芍五钱 甘草 白芷 干葛 细辛各一钱 青蒿三钱 天花粉三钱 石膏二钱 水煎服。二剂愈。

128. 人有上下齿痛甚，口吸凉风则暂止，闭口则复作，人以为阳明之火盛也，谁知是湿热壅于上下之齿而不散乎。夫湿在下易散，而湿在上难祛，盖治湿不外利小便也。水湿下行其势顺，水湿上散其势逆，且湿从下受易于行，湿从上感难于散，故湿热感于齿牙之间，散之尤难。以饮食之水，皆从口入，必经齿牙，不已湿而重湿乎。湿重不散，而火且更重矣，所以经年累月而痛，不能止也。治法必须上祛其湿热，又不可单利小便，当佐之以风药，则湿得风而燥，热得风而凉，湿热一解，而齿痛自愈矣。方用**上下两疏汤**：

茯苓五钱 白术三钱 泽泻二钱 薏仁五钱 防风五分 白芷三分 升麻三分 荆芥二钱 梧桐泪五分 甘草一钱 水煎服。

四剂而湿热尽解，而风亦尽散也。盖茯苓、白术、泽泻、薏仁原是上下分水之神药，又得防风、白芷、升麻、荆芥风药以祛风。夫风能散湿，兼能散火，风火既散，则湿邪无党，安能独留于牙齿之间耶。仍恐邪难竟去，故加入甘草、梧桐泪引入齿缝之中，使湿无些须之留，又何痛之不止耶。况甘草缓以和之，自不至相杂而相犯也。

---

〔1〕梧桐泪：职本同。人卫本据《证类本草》卷十三改作“胡桐泪”，下同。

口舌门二则

129. 有妇人产子，舌出不能收，人以为舌胀也，谁知是难产心惊之故乎。夫舌乃心之苗，心气安而舌安，心气病而舌病。产子而胞胎已破，子不能产，欲顾子而母命恐亡，欲全母而子命难保，其心中惊恐，自必异于常时，心气既动，心火必不宁矣。胎胞之系，原通于心，用力产子，而心为之惧，故子下而舌亦出也。舌出不收，心气过升之故，治法必须降气为主。古人有以恐胜之者，然舌出由于心惊，复因惊以增其恐，吾恐愈伤心气矣，虽舌骤收，未必不随收而随出也。故降气必须补心，而不可增其恐。方用**助气镇心丹**：

人参三钱 茯神二钱 菖蒲五分 朱砂一钱，不可火制 五味子一钱 水煎含漱，久之然后咽下。

一剂即收，二剂全愈。此方用朱砂以镇心，又得人参以生气，气旺则火自归心，火归而焰息，舌亦随焰而自收矣，何必增其恐惧，而气始下哉。

此症亦可用**敛舌神丹**。

人参一两 五味子一钱 麦冬二钱 附子一片 菖蒲 良姜各三分 水煎含漱咽下，一剂即收。

130. 人有舌下牵强，手大指、次指不仁，两臂麻木，或大便闭结，或皮肤赤晕，人以为风热之病也，谁知是恼怒所致，因郁而成者乎。夫舌本属阳明胃经之土，而大肠之脉，散居舌下，舌下牵强，是阳明胃与大肠之病也。然非无因而至，因肝气不伸，木克胃土，则土虚而不能化食，遂失养于臂指经络之间，而麻木不仁之症生。臂指经络失养，何能外润于皮肤乎，此赤晕之所以起也。胃土受肝木之克，则胃气大燥，无血以资大肠，因热以生风，肠中秘结，益失其传导之职矣。治法必须通大肠而健胃，又必平肝以补血。方用**八珍汤加减**治之。［批］此等症因郁而成者，宜用逍遥散。今用八珍汤者，加柴胡犹之舒郁。

人参一钱　当归五钱　白芍五钱　柴胡一钱　陈皮五分　甘草一钱　槐角一钱　白术一钱　熟地五钱　半夏五分　茯苓一钱　水煎服。

二剂轻，四剂又轻，十剂全愈。八珍汤补气补血之方也，加入柴胡以舒肝，增入槐角以清火，肝之郁解，而胃之气自旺，胃气旺，而转输自畅矣。

此症用**颐养汤**亦妙。

当归一两　香附　茯神　丹皮　玄参各三钱　柏子仁　沙参　黄芩各二钱　远志五分　麦冬五钱　甘草一钱　水煎服。四剂愈。

鼻渊门三则

131. 人有无端鼻流清水者，久则流涕，又久则流黄浊之物，如脓如髓，腥臭不堪闻者，流至十年，而人死矣。此病得之饮酒太过，临风而卧，风入胆中，胆之酒毒，不能外泄，遂移其热于脑中。夫脑之窍通于鼻，而胆之气，何以通于脑，而酒之气何以入于胆耶？凡善饮酒者，胆气自旺，且多叫号，故酒先入胆，而胆不胜酒，即不及化酒，而火毒存于其中矣。夫胆属木，最恶者寒风也，外寒相侵，则内热愈甚。胆属阳，而头亦属阳，胆移热而上走于头，脑在头之中，头无可藏热之处，故遇穴而即入。况胆与脑原是相通，脑之穴大过于胆，遂乐于相安居之，而不肯还入于胆矣。迨居脑既久，而动极思迁，又寻窍而出，乃顺趋于鼻矣。火毒浅而涕清，火毒深而涕浊，愈久愈流而愈重，后则涕无可流，并脑髓而尽出，欲不死而不可得矣。治法治其脑可也。然治其脑，必仍治其胆者，探源之治也。［批］胆能渗酒，喻嘉言曾言之，然未尝论及鼻渊之症。方用**取渊汤**：

辛夷二钱　当归二两　柴胡一钱　炒栀子三钱　玄参一两　贝母

一钱 水煎服。

一剂涕减，再剂涕又减，三剂病全愈。盖辛夷最能入胆，引当归以补脑之气，引玄参以解脑之火，加柴胡、栀子以舒胆中之郁热，则胆不来助火，而自受补气之益也。然不去止鼻中之涕者，清脑中之火，益脑中之气，正所以止之也。盖鼻中原无涕，遏抑上游出涕之源，何必截下流之水乎。此治法之神耳。或疑当归过于多用，不知脑髓尽出，不大补则脑之气不生。辛夷耗散之物，非可常用也，故乘其引导，大用当归以补脑添精，不必日后之再用。倘后日减去辛夷，即重用当归无益矣。此用药先后之机，又不可不识也。人疑当归之不可多用者，不过嫌其性滑，有妨于脾耳，谁知脑髓直流之人，必髓不能化精者也。精不能化，则精必少，精少则不能分布于大肠，必有干燥之苦，然则用当归以润之，正其所喜，何虑之有。

此症用**探渊丹**亦能奏功。

辛夷一钱 当归五钱 麦冬二两 茯苓三钱 黄芩二钱 白芍一两 天花粉三钱 生地五钱 桔梗二钱 水煎服。四剂全愈。

132. 人有鼻流清涕，经年不愈，是肺气虚寒，非脑漏也。夫脑漏即鼻渊也，原有寒热二症，不止胆热而成之也。然同是鼻渊，而寒热何以分乎？盖涕臭者热也，涕清而不臭者寒也。热属实热，寒属虚寒。兹但流清涕而不腥臭，正虚寒之病也。热症宜用清凉之药，寒症宜用温和之剂。倘概用散而不用补，则损伤肺气，而肺金益寒，愈流清涕矣。方用**温肺止流丹**：

诃子一钱 甘草一钱 桔梗三钱 石首鱼脑骨五钱，煅过存性为末 荆芥五分 细辛五分 人参五分 水煎调服。

一剂即止流矣，不必再服也。此方气味温和，自能暖肺，而性又带散，更能祛邪，故奏功如神。或谓石首脑骨，古人以治内热之鼻渊，是为寒物，何用之以治寒症之鼻渊耶？不知鼻渊实有寒热二症，而石首脑骨寒热二症皆能治之。但热症之涕通于脑，寒症之涕出于肺，我用群药，皆入肺之药也，无非温和之味，肺既寒凉，得温和而自解，复得石首脑骨佐之，以截脑中之路，则脑气不下陷，而肺气更闭矣。所以一剂而止流也。

133. 人有鼻塞不通，浊涕稠粘，已经数年，皆以为鼻渊而火结于脑也，谁知是肺经郁火不宣，有似于鼻渊，而非鼻渊乎。夫郁病五脏皆有，不独肝木一经之能郁也。《内经》曰：诸气膹郁，皆属于肺。肺气郁则气不通，而鼻乃肺经之门户，故肺气不通，而鼻之气亦不通也。《难经》曰：肺热甚则出涕。肺本清虚之府，最恶者热也，肺热则肺气必粗，而肺中之液，必上沸而结为涕，热甚则涕黄，热极则涕浊，败浊之物，岂容于清虚之府，自必从鼻之门户而出矣。方用**逍遥散**加味治之。

柴胡二钱　当归三钱　白术二钱　陈皮五分　甘草一钱　黄芩一钱　茯苓二钱　白芍三钱　白芷一钱　桔梗三钱　半夏一钱　水煎服。

一剂轻，二剂又轻，连服八剂全愈。此方治肝木之郁者也，何以治肺郁而亦效？不知逍遥散善治五郁，非独治肝经一部之郁已也。况佐之桔梗，散肺之邪，加之黄芩泻肺之热，且引群药直入肺经，何郁之不宣乎。故壅塞通，稠浊化也。

此症用**宣肺散**亦佳。

柴胡　黄芩　紫菀各二钱　白芍一两　当归　麦冬各五钱　茯苓　白芥子各三钱　甘草　款冬花各一钱　紫苏一钱　辛夷五分　水煎服。四剂愈。

耳痛门附耳聋七则

134. 人有双耳忽然肿痛，内流清水，久则变为脓血者，身发寒热，耳内如沸汤之响，或如蝉鸣，此少阳胆气不舒，而风邪乘之，火不得散，故生此病。法宜舒发胆气，而佐之祛风泻火之药则愈矣。然有治之而不效者何也？盖胆受风火之邪，烁干胆汁，徒用祛风泻火之汤，则胆汁愈干，胆火益炽，火借风威，愈肆焚烧，而耳病转甚矣。方用**润胆汤**：

白芍一两 当归一两 柴胡一钱 炒栀子二钱 玄参一两 天花粉三钱 菖蒲八分 水煎服。

一剂而痛轻，二剂而肿消，三剂而脓血止，四剂而寒热尽除，十剂而全痊也。归、芍不特入胆，而且入肝也，胆病肝必病，平肝则胆亦平也。柴胡、栀子亦是舒肝之药，舒肝正所以舒胆，肝血自旺，而胆汁有不濡润者乎。邪风邪火，已有不治自散之机，乃加天花粉之逐痰，而风火无党。用菖蒲通耳中之窍，引玄参以退浮游之焰，自然风火渐祛，上焦清凉，而耳病随愈也。

此症用**止鸣丹**亦效。

白芍五钱 柴胡二钱 炒栀子三钱 生地三钱 麦冬三钱 菖蒲五分 茯苓三钱 半夏五分 水煎服。数剂即愈。

135. 人有耳如针之触而生痛者，并无水生，止有声沸，皆云火邪作祟，不知乃肾水之耗也。夫肾开窍于耳，肾气不足则耳闭。然耳闭之前，必痛而后闭，何也？盖肾火冲之也，火冲而不得出，则火之路塞而不通，于是火不再走于耳而成聋矣。但火既上冲于耳，而火之路何以致塞？盖火邪上冲耳窍之内，如有物塞之状，故此等之病，必须速治，否则成聋而难治矣。［批］老人耳聋，多是虚火作祟。补水之法，实治聋之法也。方用**益水平火汤**：

熟地一两 生地一两 麦冬一两 玄参一两 菖蒲一钱 水煎服。

一剂而痛止，二剂而响息，三剂而全愈，而耳不再聋也。四味乃补水之药，又能于水中泻火，且不损伤肾气，则肾火自降。菖蒲引肾气而上通，火得路而上达，又何有阻抑之虞乎。此等之病，老人最多。老人耳聋，虽高寿之徵，似可不必施治。不知已成之聋不必治，未成之聋正不可不治也。此方治聋者尚有奇功，矧治未聋之耳，有不取效者哉。

此症亦可用**息沸汤**。

熟地二两 山茱萸一两 麦冬五钱 北五味十粒 菖蒲一钱 远志五分 丹参三钱 水煎服。十剂愈。

136. 人有耳痛之后，虽愈而耳鸣如故者，人以为风火犹在耳也，仍用祛风散火之药，而鸣且更甚，然以手按其耳，则其鸣少息，此乃阳虚而气闭也。法宜补阳气为主，而兼理其肝肾之虚，方用**发阳通阴汤**治之。［批］阳虚耳聋，亦宜补阴，才是万全治法。

人参二钱 茯苓三钱 白术二钱 黄芪三钱 肉桂五分 熟地五钱 当归二钱 白芍三钱 柴胡一钱 甘草五分 白芥子二钱 荆芥炒黑，一钱 水煎服。

一剂轻，二剂愈，不必三剂也。此方即十全大补之变方也，治气血之虚者，实有相宜，兹何治阳虚而亦宜也。不知阳虚而阴未有不俱虚者，倘单补阳虚以助其阳，恐阳旺阴衰，转动其火，不若兼补其阴，则阴足以制阳，阴阳相济而彼此气通，蝉鸣之声顿除也。

此症可用**开闭丹**。

黄芪一两 当归五钱 肉桂 甘草五分 菖蒲 远志 柴胡 香附各一钱 天花粉二钱 水煎服。二剂愈。

137. 人有双耳聋闭，雷霆喧呼之声终不相闻，而耳内不痛。此大病之后，或年老人有之，乃肾火内闭而气塞也，最难取效。法当内外兼治，内治必须大补心肾，虽耳属肾，而非心气之相通，则心肾不交，反致阻塞。故必用补肾之药，使肾之液滋于心，即宜用补心之剂，使心之气降于肾，心肾之气既交，自然上升而通于耳矣。［批］补肾以治聋，人易知，补心以治聋，人难识也。按肾为耳窍之主，心为耳窍之客，主客相通，自无闭塞。方用**启窍汤**：

熟地二两 山茱萸一两 麦冬一两 远志三钱 五味子二钱 石

菖蒲一钱　炒枣仁三钱　茯神三钱　柏子仁三钱　水煎服。

一连四服，而耳中必然作响，此欲开聋之兆也。再照前方服十剂。而外用：

龙骨一分　雄鼠胆汁一枚　麝香一厘　冰片三厘　研绝细末为丸，分作三丸，绵裹塞之，不可取出，一昼夜即通矣，神效之极。

耳通后，仍用前汤再服，一月后用大剂六味丸，以为善后之计，否则恐不能久聪也。

此症用**通耳汤**亦妙。

熟地三两　麦冬一两　炒枣仁　茯神　玄参各五钱　菖蒲一钱　柏子仁　炒黑荆芥各三钱　水煎服。十剂自通。

138. 人有平居无事，忽然耳闻风雨之声，或如鼓角之响，人以为肾火之盛也，谁知是心火之亢极乎。凡人心肾两交，始能上下清宁，以司视听。肾不交心，与心不交肾，皆能使听闻之乱。然而肾欲上交于心，与心欲下交于肾，必彼此能受，始庆相安。倘肾火大旺，则心畏肾炎，而不敢下交；心火过盛，则肾畏心焰，而不敢上交矣。二者均能使两耳之鸣，但心不交肾，耳鸣轻，肾不交心，耳鸣重。今如闻风雨鼓角者，鸣之重也。治法欲肾气复归于心，必须使心气仍归于肾。方用**两归汤**：

麦冬一两　黄连二钱　生枣仁五钱　熟地一两　丹参三钱　茯神三钱　水煎服。

二剂而鸣止，四剂不再发。此方凉心之剂也。心既清凉，则肾不畏心热，而乐与来归，原不必两相引而始合也。况方中全是益心滋肾之品，不特心无过燥之虞，而且肾有滋润之乐，自不啻如夫妇同心，有鱼水之欢，而无乖离之戚〔1〕，又何至喧阗〔2〕于一室哉。

---

〔1〕 乖离之戚：背离之患也。

〔2〕 阗：音田。盛满也。

此症可用**定喧汤**。

玄参三两　生地一两　贝母二钱　水煎服。一剂即止鸣。

139. 人有不交感而两耳无恙，一交接妇女，耳中作痛，或痒发不已，或流臭水，以凉物投之则快甚，人以为肾火之盛，谁知是肾火之虚乎。夫肾中之火，乃龙雷之火也，火旺则难动而易息，火衰则易动而难息，其故何哉？盖火旺者水旺也，火衰者水衰也。水衰则不能制火，而火易动，水衰则不能养火，而火难息耳。故补水必须补火，补火而水乃生，亦补火必须补水，补水而火乃盛，二者原两相制而相成也。肾开窍于耳，肾之水虚，则肾之火亦虚矣。耳之痒痛，作于交感之后，正显其肾中水火之虚也。治法必须补肾中之火，而火不可独补，必须于水中补之。方用**加减八味汤**：

熟地一两　山茱萸五钱　丹皮五钱　泽泻二钱　茯苓三钱　山药五钱　麦冬五钱　北五味一钱　肉桂二钱　水煎服。

一剂而痛轻，再剂而痛止，三剂痒亦止，四剂而水不出也，十剂全愈。此方补火而亦补水，而补水多于补火者，以火不可过旺也。水旺于火，而火有安宁之乐，火引于水之中，水资于火之内，则火不至易动而难息，又何致上腾于耳门，作痛作痒而出水哉。

此症用**补阴制火汤**亦妙。

熟地二两　山茱萸　芡实各一两　肉桂一钱　水煎服。十剂全愈。

140. 妇人有因怒发热，经来之时，两耳出脓，两太阳作痛，乳房胀闷，寒热往来，小便不利，脐下满筑，此是肝气之逆，火盛血亏也。夫肾虽开窍于耳，耳病宜责之肾，然而肝为肾之子，肾气既通于耳，则肝之气，未尝不可相通者，子随母之象也。况肝藏血，怒则血不能藏矣。经来之时，宜血随经而下行，不宜藏于经络，而作痛满胀闷也。不知肝喜疏泄，怒则气逆而上奔，气既上逆，而血又何肯顺行于下而为经乎，势必散走于经络，而不得泄，则火随郁勃之气而上两耳之间，乃化为脓水，而流出于肾母之窍矣。太阳者，膀胱之位也，肾与膀胱为表里，肝走肾之窍，独不可走膀胱之路乎。小便不利，正肝气之乘膀胱也。肾之气通于腰脐，脐下满筑者，正肝气之乘肾也。至于乳房胀闷，尤肝逆之明验，以两胁属肝之部位，而乳房乃两胁之际也。治法宜舒肝气而使之顺，不必治耳，而耳自愈也。方用加味**消遥散**：

白芍一两　柴胡二钱　当归一两　甘草一钱　陈皮一钱　茯神三钱　白术五钱　炒栀子一钱　天花粉二钱　枳壳五分　丹皮三钱　水煎服。

二剂而诸症皆痊。此方乃平肝之圣药，亦解怒之神剂也。补血而又无阻滞之忧，退火而更鲜寒凉之惧，不必治肾而治肾已包于其中，不必通膀胱而通膀胱已统乎其内，变通之法，何往往弃之而不用耶。

此症用**莫愁汤**亦神。

白芍　生地各五钱　当归一两　炒栀子　天花粉　香附各二钱　苍术各一钱　炒荆芥三钱　枳壳五分　水煎服。一剂轻，二剂愈。

目痛门十四则

141. 人有目痛如刺触，两角多眵，羞明畏日，两胞浮肿，泪湿不已。此肝木风火作祟，而脾胃之气，不能升腾故耳。人生后天，以脾胃为主，脾胃一受肝木之制，则土气遏抑，津液干涸，于是木无所养而干枯，风又袭之，则木更加燥。眼目肝之窍也，肝中无非风火之气，而目欲清凉得乎。惟是肝经既燥，而目偏生泪，何哉？盖肾气救之耳。肝为肾之子，肝子为风火之邪所困，燃眉之祸，必求救于肾母，而肾痛其子，必以水济之，然而风火未除，所济之水与风火相战，肾欲养木而不能，肝欲得水而不敢，于是目不得水之益，而反得水之损矣。然而水终为木之所喜，而火终为木之所畏，日为阳火，灯为阴火，故两忌之。治法自当以祛风灭火为先，然而徒治风火而不用和解之法，则风不易散，而火不易息也。方用**息氛汤**：

柴胡二钱　当归三钱　白芍三钱　天花粉二钱　白蒺藜三钱　蔓荆子一钱　甘菊花三钱　草决明一钱　炒栀子三钱　白茯苓三钱　水煎服。

二剂而火退，再服二剂而羞明畏日之症除，再服二剂，诸症尽愈也。此方泻肝木之风火，而又善调脾胃之气，更佐之治目退翳之品，真和解得宜也。

此症**柴荆饮**亦妙。

柴胡　薄荷　荆芥　甘菊各一钱　甘草三分　茯苓三钱　白芍四钱　白蒺藜　草决明　炒栀子各二钱　密蒙花　半夏各五分　水煎服。四剂愈。

142. 人有目痛既久，终年累岁而红赤不除，致生胬肉攀睛，拳毛倒睫者，乃误治之故也。大凡目疾初痛，则为邪盛；目疾久痛，则为正虚。正虚而误以邪盛之法治之，则变为此症矣。世人不悟，动以外治，不知内病未痊，而用外治之劫药，鲜不受其害者。我今特传一方，凡有胬肉攀睛，拳毛倒睫者，服之无不渐愈，但不能取效神速也。盖眼既经误治而成斯病，其由来者非一日，用药何能责其近功乎。[批] 外治有失，内治无失而有益也。方名**磨翳丹**：

葳蕤一斤　甘菊花一斤　当归一斤　白芍一斤　陈皮二两　柴胡三两　同州蒺藜一斤　白芥子四两　茯神半斤　各为末，蜜为丸。每日早晚白滚水送下各五钱。

服一料全愈。此方用攻于补之中，不治风而风息，不治火而火亡，不治胬肉而胬肉自消，不去拳毛而拳毛自去，万勿视为平平无奇，而不知奇寓于平之中也。

此症用**加减逍遥散**亦佳。

白芍　当归各一两　甘草　白蒺藜　蕤仁各一钱　陈皮五分　茯苓三钱　甘菊三钱　柴胡　半夏各三分　水煎服。三月愈。

143. 人有目痛后迎风流泪，至夜则目暗不明，一见灯光，两目干涩，此乃少年时斫丧元阳，又加时眼，不守色戒，以致伤损大眦，故眦孔不闭，风寒透入其孔，内气即虚，外邪难杜，故尔出泪也。夫泪生于心，大眦正心之窍也。伤心则泪出，伤大眦而亦泪出者，正见内外之关切，伤大眦即伤心也。然则欲止大眦之泪，安可不急补其心乎。而徒补心，亦正无益，必须兼肾与肝而治之，使肾水生肝木，而肝木更能补心也。方用**固根汤：**

葳蕤一两　当归五钱　白芍五钱　熟地一两　麦冬五钱　甘菊三钱　菖蒲三分　柴胡五分　水煎服。

连服四剂，即不畏风；再服四剂，见风不流泪矣；再服十剂全愈。盖葳蕤最善止泪，加之当归、白芍以补肝，熟地以滋肾，益之麦冬以补心，佐之甘菊、菖蒲、柴胡以舒其风火，而引诸经之药塞其泪窍，此固其根本而末症自愈也。

此症用**养目汤**亦效。

当归　熟地　葳蕤　白芍各五钱　山萸　茯苓　麦冬　白术　丹皮　枸杞各三钱　巴戟天二钱　柴胡三分　水煎服。十剂全愈。

144. 人有患时眼之后，其目不痛，而色淡红，然羞明恶日，与目痛时无异，此乃内伤之目，人误作实火治之，又加不慎色欲，故尔如此。若再作风火治之，必有失明之悲，必须大补肝肾，使水旺以生肝，木旺以祛风，则目得液以相养，而虚火尽散也。方用**养目汤：**

熟地一两　白芍五钱　麦冬五钱　当归一两　葳蕤五钱　山茱萸四钱　北五味一钱　甘草一钱　甘菊花二钱　柴胡五分　水煎服。

二剂而目明，又二剂而羞明之症痊，更四剂而红色尽除而愈矣。此方大补肾肝，全不去治目正所以治目也。[批] 目痛不治目，谁人能晓。世医每拘执成方，不顾目之虚实，一味以治火为主者，不知坏天下之眼几百万矣。幸治目者，察其虚实，如知其虚，即以此方投之，效应如响，正不必分前后也。然初起即是内伤之目痛，又从何处辨之？日间痛重者阳火也，乃是实症；夜间痛重者阴火也，乃是虚症。虚症即用此方急治之，随手建功，何至变生不测哉。

此症用**还光饮**亦妙。

熟地一两　山茱萸四钱　枸杞　甘菊　同州蒺藜　玄参　麦冬各三钱　葳蕤五钱　肉桂三分　水煎服。十剂全愈。

145. 人有阴火上冲，两目红肿，泪出而不热，羞明而不甚，日出而痛轻，日入而痛重，此非虚症之痛乎？然不在肝而在肾也。肾中无火，下焦寒甚，乃逼其火而上行，浮游于目而目痛也。治法不可泻火，而宜补火，并不可仅补火，而兼宜补水。肾中真寒而火不存，实肾中少水而火无养也。水火原不可两离，补水即宜补火则水不寒，补火即宜补水则火不燥。治阴虚火动之症者，无不当兼治，何独于治目者殊之。方用**八味地黄汤加减：**

熟地一两　山茱萸五钱　山药五钱　茯苓　泽泻　丹皮各三钱　柴胡五分　白芍五钱　甘菊花三钱　肉桂一钱　水煎服。

一剂而阴火归源，目疾顿愈。抑何其治法之神乎？盖阴阳之道，归根最速，吾用六味大滋其肾中之水，加肉桂以温其命门之火，火喜水养，即随水而同归于本营，龙雷安静，而云汉[1]之间火光自散，有不返为青天白日之世界乎。况佐之柴、芍、甘菊，风以吹之，通大泽之气，而雷火更且安然也。

此症用**抑火散**亦效。

熟地　麦冬各一两　北五味　肉桂各一钱　巴戟天　葳蕤各五钱　水煎服。一剂效，二剂全愈。

146. 人有能近视而不能远视者，近视则蝇脚细字辨晰秋毫，

---

〔1〕 云汉：银河的别称。

远视则咫尺之外不辨真假，人以为肝血之不足，谁知是肾火之本微乎。肾火者，先天之火也，是火存于肾水之中。近视之人，既非水之不足，何致火之无余？不知先天之火，天与之也，生来火微，光焰自短。盖眼目之中，不特神水涵之，抑亦神火藏之，故凡光能照远者火也，近视之人，正神火之微耳。神火藏于目中，而发于肾内，治近视之病，必补肾火为主。然而火非水不养，虽近视之人，原有肾水，然能保其后天之斫削乎。水中补火，不易之道也。[批] 近视之人无神光以照远也，神光即命门之火。补火以生光，一定之理。方用**养火助明汤**：

熟地五钱 山茱萸三钱 葳蕤五钱 巴戟天一两 肉桂一钱 麦冬三钱 北五味子三分 枸杞三钱 水煎服。

一月之后，自然渐能远视矣。仍将前药修合丸散，日日吞服，一年之后，远近俱能视也。但服药之时，必须坚忍色欲为妙，否则仅得半之道耳。此方补命门之火，所以助其阳也。虽助阳无非益阴，本无他害，诚恐不善受益者，借阳以作乐，故戒之如此。

此症用**鉴远汤**亦佳。

附子 北五味各一钱 熟地 葳蕤各一两 山茱萸五钱 水煎服。

147. 人有目痛，二瞳子大于黄精，视物无准，以小为大，人以为内热之故也，谁知是气血之虚，而骤用热物火酒以成之者乎。夫五脏六腑之精，皆上注于目，而瞳子尤精之所注也。故精足则瞳子明，精亏则瞳子暗。视物而昧大小者，盖筋骨气血之精而为脉并为系，上属于脑。脑热则瞳子散大，而脑之所以热者，由于多食辛热之物也。火酒者，酒中至热之浆，且其气又主散，脑中之精最恶散而最易散，热而加散，脑气又乌能安然无恙乎？自必随热而随散矣。脑气既热，则难于清凉，更难于静，固欲瞳子之不散大而不可得，又乌能视物有准哉。治法以解热益气为主，而解热必须滋阴，滋阴自易降火，然后于滋降之中佐之酸收之味，始克敛瞳神之散大也。［批］火酒能散脑中之气，散气则髓耗，髓耗则精耗矣。方用**敛瞳丹**：

熟地一两　山茱萸五钱　白芍一两　当归五钱　黄连三钱　五味子一钱　人参三钱　甘草一钱　地骨皮五钱　柴胡五分　柞木枝三钱　陈皮五分　黄柏五分　水煎服。

连服四剂，瞳子渐小，再服四剂，而视物有准矣，服一月全愈。此方凉血于补血之中，泻邪于助正之内，祛酒热于无形，收散精于不觉，实有不知其然而然之妙，较东垣治法为更神也。

此症用**束睛丹**亦效。

熟地　白芍　麦冬各一两　人参五钱　炒栀子　川芎各三钱　北五味一钱　水煎服。十剂全愈。

148. 人有病目数日，而即生翳，由下而上，其翳色作澹绿状，瞳子痛不可当，人以为肝木之风，谁知是肾火乘肺，肺火与肾水相合而不解乎。夫肾主黑色，肺主白色，白与黑相合，必变绿色也。惟是肾为肺子，肺为肾母，二火何以相犯，乃子母之变耳。第子母相犯者，无关轻重，其翳由下而上，是子犯其母，亦缘母之过柔也。天下安有母旺，而子敢犯者乎。是治之之法补母，而子之逆可安矣。虽然子之天性凶逆，亦从旁之人必有导之，始敢安于逆而不顾。肾火之犯肺者，亦经络之多不调也。补肺金以抑肾，乌可不调其经络，以孤肾火之党乎。［批］发明绿色，妙在近理。方用**健母丹**：

麦冬　天冬各一两　生甘草　黄芩各一钱　茯苓　青蒿　白芍　桔梗　丹参各三钱　陈皮三分　天花粉二钱　水煎服。

一剂而绿色退，四剂而目翳散，十剂全愈。此方用二冬以补肺，用甘草、桔梗以散肺之邪，用黄芩以退肺之火，则肺气既旺，而肾火自难侵。况益之茯苓以泻膀胱之火，用青蒿以泻胃脾之热，白芍以平肝胆之气，丹参以清心内之炎，是脏腑无非清凉，而肾脏邪火安能作祟。譬如一家之中，叔伯兄弟尽是正人君子，群来解劝，而忤逆之儿即不愧悔自艾[1]，断不能增添其横，而为犯上之乱矣。

此症用**益肺汤**亦效。

麦冬二两　天门冬五钱　生地　玄参各一两　水煎服。十剂愈。

149. 人有两目无恙，而视物皆倒植，人以为肝气之逆，谁知是肝叶之倒置乎。夫目之系通于肝，而肝之神注于目，肝斜则视斜，肝正则视正，肝直则视直，肝曲则视曲，肝歧则视歧，此理之常也。今视物倒植者，乃肝叶倒而不顺耳。此必因吐而得者。盖吐则五脏反覆，而肝叶开张，壅塞于上焦，不能一时迅转，故肝叶倒而视物亦倒也。治法宜再使之吐。然而一吐已伤五脏，再吐不重伤五脏之气血乎？但不吐而肝叶不易遽转，吾于吐中而仍用和法。方用**安脏汤**：

参芦鞭二两　瓜蒂七个　甘草一两　荆芥三钱　水煎三大碗，顿服之，即用鹅翎扫喉中，必大吐。

吐后而肝叶必顺矣。[批] 此等病正宜用吐。瓜蒂散原是吐药，余加参芦鞭、甘草、荆芥者，于补中以行其吐，即于吐中以安其经络，何至五脏反覆，以重伤其气血哉。此乃吐之变法也，凡虚人而宜用吐法者，皆可照此法治之。

此症用**参芦汤**吐之亦妙。

人参芦四两　煎汤数碗，尽服之，以鹅翎扫喉引吐，吐后即愈。

150. 人有惊悸之后，目张不能瞑，百计使之合眼不可得，人以为心气之弱，谁知是肝胆之气结乎。虽五脏六腑，皆禀受脾土，上贯于目，而目之系实内连肝胆也。肝胆血足而气舒，肝胆血亏而气结，然此犹平居无事之谓也。肝胆逢惊则血缩，肝胆逢悸则血止，血止血缩，而气乃因之而结矣。气结则肝胆之系不能

---

[1] 自艾：自悔也。

上通于目，而目之睫不能下矣。治法必须解其气结，然而不易解也，仍当补其肝胆之血，血旺则气伸，而结乃解也。［批］按：足太阳之筋为目上纲，足阳明之筋为目下纲，热则筋纵目不开。似乎目之开闭，乃足太阳、阳明主之。今目张不瞑，属之肝胆气结，岂前说非欤？不知太阳、阳明一经木气之郁，则目之纲无权，非肝胆为目之纲也。远公真善谈纲。方用**解结舒气汤**：

白芍一两　当归一两　炒枣仁一两　郁李仁三钱　水煎服。一剂而目能瞑矣。

白芍平肝胆之旺，于泻中能补；当归滋肝胆之枯，于补中能散；炒枣仁安心之药，心安则不必取资于肝胆，子安而母更安也。郁李仁善能去肝胆之结，人之于三味之中，尤易入肝而舒滞去郁也，所以一剂奏功耳。

此症用**舒结汤**亦神。

柴胡　荆芥各二钱　白芍一两　甘草　半夏　独活各一钱　炒枣仁四钱　麦冬五钱　水煎服。一剂目瞑而卧。

151. 人有无故忽视物为两人，以为肝气之有余，谁知是脑气之不足乎。盖目之系下通于肝，而上实属于脑，脑气不足，则肝之气应之，肝气大虚不能应脑，于是各分其气以应物，因之见一为两矣。孙真人曰：邪中于头，因逢身之虚其入深，则随目系入于脑，入于脑则转，转则目系急，急则目眩以转。邪中于睛，所中者不相比则睛散，睛散则歧，故见两物。此言尚非定论。治法必须大补其肝气，使肝足以应脑，则肝气足而脑气亦足也。方用**助肝益脑汤**：

白芍二两　当归一两　人参三钱　郁李仁二钱　柴胡五分　天花粉二钱　细辛五分　川芎三钱　甘菊花五钱　薄荷八分　生地五钱　天门冬三钱　甘草一钱　白芷三分　水煎服。

一剂而视物为一矣，二剂全愈。此方全是益肝之药，非益脑之品也。不知补脑必须添精，而添精必须滋肾。然而滋肾以补脑，而肝之气不能遽补，不若直补其肝，而佐之祛邪之药为当。盖脑气不足，而邪得以居之，不祛邪而单补其精于脑气，正无益也，治肝正所以益脑也。

此症亦可用**补瞳神丹**。

当归 白芍各一两 郁李仁 黑荆芥 丹皮各三钱 麦冬 川芎 葳蕤各五钱 细辛五分 水煎服。二剂愈。

152. 人有病目之后，眼前常见禽鸟昆虫之飞走，捉之则无，人以为怪，而不知非怪也，乃肝胆血虚，有痰而闭结之也。夫肝胆属木，木中无血以润之，则木气过燥矣。内燥必取给于外水，然而肝胆喜内水之资，而不喜外水之养，于是外水不变血而变痰。血资肝胆则有益，痰侵肝胆则有损，且血能入于肝胆之中，痰难入于肝胆之内。痰既在外，反壅塞肝胆之窍，而气不能展矣。见禽鸟昆虫之飞走者，皆痰之作祟也。治法益肝胆之血，而兼消其外壅之痰。[批] 肝胆喜内水而恶外水，亦无人道破。方用**四物汤**加味治之。

熟地三钱 白芍五钱 当归一两 川芎二钱 酸枣仁五钱 青葙子三钱 茯神三钱 陈皮一钱 甘草一钱 半夏三钱 白术二钱 水煎服。

四剂目无所见矣。此方用四物汤以滋肝胆，用茯苓、半夏、白术以分消其湿痰。加入枣仁、青葙者，以青葙走目中之系，枣仁去心内之迷，心气清而痰易出，目系明而邪自散也。然但用二味，而不合前药同用，正未能出奇制胜耳。

此症用**向荣汤**亦妙。

当归 白芍 生地各一两 麦冬五钱 白芥子 茯苓各三钱 贝母一钱 柴胡五分 水煎服。十剂全愈。

153. 人有目痛之余，两目白眦尽变为黑，不痛不疼，仍能视物无恙，毛发直如铁条，痴痴如醉，不言不语，人以为血债之症也，谁知是肾邪之乘心乎。夫心属火，肾属水，二经似乎相克，然而心火非肾水不能相养，肾水不上交于心，则心必有烦燥之忧。但肾水仅可相资于心，而不可过侮夫心也。肾气乘心，本欲救心之枯，而肾中倘有邪水，亦挟之以资心，则心受伤矣。心受肾邪，本自死症乃不死，而但现黑色于目者，以肾来救心，而非犯心也。心畏肾邪，而又不敢明彰肾之过，白眦变黑，赤白难分，毛发直竖，非怒极之验乎。痴痴如醉，不言不语，非挟制太甚，无可如何之象乎。治法宜斩关直入，急救心君之垂危，袪荡肾邪，拨乱反正之为得也。方用**转治汤：**

茯苓五钱　人参五钱　附子二钱　五灵脂末二钱　菖蒲一钱　白芥子三钱　白术五钱　良姜一钱　水煎服。

一剂而痴醉醒，二剂而毛发软，三剂而黑眦解，四剂全愈。夫肾中之邪，不过寒湿之气，用辛燥温热之剂，自易袪邪，况佐之夺门之将，辅之引路之人，有不恢复于须臾，定乱于顷刻哉。

此症用**利水益心丹**亦佳。

茯苓　人参　薏仁　巴戟天各五钱　白芥子　肉桂各三钱　白术一两　水煎服。四剂全愈。

154. 人有月经不通，三月忽然眼目红肿，疼痛如刺，人以为血虚而不能养目也，谁知是血壅而目痛乎。夫经水不通，似乎血枯之症，然而血过于盛，则肝气反闭塞而不通。经既不通，则热无可泄，不下行而转壅于上，而肝之窍开于目，乃走肝而目痛矣。此等之痛，肝脉必大而有力，或弦而滑，必非细涩缓无力之状也。治法不可补血以助热，宜通经以泻肝。［批］血壅目痛，惟妇人有之，男子正少。方用**开壅汤：**

红花三钱　当归尾三钱　牛膝二钱　桃仁十四个　柴胡二钱　丹皮三钱　大黄一钱　香附一钱　郁金三钱　天花粉二钱　玄胡索一钱　水煎服。

一剂而经通，再剂而目愈。此方全不治目，但去通经，经通而热散，热散而目安也。

此症可用**泻壅丹**。

当归一两 红花五钱 大黄二钱 生地五钱 荆芥三钱 桃仁十粒 丹皮三钱 炒栀子二钱 水煎服。一剂而血通，二剂而目之肿全消，不必三剂也。

血症门二十一则

155. 人有一时狂吐血者，未有不本之火者也。然血已吐出如倾盆，则火必变为虚火矣。实火可泻，而虚火断不可泻，况血已吐出，无血养身，而又用泻火之药，以重伤其胃气，毋论血不能聚生，而气亦不能遽转，往往有至气脱而死者。治法不可止血，而当活血，尤不可活血，而急当固气。盖气固则已失之血可以渐生，未失之血可以再旺耳。［批］血脱益气虽本于前人，而实火变虚，实出于创说。方用**固气生血汤**：

黄芪一两 当归五钱 荆芥炒黑，二钱 水煎服。

一剂血止，再剂气旺，四剂血各归经，不致再吐矣。此方即补血汤之变，全在荆芥引血归于气分之中，引气生于血分之内，气血之阴阳既交，则水火之阴阳自济，断不至脏腑经络再有拂逆，使血冲击而再呕也。盖有形之血不能速生，无形之气所宜急固，吐血不治血而治气，前人已有言之者，余不必再论也。大约此方，治初起呕狂血者，若吐血既久，尚宜斟酌。

此症用**黄荆汤**亦神。

生地四两 炒黑荆芥三钱 煎服血止。

156. 人有久吐血而未止，或半月一吐，或一月一吐，或三月数吐，或终年频吐，虽未咳嗽，而吐痰不已，委困殊甚，此肾肝之吐也。夫吐血未必皆是肾肝之病，然吐血而多，经岁月未有不作肾肝者。肾肝既伤，则水不能养肝，而肝木必燥，龙雷之火不能安于木中，必下克于脾胃，而脾胃寒虚，龙雷之火，乃逆冲于上，以欺肺金之弱，挟胃中之血，遂火旺而沸腾，随口而出矣。治法必肾、肝、肺三经统补之。方用**三台救命汤**：

熟地半斤　麦冬三两　丹皮二两　水煎二碗，一日服尽，不再吐。

熟地补肾以滋肝，麦冬清肺以制肝，丹皮去肝中浮游之火，又能引上焦之火以下归于肾脏，使血归经也。然非大用之，则火势燎原，何能止抑其炎炎之势，故必用重剂，则滂沱大雨，而遍野炎氛始能熄焰。至于火息血静，用地黄丸调理三年，乃延生之善计，愿人守服以当续命膏也。

此症用**填精止血汤**甚佳

熟地二两　山茱萸四钱　麦冬五钱　北五味子一钱　炒黑荆芥三钱　白芍一两　水煎服。十剂，血不再吐。

157. 人有吐黑血者，虽不至于倾盆，而痰嗽必甚，口渴思饮，此肾经之实火也。盖肾中之火，又挟心包相火并起而上冲耳。然而心包之火可泻，而肾火终不可泻，泻心包之火，必致有伤于肾，吾乃泻其肝，则二经之火不泻而自泻也。肝为心包之母，而肾之子也，母弱而子不能强，子虚而母亦自弱耳。［批］泻肝木以退心包与肾之火，实有见解。方用**两泻汤**：

白芍一两　丹皮一两　地骨皮一两　炒黑栀子三钱　玄参一两　水煎服。

连服二剂，而黑血变为红色矣，再服二剂而咳嗽除，血自止，神效也。夫黑乃北方之色也，黑血宜属肾，而乃兼属之心火者，亦犹火热之极，投于水中，则化为乌薪。心包之火同入于肾中，则火极似水，又何疑乎。今用两泻之汤，虽泻肝木，其实仍是两泻心包与肾经也。火得水而解，血得寒而化，此黑血之所以易变，而吐血之所以易止也。

此症亦可用**三仙散火汤**。

玄参三两　生地二两　白芍一两　水煎服。二剂即止血。

158. 人有感触暑气，一时气不得转，狂呕血块而不止者，此暑邪犯胃也。其症必头痛如破，汗出如雨，口必大渴，发狂乱叫，若作虚症治之，必反增剧，如当归补血汤又不可轻用也。法宜消暑热之气，而佐之下降归经之药，则气不逆，而血自止矣。方用：

青蒿一两　当归五钱　荆芥炒黑，三钱　石膏一两　麦冬五钱　玄参五钱　大黄一钱　水煎服。

一剂而暑气消，口渴止，二剂而血归于经，诸症悉愈，不可再用三剂也。此方名为**解暑止血汤**。青蒿能于解暑之中善退阴火，则阴阳既济，而拂抑之气自除，于是以石膏退胃火，麦冬退肺火，玄参退肾火，荆芥从上焦而引火下行，又得大黄迅逐不再停于胃，又恐血既上越，大肠必然燥结，加入当归之滑，以助其速行之势，故旋转如环，而取效甚捷也。［批］暑犯心而吐血，不用黄连以安心，又是何故？以黄连气燥，以燥治热，恐不遽入，反不若退各经之火而心转安也。

此症亦可用**散暑止血汤**，甚神。

大黄　生地　石膏各三钱。

159. 人有痰中吐血如血丝者，日间则少，夜间则多，咳嗽不已，多不能眠，此乃肾中之火，冲入咽喉，而火不得下归于命门，故火沸为痰而上升，而心火又欺肺金之弱，复来相刑，是水之中，兼有火之气，所以痰中见血丝也。［批］血丝最难止，调理养心为上，服药尚其次也。方用**化丝汤**：

熟地一两　麦冬五钱　贝母一钱　玄参五钱　茯苓三钱　苏子一钱　地骨皮三钱　沙参三钱　荆芥炒黑，一钱　水煎服。

一剂而血丝少，再剂而血丝断矣。此方肺、肾、心三经并治，加之去痰退火之剂，消弭于无形，故能成功之速，倘不用补剂，而唯事于去痰退火，吾恐痰愈多而血愈结也。惟是既愈之后，不可仍服此方，宜服**益阴地黄丸**。方用：

熟地一斤　山药八两　麦冬十两　北五味三两　山茱萸八两　丹皮六两　茯苓六两　地骨皮十两　泽泻四两　蜜为丸，服一年，永不再发。

此症用**还源汤**亦佳。

熟地一两　山茱萸五钱　炒黑荆芥三钱　地骨皮五钱　麦冬三钱　天门冬二钱　甘草　贝母各三分　桔梗五分　水煎服。三十剂愈。

160. 人有久吐血，百计止之而不效者，盖血犯浊道也。夫火不盛与气不逆，则血俱不吐，当知气逆由于火盛，欲治气逆，必须降火。然而火盛既久，则火不能盛，气逆既久，则气更加逆，似乎泻火易而降气难，不知火泻则气亦随之而降矣。但火久则变为虚火，虚火宜引，而引火之药，多是辛热之味，恐反有助逆之虑，不若壮水以镇阳火之为得也。［批］引火不若壮水。愚意于壮水中而用引火之药，未为不可。方用**壮水汤**：

熟地二两　生地一两　荆芥炒黑，二钱　三七根末三钱　水煎服。

一剂而血即止，再剂而血即断，不再发也。熟地与生地同用，补精之中，即寓止血之妙，荆芥引血而归于经络，三七根即随之而断其路径，使其入而不再出也。火得水而消，气得水而降，此中自有至理也。

此症单用三七根末三钱，加入童便一碗，调服即止。

161. 人有大怒吐血，色紫气逆，两胁胀满作痛，此怒气伤血，不能藏而吐也。肝本藏血，逢怒则肝叶开张，血即不能藏矣。肝气本急，怒则更急，急则血自难留，故一涌而出，往往有倾盆而吐者。况肝中原有龙雷之火，因怒而击动其火，于是劈木焚林，而血乃上越矣。血既上涌，肝无血养，自然两胁作痛，轻则胀满矣。治法急宜平其肝气，而少加清凉之品，则怒气一平，而龙雷之火自收，血症可愈。倘一味用止血之药，反足以拂其火热之性也。［批］怒气伤肝，平肝则气平，而血亦止。方用**平肝止血散**：

白芍二两　当归一两　荆芥炒黑，三钱　炒栀子二钱　甘草一钱　丹皮二钱　水煎服。

一剂而肝气平，二剂而吐血止，三剂气不逆，而胀痛尽除也。芍药平肝，而又能益肝中之气血，同当归用之，则生血活血，实有神功。丹皮、栀子不过少凉其血，以清其火，以便荆芥之引经，甘草之缓急也。

此症用**断红饮**亦神效。

白芍　当归各一两　荆芥炒黑，三钱　三七根末三钱　水煎调服。一剂即止血。

162. 人有咯血者，血不骤出，必先咳嗽不已，觉喉下气不能止，必咯出其血而后快，人以为肺气之逆也，谁知是肾气之逆乎。肾气者，肾中之虚火也。虚火之盛，出于真水之衰，不能制火，致火逆冲而上，血遂宜大吐矣，又何必咳而后出，盖肺气阻之也。夫肺为肾之母，肾水者肺之顺子，肾火者肺之骄子也。肺本生肾水，而不生肾火，恶娇子之凌犯也，其骄子因肺母之偏于肾水，乃上犯劫夺肺金之血，而肺又不肯遽予，故两相牵制而咯血也。［批］肾水为肺之顺子，肾火为肺之骄子，亦前人所未道。方用**六味地黄汤**：

熟地一两　山茱萸三钱　山药三钱　麦冬一两　五味子一钱　茯苓　泽泻　丹皮各二钱　水煎服。

连服四剂，血必不咯矣，服一月全愈。用六味汤以大资其肾水，用麦冬、五味以大益其肺金，自足以制火之有余，何至于血之再咯而出哉。此治水所以不须泻火也。

此症用**生熟二地汤**亦妙。

生地　熟地各二两　水煎服。十剂即愈。

163. 人有嗽血者，因咳嗽而出血也。其症多因劳伤而成，耗损肾水，水不能分给于各脏，而又不慎于女色，则水益涸矣。水涸而肺金必来相生，以泄肺金之气，而无如肾水日日之取给也，则子贫而母亦贫矣。夫贫子盗母之资，则母有剥肤之痛。欲求救于胃，而胃又受肝火之凌，则胃不敢生肺。肝木生火，则心火必旺，心火一旺，必来乘肺。肺受外侮，必呼子相援，而肾子水衰，不能制火，火欺水之无用，凌肺愈甚。肺欲避之子宫[1]，而肾子之家，又窘迫干枯，无藏身之地，势不得不仍返于本宫，而咳嗽吐血矣。治法自宜救肺，然而徒救肺，而肾之涸如故，则肺之液仍去顾肾而肺仍伤也。故治肺仍须补肾，肾水足而肝木平，心火息，不必治肺而肺已安矣。方用**救涸汤**：

麦冬二两　熟地二两　地骨皮一两　丹皮一两　白芥子三钱　水煎服。

一剂而嗽轻，二剂而咳轻，连服十剂，咳嗽除而血亦自愈。麦冬与熟地同用，乃肺肾两治之法也，加入地骨、丹皮者，实有微义。盖嗽血必损其阴，阴虚则火旺。然此火旺者，仍是阴火，而非阳火也。我用地骨、丹皮以解骨髓中之内热，则肾中无煎熬之苦，自然不索于肺金，而肺中滋润，自然清肃之气下济于肾内，子母相安，则肾水渐濡，可以养肝木，可以制心火，外侮不侵，家庭乐豫，何至有损耗之失哉。至于白芥子，不过消膜膈之痰，无他深意，以阴虚咳嗽者，吐必有痰，故取其不耗真阴之气也。

此症用**麦冬熟地汤**亦佳。

熟地二两　麦冬一两　水煎服。十剂全愈。

164. 人有鼻中流血，经年经月而不止者，或愈或不愈，此虽较口中吐血者少轻，然而听其流血而不治，与治不得其法，皆能杀人。盖吐血犯胃，衄血犯肺，胃为浊道，肺为清道也。犯浊道，则五脏尽皆反覆；犯清道，则止肺经一脏之逆也。气逆则变症多端，故皆能杀人。治法宜调其肺气之逆，但肺逆成于肺经之

---

〔1〕子宫：肾水之宅也。

火。夫肺属金，本无火也，肺经之火，仍是肾水之火，肺因心火之侵，肾水救母而致干涸，以肾火来助，乃火与火斗，而血遂妄行，从鼻而上越矣。然则调气之法，舍调肾无他法也，而调肾在于补水以制火。[批] 大约血症俱宜顾肾，此治血所以皆宜补而不宜泻也。方用**止衄汤**：

生地一两　麦冬三两　玄参二两　水煎服。

一服即止。麦冬直治其肺金之匮乏，生地、玄参以解其肾中遏抑之火。火退而气自顺，血自归经矣。倘畏此方之重而减轻，则火势炎炎，未易止遏，不能取效也。

此症用**麦冬三七汤**亦神。

麦冬三两　三七根末三钱　水煎调服。二剂即止。

165. 人有耳中出血者，涓涓不绝，流三日不止而人死矣。此病世不尝有，然而实有其症也。耳者，肾之窍也。耳中流血，自是肾虚之病。然而肾虚，血不走胃，不从口出，而偏从耳出者，正有其故，盖心包火引之也。心包之火与命门之火原自相通，二火沸腾，则血不走胃而走耳矣。盖胃为心包之子，胃恐肾火之害心，而兼害胃，故引其火而上走于耳，诸经所过之地，尽卷土而行，故血乃随之而出也。虽耳窍甚细，不比胃口之大，无冲决之虞，而涓涓不绝，岂能久乎？故必须急止之。[批] 耳开窍于肾，耳出血，宜在肾矣，偏于肾之外发出如许，异论。方用**填窍止氛汤**：

麦冬一两　熟地二两　菖蒲一钱　水煎服。一剂而效如响。

用熟地以填补肾经之水，麦冬以息心包之焰，二经之火息，而耳窍不闭，则有孔可钻，虽暂止血，未必不仍然越出也。故用菖蒲，引二味直透于耳中，又引耳中之火，而仍返于心包，火归而耳之窍闭矣。如此用药之神，真有不可思议之妙。[批] 耳衄外治，用龙骨末吹入即止。

此症用**截流汤**亦神效。

熟地二两　生地　麦冬各一两　三七根末三钱　菖蒲一钱　水煎服。一剂即止血。

166. 人有舌上出血不止者，舌必红烂，其裂纹之中，有红痕发现，血从痕中流出，虽不能一时杀人，然而日加顿困，久亦不可救援也。此症乃心火太炎，而肾中之水不来相济。夫心必得水以相养，邪水犯心则死，真水养心则生，故心肾似乎相克，而其实相生也。今肾水不交于心，则欲求肾之养而不可得，乃借资于舌下之廉泉，终日取给其津液，未免舌为之敝而干涸矣。夫廉泉有水能灌注五脏，然而肾水足而廉泉之水亦足，肾水枯而廉泉之水亦枯。譬如江河之水旺，而井水亦满也。今肾水既不济于心之中，何能越心而上升于唇口之上，此廉泉欲自养方寸之舌而不能，何能济心之炎热乎。故泉脉断而井甃裂，亦无济于心而并烂其舌。舌即烂矣，清泉泥泞，必流红水而成血也。治法必大补其心肾，使心肾交济，而舌血不断而自止也。方用**护舌丹**：

丹皮三钱　麦冬三钱　桔梗三钱　甘草一钱　玄参五钱　人参一钱　熟地一两　五味子一钱　黄连三分　肉桂一分　水煎服。

一剂而舌之血即止，连服四剂，而舌之烂亦愈。此方全不治舌，而但交其心肾。心肾交，而心之气下通于肾，宁再求济于舌乎。舌不能耗津于心，则舌得自养，此不治舌正胜于治舌，不止血而正胜于止血耳。

此症用**清心救命丹**亦神效。

玄参　麦冬各一两　甘草一钱　菖蒲三分　茯神　人参　三七根末各三钱　五味子三粒　水煎调服。一剂即止血。

167. 人有齿缝出血者，其血之来，如一线之标，此乃肾火之沸腾也。夫齿属肾，肾热而齿亦热，肾虚而齿亦虚，肾欲出血而齿即出血矣。虽然齿若坚固，则肾即欲出血，无隙可乘，似乎必须治齿，然而徒治齿无益，仍须治肾。盖肾为本，而齿为末也。夫肾火乃龙雷之火，直奔于咽喉，血宜从口而出，何以入于齿耶？盖肾火走任、督之路而上趋于唇齿，无可出之路，乘齿缝有隙而出之。龙雷之火，其性最急，而齿缝之隙细小，不足以畅其所出，故激而标出如线也。方用**六味地黄汤加麦冬、五味、骨碎补**治之。

熟地一两 山药四钱 山茱萸四钱 丹皮五钱 泽泻三钱 茯苓三钱 麦冬五钱 五味子一钱 骨碎补一钱 水煎服。

一剂而血即止也。连服四剂，永不再发。六味地黄汤大补肾中之真水，水足而火自降，火降而血不妄行矣。又虑徒补肾水，而水不易生，用麦冬、五味子以补其肺，从肾之化源而补之也。补肺而水尤易生，加入骨碎补透骨以补其漏，则血欲不止而不可得矣。

此症亦可用**阖缝丹**。

猴姜 人参 北五味 三七根末各一钱 甘草三分 各为细末，擦牙，含漱即止血。止后用六味丸则不再发。

168. 人有脐中流血者，其血不十分多，夹水流出，人亦不十分狼狈。然脐通气海、关元、命门，乌可泄气乎？虽流血非泄气之比，而日日流血，则气亦随之而泄矣。治法自应闭塞脐门，然而不清其源，而徒闭其门，亦徒然也。夫脐之所以出血者，用大小肠之火也，二火齐旺，必两相争斗于肠中，小肠之火欲趋出于大肠，而大肠之火欲升腾于小肠，两不相受，而火乃无依，上下皆不可泄，因脐有隙，乃直攻其隙而出。火出于脐，而血亦随之矣。然则治脐之出血，可不急安其大小肠之火乎。然大小肠之所以动火，以肾经干燥无水以润之也。故治大小肠之火，仍须以治肾为主。方用**两止汤**：

熟地三两 山茱萸一两 麦冬一两 北五味五钱 白术五钱 水煎服。

一剂即止血不流，四剂除根。熟地、山茱以补肾水，麦冬、五味以益肺气；多用五味子，不特生水，而又取其酸而敛之也。

加白术以利腰脐，腰脐利则水火流通，自然大小肠各取给于肾水，而无相争之乱，水足而火息，血不止而自止也。

此症用**障脐汤**亦甚神。

大黄五分 当归 生地各一两 地榆三钱 水煎服。一剂即止血。

169. 人有九窍流血者，其症气息奄奄，欲卧，不欲见日，头晕身困，人以为祟凭之，不知此乃热血妄行，散走于九窍也。视其症若重，然较狂血走一经者反轻，引血归经则血不再流矣。夫人一身之中无非血也，九窍出血，乃由近而远，非尽从脏腑而出。然而治法，仍须治脏腑，而不可止治经络，以脏腑能统摄经络也。方用**当归补血汤**加味治之。

当归五钱 黄芪一两 荆芥炒黑，三钱 人参三钱 白术五钱 生地五钱 水煎服。

一剂即止血，二剂不再流矣。热血妄行，不清火而反补其气，因由于气之虚也。气虚则不能摄血，血得火而妄行，逢窍则钻。今补其气则气旺矣，气旺自能摄血。倘用止抑之法则一窍闭，而众窍安保其尽闭乎。用补血汤，而又行气凉血，未尝无清火之味，焉行不奏功如神哉。[批] 气虚不能摄血，然精虚亦不能藏血，遇意补气更当补精。

此症可用**掩窍丹**。

人参 当归 生地 玄参各一两 炒黑荆芥三钱 甘草一钱 水煎服。一剂即止血，二剂全愈。

170. 人有大便出血者，或粪前而先便，或粪后而始来，人以为粪前来者属大肠之火，粪后来者属小肠之火，其实皆大肠之火也。夫肠中本无血也，因大肠多火，烁干肠中之液，则肠薄而开裂，血得渗入，裂窍在上则血来迟，裂窍在下则血来速，非小肠之能出血也。小肠出血，则人且立死。盖小肠无血，如有血则心伤矣，心伤安能存活乎。故大便出血，统小肠论之，以辨症则可，谓大便之血，以粪后属小肠，则不可也。是治便血之症，宜单治大肠，然而大肠之所以出血，非大肠之故也。肾主大小便，肾水无济于大肠，故火旺而致便血也。［批］一洗从前辨血先后之误。方用**三地汤**：

熟地一两　当归一两　生地一两　地榆三钱　木耳末五钱　水煎调服。

一剂即止血，二剂全愈。精血双补，则肠中自润，既无干燥之苦，自无渗漏之患，况地榆以凉之，木耳以塞之，有不取效之速者乎。

此症用**荸荠熟地汤**亦神。

熟地三两　地栗三两，捣汁，同熟地煎汤服。二剂即止血。

171. 人有小便溺血者，其症痛涩马口，如刀割刺触而难忍，人以为小肠之血也，而不知非也。小肠出血，则人立死，安得痛楚而犹生乎？因人不慎于酒色，欲泄不泄，受惊而成之者。精本欲泄，因惊而缩，入则精已离宫，不能仍反于肾中，而小肠又因受惊，不得直泄其水，则水积而火生，于是热极而煎熬，将所留之精化血而出于小便之外，其实乃肾经之精，而非小便之血也。治法宜解其小肠之火，然而解火而不利其水，则水壅而火仍不得出，精血又何从而外泄哉。［批］小肠之血，乃肾精所化，论确而奇。方用**水火两通丹**：

车前子三钱　茯苓五钱　木通一钱　栀子三钱　黄柏一钱　当归五钱　白芍一两　扁蓄一钱　生地一两　水煎服。

一剂而涩痛除，二剂而溺血止，三剂全愈，不必用四剂也。方中通利水火，而又加平肝补血之药者，盖血症最惧肝木克脾胃，则脾胃之气不能升腾，而气乃下陷，气陷而血又何从而升散乎。今平其肝则肝气舒，而脾胃之气亦舒，小肠之水火两通，败精有不速去者乎。

此症用**通溺饮**亦神。

黄柏 车前各三钱 茯苓 白术各五钱 王不留行二钱 肉桂三分 黄连一钱 水煎服。二剂即止血。

172. 人有皮毛中出血者，或标出如一线，或渗出如一丝，或出于头上，或出于身中，或出于两胫之间，皆肺肾两经之亏，火乘隙而外越也。此等之症，舍补肾水，无第二法可救。然而补肾之功缓，必须急补其气，气旺则肺金自旺，而皮毛自固矣。［批］补气亦宜补肾为是。方用**肺肾两益汤**：

熟地二两 人参一两 麦冬一两 三七根末三钱 水煎服。

一剂而血即止矣。再用六味地黄汤加麦冬、五味调服一月，不再发。盖熟地壮水，麦冬益金，金水相资，则肺肾之火自息，血自归经，何至走入皮毛而外泄，况三七根原能止血乎。［批］如从毛孔出，名曰肌衄。用郁金末水调，鹅翎扫之，外治亦能止血。

此症用**芪归敛血汤**亦神效。

黄芪 玄参各一两 当归五钱 麦冬一两 北五味一钱 苏子二钱 三七根末三钱 水煎调服。一剂即止血。

173. 人有唾血不止者，然止唾一口而不多唾，人以为所唾者不多，其病似轻，而不知实重。盖此血出于脾，而不出于胃也。夫脾胃相表里者也，血犯胃已伤中州之土，先天已亏矣，况更犯脾阴之后天乎。胃主受而脾主消，脾气一伤，不能为胃化其津液，虽糟粕已变，但能化粗而不能化精，以转输于五脏六腑之间，则脏腑皆困，是脾之唾血，更甚于胃之吐血矣。然而脾之所以唾血者，仍责之胃土之虚，不特胃土之虚，而尤责之肾水之衰也。盖胃为肾之关门，肾衰则胃不为肾以司开合，而脾之血欲上唾，而胃无约束，任其越出于咽喉之上矣。故脾之唾血，虽脾火之沸腾，实肾胃二火之相助也。治法平脾之火，更须补肾水以止胃之火也。方用**滋脾饮**：

人参三分 茯苓二钱 玄参 丹皮 芡实 茅根 山药各三钱 熟地一两 沙参五钱 甘草五分 水煎服。一剂而唾血止，再剂全愈。

此方轻于治脾，而重于补肾，诚探本之法也。倘止泻脾火之有余，必致损胃土之不足。胃气伤，而脾气更伤，然后始去补肾，则不能生肾水矣，何能制脾火之旺哉，毋论唾血难止。吾恐胃关不闭，而血且大吐矣，此滋脾饮之所以妙耳。

此症用**同归汤**亦神效。

白术　玄参各一两　熟地二两　北五味一钱　荆芥炒黑，三钱　贝母五分　水煎服。一剂即止血。

174. 人有双目流血，甚至直射而出，妇人则经闭不行，男子则口干唇燥，人以为肝血之妄行也，谁知是肾中火动乎。夫肾中之火，相火也，若君火宁静，则相火不敢上越，惟君火既衰，而后心中少动于嗜欲，则相火即挟君主之令，以役使九窍，而九窍尊君之命，不敢不从，听其所使矣。心之系通于目，肝之窍开于目，肝中有火，亦相火也，与肾中命门之相火，心中包络之相火，正同类也。同气相助而沸腾，不啻如小人结党，比附而不可解，直走心肝之窍系，血不下行而上行矣。治法似宜补心君之弱，以制肾火之动。然而心火既虚，补心而心不易旺，必须补肾以生心，则心火不动，而肾火亦静耳。方用**助心丹**：

麦冬一两　远志二钱　茯神三钱　熟地一两　山茱萸五钱　玄参五钱　丹皮三钱　芡实三钱　莲子心一钱　当归三钱　柴胡三分　水煎服。一剂而血止，二剂不再发。

此方心肝肾三经同治之药也，补肾以生肝，即补肾以生心耳。或疑肾中火动，不宜重补其肾，不知肾火之动，乃肾水之衰也，水衰故火动，水旺不火静乎。况心火必得肾水之资，而火乃旺也，心火旺而肾火自平，非漫然用之耳。

此症用**郇膏汤**亦神效。

熟地　白芍各一两　山茱萸五钱　柴胡五分　荆芥炒黑，三钱　北五味十粒　竹沥一合　同水煎服。二剂愈。

175. 人有舌上出血不止，细观之有小孔标血，此心火上升以克肺金也。夫鼻衄犯气道也，舌中衄血，不过犯经络之小者耳。然有血出于口者，犯胃而不犯心；血出于舌者，犯心而不犯胃。犯胃为腑，而犯心为脏，乌可谓经络细小之病而轻治之乎。治法内补其心中之液，而外填其舌窍之孔，则心火自宁，而舌血易止也。方用**补液丹**：

人参三钱　生地三钱　麦冬五钱　丹参二钱　北五味子十粒　山药三钱　当归五钱　黄连一钱　玄参五钱　贝母一钱　水煎服。外用炒槐花、三七根各等分，为末，掺之即愈。

夫槐花、三七本能止血，似不必借重于补液丹也。然而内不治本而徒治其末，未必不随止而随出也。

此症用**柏子安心汤**亦神效。

人参　茯神　柏子仁各三钱　远志一钱　菖蒲三分　当归　生地各五钱　五味子十粒　贝母　黄连各五分　水煎服。二剂即止血。

遍身骨痛门四则

176. 人有一身上下，由背至腰膝两胫，无不作痛，饮食知味，然不能起床，即起床席，而痛不可耐，仍复睡卧，必须捶敲按摩，否则其痛走来走去，在骨节空隙之处作楚，而不可忍，人以为此症乃痛风也。然痛风之症，多感于风湿，而风湿之感，多入于骨髓。风湿入于经络则易去，风湿入于骨髓则难祛，以骨髓属肾，肾可补而不可泻，祛风湿则伤肾，肾伤则邪欺正弱，将深居久住，而不肯遽出矣。虽然肾不可泻，而胃与大肠未尝不可泻也。泻胃与大肠之风湿，而肾之风湿自去。盖胃为肾之关，而大肠为肾之户也。[批] 肾不可泻，泻胃与大肠，非泻肾也，而胜于泻肾。以肾之真气不损，而肾之邪气已出也。方用**并祛丹**：

黄芪一两　白术五钱　茯苓五钱　甘菊花三钱　炙甘草一钱　羌

活五分 防风五分 水煎服。

一剂而痛减，二剂而痛除，三剂而痛全愈矣。愈后，用八味地黄丸调理，永无再犯之患。论理，不治肾而治胃与大肠之风湿，去风宜用干葛也，去湿宜用猪苓也。有风有湿，必化为火，去火亦宜用石膏、知母也。然邪在骨髓，必须用气分之剂提出，在气分，使微寒之品与轻散之味以和解之，则邪易于速化。然后用补肾之药，补其肾中之水火，真水足而邪水不敢再入，真火足而邪火不能再侵也。

此症亦可用**芪术两活汤**。

人参 肉桂各三钱 白术 黄芪各一两 茯苓五钱 甘草一钱 羌活 独活各五分 水煎服。四剂愈。

177. 人有遍身疼痛，至腰以下不痛者，人亦以为痛风也，谁知乃火郁于上中二焦，不能散而成者也。若作风湿治之，全不能效，然而仅治其火，亦正徒然。盖火生于郁，则肝胆之气不宣，木必下克脾胃之土，而土气不升，则火亦难发，以致气血耗损，不能灌注于经络而作痛矣。方用**逍遥散**加味治之。［批］风湿必在下部，今上身非风湿明矣。是极，治法宜如此。

柴胡二钱 白芍五钱 当归一两 甘草一钱 炒栀子三钱 陈皮一钱 茯苓三钱 白术二钱 羌活一钱 水煎服。

一剂而痛如失矣。逍遥散专解肝胆之郁，栀子尤善于解郁中之火，肝胆之火既盛，则胆中之汁必干，肝中之血必燥，多加当归、芍药，更于平肝平胆之内而济之滋胆滋肝之味也。血足而气自流通，复加羌活以疏经络，自然火散而痛除耳。

此症亦可用**和肝消火散**。

柴胡 栀子 丹皮 苍术 天花粉各二钱 白芍五钱 茯苓 生地各三钱 甘草一钱 陈皮五分 川芎一钱 水煎服。四剂全愈。

178. 人有遍身生块而痛者，此虽是痛风，然因湿气不入脏腑而外走经络、皮肤，以生此块，乃湿痰结成者也。消痰于肠胃之内者易为力，而消痰于经络皮肤者难为功。虽然经络、皮肤固难治，而肠胃可易治也，吾治其肠胃而经络、皮肤之痛块自消。［批］内消胜外消也。方用**消块止痛丹**：

人参三钱　黄芪五钱　防风一钱　半夏三钱　羌活一钱　白术三钱　桂枝五分　茯苓五钱　薏仁五钱　水煎服。

二剂而痛轻，四剂而痛止，十剂而块消，二十剂而块尽消也。夫块结不散，正气虚也。气虚则痰结，吾用人参、芪、术以补其气，而痰之势衰矣。况益之茯苓、薏仁以利湿，半夏以消痰，防风、羌活以去风，桂枝以逐邪，则痰之党羽既孤，而不能留其块垒矣。倘徒治经络皮肤，反耗损肠胃之气，而气不能行于经络、皮肤，则块且益大，何以消之哉。

此症用**防芪分湿汤**甚效。

黄芪　白术　茯苓各五钱　薏仁五钱　防风　柴胡　天花粉各一钱　桂枝三分　麻黄五分　水煎服。四剂愈。

179. 人有遍身痛疼，殆不可忍，然有时止而不疼，人以为风湿相搏，谁知是气血亏损，凝滞而不通乎。夫风寒束于肌骨，雨湿入于肢节，皆能作痛，然其痛必一定不迁，非时而痛、时而不痛也。惟气血既虚，不能流行于肢节肌骨之中，每视盛衰以分轻重，气到之时则痛轻，气散之后则痛重，血聚之时则痛轻，血滞之时则痛重也。倘认作风寒雨湿之邪，而用祛除扫荡之药，则气血愈虚，而疼痛更甚。治法必大补其气血，而佐以温热之味，则正旺而邪不敢侵，不必止痛而痛自止也。［批］荣血行而痛止，气血滞而痛作，萌是虚症，极说得是。方用**忘痛汤**：

当归一两　黄芪二两　肉桂二钱　延胡索一钱　天花粉三钱　秦艽一钱　水煎服。

一剂必出大汗，听其自干，一服即愈，二服不再发。此方即补血汤之变方也。补血汤名为补血，实气血双补之神剂，今益以肉桂之祛寒，延胡索之活血化气，天花粉之消痰去湿，秦艽之散风，即有外邪，无不兼治，何痛之不愈乎。

此症用**化凝汤**亦妙。

当归五钱　黄芪一两　肉桂五分　茯苓五钱　柴胡　甘草　羌活　半夏各一钱　水煎服。四剂愈。

辨证录卷之四

五郁门六则

180. 人有心腹饱满作胀，时或肠鸣，数欲大便，甚则心疼，两胁填实，为呕为吐，或吐痰涎，如呕清水，或泻利暴注，以致两足面跗肿，渐渐身亦重大。此等之病，初起之时，必杂然乱治，及其后也，未有不作蛊胀治之，谁知乃是土郁之病乎。土郁者脾胃之气郁也。《内经》将土郁属之五运之气，而不知人身五脏之中，原有土郁之病，正不可徒咎之岁气，而不消息其脏腑之气也。夫土气喜于升腾不喜下降，肝木来侮，则土气不升；肺金来窃，则土气反降，不升且降，而土气抑郁而不伸，势必反克夫水矣。水既受克，不敢直走于长川大河，自然泛滥于溪涧路径，遇浅则泻，逢窍必钻，流于何经，既于何经受病。治法宜疏通其土，使脾胃之气升腾，则郁气可解。然而脾胃之所以成郁者，虽因于肝木之有余，与肺金之不足，然亦因脾胃之气素虚，则肝得而侮，肺得而耗也。倘脾胃之气旺，何患成郁哉！故开郁必须补脾胃之气，补脾胃而后用夺之之法，则土郁易解耳。［批］土郁以致水郁，论得极是。方用**善夺汤：**

茯苓一两　车前子三钱　白术三钱　柴胡一钱　白芍五钱　陈皮三分　半夏一钱　水煎服。

连服四剂，而诸症渐愈。此方利水而不走气，舒郁而兼补正。不夺之夺，更神于夺也，何必开鬼门、泄净府始谓之夺哉！

此症用**疏土汤**亦佳。

白术　茯苓各一两　肉桂三分　柴胡五分　白芍三钱　枳壳三分

半夏五分 水煎服。四剂愈。

181. 人有咳嗽气逆，心胁胀满，痛引小腹，身不能反侧，舌干嗌燥，面尘色白，喘不能卧，吐痰稠密，皮毛焦枯，人以为肺气之燥也，而不知乃是肺气之郁。夫肺气之郁，未有不先为心火所逼而成。然而火旺由于水衰，肾水不足不能为肺母复仇，则肺金受亏，而抑郁之病起。然则治肺金之郁，可不泄肺金之气乎！虽然未可径泄肺金之气也，必须大补肾水，水足而心火有取资之乐，必不再来犯肺，是补肾水正所以泄肺金也。[批] 引喻甚妙，然意明则已。夫心火无水，自然燔灼。肺金受烁，所不必言。补水滋火，而肺金自安矣。方用**善泄汤**：

熟地一两 山茱萸五钱 玄参一两 荆芥三钱 牛膝三钱 炒枣仁三钱 沙参三钱 贝母一钱 丹皮二钱 水煎服。

一剂轻，二剂又轻，十剂全愈。此方滋肾水以制心火，实滋肾水以救肺金也。肺金得肾水之泄而肺安，肾水得肺金之泄而水壮，子母同心，外侮易制，又何愤懑哉！此金郁泄之之义，实有微旨也。

此症用**和金汤**亦效。

麦冬五钱 苏叶一钱 桔梗二钱 甘草一钱 茯苓三钱 黄芩一钱 半夏五分 百合三钱 水煎服。四剂愈。

182. 人有遇寒心痛，腰椎沉重，关节不利，难于屈伸，有时厥逆，痞坚腹满，面色黄黑，人以为寒邪侵犯也，谁知是水郁之症乎。水郁之症，成于土胜木复之岁者居多，然而脾胃之气过盛，肝胆之血太燥，皆能成水郁之症也。然则治法何可舍脾、胃、肝、胆四经而他治水郁哉！虽然水郁成于水虚，而水虚不同，水有因火而虚者，真火虚也；有因水而虚，真水虚也。真水虚而邪水自旺，真火虚而真水益衰。大约无论真火、真水之虚，要在于水中补火，火足而水自旺，水旺而郁不能成也。[批] 水郁由于水虚，亦不多之论。方用**补火解郁汤**：

熟地一两　山药五钱　巴戟天五钱　肉桂五分　杜仲五钱　薏仁五钱　水煎服。

连服四剂自愈。此方于补火之中，仍是补水之味，自然火能生水，而水且生火，水火两济，何郁之有，正不必滋肝胆而调脾胃也。

此症用**濬水汤**亦效。

白术一两　杜仲三钱　山药一两　薏仁　芡实各五钱　防己　桂枝各五分　水煎服。四剂愈。

183. 人有少气，胁腹、胸背、面目、四肢䐜胀愤懑，时而呕逆，咽喉肿痛，口干舌苦，胃脘上下忽时作痛，或腹中暴疼，目赤头晕，心热烦闷，懊侬善暴死，汗濡皮毛，痰多稠浊，两颧红赤，身生痱疮，人以为痰火作祟也，谁知是火郁之病乎。夫火性炎上，火郁则不能炎上而违其性矣。五脏之火不同，有虚火、实火、君火、相火之异。然火之成郁者，大约皆虚火、相火，即龙雷之火也。雷火不郁，则不发动，过于郁则又不能发动。非若君火、实火虽郁而仍能发动也。故治火之郁者，治虚火相火而已矣。既曰虚火，则不可用泻；既曰相火，则不可用寒，所当因其性而发之耳。[批] 龙火不郁不发，过郁亦不发，亦是至论。方用**发火汤**：

柴胡一钱　甘草一钱　茯神三钱　炒枣仁三钱　当归三钱　陈皮三分　神曲　炒栀子各一钱　白芥子二钱　白术二钱　广木香末五分　远志一钱　水煎服。

一剂而火郁解，再剂而诸症愈矣。此方直入胞络之中，以解其郁闷之气，又不直泻其火，而反补其气血，消痰去滞，火遂其炎上之性也。或疑龙雷之火在肾肝而不在心包，今治心包恐不能解龙雷之火郁也。殊不知心包之火，下通于肝肾，心包之火不解，则龙雷之火郁何能解哉！吾解心包之郁火，正所以解龙雷之郁火也。不然心包之郁未解，徒解其龙雷之火，则龙雷欲上腾，而心包阻抑，劈木焚林之祸，必且更大。惟解其心包之火，则上火既达，而下火可以渐升；且上火既达，而下火亦可以相安，而不必升矣，此治法之最巧者也。

此症用**通火汤**亦妙。

白芍 玄参 麦冬各一两 生地五钱 甘草一钱 陈皮五分 荆芥一钱 白芥子二钱 茯苓三钱 半夏八分 水煎服。一剂而郁解矣，二剂全愈。

184. 人有畏寒畏热，似风非风，头痛颊疼，胃脘饱闷，甚则心胁相连䐜胀，膈咽不通，吞酸吐食，见食则喜，食完作楚，甚则耳鸣如沸，昏眩欲仆，目不识人，人以为风邪之病，谁知是木郁之症也。夫木属肝胆，肝胆之气一郁，上不能行于心包，下必至刑于脾胃。人身后天以脾胃为主，木克脾土，则脾不能化矣；木克胃土，则胃不能受矣。脾胃空虚，则津液枯槁，何能分布于五脏七腑哉！且木尤喜水，脾胃既成焦干之土，则木无水养，克土益深，土益病矣。土益病，则土不生肺，而肺金必弱，何能制肝！肝木过燥，愈不自安而作祟矣！治法宜急舒肝胆之本气。然徒舒肝胆之气，而不滋肝胆之血，则血不能润，而木中之郁未能尽解也。［批］郁症虽分五脏，其木郁则五脏皆郁，舒肝胆之郁，而五郁尽舒，又不可不知。方用**开郁至神汤**：

人参一钱 香附三钱 茯苓二钱 白术一钱 当归二钱 白芍五钱 陈皮五分 甘草五分 炒栀子一钱 柴胡五分 水煎服。

一剂而郁少解，再剂而郁尽解也。此方无刻削之品，而又能去滞结之气，胜于逍遥散多矣。或疑郁病，宜用解散之剂，不宜用补益之味，如人参之类，似宜斟酌。殊不知人之境遇不常，拂抑之事常多，愁闷之心易结，而木郁之病不尽得之岁运者也。故治法亦宜变更，不可执郁难用补之说，弃人参而单用解散之药，况人参用入于解散药中，正既无伤，而郁又易解者也。

此症用**舒木汤**亦效。

白芍 当归各三钱 川芎 荆芥 郁金 苍术各二钱 香附 车前子 猪苓 甘草各一钱 青皮五分 天花粉一钱 水煎服。四剂愈。

185. 人之郁病，妇女最多，而又苦最不能解，倘有困卧终日，痴痴不语，人以为呆病之将成也，谁知是思想结于心，中气郁而不舒乎。此等之症，欲全恃药饵，本非治法，然不恃药饵，听其自愈，亦非治法也。大约思想郁症，得喜可解，其次使之大怒，则亦可解。盖脾主思，思之太甚，则脾气闭塞而不开，必至见食则恶矣；喜则心火发越，火生胃土，而胃气大开。胃气既开，而脾气安得而闭乎？怒属肝木，木能克土，怒则气旺，气旺必能冲开脾气矣。脾气一开，易于消食，食消而所用饮馔必能化精以养身，亦何畏于郁乎！故见此等之症，必动之以怒，后引之以喜，而徐以药饵继之，实治法之善也。[批] 喜能解郁，人易知，怒能解郁，罕知矣。远公阐发实精。方用**解郁开结汤**：

白芍一两 当归五钱 白芥子三钱 白术五钱 生枣仁三钱 甘草五分 神曲二钱 陈皮五分 薄荷一钱 丹皮三钱 玄参三钱 茯神二钱 水煎服。

十剂而结开，郁亦尽解也。此方即逍遥散之变方，最善解郁。凡郁怒而不甚者，服此方无不心旷神怡，正不必动之以怒，引之以喜之多事耳。

此症亦可用**抒木汤**，加栀子一钱、神曲五分，殊效。（方见前）

咳嗽门八则

186. 人有骤感风寒，一时咳嗽，鼻塞不通，嗽重痰必先清后浊，畏风畏寒，此风寒入于皮毛，肺经先受之也。夫肺之窍通于鼻，肺受风寒之邪，而鼻之窍不通者，阻隔肺金之气也。肺窍既不能通，而人身之火即不能流行于经络，而火乃入于肺，以助风寒之党矣。故初起咳嗽，必须先散风寒，而少佐散火之剂，不可重用寒凉以抑其火，亦不可多用燥热以助其邪，用和解之法为最妙，如甘桔汤、小柴胡汤是也。然而世人往往以小恙不急治者多矣，久则肺气虚而难愈，则补母、补子之道宜知也。补母者，补其脾胃也；补子者，补其肾水也。似乎宜分两治之法，以治久咳久嗽之症。而余实有兼治之方，既有利于子母，而复有益于咳嗽，毋论新久之嗽，皆可治之以取效也。方用**善散汤**：

麦冬三钱　苏叶二钱　茯苓三钱　玄参三钱　甘草一钱　黄芩八分　天门冬三钱　款冬花五分　贝母一钱　水煎服。

此方用麦冬、天门冬以安肺气，用茯苓、甘草以健脾胃之土，用玄参以润肾经之水，用苏叶、款冬花以解散其阴阳之风邪，又加黄芩以清其上焦之火，贝母以消其内膈之痰，斟酌咸宜，调剂皆当，故奏功取胜耳。

此症亦可用**宁嗽丹**。

苏叶　甘草　天花粉　天冬　款冬花各一钱　桔梗　生地各三钱　麦冬五钱　水煎服。二剂愈。

187. 人有风寒已散，而痰气未清，仍然咳嗽气逆，牵引腰腹，俯仰不利，人皆谓必须治痰之为亟矣。然而治痰而痰愈多，嗽愈急，咳愈重者，何也？盖治痰之标，而不治痰之本耳。痰之标在于肺，痰之本在于肾。不治肾而治肺，此痰之所以不能去，而咳嗽之所以不能愈也。人生饮食原宜化精而不化痰，惟肾气虚，则胃中饮食所化之津液欲入肾而肾不受，则上泛为痰矣。盖因胃中所化之津液无多，不足以济肺之干枯，而心火转来相夺，则津液不能滋肺，反化为痰涎而外越矣。然则治法，宜大补其肾水，使肾水汪洋，既能制心火之有余，更能济肺金之不[1]足，心火不敢相夺，胃气又复相安，自然津液下润，肾经独受，化精

〔1〕不：原作“而”，字之误，今改。

而不化痰矣。[批] 阴[1]虚咳嗽痨怯最多，非大补肾水，乌能济事，此篇方论救世不浅。方用：

熟地二两　麦冬二两　甘草一钱　柴胡一钱　白芍五钱　水煎服。

此方即**子母两富汤加味**者也。以熟地大滋其肾水，以麦冬大安其肺金，加芍药、柴胡、甘草以舒其肝胆之气，使其不来克脾胃之土，则脾胃之气易于升腾，上使救肺，而下可救肾，且邪亦易散，实有鬼神不测之妙也。

188. 人有久嗽不愈，用补肾滋阴之药不效，反觉饮食少思，强食之而不化，吐痰不已者，人以为肺经尚有邪留于胃中，而不知乃脾胃虚寒不能生肺，使邪留连于中脘而作嗽也。夫肺金之母，脾胃二经之土也，土旺则金旺，土衰则金衰，不补母以益金，反泻子以损土，邪即外散，肺且受伤，况尚留余邪未散乎！毋怪其久嗽而不愈也。然则治之之法，不可仅散肺之邪，而当急补肺之气；不可仅补肺之气，而尤当急补脾胃之土矣。然不可徒补脾胃也，盖补胃必须补心包之火，而补脾必须补命门之火。心包生胃土，命门生脾土，实有不同耳。然而胃病则脾必病，而脾病则胃亦病也。吾补胃而即兼补脾，补脾而即兼补胃，未尝非肺金之所喜。肺喜正气之生，自恶邪气之克，不必治嗽而嗽病自已矣。方用**补母止嗽汤**：

白术五钱　茯苓五钱　人参一钱　陈皮三分　甘草一钱　苏子一钱　半夏一钱　桔梗二钱　麦冬五钱　紫菀一钱　肉桂五分　水煎服。

一剂而嗽轻，二剂而嗽更轻，四剂而嗽全止矣。此方乃补脾胃之圣药，加入肉桂以补心包、命门之二火，一味而两得之也。又恐徒治脾胃之母，置肺邪于不问，增入补肺散邪之味，则子母两得，而久嗽安得不速愈哉！

此症用**助金汤**亦佳。

---

〔1〕阴：原作“除”，字之误，今改。

人参三钱 甘草 款冬花各一钱 白术 百合各五钱 茯神二钱 肉桂 炮姜 苏叶 百部各五分 半夏三分 水煎服。四剂愈。

189. 人有咳嗽，长年不愈，吐痰色黄，结成顽块，凝滞喉间，肺气不清，用尽气力始得吐出于口者，此乃老痰之病也。年老阳虚之人，最多此症。然用消痰清肺之药往往不验者，盖徒治其痰，而不理其气也。夫痰盛则气闭，气行则痰消。老年之人，孤阳用事，又加气闭而不伸，则阳火煎熬，遂成黄浊之痰，气虚不能推送，故必咳之久而始能出也。方用**六君子汤加减**治之。

人参五分 白术五钱 茯苓三钱 陈皮五分 柴胡五分 白芍一两 白芥子三钱 甘草一钱 栀子一钱 水煎服。

二剂而痰变白矣，四剂而痰易出矣，十剂而咳嗽尽除。补阳气之虚，开郁气之滞，消痰结之块，祛久闭之火，有资益而无刻削，则老痰易化，而咳嗽易除也。倘徒用攻痰之药，则阳气必伤，而痰又难化，格格难吐，何日是清快之时乎！［批］老痰最难治，六君治法之外，其在补肾乎。

此症用**化老汤**亦佳。

人参三分 白术一钱 生地二钱 款冬花三分 白芥子 白芍 地骨皮各三钱 柴胡四分 甘草一钱 麦冬五钱 水煎服。四剂轻，十剂愈。

190. 人有阴气素虚，更加气恼，偶犯风邪，因而咳嗽。人以散风祛邪之药治之而愈甚，此不治其阴虚之故也。然而徒滋其阴，而肝气未平，则木来侮金，咳亦难已。法宜平肝而益之以补水之剂，则水能资木，而木气更平也。方用**平补汤**：

熟地一两 麦冬一两 甘草五分 白芍一两 柴胡一钱 人参五分 茯苓三钱 天花粉二钱 百合五钱 炒黑荆芥一钱 水煎服。

此方大补肺、肾、肝、脾之四经，而尤能解肝气之郁。肝经郁解，而肺经风邪亦不必祛而自散矣。人谓补肾、补肺、平肝足矣，何又兼补脾胃而用人参耶？不知三经之气，非脾胃之气不行，吾少加人参、茯苓以通之，则津液易生，而肾、肝、肺尤能相益也。

此症用**涣邪汤**亦效。

白芍 熟地 麦冬各五钱 甘草 柴胡 香附各一钱 陈皮三分 白术 玄参各三钱 天花粉五分 苏子一钱 水煎服。四剂愈。

191. 人有久咳而不愈者，口吐白沫，气带血腥，人以为肺经之湿也，而不知实肺金之燥。苟肺气不燥，则清肃之令下行，而周身四达，何处非露气之下润乎！不特肾水足以上升而交于心，亦且心火下降而交于肾，不传于肺矣。心火既不传于肺金，曾何伤燥之虑哉！惟其肺气先已匮乏，高源之水无有留余之势，而欲下泽之常盈，以上供于肺金之用，此必不得之数也，治法自宜专润肺金之燥矣。然润肺金之燥，而肾火上冲，则肺且救子之不暇，何能自润？此肺肾必宜同治也。方用**子母两富汤**：

熟地二两 麦冬二两 水煎服。连服四剂，而肺金之燥除，肾火之干亦解。

譬如滂沱大雨，高低原隰，无不沾足，既鲜燥竭之虞，宁有咳嗽之患。倘失此不治，或治而不补益其肺肾，转盼而毛瘁色弊，筋急爪枯，咳引胸背，吊疼两胁，诸气膹郁，诸痿喘呕，嗌塞血泄，种种危候，相因俱见矣。又用何药经救其焦枯哉！

此症用**夜露饮**亦妙。

熟地 麦冬 芡实各一两 山茱萸五钱 贝母五分 水煎服。十剂全愈。

192. 人有久病咳嗽，吐痰色红，有似呕血而实非血也，盗汗淋漓，肠鸣作泄，午后发热，人以为肾经之邪火大盛，将欲肾邪传心也，谁知是脾邪之将传于肾乎。此症初因肾水干枯，肾经受邪，肾乃传心，故发热而夜重，未几心邪传肺，故咳嗽而汗泄；未几肺邪传肝，故胁痛而气壅；未几肝邪传脾，故肠鸣而作泄。今既盗汗淋漓，肠鸣作泄，乃肺邪不传肝而传脾也。邪不入肾肝，尚有可生之机，亟宜平肝滋肾，使邪不再传，则肝平而不与肺为仇，肾滋而不与心为亢；再益之健脾之品，使脾健而不与肾为耗，自然心火不刑肺而生脾，脾气得养而肺气更安矣。方用**转逆养肺汤**：

白芍五钱 麦冬三钱 茯苓三钱 玄参二钱 熟地五钱 山茱萸五钱 北五味二钱 车前子二钱 地骨皮三钱 丹皮三钱 牛膝一钱 破故纸五分 贝母一钱 水煎服。

连服十剂而气转，再服十剂而痰变为白，再服十剂而泄止，肠亦不鸣也。此方本非止泄之药。盖泄成于阴虚，补其阴而泄自止，阴旺则火息不去烁金；金安则木平不去克土，所以消痰而化其火炎之色，止泄而撤其金败之声，故肠鸣、盗汗尽除，而咳嗽亦愈矣。

此症用**止传汤**亦妙。

熟地二两 玄参 百合各一两 白芥子二钱 荆芥炒黑，一钱 茯苓三钱 沙参三钱 地骨皮五钱 桑叶十五片 水煎服。十剂轻，三十剂愈。

193. 人有春暖夏热，则安然不嗽，一遇秋凉，即咳嗽不宁，甚至气喘难卧，人以为肌表之疏泄也，谁知是郁热之难通乎。夫人身之气血，流通于肌肉之内，则风邪不得而入。惟气血闭塞不通，而邪转来相侮，凝滞而变为热矣。盖春夏之间，皮肤疏泄，内热易于外宣，秋冬之际，皮肤致密，内热难于外发，所以春夏不咳嗽，而秋冬咳嗽也。倘不治其郁热之本，而惟用发散之品，徒虚其外，愈不能当风寒之威，徒耗其中，益转增其郁热之势，均失其治之之法也。所贵攻补兼施，既舒其内郁之热，而复疏其外入之寒，则本既不伤，而末亦易举也。[批] 夏伤暑热，秋必病嗽。然则秋冬之咳嗽，仍是夏间犯之，勿谓夏日安然，不归咎于暑热也。方用：

当归五钱 大黄一钱 贝母二钱 天花粉三钱 薄荷二钱 荆芥

二钱 甘草一钱 白术三钱 陈皮三分 神曲五分 黄芩二钱 桔梗二钱 水煎服。

连服四剂，秋冬之时，断无咳嗽之症矣。盖大黄走而不守，用之于祛火消痰之中，通郁最速，又得当归之补而不滞，白术之利而不攻，同队逐群，解纷开结，内外两益矣。

此症用**郁金丹**亦甚效。

白芍 桔梗各三钱 抚芎二钱 白芥子 茯苓 生地各三钱 甘草 款冬花各一钱 水煎服。一剂轻，二剂愈。

喘门四则

194. 人有偶感风寒，一时动喘，气急抬肩，吐痰如涌，喉中作水鸡声，此外感非内伤也。倘误认内伤，少用补气之味，则气塞而不能言，痰结而不可息矣。治法宜用解表之味，然而纯补之药不可用，而清补之药未尝不可施也。［批］此治外感之喘，而不可执之以治内伤之喘也。方用**平喘仙丹**：

麦冬五钱 桔梗三钱 甘草二钱 半夏二钱 黄芩一钱 山豆根一钱 射干一钱 白薇一钱 乌药一钱 苏叶八分 茯苓三钱 水煎服。

一剂喘平，再剂全愈。不必三剂也。盖外感之喘，乃风寒之邪，从风府而直入于肺，尽祛其痰而涌塞咽喉之间，看其病势似重，然较内伤之喘大轻也。平喘仙丹专消肺邪而不耗肺之正，顺肺气而不助肺之火，故下喉即庆安全也。

此症用**止声汤**甚神。

麻黄一钱 天门冬三钱 桔梗三钱 甘草 茯苓各二钱 山豆根八分 射干 陈皮 半夏 青黛各一钱 水煎服。一剂愈。

195. 人有痰气上冲于咽喉，气塞肺管作喘，而不能取息，其息不粗，而无抬肩之状者，此气虚而非气盛也，乃不足之症，不可作有余之火治之。人身之阴阳，原自相根，而阴阳中之水火，不可须臾离也。惟肾水太虚，而后肾火无制，始越出于肾宫，而关元之气不能挽回，直奔于肺而作喘矣。然而关元之气微，虽力不胜任，以挽回其将绝之元阳，而犹幸其一线之牵连也，则犹可救援于万一耳。方用**定喘神奇丹**〔1〕：

人参二两　牛膝五钱　麦冬二两　北五味二钱　熟地二两　山茱萸四钱　作汤煎服。

一剂而喘少止，二剂而喘更轻，四剂而喘大定。此方人参宜多用，不用至二两，则不能下达于气海关元，以生气于无何有之乡。非用牛膝不能下行，且牛膝能平胃肾之虚火，又能直补其下元之气也。麦冬益肺金，非多用则自顾不暇，何能生汪洋之水，以救燎原之炎耶！人喘则气散，非五味子何以能收敛乎。用熟地以益肾中之水也，肾水大足，自不去泄肺金之气，然非多加则阴不能骤生，而火不可以遽制。又益之以山茱萸，以赞襄熟地之不逮，自能水火既济，而气易还元也。[批] 此治虚喘之重者，病若少轻，药尚可少减。人参非多用不可，实为妙论。今人治不足之症，人参仅用钱分，则徒益上焦之气而不能达下，愈增其喘急，而反归怨于参，竟禁不用，以至危殆。举世无不皆然，良足深叹。此方妙在多用地黄，佐以牛膝，而使之归元，真神术也。然辨症在于息之不粗，更当审脉之虚实耳。

此症亦可用**参熟桃苏汤**。

人参　熟地各一两　破故纸五分　茯神　麦冬各五钱　胡桃一个　生姜　苏子各一钱　山萸　巴戟天各二钱　水煎服。

196. 人有七情气郁，结滞痰涎，或如破絮，或如梅核，咯之不出，咽之不下，痞满壅盛，上气喘急，此内伤外感兼而成之

---

〔1〕定喘神奇丹：《大小诸证方论·虚喘方》之救绝止喘汤与本方相近，唯增“白芥子”一味。

者也。此等之症最难治，欲治内伤而外邪不能出，欲治外感而内伤不能愈。然则终何以治之乎？吾治其肝胆，而内伤、外感俱皆愈也。盖肝胆乃阴阳之会，表里之间也，解其郁气而喘息可平矣。［批］此症气喘，而内外俱病也。方用加味**逍遥散**治之。

白芍五钱 白术三钱 当归三钱 柴胡一钱 陈皮五分 甘草一钱 茯苓三钱 苏叶一钱 半夏一钱 厚朴一钱 水煎服。

一剂而痰气清，再剂而痰气更清，四剂而喘急自愈。病成于郁，治郁而诸症安得不速愈哉！

此症用**苏叶破结汤**亦神。

白芍 茯苓各五钱 半夏二钱 苏叶三钱 甘草一钱 枳壳五分 水煎服。一剂气通痰清矣，二剂全愈。

197. 人有久嗽之后，忽然大喘不止，痰出如泉，身汗如油。此汗出亡阳，本是不救之病，而吾以为可救者，以久嗽伤肺而不伤肾也。夫喘症多是伤肾，久嗽之人未有不伤肾者，以肺金不能生肾水，而肾气自伤也。然而伤肺以致伤肾，与竟自伤肾者不同。盖伤肺者伤气也，伤肾者伤精也，故伤肺以致伤肾者，终伤气而非伤精。精有形而气无形，无形者补气可以生精，即补气可以定喘；有形者必补精以生气，又必补精以回喘也。所以伤肺者易为功，不比伤肾者难为力。［批］专力定喘。然而用生脉散，人以为敛肺补气，必不肯从。孰知痰出如泉，汗出如油，乃为外症也。方用**生脉散**：

麦冬一两 人参五钱 北五味子二钱 水煎服。

一剂而喘定，再剂而汗止，三剂而痰少。更加天花粉二钱，白术五钱，当归三钱，白芍五钱，再服十剂全愈。生脉散，补气之圣药也。补其肺气，自生肾水矣。肾得水而火不上沸，则龙雷自安于肾脏，不必又去补肾也。以视伤肾动喘者，轻重不大相悬殊哉！

此症用**归气汤**亦妙。

麦冬三两 北五味三钱 熟地三两 白术二两 水煎服。一剂而汗止，十剂全愈。

怔忡门三则

198. 人有得怔忡之症者，一遇拂情之事，或听逆耳之言，便觉心气怦怦上冲，有不能自主之势，似烦而非烦，似晕而非晕，人以为心虚之故也。然而心虚由于肝虚，肝虚则肺金必旺，以心弱不能制肺也。肺无火锻炼，则金必制木，肝不能生金，而心气益困。故补心必须补肝，而补肝尤宜制肺。然而肺不可制也，肺乃娇脏，用寒凉以制肺，必致伤损脾胃，肺虽制矣，而脾胃受寒，不能运化水谷，则肝又何所取资，而肾又何能滋益，所以肺不宜制而宜养也。[批] 肺宜养不宜制，深得养肺之法。方用**制忡汤**治之。

人参五钱　白术五钱　白芍一两　当归一两　生枣仁一两　北五味一钱　麦冬五钱　贝母五分　竹沥十匙　水煎调服。

一剂而怔忡少定，二剂更安，十剂全愈。此方不全去定心，而反去补肝以平木，则火不易动；补肺以养金，则木更能静矣。木气既静，则肝中生血，自能润心之液，而不助心之焰，怔忡不治而自愈矣。

此症用**柏莲汤**亦佳。

人参　麦冬　玄参各五钱　茯苓　柏子仁　丹皮各三钱　丹参二钱　半夏　莲子心各一钱　生枣仁三钱　水煎服。一剂安，十剂愈。

199. 人有得怔忡之症，日间少轻，至夜则重，欲思一睡熟而不可得者，人以为心虚之极也，谁知是肾气之乏乎。凡人夜卧则心气必下降于肾宫，惟肾水大耗，一如家贫，客至无力相延，客见主人之窘迫，自然不可久留，徘徊歧路，实乃彷徨耳。治法大补其肾中之精，则肾气充足矣。方用**心肾两交汤**：

熟地一两　山茱八钱　人参五钱　当归五钱　炒枣仁八钱　白芥

子五钱　麦冬五钱　肉桂三分　黄连三分　水煎服。

一剂即熟睡，二剂而怔忡定，十剂全愈矣。此方补肾之中仍益之补心之剂，似乎无专补之功，殊不知肾水既足，而心气若虚，恐有不相契合之虞。今心肾两有余资，主客分外加欢，相得益彰矣。况益之介绍如黄连、肉桂并投，则两相赞颂和美，有不赋胶漆之好者乎！

此症用**交合汤**亦佳。

人参五钱　熟地二两　黄连三分　肉桂五分　水煎服。一剂即睡，十剂全安。

200. 人有得怔忡之症，心常怦怦不安，常若有官事未了，人欲来捕之状，人以为心气之虚也，谁知是胆气之怯乎。夫胆属少阳，心之母也，母虚则子亦虚。惟是胆气虽虚，何便作怔忡之病？不知脏腑之气，皆取决于胆，胆气一虚，而脏腑之气皆无所遵从，而心尤无主，故怦怦而不安者，乃似乎怔忡，而实非怔忡也。治法徒补心而不补各脏腑之气，则怔忡之病不能痊；补各脏腑之气而不补胆之气，内无刚断之风，外有纷纭之扰，又安望心中之宁静乎！故必补胆之气，而后可以去怯也。方用**坚胆汤**：

白术五钱　人参五钱　茯神三钱　白芍二两　铁粉一钱　丹砂一钱　天花粉三钱　生枣仁三钱　竹茹一钱　水煎服。

一剂而胆壮，二剂而胆更壮，十剂而怦怦者不知其何以去也。此方肝胆同治之剂，亦心胆共治之剂也。肝与胆为表里，治胆而因治肝者，兄旺而弟自不衰也。心与胆为子母，补胆而兼补心者，子强而母自不弱也。又有镇定之品以安神，刻削之味以消痰，更相佐之得宜，即是怔忡，未有不奏功如响者，况非怔忡之真病乎！

此症用**龙齿壮胆汤**亦效。

人参　竹茹各三钱　五味子　远志各一钱　生枣仁一两　白芍八钱　当归五钱　龙齿醋焠研末，五分　水煎服。二剂即安。

惊悸门二则

201. 人有闻声而动惊，心中怦怦，半日而后止者，人以为心中有痰也，乃用消痰之药治之不效，久则不必闻声而亦惊，且添悸病，心中常若有来捕者，是惊悸相连而至也。虽俱是心虚之症，而惊与悸实有不同。盖惊之病轻于悸，悸之病重于惊；惊从外来而动心，悸从内生而动心也。若怔忡，惊悸之渐也。故惊悸宜知轻重，一遇怔忡即宜防惊，一惊即宜防悸。然而惊悸虽分轻重，而虚则一也。［批］惊悸分内外先后，亦无人道过也。方用**安定汤**：

黄芪一两　白术五钱　当归五钱　生枣仁五钱　远志三钱　茯神五钱　甘草一钱　熟地一两　半夏二钱　麦冬五钱　柏子仁三钱　玄参三钱　水煎服。

一剂而惊悸轻，再剂更轻，十剂全愈。夫神魂不定而惊生，神魂不安而悸起，皆心肝二部之血虚也。血虚则神无所归，魂无所主，今用生血之剂，以大补其心肝，则心肝有血以相养，神魂何至有惊悸哉！倘此等之药，用之骤效，未几而仍惊悸者，此心肝大虚之故也，改煎药为丸。方用**镇神丹**：

人参四两　当归三两　白术五两　生枣仁三两　远志二两　生地三两　熟地八两　白芥子一两　茯苓三两　柏子仁一两　龙骨一两，醋焠用　虎睛一对　陈皮三钱　麦冬三两　各为末，蜜为丸。每日白滚水送下，早晚各五钱，一料全愈。

此方较前方更奇而有神，方中用龙虎二味实有妙义。龙能定惊，虎能止悸，入之补心补肾之中，使心肾交通，而神魂自定也。

此症用**镇心丹**亦效。

人参　白芍各一两　丹砂一钱　铁落一钱　天花粉一钱　山药五钱　远志二钱　生枣仁五钱　茯苓三钱　水煎服。十剂全愈。

202. 人有先惊而后悸，亦有先悸而后惊，似乎不同，而不知非有异也，不过轻重之殊耳。但惊有出于暂，而不出于常，悸有成于暗，而不成于明者，似乎常暂明暗之不同。然而暂惊轻于常惊，明悸重于暗悸。吾定一方，合惊悸而治之，名为**两静汤**。［批］□□常与□□□暗□□□□□也。

人参一两　生枣仁二两　菖蒲一钱　白芥子三钱　丹砂三钱　巴戟天一两　水煎服。

连服四剂，惊者不惊，而悸者不悸也。此方多用生枣仁以安其心，用人参、巴戟天以通心肾。心肾两交，则心气通于肾，而夜能安；肾气通于心，而日亦安也。心肾交而昼夜安，即可久之道也。

此证用**镇心丹**亦可同治。

虚烦门二则

203. 人有遇事或多言而烦心生，常若胸中扰攘纷纭而嘈杂，此阴阳偏胜之故，火有余而水不足也。或谓心热则火动而生烦，胆寒则血少而厌烦矣。不知虚烦实本于心热，胆则未曾寒也。夫胆则最喜热而恶寒，世人云胆寒则怯者，正言胆之不可寒也。胆寒既怯，何敢犯火热之心，可见虚烦是心火之热，非胆木之寒矣。古人用温胆汤以治虚烦，而烦转盛者，正误认胆寒也。治法宜于补心之中，而用清心之味。［批］虚烦在心热，非关于胆，论得是。方名**解烦益心汤**：

人参二钱　黄连一钱　生枣仁三钱　白术一钱　茯神三钱　当归三钱　玄参五钱　甘草三分　枳壳五分　天花粉二钱　水煎服。

一剂烦止，再剂烦除矣。此方纯是入心之药，清火而加入消痰之药者，有火必有痰也。痰火散而烦自释矣，况又有补心之剂，同君并济哉！

此症用**玄冬汤**亦甚神。

玄参　麦冬各二两　水煎服。一剂而心安，二剂全愈。

204. 人有老年患虚烦不寐，大便不通，常有一裹热气，自脐下直冲于心，便觉昏乱欲绝，人以为火气之冲心也，谁知是肾水之大亏乎。夫心中之液，实肾内之精也。心火畏肾水之克，乃假克也；心火喜肾水之生，乃真生也。心得肾之交，而心乃生，心失肾之通，而心乃死。虚烦者，正死心之渐也。惟是肾既上通于心，何以脐下之气上冲而心烦？不知肾之交于心者，乃肾水之交，而非肾火之交也。肾水交于心，而成既济之泰；肾火交于心，而成未济之否。故既济而心安，未济而心烦耳。老人孤阳无水，热气上冲，乃肾火冲心也。火之有余，实水之不足，治法大补肾中之水，则水足以制火，火不上冲而烦自止矣。方用**六味地黄汤**加品治之。

熟地一两　山茱萸五钱　山药四钱　茯苓三钱　丹皮五钱　泽泻二钱　白芍五钱　麦冬五钱　炒枣仁五钱　北五味一钱　柴胡五分　甘菊三钱　水煎服。

二剂而烦却，四剂而大便通，二十剂不再发。六味丸汤所以滋肾水之涸也，麦冬、五味滋其化源，柴胡以平肝，肝平而相火无党，不至引动包络之火，又得枣仁、甘菊相制，则心气自舒，而复有肾水交通，有润之乐而无燥之苦，岂尚有虚烦之动乎！

此症用**济心丹**亦效。

熟地二两　麦冬　玄参　生枣仁各五钱　丹皮　地骨皮　柏子仁　菟丝子　巴戟天各三钱　水煎服。十剂全愈。

不寐门五则

205. 人有昼夜不能寐，心甚躁烦，此心肾不交也。盖日不能寐者，乃肾不交于心；夜不能寐者，乃心不交于肾也。今日夜俱不寐，乃心肾两不相交耳。夫心肾之所以不交者，心过于热，而肾过于寒也。心原属火，过于热则火炎于上，而不能下交于肾；肾原属水，过于寒则水沉于下，而不能上交于心矣。然则治法，使心之热者不热，肾之寒者不寒，两相引而自两相合也。方用**上下两济丹**：

人参五钱　熟地一两　白术五钱　山茱萸三钱　肉桂五分　黄连五分　水煎服。

一剂即寐。盖黄连凉心，肉桂温肾，二物同用，原能交心肾于顷刻。然无补药以辅之，未免热者有太燥之虞，而寒者有过凉之惧。得熟地、人参、白术、山萸以相益，则交接之时，既无刻削之苦，自有欢愉之庆。然非多用之，则势单力薄，不足以投其所好，而餍其所取，恐暂效而不能久效耳。

此症用**芡莲丹**亦佳。

人参　茯苓　玄参　熟地　生地　莲子心　山药　芡实各三钱　甘草一钱　水煎服。四剂安。

206. 人有忧愁之后，终日困倦，至夜而双目不闭，欲求一闭目而不得者，人以为心肾之不交也，谁知是肝气之太燥乎。夫忧愁之人，未有不气郁者也。气郁既久，则肝气不舒；肝气不舒，则肝血必耗；肝血既耗，则木中之血上不能润于心，而下必取汲于肾。然而肝木大耗，非杯水可以灌溉，岂能堪日日之取给乎！于是肾水亦枯，而不能供肝木之涸矣，其后肾止可自救其焦釜，见肝木之来亲，有闭关而拒矣。肝为肾之子，肾母且弃子而不顾，况心为肾之仇，又乌肯引火而自焚乎？所以坚闭而不纳也。治法必须补肝血之燥，而益肾水之枯，自然水可以养木，而肝可以交心也。方用**润燥交心汤**：

白芍一两　当归一两　熟地一两　玄参一两　柴胡三分　菖蒲三分　水煎服。

一剂而肝之燥解，再剂而肝之郁亦解，四剂而双目能闭而熟睡矣。此方用芍药、当归以滋其肝，则肝气自平；得熟地以补肾水，则水足以济肝，而肝之血益旺；又得玄参以解其心中之炎，而又是补水之剂；投之柴胡、菖蒲解肝中之郁，引诸药而直入于心宫，则肾肝之气自然不交而交也。

此症用**安睡丹**亦妙。

白芍　生地　当归各五钱　甘草一钱　熟地一两　山茱萸　枸杞各二钱　甘菊花三钱　水煎服。二剂即闭目矣，十剂全愈。

207. 人有夜不能寐，恐鬼祟来侵，睡卧反侧，辗转不安，或少睡而即惊醒，或再睡而恍如捉拿，人以为心肾不交，而孰知乃胆气之怯也。夫胆属少阳，其经在半表半里之间，心肾交接之会也。心之气由少阳以交于肾，肾之气亦由少阳以交于心。胆气既虚，至不敢相延心肾二气而为之介绍，心肾乃怒其闭门不纳，两相攻击，故胆气愈虚，惊悸易起，益不能寐耳。治法宜补少阳之气。然补少阳，又不得不补厥阴也。盖厥阴肝经，与少阳胆经为表里，补厥阴之肝，正补少阳之胆耳。方用**肝胆两益汤**：

白芍一两　远志五钱　炒枣仁一两　水煎服。

一剂而寐安，二剂而睡熟，三剂而惊畏全失。此方白芍入肝入胆，佐以远志、枣仁者，似乎入心而不入胆。不知远志、枣仁既能入心，亦能入胆，况同白芍用之，则共走胆经，又何疑乎。胆得三味之补益，则胆汁顿旺，何惧心肾之相格乎。

此症用**无忧汤**亦甚妙。

白芍五钱　竹茹三钱　炒枣仁三钱　人参三钱　当归五钱　一剂睡宁，四剂全愈。

208. 人有神气不安，卧则魂梦飞扬，身虽在床，而神若远离，闻声则惊醒而不寐，通宵不能闭目，人以为心气之虚也，谁知是肝经之受邪乎。夫肝主藏魂，肝血足则魂藏，肝血虚出魂越，游魂亦因虚而变也。今肝血既亏，肝脏之中无非邪火之气，木得火而自焚，魂将安寄？自避出于躯壳之外，一若离魂之症，身与魂分为两也。然而离魂之症与不寐之症，又复不同。离魂者，魂离而能见物；不寐而若离魂者，魂离而不能见物也。其所以不能见物者，阴中有阳，非若离魂之症绝于阴耳。治法祛肝之邪，而先补肝之血，血足而邪自难留，邪散而魂自归舍矣。方用**引寐汤**：

白芍一两　当归五钱　龙齿末火煅，二钱　菟丝子三钱　巴戟天三钱　麦冬五钱　柏子仁二钱　炒枣仁三钱　茯神三钱　水煎服。

一剂而寐矣，连服数剂，梦魂甚安，不复从前之飞越也。此方皆是补肝、补心之药，而用之甚奇者，全在龙齿。古人谓治魄不宁者，宜以虎睛；治魂飞扬者，宜以龙齿〔1〕。正取其龙齿入肝而能平木也。夫龙能变化动之象也，不寐非动乎，龙虽动而善藏，动之极正藏之极也。用龙齿以引寐者，非取其动中之藏乎。此古人之所未言，余偶用之，泄天地之奇也。

此症用**濯枝汤**亦效。

炒栀子三钱　甘草一钱　白芍　当归　炒枣仁各五钱　丹砂一钱　远志八分　柴胡三分　半夏一钱　水煎服。四剂愈。

209. 人有心颤神慑，如处孤垒，而四面受敌，达旦不能寐，目眵眵无所见，耳聩聩无所闻，欲少闭睫而不可得，人以为心肾之不交也，谁知是胆虚而风聋之乎。夫胆虚则怯，怯则外邪易入矣。外邪乘胆气之虚，既入于胆之中，则气无主，一听邪之所为。胆欲通于心，而邪不许；胆欲交于肾，而邪又不许，此目之所以眵眵，而耳之所以聩聩也。心肾因胆气之不通，亦各退守本宫，而不敢交接，故欲闭睫而不可得也。夫胆属少阳，少阳者木之属也，木与风同象，故风最易入也。风乘胆木之虚，居之而不出，则胆畏风之威，胆愈怯矣。胆愈怯而又无子母之援，何啻如

---

〔1〕古人谓……宜以龙齿：此语出自许叔微《普济本事方》卷一“肝经受邪论证”。

卧薪尝胆之苦，又安得悠然来梦乎。治法必补助其胆气，佐以祛风荡邪之品，则胆气壮而风邪自散，庶可高枕而卧矣。［批］胆虚而邪入，邪入而胆益虚，不补胆以祛邪，此世人之所以无效也。方用**祛风益胆汤：**

柴胡二钱 郁李仁一钱 乌梅一个 当归一两 川芎三钱 麦冬五钱 沙参三钱 竹茹一钱 甘草一钱 白芥子二钱 陈皮五分 水煎服。连服二剂，而颤慑止，再服二剂，而见闻有所用，人亦熟睡矣。

此方绝不治心肾之不交，而惟泻胆木之风邪，助胆木之真气，则胆汁不干，可以分给于心肾，自然心肾两交，欲不寐得乎。

此症亦可**助勇汤**。

荆芥 当归各三钱 防风 天花粉各一钱 川芎 竹茹各二钱 枳壳 独活各五分 水煎服。二剂愈。

健忘门四则

210. 人有老年而健忘者，近事多不记忆，虽人述其前事，犹若茫然，此真健忘之极也，人以为心血之涸，谁知是肾水之竭乎。夫心属火、肾属水，水火似乎相克，其实相克而妙在相生，心必藉肾以相通，火必得水而既济。如止益心中之血，而不去填肾中之精，则血虽骤生，而精仍长涸，但能救一时之善忘，而不能冀长年之不忘也。治法必须补心，而兼补肾，使肾水不干，自然上通于心而生液。然而老年之人，乃阴尽之时，补阴而精不易生，非但药品宜重，而单恃煎汤，恐有一时难以取胜之忧，服汤剂之后，以丸药继之，始获永远之效也。［批］老人健忘，自然是心肾之不足，汤补心而丸补肾，两得之道也。方名**生慧汤：**

熟地一两 山茱萸四钱 远志二钱 生枣仁五钱 柏子仁去油，五钱 茯神三钱 人参三钱 菖蒲五分 白芥子二钱 水煎服。连服一月，自然不忘矣。

此方心肾兼补，上下相资，实治健忘之圣药，苟能日用一剂，不特却忘，并有延龄之庆矣。然而人必苦服药也，则丸方又不可不传耳。方名**扶老丸**：

人参三两　白术三两　茯神二两　黄芪三两　当归三两　熟地半斤　山茱萸四两　玄参三两　菖蒲五钱　柏子仁三两　生枣仁四两　麦冬三两　龙齿三钱　白芥子一两　各为细末，蜜为丸，丹砂为衣。每日晚间白滚水吞下三钱，久服断不健忘。

此方老少人俱可服，而老年人尤宜。盖补肾之味多于补心，精足而心之液生，液生而心之窍启，窍启而心之神清，何至昏昧而善忘哉。

此症亦可用**强记汤**。

熟地　麦冬　生枣仁各一两　远志二钱　水煎服。二十剂不忘矣。

211. 人有壮年而健忘者，必得之伤寒大病之后，或酒色过度之人，此等之病，视若寻常，而本实先匮，最为可畏。世人往往轻之而不以为重，久则他病生焉，变迁异症而死者多矣。予实悯之，故又论及此。此种健忘，乃五脏俱伤之病，不止心肾二经之伤也。若徒治心肾，恐胃气甚弱，则虚不受补，甚为可虑。必须加意强胃，使胃强不弱，始能分布精液于心肾耳。[批] 健胃以补心肾二经，始得受益。方用**生气汤**：

人参二钱　白术一钱　茯苓三钱　远志八分　炒枣仁二钱　熟地五钱　山茱萸二钱　甘草三分　神曲三分　半夏三分　麦冬一钱　肉桂三分　菖蒲三分　芡实三钱　广木香一分　水煎服。四剂而胃口开，十剂而善忘少矣，连服三十剂全愈。

此方药味多而分两轻者，以病乃久虚之症，大剂恐有阻滞之忧，味少恐无调剂之益，所以图攻于缓，而奏效于远也。扶助胃气，而仍加意于补心肾二经，则五脏未尝不同补也。有益无损，殆此方之谓欤。

此症亦可用**强记汤**加人参三钱治之。

212. 人有气郁不舒，忽忽如有所失，目前之事竟不记忆，一如老人之善忘，此乃肝气之滞，非心肾之虚耗也。夫肝气最急，郁则不能急矣，于是肾气来滋，至肝则止，心气来降，至肝则回，以致心肾两相间隔，致有遗忘也。治法必须通其肝气之滞，而后心肾相通，何至有目前之失记乎。然而欲通肝气，必须仍补心肾，要在于补心补肾之中，而解其肝气之郁，则郁犹易解，不至重郁。否则，已结之郁虽开，而未结之郁必至重结矣。方用**通郁汤**：

白芍一两　茯神三钱　人参二钱　熟地三钱　玄参三钱　麦冬三钱　当归五钱　柴胡一钱　菖蒲五分　白芥子二钱　白术五钱　水煎服。一剂而郁少解，二剂而郁更解，四剂而郁尽解。［批］通郁汤可兼治诸郁，治阴虚而兼郁者尤宜。

此方善于开郁，而又无刻削干燥之失，直解其肝中之沉滞，使肝血大旺，既不取给于肾水，复能添助夫心火，心肝肾一气贯通，宁尚有遗忘失记之病哉。

此症可用**存注丹**。

白芍　白术　生地各三钱　麦冬　柏子仁各五钱　甘草　菖蒲各一钱　柴胡　天花粉各二钱　青皮三分　水煎服。四剂愈。

213. 人有对人说话随说随忘，人述其言杳不记忆，如从前并不道及，人以为有祟凭之也，谁知是心肾之两开乎。夫心肾交而智慧生，心肾离而智慧失。人之聪明非生于心肾，而生于心肾之交也。肾水资于心，则智慧生生不息；心火资于肾，则智慧亦生生无穷。苟心火亢，则肾畏火炎而不敢交于心；肾水竭，则心恶水干而不敢交于肾，两不相交，则势必至于两相忘矣。夫心肾如夫妇也，夫妇乖离，何能记及于他事乎。治法必须大补心肾，使其相离者，重复相亲，自然相忘者复能相忆耳。方用**神交汤**：

人参一两　麦冬一两　巴戟天一两　柏子仁五钱　山药一两　芡实五钱　玄参一两　丹参三钱　茯神三钱　菟丝子一两　水煎服。连服十剂，即不忘矣，服一月不再忘。

此方似首重于治心，而轻于治肾。不知夫妇之道，必男求于女，而易于相亲。重于治心者，正欲使心之先交于肾也。然而方中之妙，无一味非心肾同治之药，是治心无非治肾也，而交肾仍无非交心也。两相交而两相亲，宁有再忘者乎。

此症可用**天丝饮**亦效。

巴戟天一两　菟丝子一两　水煎服。十剂即不忘。

癫痫门六则

214. 人有素常发癫，久而不效，口中喃喃不已，时时忽忽不知，时而叫骂，时而歌唱，吐痰如蜒蚰之涎，人皆谓痰病也。然以消痰化涎之药与之，多不效。盖此症乃胃中少有微热而气又甚衰，故症有似于狂而非狂，有似于痫而非痫也。治法宜补胃气，而微用清火之药，可以奏功。然而胃土之衰由于心火之弱，胃火之盛由于心火之微，未可徒补胃土而清胃火也。方用**助心平胃汤：**

人参五钱　茯神一两　贝母三钱　神曲一钱　肉桂三分　甘草一钱　甘菊三钱　菖蒲一钱　生枣仁五钱　水煎服。一剂而癫止半，再剂而癫尽除也。

此方补胃气以生心气，助心火而平胃火。故心既无伤，而胃又有益，不必治癫而癫自止矣。

此症用**天半神丹**亦神效。

巴戟天三两　半夏三钱　水煎服。一剂即止癫，十剂不再发。

215. 人有壮年之人，痰气太盛，一时跌仆，口作牛马之鸣者，世人所谓牛马之癫也，其实乃虚寒之症，痰入心包也。夫心属火，而心包亦属火也。心喜寒，而心包喜温，所以寒气一入包络，即拂其性矣，况又有痰气之侵乎。夫人身之痰，五脏六腑无不相入，安在犯包络之即至于迷心乎？包络为心君之相，凡有痰侵心，包络先受之，包络卫心，惟恐痰之相犯，故痰气一入，即呼诸脏来相救援。作牛马之声者，所谓痛不择声也。治法急救其心，不若急救其包络。方用**济难汤**：

白术五钱 人参五钱 茯神三钱 菖蒲五分 远志一钱 柏子仁三钱 半夏三钱 天花粉一钱 南星一钱 附子一钱 神曲一钱 水煎服。一剂而癫止，再剂全愈。连服八剂，此症永绝不再发。

方中虽是救包络之药，其实仍是救心之味也。心安而包络更安，况附子、南星俱是斩关夺门之将，指挥如意，而外邪近贼扫荡无遗，可庆敉宁[1]之福也。

此症用**菖姜汤**亦神效。

人参五钱 肉桂二钱 半夏三钱 白术一两 茯神五钱 菖蒲一钱 良姜五分 水煎服。十剂愈。

216. 小儿易于发癫痫者，虽因饮食失宜，亦由母腹之中先受惊恐之气也。故一遇可惊之事，便跌仆吐涎，口作猪羊之声。世医谓是猪羊之癫，用祛痰搜风之药而益甚，绝不悟其先天之亏损，而大补其命门、膻中之火，所以愈不能见效也。治法宜补其脾胃之土，而更补命门之火以生脾；复补膻中之火以生胃，不必治痰而痰自消化矣。[批] 癫痫成于多痰，而痰多成于胃寒与脾寒也，温二经自然奏功。方用**四君子汤加减**。

人参一钱 茯苓三钱 白术二钱 甘草一分 附子一片 半夏八分 白薇三分 水煎服。一剂即止惊，而痫亦即愈。

四君子汤原是补脾胃之圣药，脾胃健而惊风自收，原不必用镇定之药以止之也。况加附子无经不达，而更能直补命门膻中之火，以生脾胃二经之土，则土更易旺，而痰更易消，益之半夏以逐其败浊，白薇以收其神魂，安得而癫哉。

此症用**温养汤**亦妙。

人参二钱 白术三钱 肉桂五分 半夏八分 干姜五分 水煎服。

[1] 敉宁：敉音米。安定也。

一剂止，四剂全愈。

217. 妇人一时发癫，全不识羞，见男子而如怡，遇女子而甚怒，往往有赤身露体而不顾者，此乃肝火炽盛，思男子而不可得，郁结而成癫也。夫肝火炽盛，何便成癫？盖妇女肝木最不宜旺，旺则木中生火，火逼心而焚烧，则心中不安，有外行之失矣。然而心宫之外，有包络之护，何以不为阻隔，任其威逼乎？不知肝木之火，乃虚火也。虚火与相火同类，庇匪比之朋，忘圣明之戴，听其直烧心中而不顾也。然而心君出走，宜有死亡之虞，何以但癫而不死？盖有肾水之救援耳。思男子而不可得者，因肾经之旺也。虽所旺者半是肾火，而肾水实未涸也。有肝火之相逼，即有肾水之相滋，所以但成癫痴，而未至夭丧耳。治法宜泻其肝火，补其肾水，而兼舒其郁闷之气为得也。方用**散花丹**：

柴胡三钱　炒栀子五钱　白芍二两　当归一两　生地一两　熟地二两　玄参二两　天花粉三钱　陈皮一钱　茯神五钱　水煎服。一剂而癫轻，二剂而羞恶生，三剂而癫失，必闭门不见人也。[批]宜加丹皮三钱，以去相火。

此方全去泻肝之火，不去耗肝之血；疏肝之郁，不去散肝之气；补肾中之精，不去救心中之焰。水足则木得所养，而火自息于木内；火息则神得所安，而魂自返于肝中，况有消痰利水之剂，则痰气尽消，各化为水，同趋于膀胱而出矣。

此症用**栀连泻火汤**亦甚效。

生地一两　当归　丹皮各五钱　炒栀子　天花粉各三钱　黄连二钱　吴茱萸一钱　水煎服。一剂而癫轻，二剂全愈。

此方兼可治热入血室，少加柴胡一钱。

218. 人有入干戈之中，为贼所执，索金帛不与，贼褫[1]其衣，将受刃，得释，遂失心如痴，人以为失神之病也，谁知是胆

[1] 褫：音尺。夺也。

落之病乎。夫胆附于肝者也，因惊而胆堕者，非胆之果落于肝中也。盖胆中之汁味散而不收，一如胆之堕落于肝耳。胆既堕落，则胆中之汁尽为肝之所收，则肝强胆弱，而心不能取决于胆，心即忽忽如失，一如癫痴之症矣。治法泻肝气之有余，补胆气之不足，则胆汁自生，而癫痴可愈矣。方用**却惊丹**治之。

附子三分　陈皮一钱　白术三钱　当归五钱　丹砂一钱　铁粉一钱　茯神三钱　远志一钱　半夏一钱　人参三钱　薄荷一钱　天花粉二钱　南星一钱　各为细末，蜜为丸，如弹子大，姜汤送下。一丸而惊气即收矣，连服三丸而癫痴自愈，不必尽服。

此方安神定志之圣方也，方中全在用铁粉为神。铁粉者，铁落也〔1〕，最能推抑肝邪〔2〕而又不损肝气。肝与胆同类，均木之象也，木畏金刑，故用铁落以制肝，非取其金克木之意乎。金克肝木，未必不金克胆木矣。然而肝木，阴木也；胆木，阳木也。铁落克阴木而不克阳木，故制肝而不制胆。所以既伐肝邪，即引诸药直入胆中，以生胆汁，不独取其化痰而静镇也。

此症用**收惊汤**亦效。

当归　山茱萸各一两　白芍二两　北五味二钱　附子三分　水煎服。一剂惊收，二剂再不痴矣，三剂全愈。

219. 人有思虑过度，耗损心血，遂至癫疾，或哭或笑，或裸体而走，或闭户自言，喃喃不已，人以为花癫之病也，谁知是失志之癫乎。夫思虑过多，必伤于脾，脾气一损，即不能散精于肺，肺气又伤，而清肃之令不行，而脾气更伤矣。且脾者心之子也，脾病而心必来援，犹子病而母必来顾。心见脾气之伤，以至失志，则心中无主，欲救而无从，欲忘而不得，呼邻而不应，忌仇而相侵，于是自忘其身，将为从井之事，见人而嚅嗫，背客而

---

〔1〕 铁粉者铁落也：以铁落释铁粉较早见于《普济本事方》之“惊气圆”。

〔2〕 推抑肝邪：《普济本事方·惊气圆》方后注作“摧抑肝邪”，义长。

絮叨，遂至于癫而不自觉也，治法非急清其心不可。然而心病由于脾病也，补心以定志，更不若补脾以定志之为神。[批] 大约癫病多生于痰，治痰非补虚不能奏效。方用**归神汤**：

人参五钱　白术一两　巴戟天一两　茯神五钱　紫河车一具　半夏三钱　陈皮一钱　甘草一钱　丹砂一钱　菖蒲一钱　麦冬五钱　柏子仁三钱，不去油　白芥子三钱　各为末，先将紫河车净水煮熟，不可去血丝，捣烂，将各药末再捣为丸。白滚水送下五钱，连服数日，而癫如失也。

此方心脾同治之药也，虽消痰而不耗气。用紫河车者，以紫河车为先后天之母，更能归神于顷刻；神得河车而有依，则志即依神而相守，不特已失者重回，而既回者尤能永固也。

此症用加味**温养汤**亦效。

人参一两　白术二两　麦冬一两　半夏三钱　肉桂一钱　水煎服。二剂少愈，十剂全愈。

狂病门六则

220. 人有热极发狂，登高而呼，弃衣而走，气喘发汗如雨，此阳明胃经之火也。夫阳明之火何以能使人登高而呼乎？盖火性炎上，内火炽胜，则身自飞扬矣。热郁于胸，得呼则气泄矣。衣所以蔽体者也，内热既盛，衣之覆体，不啻如焚，弃之则快，又何顾焉。火刑肺金，自然大喘。喘极而肺金受伤，不能自卫夫皮毛，腠理开泄，阴不摄阳，逼其汗而外出，有不可止遏之势。汗既尽出，心无所养，神将飞越，安得而不发狂乎。[批] 狂病多火，但宜分旺极与不旺极耳。方用加味**白虎汤**救之。

人参二两　石膏三两　知母五钱　茯苓五钱　麦冬三两　甘草一钱　半夏三钱　竹叶二百片　糯米一撮　水煎服。一剂而狂定，再剂而热止矣，不可用三剂也。

此症非用白虎汤以急救胃火，则肾水立时熬干，身成黑炭矣。然而火势燎原，非杯水可救，必得滂沱大雨，则满山遍野之焰，始能尽行扑灭也。

此症用**坎水汤**亦效。

石膏一两 玄参二两 甘草一钱 天花粉三钱 炒栀子三钱 车前子二钱 水煎服。一剂狂定，再剂全愈。

221. 人有火起发狂，腹满不得卧，面赤心热，妄见妄言，如见鬼状，此亦阳明胃火之盛也。然胃火是阳症，而妄见妄言如见鬼状，又是阴症，何也？阳明之火盛，由于心包之火盛也。阳明属阳，而心包属阴，心包与阳明之火，一齐并动，故腹满而不得卧。倘仅有胃火之动，而心包之火不动，虽口渴腹满，而尚可卧也。唯心包助胃火而齐动，遂至心神外越，而阴气乘之，若有所见，因而妄有所言，如见鬼而实非真有鬼也。治法仍宜泻胃之火，而不必泻心包之火。盖胃为心包之子，心包为胃之母也，母盛而子始旺，然子衰而母亦弱耳，泻胃火非即泻心包之火乎。方用**泻子汤**：

玄参三两 甘菊花一两 知母三钱 天花粉三钱 水煎服。一剂而胃火平，二剂而心包火亦平矣。二火既平，而狂病自愈。

论理此症可用白虎汤，予嫌白虎汤过于峻削，故改用泻子汤。以此症心包属阴，用白虎汤以泻阳，毕竟有伤阴气，不若泻子汤，既泻其阳，而又无损其阴之为愈也。或曰：母盛而子始旺，泻心包之火可也，何以泻胃子之火耶！不知五脏六腑之火最烈者胃火也，胃火一炽，将肾水立时烁干，故必须先救胃火，胃火息而心包之火亦息矣。倘先泻心包之火，而寒凉之药不能先入心包，必由胃而后入，假道灭虢，不反动胃火之怒乎！不若直泻胃火，既能制阳，又能制阴，两有所得也。［批］泻子汤终不及白虎汤之迅速，然能多用，其功效又胜于白虎，余试之而极验，故特表出之。

此症用**二石汤**亦神。

人参五钱 石膏五钱 寒水石二钱 茯苓三钱 半夏二钱 丹皮五钱 水煎服。一剂狂定，二剂全愈。

222. 人有易喜易笑，狂妄谵语，心神散乱，目有所见，人疑为胃火之热也。不知此病非胃热也，乃心热耳。心热发狂，膻中之外卫，谓何亦因心过于酷热，则包络膻中何敢代心以司令，听心中之自主而喜笑不节矣。譬如君王恣肆以擅威，宰辅大臣不敢轻谏，则近侍左右，无非便佞之流，自然声色可以娱心，言语可以博趣，此偏喜偏笑之所必至也。于是所发之令无非乱政，及至令不可行，而涣散之景象有同鬼域矣。人心之发热何独不然。然而心中发狂，以致神越，宜立时暴亡矣，何以仍能苟延日月耶？不知心热之发狂，不同于胃热之发狂，胃热之发狂，乃外热而犯心，心之发狂，乃内热而自乱。故胃狂有遽亡之祸，而心狂有苟延之幸也。治法必以清心为主，心清而狂自定矣。方用**清心丹**：

黄连三钱 茯神五钱 生枣仁五钱 人参三钱 麦冬一两 玄参一两 丹参三钱 水煎服。一剂而神定，再剂而狂定，不必用三剂也。

黄连所以清心火，然徒用黄连，则心火正燥，恐黄连性燥，反动其燥，所以又益人参、丹参、麦冬之类，润以济之。盖火有余，自然气不足，补气以泻火，则心君无伤，可静而不可动矣。

此症用**解妄汤**亦效。

人参一两 黄连 茯神 柏子仁 玄参 丹参各三钱 生枣仁五钱 甘草一钱 肉桂二分 水煎服。一剂狂定，二剂全愈。

223. 人有身热发狂，所言者无非淫乱之语，所喜者无非欢愉之事，一拂其言，一违其事，则狂妄猝发，见神见鬼，人以为心热之极也，谁知是心包之热乎。夫心包为心君之副，心中安静，胡为任包络之拂乱乖张至此。盖君弱臣强，心中寒极，不能自主耳。譬如庸懦之主，朝纲解散，乃寄其权于相，而相臣植党营私，生杀予夺，悉出其手，奉令者立即称扬，违命者辄加苛斥，闻顺情之辞则喜，听逆耳之言则怒，颠倒是非，违背礼法，心自生疑，若有所见，心包热狂，正复相似。治法，自应泻心包之火。然而徒治心包，而心中内寒，愈有震惊之嫌，必须补助其心，使心气不弱，而后呼召外人，可清震主之贼矣。苟或单泻心包之火，则心包且有犯逆之危，非治法之善也。方用**卫主汤**：

人参一两　茯苓五钱　玄参一两　天花粉三钱　麦冬五钱　生地五钱　丹皮三钱　水煎服。一剂而身热止，二剂而狂妄定，四剂而喜怒得其正矣。

方中之玄参、生地、丹皮，乃清心包之药，其人参、茯苓、麦冬，仍是补心之品，心强而心包之火自弱矣。况玄参、生地、丹皮虽泻心包，而亦是补心之剂，自然拨乱为安，化奸为忠也。或谓心中虚寒，用人参以补虚是矣，然用玄参、丹皮、生地之类虽凉心包，独不益心之寒乎，似乎宜加热药以济之也。嗟乎！心寒用热药，理也。然而心包火旺，用助火之药以益心，必由心包而后能入，火性炎蒸，心未必得益，而转助心包之焰矣。故不若用人参以助心之为得。盖人参亦能助心包，非心包所恶，用玄参之类共入之，自然拥卫其心，指挥群药，以扫荡炎氛，将心气自旺，寒变为温，何必用热药以生变哉。

此症用**正心汤**亦神效。

人参　熟地各一两　玄参　麦冬各二两　菖蒲一钱　白芥子三钱　水煎服。一剂轻，二剂愈。

224. 人有为强横者所折辱，愤懑不平，遂病心狂，时而持刀，时而逾屋，披头大叫，人以为阳明胃火之盛也，谁知是阳明胃土之衰乎。夫阳明火盛，必由于心火之大旺也。心火旺，而胃火盛，是火生夫土也，心火衰而胃火盛，是土败于火也，火生土而胃安，土败火而胃变，虽所变有似于真火之盛，而中已无根，欲土崩瓦解，而不可救矣。夫狂症皆是热，而余以此为虚热，而非实热，孰肯信之。不知脏腑实热可以凉折，而虚热必须温引。

然而阳明胃经之虚热，又不可全温引也。于温中而佐之微寒之品，实治法之善者。盖阳明虚热，乃内伤而非外感也。因愤懑而生热，不同于邪入而生热也，明甚。以邪为实热，而正热为虚热耳。[批] 土衰亦能发狂，此从古无人道破。方用**平热汤**：

人参五钱 黄芪一两 甘草一钱 麦冬一两 黄芩一钱 青皮五分 竹沥一合 白芍五钱 茯苓三钱 枣仁三钱 炒栀子五分 天花粉三钱 柴胡五分 水煎服。二剂而狂轻，四剂而狂定，服一月而安然熟卧矣。

此方变竹叶石膏汤，以治阳明之虚热也。甘温以退大热，复佐之以甘寒，使阳明之火相顺而不逆，转能健土于火宅之中，消烟于余氛之内。土既有根，火亦自息，何狂之不去乎！倘以为实热，而用竹叶石膏也，去生自远矣。

此症用**舒愤汤**亦神效。

白芍二两 炒栀子五钱 玄参一两 天花粉三钱 柴胡一钱 水煎服。一剂狂定，再剂愈，三剂全愈。

225. 人有忍饥过劳，忽然发狂，披发裸形，罔知羞恶，人以为失心之病也，谁知是伤胃而动火乎。夫胃属阳明，阳明火动，多一发而不可止。世皆谓胃火，宜泻而不宜补。然而胃实可泻，而胃虚不可泻也。经云：二阳之病发心脾。二阳者，正言胃也。胃为水谷之海，最能容物，物入胃而消，胃亦得物而养，物养胃而火静，胃失物而火动矣。及至火动而胃土将崩，必求救于心脾，心见胃火之沸腾，而心神有切肤之痛，自扰乱而不宁，脾见胃火之焚烧，而脾之意有震邻之恐，亦纷纷而无定，失其归依，安得而不发狂哉！治法不必安心之神，奠脾之意也，仍救其胃气之存，而狂自可定也。虽然救胃气者，必救胃土也。欲救胃土，而不少杀胃火，则胃气亦未能独存耳。[批] 伤胃动火，亦是胃土之衰。方用**救焚疗胃汤**：

人参一两 玄参一两 竹沥一合 陈皮三分 神曲五分 山药五钱

百合五钱　水煎服。一剂而狂定，再剂而狂止，三剂全愈。

此方大用人参以救胃土，即兼用玄参以杀胃火，又益之群药以调停于心肺脾肾之间，使肝不敢来伤胃土，则胃气尤易转也。胃气一转，胃伤可补。胃既无伤，而心之神，脾之意，又宁有扰乱纷纭之患乎！此狂之所以易定耳。

此症用**遏火汤**亦神效。

人参　白术　生地各五钱　玄参一两　甘草一钱　知母一钱　天花粉二钱　陈皮五分　神曲一钱　丹皮五钱　水煎服。一剂狂定，再剂全愈。

呆病门三则

226. 人有终日不言不语，不饮不食，忽笑忽歌，忽愁忽哭，与之美馔则不受，与之粪秽则无辞，与之衣不服，与之草木之叶则反喜，人以为此呆病，不必治也。然而呆病之成，必有其因，大约其始也，起于肝气之郁；其终也，由于胃气之衰。肝郁则木克土，而痰不能化，胃衰则土制水，而痰不能消，于是痰积于胸中，盘据于心外，使神明不清，而成呆病矣。治法开郁逐痰，健胃通气，则心地光明，呆景尽散也。方用**洗心汤**：

人参一两　茯神一两　半夏五钱　陈皮三钱　神曲三钱　甘草一钱　附子一钱　菖蒲一钱　生枣仁一两　水煎半碗灌之，必熟睡，听其自醒，切不可惊醒，反至难愈也。

此等病，似乎有祟凭之，然而实无祟也。即或有祟，不可治邪，补正而邪自退。盖邪气之实，亦因正气之虚而入之也。此方补其正气，而绝不去祛邪，故能一剂而奏效，再剂而全愈。或谓此病既是正虚无邪，何以方中用半夏、陈皮如是之多乎？不知正虚必然生痰，不祛痰则正气难补，补正气而因之祛邪，是消痰仍是补正也。虽然痰消而正气旺，是痰即邪也。补正而佐以攻痰，引祛痰之药直入于心宫，以扫荡其邪，邪见正气之旺，安得不消灭于无踪哉。或又谓呆病既成于郁，不解郁而单补正以攻痰，何以能奏功如此？不知呆病之来，其始虽成于郁，然郁之既久而成呆，其从前之郁气，久则尽亡之矣。故但补胃气以生心气，不必又始肝气以舒郁气也。

此症用**还神至圣汤**亦神。

人参一两　白术二两　茯神　生枣仁各五钱　广木香　天南星　荆芥各三钱　甘草　良姜　附子　枳壳各一钱　菖蒲五分　水煎灌之，听其自卧，醒来前症如失。

227. 人有呆病终日闭户独居，口中喃喃，多不可解，将自己衣服用针线密缝，与之饮食，时用时不用，尝数日不食，而不呼饥，见炭最喜食之，谓是必死之症，尚有可生之机也。夫呆病而至于喜粪，尚为可救。岂呆病食炭，反忍弃之乎？盖喜粪乃胃气之衰，而食炭乃肝气之燥。凡饮食之类，必入于胃，而后化为糟粕，是粪乃糟粕之余也。糟粕宜为胃之所不喜，何以呆病而转喜之乎？不知胃病则气降而不升，于是不喜升而反喜降，糟粕正胃中所降之物也。见粪而喜者，喜其同类之物也。然而呆病见粪则喜，未尝见粪则食也。若至于食粪，则不可治矣，以其胃气太降于至极耳。夫炭乃木之烬也，呆病成于郁，郁病必伤肝木，肝木火焚以伤心，则木为心火所克，肝中之血尽燥，而木为焦枯之木矣。见炭而喜食者，喜其同类而食之，思救其肝木之燥耳。然而可生之极，全在食炭。夫炭本无滋味，今食之而如饴，是胃气之未绝也。治其胃气，而祛其痰涎，则呆病可愈也。方用**转呆丹**：

人参一两　白芍三两　当归一两　半夏一两　柴胡八钱　生枣仁一两　附子一钱　菖蒲一两　神曲五钱　茯神一两　天花粉三钱　柏子仁五钱　水十碗，使强有力者，抱住其身，另用二人执拿其两手，以一人托住其下颔，一人将羊角去尖，插其口灌之。倘不肯服，不妨以杖击之，使动怒气，而后灌之，服后必然骂詈，少顷必倦而卧，听其自醒，切不可惊动，自醒则全愈，否则止可半愈也。

此方大补其心肝之气血，加之祛痰开窍之药，则肝中枯竭得滋润而自甦，心内寡弱，得补助而自旺，于是心气既清，肝气能运，力能祛逐痰涎，随十二经络而尽通之，何呆病而不可愈哉！倘或惊之使醒，则气血不得尽通，而经络不得尽转，所以止可半愈也。然能再服此汤，亦未有不全愈者矣。

此症用**甦心汤**亦神效。

白芍 当归各三两 人参 茯苓各一两 半夏 炒栀子 柴胡各三钱 附子三分 生枣仁五钱 吴茱萸 黄连各五分 水十碗，煎一碗灌之，听其自醒，醒来病如失。

228. 人有一时而成呆病者，全不起于忧郁，其状悉与呆病无异，人以为有祟恁之也，谁知是起居失节，胃气伤而痰迷之乎。夫胃属土，喜火之生者也。然而火能生土，而亦能害土，火不来生，则土无生气，火过来生，则土有死气矣。虽然土中之火本生土者也，如何生土者反能害土？岂火为外来之邪火，而非内存之正火乎！孰知邪火固能害土，而正火未尝不害土也。正火者，土中之真火，如何能害土乎？盖正火而能养，则火且生土以消食，正火而相伤，则火且害土以成痰。痰成而复伤其胃土，则火且迷心，轻则成呆，而重则发厥矣。起居失节，则胃中劳伤，不生气而生痰。一时成呆者，乃痰迷于心脘之下，尚未直入于心包之中也。倘入心包，则人且立亡矣。治法宜生其胃气，而佐之消痰之品，则痰迷可以再开，不必竟治其呆也。方用**启心救胃汤**：

人参一两 茯苓一两 白芥子三钱 菖蒲一钱 神曲三钱 半夏二钱 南星二钱 黄连一钱 甘草一钱 枳壳五分 水煎服。一剂而痰解，再剂而神清，三剂而呆病如失，不再呆也。

此方全去救心，正所以救胃也。盖胃为心之子，心气既清，而胃气安有不清者乎？母清而子亦清也。设作呆病治之，亦用附子斩关直入，则火以助火，有顷刻发狂而死矣。总之，呆病成于岁月之久，而不成于旦夕之暂，若一时而成呆者，非真呆病也。故久病宜于火中补胃以消痰，而猝病宜于寒中补胃以消痰，又不可不知也。[批] 同一补胃消痰，而寒热异用。

此症用**指迷汤**亦效。

人参五钱　白术一两　半夏　神曲各三钱　南星　甘草各一钱　陈皮　菖蒲各五分　附子三分　肉豆蔻一枚　水煎服。四剂愈。

呃逆门五则

229. 人有忽然呃逆不止，为是寒气相感，谁知是气逆而寒入之也。然气之所以不顺，乃气之不足也，盖丹田之气足，则气守于下焦而气顺，丹田之气不足，则气奔于上焦而气逆矣。呃逆虽是小症，然治之不得法，往往有变成危症，而不可救，正徒散其寒而不补其气也。治法宜大补其丹田之气，而少佐之以祛寒之药。则气旺而可以接续，寒祛而足以升提，故不必止呃逆，而呃逆遂自止也。方用**定呃汤**：

人参三钱　白术五钱　丁香五分　陈皮五分　茯苓五钱　沉香末一钱　牛膝一钱　水煎服。一剂而呃逆止矣。

参、苓、白术纯是补气回阳之药，丁香祛寒，沉香、牛膝降入丹田以止其逆，逆气既回，而呃声自定。孰谓补气之药，非即转气之汤哉！

此症用加味**六君子汤**亦妙。

人参　半夏　苏叶各一钱　白术　茯苓各三钱　陈皮五分　甘草三分　丁香二分　水煎服。一剂即止呃，二剂全愈。

230. 人有痰气不清，一时作呃逆之声者，人以为火逆作祟也。夫火逆之痰，口必作渴，今不渴而呃逆，仍是痰气之故，而非火邪之祟也。夫痰在胃口，而呃逆在丹田，何以能致此耶？盖丹田之气欲升，而痰结胸中以阻之。此种呃逆较虚呃者甚轻，治法消其痰气，而呃逆自除。方用**二陈汤加减**治之。

人参五分 陈皮五分 半夏一钱 甘草三分 厚朴一钱 茯苓三钱 水煎服。一剂即愈。

二陈汤为治痰之妙剂，加入人参、厚朴于补气之中而行降气之药，自能祛痰于上焦，达气于下焦也。

此症亦可用加味**六君子汤**治之。

231. 人有口渴饮水忽然呃逆者，非水气之故，乃火气之逆也。人若胃火太盛，必大渴呼水矣，今但渴而不大饮水者，乃胃火微旺，而胃气犹虚也。故饮水虽快，而多则不能易消，火上冲而作呃逆耳。治法宜补其胃中之土，而降其胃中之火，则胃气安之，而胃火自息，呃逆亦自止矣。方用**平呃散**：

玄参 白术各五钱 人参二钱 茯苓 甘菊花 麦冬各三钱 甘草五分 水煎服。一剂即平。

此方降胃火而又不耗胃气，所以奏功实神。倘以为胃火之盛，而轻用石膏，虽亦能取胜，而终于胃土有伤，呃逆除而他病又生矣，不若此方之和平而又神也。

此症用**两宜汤**亦妙。

人参二钱 茯苓 白术各五钱 甘草 泽泻 黄连各一钱 肉桂三分 陈皮五分 天花粉二钱 柴胡三分 水煎服。二剂愈。

232. 人有气恼之后，肝又血燥，肺又气热，一时呃逆而不止，人以为火动之故也，谁知亦是气逆而不舒乎。盖肝性最急，一拂其意，则气必下克脾土，而脾土气闭，则腰脐之间不通，气乃上奔于咽喉，而作呃逆矣。倘亦用降火降气之药，则呃逆更甚，必须用散郁之剂，而佐以消痰润肺之药，始为得之。［批］气病亦以全力注之。方用**解呃丹**：

茯神三钱 白芍三钱 当归二钱 白术五钱 苏叶五分 麦冬五钱 白芥子三钱 柴胡一钱 水煎服。一剂而呃逆即止。

此方为散郁之神方，不特治呃逆已也。用白术以利腰脐之气，用柴、芍、当归以舒肝胆之气，用苏叶、麦冬以润肺金之气，用茯神以通心与膀胱之气，用白芥子以宣膜膈之气，是一身上下之气尽行流通，又何虞下焦之气不上升于咽喉乎！故一剂而收功也。

此症亦可用**平顺散**：

柴胡　甘草　乌药各一钱　白芍三钱　白芥子　川芎各二钱　砂仁一粒　水煎服。二剂即止。

233. 人有呃逆时作时止者，乃气虚而非气滞也。夫气旺则顺，气衰则逆，五行之道也。凡逆之至者，皆衰之极耳。惟是气衰而呃逆者，不比痰呃与火呃也，补其气之虚，而呃逆自止。倘不知补气，而惟从事于消痰降火，则轻必变重，而重必入死矣。况痰火之呃，亦虚而致，不惟寒呃之成于虚也。[批] 气逆本于气衰，一句居要。方用**六君子汤加减**治之。

人参三钱　白术一两　茯苓三钱　陈皮一钱　甘草三分　半夏二钱　柿蒂三枚　水煎服。连服三剂，而呃逆自除。

此方乃治胃之圣剂，胃气弱而诸气皆弱，胃气旺而诸气皆旺，故补胃气正所以补诸气也，气既旺矣。加以柿蒂之能转呃，自然气转于须臾，而呃逆顿止矣。且胃又多气之腑也，诸气之逆皆从胃始，然则诸气之顺，何独不由胃始哉。

此症亦可用加味**术苓汤**。

人参　白术各五钱　茯苓三钱　半夏二钱　竹沥一合　附子三分　水煎服。二剂愈。

辨证录卷之五

关格门五则

234. 人有病关格者，食至胃而吐，欲大小便而不能出，眼睛红赤，目珠暴露，两胁胀满，气逆拂抑，求一通气而不可得，世以为胃气之太盛，而不知乃肝气之过郁耳。夫关格之症，宜分上下，一上格而不得下，一下关而不得出也。今上既不得入，而下又不得出，是真正关格，死生危急之症也。治之原有吐法，上吐则下气可通。今不必用吐药而先已自吐，是用吐药无益矣。若用下导之法，则上既无饮食下胃，而大肠空虚，即用导药，止可出大肠糟粕硬屎，而不能通小肠膀胱之气，是导之亦无益也。必须仍用煎药和解为宜，但不可遽然多服，须渐渐饮之，初不受而后自受矣。方用**开门散**：

白芍五钱　白术五钱　茯苓三钱　陈皮一钱　当归五钱　柴胡三钱　苏叶一钱　牛膝三钱　车前子三钱　炒栀子三钱　天花粉三钱　水煎一碗，缓缓呷之，一剂而受矣。一受而上关开，再剂而下格亦通。[批] 开门散乃解郁之神剂。

此方直走肝经以解郁，郁解而关格自痊，所谓扼要争奇也。倘用香燥之药，以耗胃气，适足以坚其关门而动其格据矣。

此症用**通关散**亦效。

白芍五钱　茯苓三钱　甘草　枳壳　神曲各三分　白豆蔻一枚　川芎二钱　生姜汁半合　柴胡一钱　水煎服。一剂即开，二剂愈。愈后须用补肾之剂。

235. 人有无故而忽然上不能食，下不能出者，胸中胀急，烦闷不安，大小便窘迫之极，人以为关格之症也，谁知是少阳之气不通乎。夫少阳胆也，胆属木，木气最喜舒泄，因寒气所袭，则木不能条达，而气乃闭矣。于是上克胃而下克脾，脾胃畏木之刑，不敢去生肺气，而并生大肠之气矣。肺金因脾胃之气不生，失其清肃之令，而膀胱、小肠无所凛遵，故一齐气闭矣。此症原可用吐法，一吐而少阳之气升腾可愈。其次则用和解之法，和其半表半里之间，而胆木之郁结自通。二法相较，和胜于吐，吐必伤五脏之气，而和则无损五脏之气也。方用**和解汤**：

柴胡一钱　白芍三钱　甘草一钱　枳壳五分　薄荷一钱　茯神三钱　丹皮二钱　当归三钱　水煎服。缓缓服之，三剂则可以开关矣。上关一开，而下格自愈。

此方乃逍遥散之变方也。逍遥散有白术、陈皮，未尝不可开关。余改用薄荷、枳壳、丹皮者，直入肝经之药，取其尤易于开郁也。此方全不开关，而关自开者，正以其善于解郁也。

此症用**宽缓汤**亦妙。

柴胡　茯苓各二钱　当归三钱　白芍五钱　甘草　苏叶　黄芩各一钱　竹叶三十片　水煎服。二剂愈。

236. 人有吐逆不得饮食，又不得大小便，此五志厥阳之火太盛，不能营于阴，遏抑于心胞之内，头上有汗，乃心之液外亡，自焚于中也。存亡之机，间不容发，此关格最危之症，人以为气之不通也，欲用麝香、片脑之类，以劫开其门，必至耗散真气，反致归阴矣。法宜调其营卫，不偏阴偏阳，一味冲和，毋犯胃气，使其脏腑自为敷布，不必问其关从何开，格从何启，一惟求之中焦握枢[1]而运，以渐透于上下之间，自能营气前通，卫气不闭，因其势而利导之，庶无扞格耳。方用**和中启关散**：

麦冬五钱　人参五分　甘草五分　柏子仁三钱　滑石敲碎，一钱

---

〔1〕 握枢：掌握关键。

黄连一钱　白芍五钱　桂枝三分　天花粉一钱五分　水煎服。一剂而上吐止，再剂而下闭通矣。

此方解散中焦之火，更能舒肝以平木，木气既平，而火热自减。内中最妙者，用黄连与桂枝也。一安心以交于肾，一和肾而交于心，心肾两交，则营卫阴阳之气，无不各相和好。阴阳既和，而上下二焦安能坚闭乎，此和解之善于开关也。

此症用**黄连启心汤**亦效。

人参一钱　白术　丹皮各三钱　黄连　玄参各二钱　甘草一钱　桂枝三分　半夏五分　柴胡三分　水煎服。二剂愈。

237. 人有上吐下结，气逆不顺，饮食不得入，溲溺不得出，腹中作疼，手按之少可，人以为此寒极而阴阳易位，其脉必涩而伏也。法当吐，不吐则死。然而不必吐也。夫上部无脉下部有脉，吐之宜也，以食填塞于太阴耳。今脉涩而伏，非无脉之比，况所食之物，已经吐出，是非食填太阴也。吐之不重伤脾胃之气，以坚其闭塞乎。夫胃气之所以不开，与大小肠、膀胱之所以闭结者，由于肾气之衰也。胃为肾之关门，肾之气不上，则胃之关必不开。肾主大小便、膀胱之气化，亦肾气化之也。肾气不通于三经，则便溲何从而出。然则上下开阖之权衡，全在乎肾也。治法必须大补其肾中之水火。肾中之水火足，而关格不治而自愈矣。方用**水火两补汤**：

熟地一两　山茱四钱　茯神五钱　车前子三钱　人参二钱　麦冬一两　五味子五分　肉桂一钱　白术五钱　牛膝三钱　水煎服。连服二剂，上吐止而下结亦开矣，再服四剂全愈。

此方补肾中之水火，而又能通肾中之气。气足而上自达于胃，下自达于膀胱、大小肠矣。倘用香燥之药以救胃，则胃气愈伤；倘用攻利之药以救膀胱、大小肠，则膀胱、大小肠愈损，何日是开关解格之日哉。

此症用**化肾汤**亦神效。

熟地二两　肉桂二钱　水煎服。一剂即通，二剂全愈。

238. 人有一时关格，大小便闭结不通，渴饮凉水，少顷即吐，又饮之又吐，面赤唇焦，粒米不能下胃，饮一杯吐出杯半，脉亦沉伏，人以为脉绝也，谁知是格阳不宣，肾经寒邪太盛之故乎。夫肾属少阴，喜温而不喜寒也。寒邪入肾则阳无所附，阳欲杜阴而不能，阴且格阳而愈胜，于是阳不敢居于下焦，而尽逆冲于上焦咽喉之间，难于容物而作吐矣。夫阳宜阴折，热宜寒折，似乎阳热在上，宜用阴寒之药以治之。然而阳热在上，而下正阴寒也，用阴寒以折阴寒，正投其所恶也，不特无功，而反有大害。盖上假热而下真寒，非用真热假寒之法从治之，断不能顺其性而开其关也。方用**白通汤**治之。

方中原是大热之味，得人尿、猪胆以乱之，则下咽觉寒，而入腹正热，阳可重回，而阴可立散，自然脉通而关启矣。然后以大剂八味汤投之，永不至关再闭而吐再发也。

此症用加味**术桂汤**亦神效。

白术一两　肉桂一钱　甘草一分　人参二钱　丁香一钱　水煎，加人尿半碗，探冷服之，一剂即安。

中满门四则

239. 人有饮食之后，胸中倒饱，人以为多食而不能消，用香砂枳实等丸消导之，似觉少快，已而又饱，又用前药，久久不已，遂成中满之症。腹渐高大，脐渐突出，肢体渐浮胀，又以为臌胀，用牵牛、甘遂之药，以逐其水。内原无水湿之邪，水未见出，而正气益虚，胀满更急，又疑前药不胜，复加大黄、巴豆之类下之。仍然未愈，又疑为风邪固结于经络，用龙胆、茵陈、防风、荆芥之类，纷然杂投，不至于死不已，犹然开鬼门、泄净府，持论纷纭，各执已见，皆操刀下石之徒也。谁知中满之症，实由于脾土之衰，而脾气之衰，又由于肾火之寒也。倘用温补之药，早健其脾气，何至如此之极哉。方用**温土汤**〔1〕：

人参一钱　白术三钱　茯苓三钱　萝卜子一钱　薏仁三钱　芡实五钱　山药五钱　肉桂三分　谷芽三钱　水煎服。一剂而觉少饱，二剂而觉少宽矣，数剂之后，中满自除。

此方但去补脾，绝不消导以耗其气。盖中满之病，未有不因气虚而成者。不补脾胃之气，则胀从何消？况方中加入萝卜子最妙，助参、术以消胀，不辅参、术以添邪；又有茯苓、薏仁、芡实、山药之类，益阴以利水，水流而正气不耗，自然下泽疏通，而上游无阻滞之虞矣。第恐水寒冰冻，则溪涧断流，又益以肉桂，于水中生火，则土气温和，雪消冰泮，尤无壅塞之苦也。奈何惟事于消导，遂成不可救药之病哉。

此症用**术苓加桂汤**。

白术一两　茯苓五钱　肉桂一钱　水煎服。

240. 人有未见饮食则思，既见饮食则厌，乃勉强进用，饱塞于上脘之间，微微胀闷，此不止胃气之虚，而心包之火正衰也。心包为胃土之母，母气既衰，何能生子，心包之火不足，又何能生胃哉。故欲胃之能食，必须补胃土，而兼补心包之火也。方用**生胃进食汤**：

人参三钱　白术三钱　炒枣仁五钱　远志八分　山药三钱　茯苓三钱　神曲五分　良姜五分　萝卜子一钱　枳壳五分　干姜炒黑，一钱　水煎服。

此方治胃，无非治心包也。心包与胃，原是子母，何必分治之乎？不治中满而中满自除，此补火之胜于补土也。

此症用**调饥散**亦妙。

---

〔1〕温土汤：《大小诸证方化》倒饱中满症所用方与此相近，唯无肉桂、谷芽，有陈皮、甘草。

人参五分　山药一两　白芍三钱　甘草五分　肉桂一钱　菖蒲五分　肉豆蔻一枚　炒枣仁三钱　水煎服。十剂愈。

241. 人有中心郁郁不舒，久则两胁饱满，饮食下喉，即便填胀，不能消化，人以为臌胀之渐也，而不知皆气滞之故。倘用逐水之药，必且更甚；用消食之药，亦止可取一时之快，而不能去永久之胀也。法宜开郁为主。然而气郁既久，未有不气虚者也，使仅解其郁，而不兼补其气，则气难化食，胀何以消？方用**快膈汤**：

人参一钱　茯神五钱　白芍三钱　白芥子二钱　萝卜子五分　槟榔三分　神曲五分　枳壳三分　柴胡五分　薏仁三钱　厚朴三分　水煎服。一、二剂轻，四剂全愈。

此方解郁而无刻削之忧，消胀而无壅塞之苦，攻补兼施，自易收功也。

此症用**抒胀汤**亦妙。

神曲三钱　柴胡五分　白芍三钱　茯苓　萝卜子各一钱　厚朴人参各五分　白豆蔻三枚　苏叶八分　白芥子二钱　水煎服。十剂愈。

242. 人有患中满之病，饮食知味，但多食则饱闷不消，人以为脾气之虚，谁知是肾气之虚乎。腹中饱满，乃虚饱而非实饱，若作水肿治之，则丧亡指日矣。盖脾本属土，土之能制水者，本在肾中之火气。土得火而坚，土坚而后能容物，能容物即能容水也。惟肾火既虚，而土失其刚坚之气，土遂不能容物而容水，乃失其天度之流转矣，故腹饱而作满，即水臌之渐也。人不知补肾火以生脾土，反用泻水之法以伤脾，无异决水以护土，土有不崩者哉？是治肾虚之中满，可不急补其命门之火乎。然而径补其火，则又不可，以肾火不能自生，生于肾水之中也。但补火而不补水，则孤阳不长，无阴以生阳，即无水以生火也。或疑土亏无以制水，又补肾以生水，不益增波以添胀哉？不知肾中之水，乃真水也，邪水欺火以侮土，真水助火以生土，实有不同。故肾虚中满，必补火以生土；又必补水以生火耳。方用**金**

匮肾气丸〔1〕**：**

茯苓六两　附子一枚　牛膝一两　肉桂一两　泽泻二两　车前子一两五钱　山茱萸二两　山药四两　牡丹皮一两　熟地三两　各为末，蜜为丸。每日早晚白滚水送一两。初服少胀，久服胀除而满亦尽消。

补火之圣药也。群药之内，利水健脾之味多于补阴补火者，虽意偏于补火，而要实重于救脾，补火者正补脾也。故补阴不妨轻，而补脾不可不重耳。

此症用**薰脾汤**亦佳。

熟地　白术各五钱　山茱萸四钱　破故纸一钱　杜仲三钱　附子五分　水煎服。二剂而饱闷除，十剂全愈。

翻胃门五则

243. 人有饮食入胃而即吐者，此肝木克胃土也，用逍遥散加吴茱萸炒黄连治之，随手而愈。而无如人以为胃病也，杂用香砂消导之剂，反伤胃气，愈增其吐；又改用下药不应，复改用寒凉之味，以降其火，不独胃伤而脾亦伤矣；又改用辛热之药，以救其寒，又不应，始悟用和解之法，解郁散邪，然已成噎膈之症矣。夫胃为肾之关门，肾中有水，足以给胃中之用，则咽喉之间，无非津液可以推送水谷；肾水不足，力不能润灌于胃中，又何能分济于咽喉乎？咽喉成为陆地，水干河涸，舟胶不前，势所必至。且肾水不足，不能下注于大肠，则大肠无津以相养，久必瘦小而至艰涩，肠既细小艰涩，饮食入胃，何能推送？下既不行，必积而上泛，不特上不能容而吐，抑亦下不能受而吐也。治法必须大补其肾中之水。方用**济艰催挽汤：**

熟地二两　山茱一两　当归二两　牛膝三钱　玄参一两　车前子

〔1〕 金匮肾气丸：详方药组成，当作济生肾气丸。

一钱　水煎服。一日一剂，十剂必大顺也。

此方纯补精血，水足而胃中有津，大肠有液，自然上下相通而无阻滞之患。譬如河漕水浅，舟楫不通，粮糈〔1〕不能输运，军民莫不彷徨而喧哗扰嚷。忽见大雨滂沱，河渠、沟壑无非汪洋大水，则大舸〔2〕巨舶，得以装载糗粮，自然人情踊跃，关门大开，听其转运，而无所留难也。

此症用**制肝散**亦效甚。

白芍一两　吴茱萸五分　黄连一钱　茯苓五钱　水煎服。二剂即愈，何至变成噎膈哉。

244. 人有朝食暮吐，或暮食朝吐，或食之一日至三日而尽情吐出者，虽同是肾虚之病，然而有不同者：一食入而即吐，一食久而始吐也。食入而即吐者，是肾中之无水；食久而始吐者，乃肾中之无火也。盖脾胃之土，必得命门之火以相生，而后土中有温热之气，始能发生以消化饮食。倘土冷水寒，结成冰冻，则下流壅积，必返而上越矣。治法宜急补肾中之火，然而单补其火，则又不可。肾火非肾水不生，肾火离水则火又亢炎矣。况上无饮食之相济，则所存肾水亦正无多，补火而不兼补其水，焚烧竭泽，必成焦枯之患，济之以水，毋论火得水而益生，而水亦得火而更生。水火既济，自然上下流通，何至有翻胃之疾哉。方用**两生汤**：

肉桂二钱　附子一钱　熟地二两　山茱萸一两　水煎服。一剂而吐减半，再剂而吐更减，连服四剂则吐止矣，服十剂而全愈也。

此方水火两旺。脾胃得火气而无寒冷之虞，得水气而无干涩之苦，自然上可润肺而不阻于咽喉，下可温脐而不结于肠腹矣。或谓下寒者多腹痛反胃，既是肾寒，正下寒之谓也，宜小腹作痛矣，何以食久而吐之病，绝不见腹痛，岂肾寒非欤？不知寒气结

---

〔1〕粮糈：糈音许。粮食。

〔2〕舸：音葛。大船。

于下焦，则腹必疼痛，今反胃之病，日日上吐，则寒气尽从口而趋出矣，又何寒结之有？

此症用加味**化肾汤**亦神效。

熟地二两 山茱萸一两 肉桂三钱 巴戟天五钱 水煎服。二剂吐轻，十剂全愈。

245. 人有时而吐，时而不吐，吐则尽情吐出，此症有似于反胃而非翻胃也。此种之病，妇人居多，男子独少，盖因郁而成之也。夫郁则必伤其肝木之气，肝伤，木即下克脾胃，肝性最急，其克土之性，亦未有不急者。其所克之势，胃土若不能受，于是上越而吐。木怒，其土之不顺受也，于是挟其郁结之气卷土齐来，尽祛而出，故吐之不尽不止。其有时而不吐者，因木气之少平耳。治法不必止吐，而惟在平肝。［批］木平则胃受益，木郁则胃受损，平肝则吐止，亦必然之理也。方用**逍遥散**：

柴胡一钱 白芍五钱 茯神三钱 白术一钱 当归三钱 陈皮三分 甘草一分 水煎服。一剂而吐少止，再剂而吐全愈。愈后，仍以济艰催挽汤，减半分两调理可也。［批］济艰催挽汤见前。

盖逍遥散解郁之后，其木枯渴可知。随用济艰催挽汤急救其水，则木得润而滋荣，自然枝叶敷荣[1]矣，何至拂郁其性而作吐哉。

此症用**增减逍遥散**亦神效。

白芍五钱 茯苓 白术各三钱 陈皮 柴胡 神曲各一钱 白豆蔻一粒 水煎服。四剂愈。

246. 人有胃中嘈杂，腹内微疼，痰涎上涌而吐呕，日以为常，盖虫作祟，非反胃也。夫人有水湿之气，留注于脾胃之间，而肝木又旺，来克脾胃之土，则土虚而生热，此热乃肝木之火，虚火也。土得正火而消食，土得虚火而生虫。虫得肝木之气，其性最急，喜动而不喜静，饥则微动而觅食，饱则大动而跳梁，挟

---

〔1〕敷荣：繁茂也

水谷之物，兴波鼓浪而上吐矣。然但吐水谷而不吐虫者，何故？盖肝木之虫最灵，畏金气之克，居土则安，入金则死。故但在胃而翻腾，不敢越胃而游乐，袪水谷之出胃，而彼且掉头而返，恐出于胃为肺金之气所杀也。治法必用杀虫之药，佐以泻肝之味。然而泻肝杀虫之药，未免寒凉克削，肝未必遽泻而脾胃先已受伤。脾胃受伤而虫亦未能尽杀。必须于补脾健胃之中，而行其斩杀之术，则地方宁谧[1]，而盗贼难以盘踞，庶几可尽戮无遗，常静而不再动也。[批] 土得正火而消食，土得虚火而生虫，亦创谈也。细思之，却是至理。方用**健土杀虫汤**：

人参一两　茯苓一两　白芍一两　炒栀子三钱　白薇三钱　水煎半碗，加入黑驴溺半碗，和匀饥服。一剂而吐止，不必再剂，虫尽死矣。

夫驴溺何以能杀死虫而止吐也？驴性属金，虫性畏金，故取而用之。世人有单用此味而亦效者，然而仅能杀虫而不能健土。土弱而肝木仍旺，已生之虫虽死于顷刻，而未生之虫，不能保其不再生也。健土杀虫汤，补脾胃以扶土，即泻肝以平木，使木气既平，不来克土，且土旺而正火既足，则虚邪之火无从而犯，虚热不生，而虫又何从而生乎。况方中栀子、白薇原是杀虫之圣药，同驴溺用之，尤能杀虫于无形。此拔本塞原之道，不同于单味偏师[2]，取胜于一时者也。

此症用**锄种汤**亦神效。

楝树根一两　槟榔　厚朴　炒栀子　百部各一钱　白术　茯苓　使君子肉各三钱　水煎服。服后不可用饮食，须忍饥半日，尤不可饮茶水，二剂虫尽死而愈。

247. 人有食后必吐出数口，却不尽出，膈上时作声，面色如

[1] 宁谧：安定。

[2] 偏师：军事术语，全部军队之一部。

平人，人以为脾胃中之气塞也，谁知是膈上有痰血相结而不散乎。夫膈在胃之上，与肝相连，凡遇怒气，则此处必痛。以血之不行也，血不行则停积，而血成死血矣。死血存于膈上，必有碍于气道，而难于升降。气血阻住，津液遂聚而成痰，痰聚而成饮，与血相搏而不静，则动而成声。本因气而成动，又加食而相犯，势必愈动而难安，故必吐而少快也。至食已入胃，胃原无病，胃自受也，宁肯茹而复吐乎，此所以既吐而又不尽出耳。然则治法，但去其膈上之痰血，而吐病不治而自愈也。方用**瓜蒂散**加味吐之。

瓜蒂七枚　萝卜子三钱　韭菜汁一合　半夏三钱　天花粉三钱　甘草三钱　枳壳一钱　人参一钱　水煎服。一剂即大吐，去痰血而愈，不必二剂也。

瓜蒂散原是吐药，得萝卜子、枳壳以消食，得半夏、天花粉以荡痰，得韭汁以逐血。诚恐过于祛除，未免因吐而伤气，又加入人参、甘草以调和之，使胃气无损，则积滞易扫，何至恶食而再吐哉。此非反胃，因其食后辄吐，有似于反胃，故同反胃而共论之也。

此症用**清膈散**甚佳。

天花粉　桑白皮各三钱　生地　白芍各五钱　红花三钱　桃仁十个　杏仁十个　枳壳五分　甘草一钱　紫菀一钱　水煎服。四剂全愈。

臌胀门七则

248. 人有两足跗上先肿，渐渐肿胀至腹，按胀上如泥之可搏，小便不利，大便反结，此由土气之郁，非水肿也。人生脾胃之气健旺，则土能克水，而水自灌注于经络，两不相碍也。惟脾胃气虚，则土不能转输水精于上，而胃中之水积而不流，于是浸淫于表里、皮毛而无所不到也。然而脾胃气虚，非脾胃之故也。由于肾气之虚，则土无升腾之气，而土乃郁而不伸，力不能制水，使水来相侮，而脾胃之气愈虚也。夫肾司开阖，肾气从阳则开，肾气从阴则关，阳太盛则水道大开，阴太盛则水道常闭。阳为肾中之火，而阴为肾中之寒也。肾寒则脾胃亦寒，水畏热而不畏寒，此寒土之所以难制水也。然则治水肿之法，乌可舍补肾之火，而他求畜水之土哉。虽然水势滔天，补火以生土，迂缓而难以决排；放水以全土，利便而易于畜泄。故补肾中之火，可治久病之水臌；泄脾胃中之水，实益初病之水胀也。下身胀而上身未胀，正初起之病，宜急泄其水之为得。方用**泄水至神汤**：

大麦须二两　茯苓一两　白术二两　小赤豆三钱　水煎服。一剂而腹必雷鸣，泻水如注，再剂而水尽泄无遗，不必三剂也。

论理，牵牛、甘遂之方，未尝不可用，但虑世人天禀日薄，而脾胃肾三经多虚，恐不胜药力之过迅，故改立此方，于补中泻水，正气无伤而邪水尽出之为妙。方中白术、茯苓健胃之土，又能通脾胃之气。则土之郁可解，土郁既解，力足以制水矣。况大麦须能消无形之水，赤小豆能泄有形之湿，合而相济，自能化水，直出于膀胱，由尾闾之间尽泻而出也。

此症用**冬瓜汤**亦甚效。

冬瓜一个，煎水十碗。另用白术三两、车前子五钱、肉桂二钱，将冬瓜水煎汤二碗。先用一碗，少顷又用一碗。其水从大便而出，一剂而胀肿全消。

249. 人有水肿既久，遍身手足俱胀，面目亦浮，口不渴而皮毛出水，手按其肤如泥，此真水臌也，乃土气郁塞之甚故耳。夫土本克水，何为反致水侮？盖土虚则崩，土崩则淤泥带水而流缓，于是日积月累，下焦阻滞，而水乃上泛。脾胃之中原能藏水，然水过于多，则脾胃不能受，乃散布于经络皮肤矣。迨至经络皮肤不能受，势不得不流渗于皮肤之外，泛滥于一身。不用下夺之法，何以泻滔天之水哉。方用**决水汤**：

车前子一两　茯苓二两　王不留行五钱　肉桂三分　赤小豆三钱

水煎服。一剂而小便如注不绝，二剂而肿胀尽消矣。

论理，用鸡屎醴逐水，亦有神效。然而鸡屎醴逐水，从大便而出，而此方逐水，从大便而出也。水从大便出者其势逆，水从小便出者其势顺。逆则效速而气伤，顺则效缓而气固。此方利水从小便而出，利其膀胱也。凡水必从膀胱之气化，而后由阴器以出。土气不宣，则膀胱之口闭，吾用王不留行之迅药以开其口，加入肉桂，引车前、茯苓、赤小豆直入膀胱而利导之。茯苓、车前虽利水而不耗气，而茯苓且是健土之药，水决而土又不崩，此夺法之善也。至于脐突、手掌无纹，用此方尚可救也。惟是服此方泻水而愈，必须禁用食盐一月，倘不能禁，则又胀矣。胀则不可再治也。

此症亦可用**冬瓜汤**，更加刘寄奴一两、茯苓一两，服之，亦水泻而愈。

250. 人有气喘作胀，腹肿，小便不利，大便亦溏，渐渐一身俱肿，人以为水臌也，不知乃肺、脾、肾三经之虚也。夫水气不能分消，大都病在胃。然胃之所以病者，正由于三经之虚耳。胃为水谷之海，凡水入于胃为归，盖五脏六腑之大源也。但胃能容水而不能行水，所恃脾之散水以行于肺，肺之通水以入于膀胱，肾之化水而达于小肠也。惟脾虚则不能散胃之水精于肺，而病在中矣；肺虚则不能通胃之水道于膀胱，而病在上矣；肾虚则不能司胃之关门，时其输泄，而病在下矣。三经既虚，而胃中积水浸淫，遂遍走于经络皮肤，而无所底止矣。治法补其三经之气，而胃气自旺，胃气旺而肿胀尽消。［批］脾肺肾三经之虚，亦成喘胀，喻嘉言曾论之矣。方用**消胀丹**：

白术三钱 茯苓一两 麦冬五钱 熟地五钱 山药一两 芡实五钱 苏子一钱 水煎服。一剂而喘少定，二剂而胀渐消，十剂而小便利，二十剂而一身之肿无不尽愈也。

方中白术、茯苓以健其脾土，麦冬、苏子以益其肺金，熟地、山药、芡实以滋其肾水，自然脾气旺而不至健运之失职，肺气旺而不至治节之不行，肾气旺而不至关门之不开，水自从膀胱之府而尽出于小肠矣，安得而再胀哉。

此症用**百合消胀汤**亦效。

白术　芡实各一两　茯苓　百合各五钱　山药一两　肉桂二钱　人参三钱　水煎服。十剂少愈。三十剂全愈。

251. 人有腰重脚肿，小便不利，或肚腹肿胀，四肢浮肿，喘急痰盛，不可以卧，此肺肾俱虚之病，非臌胀也。夫水症多是脾胃之虚，兹何以肺肾之虚亦成水胀耶？不知肺虚必盗脾胃之气，而肾虚则不能生脾胃之气。二经既虚，则脾胃之气更虚，土难生金，而肺之气化不行，而肾之关门不开矣。于是水不能消而泛滥，一如水肿之病也。治法似宜补肺而兼补肾，然而补肺又不若竟补肾之为得，盖肺虽生肾，然止能生肾水，而不能生肾火也；脾胃必得肾火以相生，水气必得肾火以相化；况补肾则肺不必来生肾水，而肺金自安矣，是补肾即所以补肺也。［批］脾胃得火，始得制火，然得火者，必得肾中之火也。肾火非真水不生，故又于水中补之。方用**金匮肾气丸**[1]：

茯苓十两　附子一个　牛膝三两　官桂二两　熟地四两　山药六两　丹皮二两　泽泻四两　车前子三两　山茱萸二两　各为末，蜜为丸。每日早晚白滚水各送下一两。服三日而小便利，再服三日而腰轻，服十日而上下之肿尽消，服二十日而喘急痰盛无不尽除，服一料完全愈。再服一料，断不再发也。

此方经后人改窜分两，以致治肺肾之水胀多至不效。因世人畏茯苓、泽泻之过于泄水耳。不知水势滔天，既不用扫荡之药以决水，乃畏利导之品，而不用之以消水乎。故必须多用茯苓、车前为君，则水可泄之，使从膀胱而下出。然而肾之关门不开，非附子、肉桂回阳助火，蒸动肾气，则关何以开；肾关不开，而胃

---

〔1〕 金匮肾气丸：按方药组成当作济生肾气丸。

之积水何以下哉。故必用桂、附以开关，关既开矣，则茯苓、车前、牛膝得尽利水而直下。又恐水过于利，未免损伤阴气，得熟地、山药、丹皮以佐之，则利中有补，阳得阴而生；则火无炎亢之虞，土有升腾之益。诚治水之神方，补土之妙药也。世人倘疑吾说之偏，而妄增药味，或更改轻重，断不能收功也。

此症用**温肾消水汤**亦效。

人参三钱 熟地五钱 山药一两 山茱萸三钱 茯苓一两 肉桂二钱 薏仁五钱 水煎服。二十剂即愈。

252. 人有手足尽胀，腹肿如臌，面目亦浮，皮肤流水，手按之不如泥，但陷下成孔，手起而胀满如故，饮食知味，大便不溏泄，小便闭涩，气喘不能卧倒，人以为水臌之症，而不知乃肾水之衰也。真水足而邪水不敢横行，真水衰而邪水乃致泛决。况真水既衰，则虚火必盛。虚火既盛，而真水力不能制，则火性炎上，三焦之火与冲脉之属火者，皆同群助逆，无不逆冲而上行矣。火既上冲，而水从火泛，上走于肺，喘嗽而不宁矣。卧主肾，肾气既逆，安得而卧耶？人至不得卧，则肺气夜不得归于肾之中，而肾之中水空而无非火气，则肺之气不敢久留于肾，仍归于肺经。母因子虚，则清肃之令不行于膀胱，于是，水入于膀胱之口而膀胱不受，乃散聚于阴络，随五脏六腑之虚者入而注之，不走小肠而走手足皮肤，而毛窍出水也。此种水症，必须补肾之水以制肾火；尤宜补肺之金以生肾水。盖肾水不能速生，惟助肺气之旺，则皮毛闭塞，而后肾气下行，水趋膀胱而不走腠理矣。[批] 补肾火以生土，则脾胃健而水化，人多知之。若单补肾水以消胀，世绝无知之者。今经远公阐发，又何忧臌胀之难治哉。方用**六味地黄汤加麦冬五味**治之。

熟地二两 山茱萸一两 山药一两 茯苓二两 丹皮六钱 泽泻一两 麦冬一两 北五味三钱 水煎服。一剂可卧，二剂水如注，四剂而一身之肿尽消，十剂而诸症全愈。愈后，服补肾肺之药，尤须戒色至一年，禁盐至三月。否则，虽愈而必发也。

盖此症原有肾火，故补水而不必补火也。肾虚以致火动，肺虚发致水流，补其水则火自静，补其金则水自通，实有至理，而非泛然以作论也。

此症用**健肾汤**亦佳。

熟地　茯苓各二两　麦冬　莲子（连心用）各五钱　芡实　山药各一两　水煎服。二剂而胀消，十剂全消。

253. 人有单腹胀满，四肢手足不浮肿，经数年不死者，非水臌也。盖水臌不能越两年，未有不皮肤流水而死者。今经数年不死，皮肤又不流血，岂是水臌之症？乃虫结于血之中，似臌而非臌也，夫此症何因而得？饮食之内或食生菜，而有恶虫之子，入腹而生虫；或食难化之物，久变为虫。血即裹之不化，日积月累，血块渐大，虫生遂多。所用食物止供虫食，即水谷入腹所化之血，亦为虫之外郭，而不能灌注于各脏腑矣。此等之症，最忌小便不利与胃口不健者，难以医疗。倘小便利而胃口开，均可治之。盖小便利者，肾气能通于膀胱也；胃口开者，心气能行于脾胃也。二脏之气有根，可用杀虫下血之药而无恐，以其本实未拨也。方用**逐秽消胀汤**：

白术一两　雷丸三钱　白薇三钱　甘草一钱　人参三钱　大黄一两　当归一两　丹皮五钱　萝卜子一两　红花三钱　水煎服。一剂腹内必作雷鸣，少顷下恶物满桶，如血如脓，或有头无足之虫，或色紫色黑之状。又服一剂，大泻大下，而恶物无留矣。然后以人参一钱、茯苓五钱、薏仁一两、山药二两、白芥子一钱、陈皮五分、白术二钱，调理而安。［批］虫血之臌，胃气健者，可用攻法。若胃弱者，尚须斟酌。虽逐秽汤补多于攻，亦未可轻用也。

前方用攻于补之中，虽不至大伤脏腑，然大泻大下，毕竟元气少损。故秽尽之后，即以参、苓、薏、药之类继之，则脾气坚固，不愁亡阴之祸也。或问此等之病，既非水臌，初起之时，何以知其是虫臌与血臌也？吾辨之于面焉，凡面色澹黄之中，而有红点或红纹者是也；更验之于腹焉，凡未饮食而作疼，既饮食而不痛者是也。苟面有红点、红纹，与既饮食而不痛，即可用逐秽消胀汤减半治之，亦一剂而即愈也。但下后毋论新久，必须忌盐者一月。苟若不忌，必至再病，则难治矣。

此症用**雷逐丹**亦神效。

雷丸三钱　当归　白芍各五钱　红花一两　雄黄　厚朴　槟榔各二钱　枳实　甘草各一钱　水煎服。一剂下恶秽一桶愈。

254. 人有上身先肿，因而下身亦肿，久之一身肿，气喘嗽不得卧，小腹如光亮之色，人以为水臌已成，谁知是水臌之假症乎。夫湿从下受，未闻湿从上受者也。凡人脾土健旺，必能散精于肺，通调水道，下输膀胱，水精四布，五经并行，何致水气之上侵。惟脾土既虚，饮食不化精而化水，乃邪水而非真水也。真水既无所生，则肾中干涸无非火气，于是同任冲之属火者俱逆而上出。是水从火溢，上积于肺而嗽，奔越于肺而喘，既喘且嗽，身自难卧；散聚于阴络而成跗肿，故先上肿而后下肿也。似乎治法亟宜治肾矣。然而火盛由于水衰，而水衰实先由于土衰也，补土其可缓乎。惟是既补脾以健土，必至燥肾以旺火，故补脾又必须补肾，而补肾又必须补脾，所贵二者之兼治也。［批］脾肾兼治，实是王道。莫惊其用药之太多，错疑为尚霸也。方用**二天同补丹**：

山药一两　芡实一两　茯苓五钱　白术二两　肉桂三分　诃子一钱　百合五钱　水煎服。二剂而喘嗽轻，又二剂而喘嗽止，十剂而肿胀消，再十剂全愈。

此方无一味非治脾之药，即无一味非补肾之药也。健其土而不亏夫肾，滋其水而不损于脾，两相分消而又两相资益，得利之功而无利之失，治水臌之假症，实有鬼神不测之妙也。

此症用**芡术汤**亦效。

白术　芡实各二两　茯苓一两　肉桂一钱　车前子五钱　水煎

服。二剂轻，四剂又轻，十剂愈。

厥症门七则

255. 人有日间忽然发热，一时厥去，手足冰凉，语言惶惑，痰迷心窍，头晕眼昏，此阳厥也。乃阴血不归于阳气之中，而内热如焚，外反现假寒之象，故手足冷也。此等之症，伤寒中最多。但伤寒之厥乃传经之病，必热至五六日而发厥，非一日身热而即发厥者也。故不可用伤寒之法以治此等之厥。然而虽不同于伤寒，而内热之深，正未尝少异。夫厥乃逆也，逆肝气而发为厥；厥乃火也，逆火气而发为热。热深而厥亦深，热轻而厥亦轻，故不必治厥也，治热而已矣。惟是厥发于日，阳离乎阴也。无阴则阳无所制，离阴则阳无所依，阳在裹而阴在表，自然热居中而寒现外矣。治法泻其在内之火，则内热自除而外寒自散。然而，火之有余仍是水之不足，泻火之中而佐之补水之味，则阳得阴而有和合之欢，断不至阴离阳而有厥逆之戾也。［批］今人一见发厥，不论日数之多寡，辄用伤寒法治之矣。奈何？泻火而佐以补水，是治厥之妙法。方用**安厥汤**：

人参三钱　玄参一两　茯苓三钱　白薇一钱　麦冬五钱　生地五钱　天花粉三钱　炒栀子三钱　白芍一两　柴胡五分　甘草一钱　水煎服。一剂而厥定，再剂而身凉矣。凡日间发厥之症，俱可治之，无不神效。

此方和合阴阳，实有调剂之妙。助阳气而不助其火，生阴气而不生其寒，祛邪而不损其正，解郁而自化其痰，所以定厥甚神，返逆最速也。

此症用**黄连定厥汤**亦效。

黄连二钱　当归五钱　麦冬五钱　玄参一两　贝母三钱　菖蒲五分　水煎服。一剂即回，二剂愈。

256. 人有夜间发热，一时厥逆昏晕如死人状，惟手足温和，喉中痰响，不能出声，此阴厥也。乃阳气虚而不能入于阴血之中，以致鬼神凭之，往往厥逆也。直中阴寒之症，多有一时发厥者，但彼乃阴寒而猝中，此乃阴热而暴亡，各有不同。阴寒之厥，手足筋脉多青，灌之水必吐；阴热之厥，手足筋脉多红，饮之水必不吐。阴寒之厥，身必不热；阴热之厥，身必不凉。以此辨之，不差毫发。故阴寒之厥，舍参、附，无夺命之丹；阴热之厥，饮参、附，即丧身之鸩。治阴热之厥，法宜补阴以助阳，使真阴足而邪阴自散，阳气旺而虚火自消。庶痰涎化，昏晕除，厥逆定矣。［批］阴寒之厥与阴热之厥，辨得最清。方用**补阴助阳汤**：

玄参一两　麦冬一两　熟地一两　人参二钱　白芥子五钱　柴胡一钱　白芍一两　当归一两　白术一两　茯苓五钱　菖蒲一钱　水煎服。一剂而昏迷苏，再剂而痰涎化，三剂而厥逆回，则可生也。否则，不可救矣。

此方补阴之药多于补阳。阴水足而阴火可救，阴火散而阳气可回，阴阳合而昏迷宜苏矣。倘服之而不效，是阴阳早已相脱，不能再续也，非前药之故耳。或曰阳气虚而离阴，是宜单补阳以入阴，今补阴以合阳，恐非治法。不知阳气虚而不能入于阴血之中者，以阴血之大燥，火盛而虚阳不敢入于阴耳，非阴血过多之谓也。苟补阳过胜，则阳旺而阴益消亡，此所以必须补阴以合阳，而万不可补阳以胜阴也。况方中未尝无补阳之药，补阴居其七，补阳居其三，阴阳始无偏胜，而厥逆可援也。

此症用**解晕神丹**亦效。

人参　半夏各二钱　茯苓五钱　南星一钱　天麻　乌药　陈皮　菖蒲各五分　当归三钱　柴胡一钱　水煎服。

257. 人有日间发厥，而夜间又厥，夜间既厥，而日间又复再厥，身热如火，痰涎作声，此乃阴阳相并之厥也。热多则厥亦多，用泻火之药，则热除而厥亦除矣。然而厥既有昼夜之殊，而热亦有阴阳之异，正未可徒泻夫火也。宜于泻阳之中，而用补阴之药；于抑阴之内，而用补阳之剂。庶几阳火得阴而消，阴火得阳而化。提阳出于阳，而日间无昏晕之虞；升阴入于阳，而夜间无迷眩之害也。［批］提阳出阴，升阴入阳，是治厥妙法。方用**旋转阴阳汤**：

人参一钱　白术三钱　白茯神三钱　白芍五钱　当归三钱　生地五钱　麦冬三钱　附子一分　炒栀子二钱　天花粉三钱　柴胡一钱　水煎服。一剂而厥逆安矣，不必再剂也。

此方阴阳双补，痰火两泻，补泻兼旋，不治厥而厥自定也。倘或补阴而不补阳，或泻阳而不抑阴，则阴阳必有偏胜，而痰火必致相争，变出非常，有不可救药者矣。

此症用**息争汤**亦甚效。

柴胡　神曲各二钱　甘草一钱　炒栀子　天花粉各三钱　茯苓五钱　生地一两　水煎服。一剂即安，二剂愈。

258. 人有大怒之后，又加拂抑，事不如意，忽大叫而厥，吐痰如涌，目不识人，此肝气之逆，得痰而厥也。夫肝性最急，急则易于动怒，怒则气不易泄，而肝之性更急，肚血必燥，必求救于脾胃以纷取资。然而血不能以骤生，脾胃出水谷之液以予肝，未遑变血，势必迅速为痰以养肝。肝又喜血而不喜痰，痰欲入于肝而肝不受，必至痰阻于肝外，以封闭夫肝之窍矣。肝不能得痰之益，反得痰之损，则肝之燥结可知。既无津液之灌注，必多炎氛之沸腾，痰闭上而火起下，安得不冲击而成厥哉？治法宜其去其痰而厥乃定也。然而去痰必须平肝，而平肝在于解怒。［批］痰迷心窍，而未闻痰迷肝窍也。然心窍既可迷，安在肝窍独不可迷哉。方用**平解汤**：

香附五钱　当归五钱　天花粉三钱　半夏二钱　茯苓三钱　神曲二钱　麦芽二钱　炒栀子二钱　黄连五分　甘草一钱　水煎服。一剂厥轻，再剂厥定，三剂全愈。

此方解肝气之拂逆，实有神功。在清热而不燥，导痰而不峻也。

此症用**三白散**亦效。

白芍　川芎各五钱　栀子　茯神　天花粉各三钱　当归五钱　白豆蔻二枚　南星　菖蒲　枳壳各一钱　水煎服。二剂全愈。

259. 人有怒，辄饮酒以为常，不醉不休，一日发厥，不知人事，稍苏犹呼酒号叫，数次复昏晕，人以为饮酒太醉故也，谁知是胆经之火动乎。夫肝与胆为表里，肝气逆则胆气亦逆，肝火动则胆火亦动。酒入脏腑必先入胆，酒渗入胆，则酒化为水矣。然而酒性大热，饮酒过多，酒虽化水，而酒之热性不及分消，必留于胆中。况怒气伤肝，则肝火无所发泄，必分流而入于胆。胆得酒之热，又得肝之火，则热更加热矣。夫肝胆为心之母，母热必呼其子以解氛，自然胆热必移热以于心，而心不可受热，乃变而为厥矣。治法亟解心中之热，而心热非起于心也，仍须泻胆之热。而胆之热非本于胆也，仍须泻肝之热，以解酒之热而已。[批] 世人多以酒解愁，谁知得酒而愈怒耶。怒以酒解，是犹既醉而饮酒也。方用**逍遥散**加味治之。

柴胡一钱　白芍一两　茯苓五钱　白术五钱　甘草二分　陈皮五分　当归二钱　葛花二钱　炒栀子三钱　白芥子三钱　水煎服。一剂厥轻，二剂厥定，三剂全愈。

逍遥散治郁实奇。佐之栀子以泻火，益之葛花以解酒，加之白芥子以消痰。酒病未有不湿者，湿则易于生痰，去其湿而痰无党，去其痰而火无势。湿既无党，火又无势，虽欲再厥，其可得乎？方中所以多用茯苓、白术以辅助柴胡、白芍者，正此意也。

此症用**醒酝汤**亦效。

干葛　柞木枝各一钱　人参二钱　茯神三钱　白芍五钱　黄连　半夏各五分　吴茱萸二分　水煎服。一剂即效，四剂愈。

260. 人有一过午时，吐酸水一、二碗，至未时心前作痛，至申痛甚厥去，不省人事，至戌始苏，日日如是，人以为阴分之热也，谁知是太阳膀胱之经，有瘀血结住而不散乎。但小便不闭，是膀胱之气未尝不化也。气乃无形之物，无形能化，若有瘀血结住而不散者，以血有形，不比气之无形而可散也。未申之时，正气行膀胱之时也。气行于血之中，而血不能行于气之内，所以作痛而发厥。欲活其血之瘀，非仅气药之能散也，必须以有形之物制血，则气可破血，而无阻滞之忧矣。方用**逐血丹**：

当归尾一两　大黄三钱　红花三钱　桃仁二十粒　天花粉三钱　枳壳五分　厚朴二钱　丹皮三钱　水蛭火煅烧黑，一钱　水煎服。一剂而瘀血通，二剂而瘀血尽散。

此方用水蛭同入于大黄、厚朴之中，以逐有形之血块，则病去如扫，而痛与厥尽去也。倘不用水蛭，虽亦能止厥定痛，而有形之血块终不能尽逐，必加入水蛭而建功始神，不可以此物为可畏而轻弃之，遗人终身之病也。

此症用**破瘀丹**亦神。

水蛭炒干黑，二钱　当归　白芍各一两　茯苓三钱　肉桂三分　桃仁十四个　生地五钱　枳壳五分　猪苓一钱　水煎服。二剂全愈。

261. 人有忽然之间，如人将冷水浇背，陡然一惊，手足厥冷，遂不知人，已而发热，则渐渐苏省，一日三四次如此，人以为祟乘之也，谁知乃气虚之极乎。夫气所以卫身者也，气盛则体壮，气衰则体怯。外寒之侵，乃内气之微也。内气既微，原不必外邪之袭，无病之时，常觉阴寒逼身，如冷水浇背，正显内气之微，何祟之来凭乎。然而内热之极，亦反生寒颤，所谓厥深热亦深。与气虚之极亦生寒颤者，似是而非，苟不辨之至明，往往杀人于顷刻，可不慎欤！辨之之法，大约内热而外寒者，脉必数而有力，而舌必干燥也；气虚而外寒者，脉必微而无力，而舌必滑润也。故见气虚之症，必须大补其气，而断不可益之大寒之品。［批］是气非祟，辨得明白。方用**甦气汤**：

人参一两　陈皮一钱　枳壳三分　菖蒲五分　水煎服。一剂轻，二剂更轻，连服数剂全愈。

此方重用人参以补气，益之陈皮、枳壳宽中消痰，则人参苏气更为有神；益之菖蒲者，引三味直入心中，则气不能散于心外也。

此症用**助气回阳汤**亦效。

人参　黄芪各五钱　南星二钱　甘草一钱　茯苓三钱　枳壳五分　砂仁三粒　水煎服。二剂效，四剂全愈。

春温门三十三则

262. 春月伤风，头痛鼻塞，身亦发热，是伤风而欲入于太阳，非太阳之伤寒也。夫春伤于风，由皮毛而入肺也。风入于肺而不散，则鼻为之不利。肺金之气不扬，自失其清肃之令，必移其邪而入于太阳膀胱。惟恐邪入，乃坚闭其口，而水道失行，于是水不下通而火乃炎上，头自痛矣，与传经太阳之伤寒绝不相同。散肺金之风，杜其趋入膀胱之路，而身热自退也。[批] 春温头痛与伤寒头痛，似是而非。千古疑团，一朝说破，岂不大快。方用**舒肺汤**：

桔梗三钱　甘草一钱　苏叶五分　天花粉一钱　茯苓三钱　桂枝三分　水煎服。一剂而身热解，二剂而头痛鼻塞尽愈。

此方专入肺金，以散其风邪。有风则必生痰，有痰则必有火。天花粉消痰而又善解火，一味而两用之也；桂枝、茯苓开膀胱之口，引邪直走膀胱而下泄，因肺欲移邪而移之，其势甚便，随其机而顺用之也。

此症用加味**甘桔汤**亦佳。

桔梗　川芎　天花粉　麦冬各三钱　甘草　黄芩各一钱　水煎服。二剂愈。

263. 春月伤风，身热咳嗽，吐痰恶热，口渴，是伤风而阳明之火来刑肺金，非伤寒传经入于阳明也。夫阳明胃土本生肺金，何以生肺者转来刑肺乎？盖肺乃娇脏，风入肺经必变为寒，胃为肺金之母，见肺子之寒，必以热济之。夫胃本无热也，心火为胃之母，知胃欲生金，乃出其火以相助。然而助胃土之有余，必至克肺金之不足，是借其兵以讨贼，反致客兵残民，故胃热而肺亦热，而咳嗽口渴之症生矣。治法泻心火以安胃土，自然肺气得养，而风邪自散。［批］土来救肺，反致火来刑肺，不是传经之胃火竟来克肺也。亦辨得妙。方用**平邪汤**：

黄连三分　甘草一钱　苏梗一钱　紫菀一钱　葛根一钱　石膏三钱　麦冬五钱　贝母三钱　茯神三钱　水煎服。一剂轻，二剂又轻，三剂身凉矣，不必四剂也。

此方泻心火者十之三，泻胃火者十之六。盖心火之旺克肺者轻，胃火之旺刑金者重。轻泻心中之火，则心不助胃以刑金；重泻胃中之火，则胃不刑金以伤肺，肺气既回，肺邪又安留哉。

此症用**清胃散**亦效。

石膏　半夏各二钱　茯苓三钱　桂枝三分　麦冬三钱　陈皮　葛根各一钱　水煎服。一剂愈。

264. 春月伤风，发寒发热，口苦，两胁胀满，或吞酸吐酸，是少阳之春温也。何以冬月谓之伤寒，而春月即谓之春温耶？不知冬月之风寒，春月之风温。寒则伤深，温则伤浅。伤深者邪至少阳而有入里之惧，伤浅者邪入少阳而即有出表之喜，故同伤少阳，而伤风与伤寒实有异也。至于治伤风之少阳，法又不必大异，皆舒其半表半里之邪，而风邪自散。虽然伤寒邪入少阳，有入里之症，往往用大柴胡与承气之类和而下之。若伤风入少阳，以小柴胡汤和解而有余，不必用大柴胡、承气而重用之也。［批］若春行冬令，而天气大冷，感冒风寒者竟是伤寒，非可视为伤风也。风寒入里，风温出表，两言实尽春温之旨。方用**加减**

小柴胡汤：

柴胡一钱五分　茯苓三钱　黄芩一钱　甘草一钱　陈皮五分　天花粉一钱　水煎服。一剂寒热解，再剂诸症愈。[批] 小柴胡汤去芍药，恐其酸敛也。

此方较原方更神。以用茯苓之多，使邪从膀胱而出，更胜于和解也，佐柴胡以散邪，乃建奇功耳。

此症用**安胆汤**亦效。

柴胡　天花粉　炒栀子各二钱　甘草一钱　白芍　丹皮各三钱　水煎服。二剂愈。

265. 春月伤风，身热呕吐不止，人以为太阴之伤寒也，谁知是太阴之春温乎。夫太阴脾土也，风伤太阴，则土中有风，风在地中，则土必震动而水溢，故令人呕吐不止，非阴寒之气，入于脾土之内，而动人呕吐者可比。此与伤寒传经之入太阴者，治法迥不相同也。伤寒当温经以回阳，而伤风宜散其风以安土。方用**奠土汤：**

白术五钱　茯苓三钱　人参　柴胡　半夏　甘草　葛根各一钱　神曲五分　水煎服。一剂而风散，二剂而身凉，三剂而病全愈矣。

方中祛邪于补脾之内，脾健而风自息也。

此症亦可用**护脾饮**。

白术三钱　人参二钱　肉桂三分　陈皮三分　半夏一钱　苏叶五分　水煎服。一剂愈。

266. 春月伤风出汗，胃干燥，渴欲饮水，是春温之症，火邪入膀胱，非太阳之伤寒也。夫膀胱者，肺金之表也，肺受风邪，久则变热，肺乃求救于膀胱，邪即乘其求救而下行。而膀胱之水，思欲救母乃不肯下泄，而上与风火相斗。邪见膀胱正气之盛，乃不入膀胱而入胃，于是胃热而与邪相争，故尔出汗。汗出而胃之津液自干，故口渴思水以救其内焚也。治法不必散风邪而泻火焰，速利其膀胱，使水从小便而出，则胃中之津液自生。方用**五苓散**：

白术一钱　茯苓三钱　泽泻三钱　猪苓三钱　肉桂一分　水煎服。一剂而小便利，二剂而口渴、汗出尽止矣。

盖五苓散专利其膀胱之水。膀胱为太阳之经，伤风已经出汗，宜太阳之邪尽出矣，乃口渴思水，明是邪热不肯从皮毛外出，而欲趋膀胱下出矣。五苓散利其膀胱，则水流而火亦流，火随水去，胃火已消，而胃自生液，自然上润于肺，肺得胃液之养，则皮毛自闭，邪何从而再入哉。

此症**知柏茯苓汤**亦可用。

知母　黄柏各一钱　茯苓五钱　水煎服。一剂而渴解，二剂愈。

267. 伤风头痛发热，盗汗微出，见风则畏，此春温伤风，而非太阳症也。夫头痛本属太阳，然而风能入脑，亦作头痛，未可谓身热头痛，便是太阳之症。风从皮毛而入，皮毛主肺，肺通于鼻，而鼻通于脑，风入于肺，自能引风入脑而作头痛。倘肺气甚旺，则腠理自密，皮毛不疏，风又何从而入，惟其肺气之虚，故风邪易于相袭。邪正争斗，身故发热，肺气既虚，安能敌邪，所以盗汗微微暗出也。此症明是伤风，勿作伤寒轻治。盖邪之所凑，其气必虚，补其肺气之虚，表其风邪之盛，自然奏效甚速。［批］真看得明，说得透。方用**益金散风汤**：

人参五分　甘草一钱　五味子三粒　麦冬三钱　紫苏一钱　蔓荆子一钱　天花粉一钱　桔梗三钱　水煎服。一剂头痛除，再剂身热解，三剂盗汗亦止。

此方散重于补，何以名为益金汤？不知肺经为邪所伤，其气甚衰，若用大补重药必且难受，不若于散表之中，略为补益，则邪既外出而正又内养，两得其益，是过于散正善于益也。

此症用**通脑散**亦神。

川芎　当归　茯苓各三钱　桔梗二钱　蔓荆子　白芷各五分　人参　半夏各一钱　水煎服。二剂愈。

268. 伤风头痛发热，身疼腰重，骨节俱酸疼，恶风无汗，人以为伤寒，而不知非也。夫伤寒则不恶风矣。此内伤脾肾，而风乘虚以入肺，则经络之间不相流通，故身热耳。第内伤脾肾与肺无涉，何以肺经即召外邪耶？不知脾为肺母，而肾为肺之子，母虚而子亦虚，子虚而母亦虚。脾肾之气既虚，而肺安得有不虚之理，于是腠理不密，毛窍难以自固，故风邪易入于肺经，而肺气益虚，何能下润于肾宫，而旁灌于百骸耶。自必至满身骨节酸痛而腰重矣。但肺虚而邪既易入，则汗亦易出，何以邪入而汗不出耶？此乃邪欺肺气之虚，又窥脾肾之不足，反使邪气得蔽于毛孔，故见风反畏。外邪且不能再入，何况内汗能出乎。然则治法惟散肺中之邪，仍补脾肾之气。脾土旺而肺气有生发之机，肾水足而肺金无干燥之苦。自然上可达于脑而头痛除，下可通于膀胱而腰重去，中可和于中焦而一身支节之酸疼尽愈也。方用**黄紫丹**：

白术五钱　茯苓三钱　当归五钱　羌活一钱　紫苏一钱　甘草一钱　细辛五分　黄芩一钱　麦冬五钱　人参一钱　贝母一钱　水煎服。

此方补多于散，何补之中又纯补脾而不补肾耶？人生后天以脾胃之气为主，脾健则胃气自开，胃开则肾水自润。况人参、白术原能入肾，而白术尤利腰脐，一身之气无不利矣。何况肺经为脾胃之子，母健而子亦健，力足以拒邪；又有紫苏、黄芩、羌活、贝母祛风、散火、消痰、泄水之药，足以供其战攻之具，自然汗出热解，而邪从外越也。

此症用**益气散风汤**亦效甚。

人参　黄芪各三钱　甘草　半夏各一钱　白术五钱　柴胡二钱　茯苓三钱　枳壳五分　水煎服。

269. 春月伤风，身热十余日，热结在里，往来寒热，人以为伤寒在太阳，有入里之变也，谁知春月伤风与冬月伤寒不同。冬月之寒入于太阳，久则变寒；春月之风入于太阳，久则变热。寒则迁动不常，必至传经入脏；热则静守不移，惟有固结在腑。

然而入脏在腑虽有不同，而作寒作热则无不同也。寒在脏，则阴与阳战而发热；热在腑，则阳与阴战而发寒。随脏腑衰旺分寒热往来，此症之所最难辨，亦辨之于时令而已。在冬月而热结在里者，宜用攻；在春月而热结在里者，宜用散。散其热而寒自除，寒除而热亦自止也。方用**散结至神汤**：

厚朴一钱　白芍五钱　甘草一钱　当归三钱　枳壳五分　柴胡一钱　炒栀子三钱　桂枝三分　水煎服。一剂而寒热除，内结亦散。

方中多是平肝之药，绝不去舒肺经之邪。盖肺气为邪所袭，则肝木必欺肺金之病而自旺矣。旺则木中生火，以助邪之热而刑肺。倘不泻肝而徒去散肺经之邪，则肺气愈虚，而热何能遽解耶。惟泻其肝中之火，则内热既衰，益之桂枝数分，但去散太阳之风，不去助厥阴之火，此热结所以顿解也。

此症用**清邪散**亦效。

桂枝五分　茯苓五钱　甘草一钱　陈皮五分　半夏　柴胡各一钱　砂仁一粒　水煎服。

270. 伤风八九日，风湿相搏，身体烦疼，不能转侧，不呕不渴，人以为伤寒之症，风湿在太阳之经也，谁知伤风之病，亦能使风湿之相搏乎。夫湿从下受，而风从上受者也。下受者膀胱先受之，上受者肺经先受之。膀胱受湿，无风不能起浪；肺经受风，无湿亦不能生风。伤风而致风湿相搏，因下原感湿，而上又犯风，两相牵合，遂搏聚于一身，而四体无不烦疼也。夫烦疼之症，风之病也。湿主重着，烦痛而至身不能转侧，非重着乎？以此分别风湿之同病，实为确据。且风症必渴，湿症必呕，今风湿两病，风作渴而水济之，湿欲呕而风止之，故不呕而又不渴也。治法宜双解其风湿之邪而已。方用**双解风湿汤**：

茯苓一两　薏仁一两　柴胡二钱　防风　甘草各一钱　水煎服。

柴胡、防风以祛风，茯苓、薏仁以利湿，用甘草以和解之，自然风湿双解，而诸症尽痊也。

此症用**风湿两舒汤**亦佳。

茯苓　白术各五钱　柴胡　防风　半夏　甘草各一钱　桂枝三分　水煎服。

271. 春月伤风八九日，如疟之状，发热恶寒，热多寒少，口不呕吐，人以为伤寒中如疟之证，谁知春月伤风，亦同有此症乎。夫风邪入于表里之间，多作寒热之状，不独伤寒为然。伤风之病，轻于伤寒，至八九日宜邪之尽散矣，何尚有如疟之病？盖无痰不成疟，无食亦不成疟，无痰无食，即有风邪不能为害。然则伤风而有如疟之病者，亦其胸膈胃脘之中，原有痰食存而不化，八九日之后，正风欲去而痰与食留之耳。热多寒少，非内伤重而外感轻之明验乎。惟口不呕吐，乃内既多热，自能燥湿，痰得火制，自不外吐。然热之极，则外反现寒，恶寒之象，乃假寒也。假寒真热，适显其如疟之症，乃似疟而非疟也。治法亦治其如疟，而不必治其真疟耳。方用**破假汤**：

人参三钱　白术五钱　陈皮一钱　神曲五分　柴胡二钱　山楂十粒　甘草五分　白芍五钱　鳖甲三钱　石膏一钱　半夏一钱　水煎服。一剂恶寒除，二剂发热解，四剂如疟之症全愈。

此方于补正之中寓祛邪之味，正既无亏，邪又退舍，此王霸兼施之道也。

此症用**散疟汤**亦效。

柴胡二钱　何首乌　白术各五钱　青皮二钱　水煎服。

272. 春月伤风，汗多，微发热恶风，人以为传经之邪，入阳明胃中也，谁知伤风春温之症，亦有邪入胃者乎。邪到阳明，必然多汗而渴，今汗虽多而不渴，是火邪犹未盛，所以微发热而不大热耳。夫同一外邪也，何伤寒之邪入胃而火大炽，伤风之邪入胃而火微旺？盖伤寒之邪，寒邪也；伤风之邪，风邪也。寒邪入胃，胃恶寒而变热；风邪入胃，胃喜风而变温。盖其热乃胃之自热，不过风以煽之也。风煽其火，则火必外泄，反不留于胃中，所以皮肤热极而多汗，而口转不渴，异于伤寒传经入胃之邪，而无燎原之祸也。然而终何以辨其非伤寒哉？伤寒恶寒而不恶风，伤风恶风而不恶寒，正不必以冬月之恶风，为是伤寒之的症也。盖恶风即是伤风之病耳。治法散其风而火自解也。方用**薰解汤**：

石膏三钱　干葛二钱　甘草一钱　荆芥一钱　茯苓五钱　麦冬五钱　水煎服。一剂汗止，二剂热尽散矣。

此方干葛、荆芥乃发汗之药，何用之反能止汗？不知伤风多汗，乃风煽之也。今用干葛、荆芥以散其风，则风息而火亦息，况用石膏以泻胃火，火静而汗自止，又得麦冬以滋其肺，茯苓以利其水，甘草以和其中，安得而出汗哉。

此症用**三奇汤**亦效。

玄参一两　干葛　天花粉各三钱　水煎服。

273. 伤风，口苦咽干，腹满微喘，发热恶寒，人以为伤寒之邪入于阳明，不知是伤风之邪入于阳明也。夫伤风之邪既轻于伤寒，何伤风之病竟同于伤寒乎？不知伤寒之邪入于阳明，其重病不同于伤风，而轻病则未尝不同也。若口苦，不过胃不和也；咽干，胃少液也；腹满，胃有食也；微喘，胃少逆也；发热恶寒，胃之阴阳微争也。症既同于伤寒，而治法正不可同也。和其胃而不必泻其火，解其热而不必伤其气，始为得之。方用**和解养胃汤**：

玄参一两　甘菊花三钱　甘草一钱　麦冬三钱　天花粉三钱　苏子一钱　水煎服。一剂口苦咽干之症除，二剂喘热、腹满、恶寒之病去，不必三剂。

此方解阳明之火，而不伤胃土之气，所以能和胃而辟邪也。

此症亦可用**三奇汤**加麦冬五钱治之。

274. 伤风口燥，但欲漱水不欲咽下，人以为阳明之火，将逼其热以犯肺，必有衄血之祸矣。不知冬月伤寒，邪入于阳明，则有此病。若春月伤风，乌得有此。然伤风之症，既同于伤寒，安保其血之不衄耶？而伤风终无衄血者，盖风性动而变，不比寒性静而凝也。故伤寒寒在胃，而逼其热于口舌咽喉者，阴阳拂乱而衄血成矣；伤风逼其热于上，虽亦漱水而不欲咽，然风以吹之，其热即散，安得而致衄哉。治法泻阳明之火，而口燥自除也。方用：

石膏三钱　葛根一钱　玄参五钱　金银花五钱　麦冬五钱　甘草一钱　水煎服。方名**金石散**。服二剂，此症全愈，不必服三剂也。

此方单泻胃中之火，不去散胃中之寒。然而玄参、麦冬、金银花纯是补水之剂，上能解炎，下又能济水，得甘草以调剂，实能和寒热于顷刻也。

此症亦可用**三奇汤**治之。

275. 春月伤风脉浮，发热口渴，鼻燥能食，人以为阳明火热，必有衄血之症。不知伤寒不衄，则邪不能出，而伤风正不必衄也。盖伤寒入胃，而邪热火炽，非水谷不能止其炎上之火，既能食而脉仍浮，是火仍不下行，而必从上行也，故必至发衄。若伤风之脉原宜见浮，非其火之必欲上行也。故虽口渴鼻燥而能食，则火可止遏，火下行而不上行，岂致发衄哉。治法但泻其胃中之火，无庸顾其肺中之衄也。方用**宁火丹**：

玄参一两　甘草一钱　生地三钱　青蒿五钱　水煎服。一剂身热解，二剂口渴鼻燥愈，三剂脉浮亦平矣。

此方玄参、生地以解其胃中之炎热，泻之中仍是补之味。青蒿同甘草用之，尤善解胃热之邪，使火从下行而不上行也。且青蒿更能平肝经之火，脉浮者风象也，肝火既平，则木气自安，而风何动哉。此用药之妙，一举而得之也。

此症亦可用**滋肺汤**甚效。

石膏二钱　麦冬一两　生地三钱　黄芩　甘草各一钱　水煎服。

276. 春月伤风自汗出，医人又发其汗，小便自利，人以为伤寒误汗，以致津液内竭也。孰知伤寒邪入阳明，火焚其内，以致自汗，明是阴不能摄阳而阳外泄，又加发汗，则阳泄而阴亦泄矣，安得津液不内竭乎。若伤风自汗出者，乃肺金之虚，非胃火之盛，复发其汗，则肺气益耗，金寒水冷，而小便自利矣。故治法迥不可同也。

若用治伤寒之法，以治伤风之症，必有变迁之祸。治法但补其肺气之虚，而固其腠理，则汗止而病自愈也。方用**六君子汤加减**治之。

人参三钱 白术一两 陈皮三分 甘草五分 白芍三钱 黄芪五钱 麦冬五钱 北五味五分 水煎服。一剂止汗而津液自生矣。

此方补胃健脾，使土旺以生肺金，则肺气自安，肺金既安，则腠理自固，毛窍自闭矣。

此症用**温固汤**变妙。

白术 黄芪各五钱 甘草 肉桂 北五味子各一钱 人参二钱 陈皮三分 水煎服。

277. 春月伤风，下血谵语，头汗出，人以为阳明之火大盛，必有发狂之祸，谁知是热入血室，似狂而非狂乎。虽伤寒邪入阳明，亦有下血谵语，必致发狂之条。然而伤寒之下血谵语者，乃热自入于血室之中；伤风之下血谵语者，乃风祛热而入于血室之内。虽同是热入血室，而轻重实殊。盖热自入者，内外无非热也；风祛热入者，内热而外无热也。既热有轻重，而头汗出无异者何故？以血室之部位在下焦，而脉实走于头之上，故热一入于血室，而其气实欲从头之巅，由上而下泄，特因下热未除，各腑之气不来相应，所以头有汗至颈而止。伤寒与伤风内热同，而头汗出亦同也。治法散其气，引热外出，而各病自愈。方用**导热汤**：

当归 白芍各三钱 柴胡二钱 黄芩一钱 丹皮三钱 甘草 天花粉各一钱 水煎服。一剂谵语除，二剂热退汗止矣。

此方亦小柴胡之变方。但小柴胡汤，纯泻热室之火，而此兼补其肝胆之血，使血足而木气不燥，不来克脾胃之土，则胃气有养，胃火自平，所谓引血归经，即导火外泄耳。

此症**清室汤**亦效。

柴胡　黄芩　半夏各一钱　丹皮三钱　枳壳五分　白芍五钱　水煎服。

278. 伤风潮热，大便微硬，人以为伤寒之邪入于阳明，又将趋入于大肠也，谁知是肺经干燥乎。盖大肠与肺为表里，肺燥则大肠亦燥，正不必邪入大肠而始有燥屎也。风伤肺金，最易煽干肺气，不同寒伤肺金之清冷，故风邪一入肺，而大肠容易燥结。然邪终隔大肠甚远，非大肠之中即有邪火结成燥屎，而必须下之也。是则伤风潮热，大便微硬，乃金燥之症，非火盛之症明矣。治法宜润肺金之燥。然而大便之开合，肾主之也，肾水足而大肠自润矣。方用**金水两润汤**：

熟地一两　麦冬一两　柴胡一钱　甘草一钱　丹皮三钱　水煎服。连服二剂而微硬解，再服二剂而潮热除矣。

此方用熟地以补水，水足则肺金不必去生肾水，而肺之气不燥，又得麦冬直补肺金，金水两润，自然大肠滋灌挽输有水，可以顺流而下，既无阻滞之忧，何有余热之犹存哉。

此症用**地榆解热汤**亦效。

当归五钱　生地三钱　地榆　天花粉各二钱　黄芩　甘草　苏叶　大黄各一钱　水煎服。

279. 春月伤风，谵语潮热脉滑，人以为阳明胃热，乃伤寒传经之病，谁知春温之症亦有胃热乎。春令发生，胃中本宜热也，又加春风之薰蒸，其胃中自然之热，原不可遏，今一旦逢违春令之寒风以阻抑之，而不能直达其湮郁之气，所以谵语而发热也。然胃中无痰，则发大热而谵语声重；胃中有痰，则发潮热而谵语声低。脉滑者，有痰之验也。方用**消痰平胃汤**：

玄参 青蒿各一两 半夏 茯神 麦冬 车前子各三钱 水煎服。一剂谵语止，再剂潮热除，不必三剂也。

此方主青蒿者，以青蒿能散阴热，尤能解胃中之火；得玄参、麦冬更能清上焦之炎，火热去而痰无党援；又得半夏、茯苓、车前以利其水，则湿去而痰涎更消，痰消而火热更减，欲作郁蒸潮热，迷我心君，胡可得哉。

此症用**玄黄解热散**亦效。

半夏 花粉各二钱 甘草 人参各一钱 玄参一两 生地 茯苓各五钱 枳壳五分 水煎服。

280. 春月伤风，日晡发潮热，不恶寒，独语如见鬼状，人以为阳明之症，伤寒欲发狂也，谁知是春温之过热乎。但伤寒见此病，乃是实邪；春温见此症，乃是虚邪耳。夫实邪之病从太阳来，其邪正炽而不可遏，必有发狂之祸；若虚邪之病从少阴来，其邪虽旺而将衰，断无发狂之灾。盖实邪乃阳邪，而虚邪乃阴邪也。阳邪如见鬼状者，火逼心君而外出，神不守于心宫；阴邪如见鬼状者，火引肝魂而外游，魄不守于肺宅。故实邪宜泻火以安心，而虚邪宜清火以养神。方用**清火养肺汤**：

荆芥二钱 麦冬五钱 玄参一两 天花粉三钱 甘草一钱 苏叶一钱 茯神三钱 黄芩二钱 水煎服。一剂潮热止，二剂不见鬼矣，三剂全愈。

此方全是清肺之药，何以能安胃火？不知胃火乃肺之所移，清其肺金，则邪必来救肺矣。有玄参为君，乘其未入肺宫，半途击之，则邪尤易走；茯神安心而又利水，邪不敢上逼而下趋，有同走膀胱而遁矣，何能入肺、入肝以引我魂魄哉。

此症用**栀子清肝饮**亦效。

白芍一两 炒栀子 茯苓各三钱 半夏二钱 甘草一钱 水煎服。

281. 伤风发潮热，大便溏，小便利，胸膈满，人以为伤寒之邪入于阳明，而不知乃春温之热留于阳明也。夫风伤于肺，邪从皮肤而入，宜从皮肤而出，何以热反留胃不去乎？盖胃乃肺之母也，母见子被外侮，必报外侮之仇，外侮见其母之来复，随舍子而寻母矣。使母家贫弱，则外侮自舍母而寻子，无如胃为水谷之海，较肺子之家富不啻十倍，外侮亦何利于子而舍其母哉。自然利胃母之富，而弃肺子之贫，故坚留而不去，此潮热之所以作也。颠寒作热，小便利而大便溏，正阴阳之不正，致转运失职，胸膈何能快哉。治法祛胃中之邪，而阴阳自正矣。方用**加减柴胡汤**：

柴胡　黄芩　知母　炙甘草各一钱　茯苓五钱　枳壳　神曲各五分　萝卜子三钱　水煎服。一剂潮热解，二剂阴阳分，三剂诸症尽愈。

此方亦小柴胡之变方。萝卜子与茯苓同用，最能分阴阳之清浊，清浊一分，而寒热自解，宁至有胸膈之满哉。

此症用**扫胃汤**亦佳。

石膏　甘菊花各二钱　青蒿五钱　茯苓三钱　甘草一钱　陈皮三分　柴胡五分　厚朴一钱　槟榔八分　水煎服。

282. 春月伤风四五日，身热恶风，头项强，胁下满，手足温，口渴，人以为太阳、阳明、少阳之合病，谁知是春温之症，有似伤寒而非真正伤寒也。夫伤寒有此三阳之合病，何以春温之症，绝无相异乎？盖春温之症，风伤于少阳也。少阳为半表半里，凡三阳之表，俱可兼犯，而三阳之症，即可同徵。不比伤寒之邪，由太阳以入阳明，而太阳之症未去；由阳明以至少阳，而阳明之邪尚留；由少阳以入厥阴，而少阳之病仍在。故治春温之症，止消单治少阳，而各经之病尽愈，不必连三阳而同治也。方用加味**逍遥散**：

柴胡二钱　当归二钱　白术一钱　甘草一钱　茯苓三钱　陈皮一钱　白芍三钱　炒栀子一钱　羌活五分　水煎服。二剂诸症尽愈，不必三剂。

论理，泻少阳胆经之火足矣，此方并和其肝气，似乎太过。然胆经受邪，正因胆气之太郁也。春温之病，每从肝胆以入邪，吾治其肝胆，则在表在里之邪无不尽散矣。

此症用**麻石抒阳汤**亦神。

柴胡　石膏各二钱　白芍五钱　麻黄　陈皮各三分　半夏一钱　茯苓三钱　水煎服。

283. 妇人经水适来，正当伤风，发热恶寒，胸胁胀满，谵语，人以为伤寒结胸也，谁知是热入血室乎。夫热入血室，男女皆有之，惟是男有热入血室之病者，乃风祛热而入之也；女子热入血室者，乃血欲出而热闭之，血化为热也。似乎男女之症不同，然而热则同也，故治法亦不必大异，仍同导热汤治之。盖导热汤最舒肝胆之气，闭经水于血室之中，正肝胆之病也。肝藏血，非少阳胆气之宣扬，则血不外出，今舒其肝气，则已闭之血肝不能藏，血泄而热又何独留乎。故一剂而发热恶寒之病除，再剂而胸胁胀满、谵语之症去矣。

此症亦可用加味**清室汤**。

柴胡　黄芩　甘草　半夏各一钱　白芍五钱　丹皮三钱　陈皮五分　水煎服。

284. 伤风身热后，肢体骨节皆痛，手足寒甚，人以为伤寒由三阳而传入少阴也，谁知其人肾水素虚，因伤风之后，烁其肺金，肺伤而不能生肾，则肾水更枯，不能灌注于一身之上下，自然肢体骨节皆痛也。水枯宜火动矣，何手足反寒乎？不知水火原相根也，水旺而火亦旺，水衰而火亦衰，当水初涸之日，火随水而伏，不敢沸腾，故内热而外现寒象。治法不可见其外寒而妄用温热之药，当急补其肾中之水，以安肾中之火，则水足以制火。水火既济，何至有肢体骨节生痛，手足生寒之病乎。方用**六味地黄汤**：

熟地一两　山茱萸　山药各五钱　茯苓四钱　丹皮　泽泻各三钱　水煎服。一剂手足温，二剂肢体骨节之痛轻，连服四剂，即便全愈。

盖此症风邪已散，若再用祛风之药，则肺气愈虚，益耗肾水，水亏而火旺，必有虚火腾空，反致生变，何若六味地黄汤直填肾水，使水火之既济也。

此症用**养骨汤**亦效。

熟地二两　甘草一钱　金钗石斛　地骨皮　茯苓　牛膝各三钱　水煎服。

285. 伤风后下利，咽痛，胸满心烦，人以为伤寒邪入于少阴，乃阴寒上犯于心肺，而下犯于大肠也。而孰知不然，伤风之后，身凉则邪已尽散，何阴邪之留乎？然则下利者，乃大肠之阴虚自利，非邪逼迫之也。咽痛者，亦阴虚之故，阴水既干，则虚火自然上越，咽喉窍细，不能遽泄，乃作痛也。胸满心烦者，肾水不能上济于心宫，而肾火反致上焚于包络，胸膈在包络之间，安得不满，胸既不舒，而心亦不能自安，此烦之所以生也。故伤风之后，见此等症，切勿认作阴寒而妄治之也。治法补水以济心，复补金以生肾，肾水足而肾气生，自然上交心而制火，下通大肠而利水矣。方用加味**地黄汤**：

熟地　茯苓各五钱　山茱萸　泽泻　丹皮各三钱　山药　麦冬各五钱　北五味一钱　肉桂五分　水煎服。一剂咽痛除，二剂下利止，三剂胸不满，心亦不烦矣。

夫既是肾阴之虚，用地黄汤以滋水，加麦冬、五味以益肾之化源是矣，何加入肉桂以补命门之火，非仍是治少阴之寒邪乎？不知水非火不生，用肉桂数分，不过助水之衰，而非祛寒之盛。且大肠自利，得壮火而泻，得少火而止，虽地黄汤内减熟地之多，增茯苓、泽泻之少，亦足以利水而固肠，然无命门之火以相通，则奏功不速，故特加肉桂于水中而补火也。

此症用**地苓芍桂汤**亦效。

熟地二两　茯苓五钱　白芍五钱　肉桂五分　水煎服。

286. 春月伤风二三日，咽中痛甚，人以为少阴之火，寒逼之也，谁知是少阴之寒，火逼之乎。夫伤寒咽痛，乃下寒实邪，逐其火而上出；伤风咽痛，乃下热虚火，逼其寒而上行。正不可一见咽痛，即用伤寒药概治之也。盖伤寒之咽痛，必须散邪以祛火；伤风之咽痛，必须补正以祛寒。方用**补喉汤**：

熟地二两　山茱萸　茯苓各一两　肉桂一钱　牛膝二钱　水煎服。一剂而喉痛顿除。

熟地、山茱滋阴之圣药，加入肉桂、牛膝则引火归源，自易易矣。况茯苓去湿以利小便，则水流而火亦下行，何至上逼而成痛哉，所以一剂而奏功也。

此症用**救咽丹**亦妙。

熟地二两　山茱萸八钱　山药一两　肉桂一钱　破故纸二钱　胡桃肉一个　水煎冷服。

287. 春月伤风，身热下利六七日，咳而呕，心烦不得眠，人以为邪入少阴而成下利，以致呕咳，心烦不眠也，谁知春温之病多有如此，症相同而治法宜别。盖伤寒之治，利其水；而春温之治，不可徒利其水也。夫伤风而至六七日，邪宜散矣，乃邪不尽散，又留连而作利，其脾土之衰可知，咳而呕，不特脾衰而胃亦衰矣。土既衰而肺肾亦衰矣，况肾因下利之多，重伤其阴，力不能上润于心，心无水养，则心自烦躁，势必气下降而取给于肾，肾水又涸，则心气至肾而返，肾与心不交，安得而来梦乎。治法健其脾胃，益其心肾，不必又顾其风邪也。方用**正治汤**：

人参二钱　熟地　白术　炒枣仁各五钱　麦冬三钱　茯苓一两　竹茹一钱　水煎服。

此方心、肾、脾、胃、肺五者兼治之药，茯苓为君，能调和于五者之中，又是利水之味，下利既除，身热自止，而咳喘、心烦不得眠，俱可渐次奏功也。

此症用**解烦汤**亦效。

人参　巴戟天　麦冬各五钱　白术一两　炒枣仁三钱　菖蒲五分　神曲一钱　白豆蔻二粒　水煎服。

288. 春月伤风，手足逆冷，脉紧，心下满而烦，饥不能食，人以为伤寒之症，邪入厥阴结于胸中也，而孰知不然。夫脉浮为风，脉紧为寒，明是伤寒之症，而必谓春月得之，是伤风而伤寒，人谁信之，然而实有不同也。盖风最易入肝，春风尤与肝木相应，但肝性所喜者温风，而不喜寒风也，春月之风，温风居多，而寒风亦间有之。倘偶遇寒风，肝气少有不顺，脉亦现紧象矣。第于紧中细观之，必前紧而后涩。紧者寒之象，涩者逆之象也。寒风入肝，手足必然逆冷，肝气拂抑，而心气亦何能顺泰乎。心既不舒，不能生脾胃之土，肝又不舒，必至克脾胃之土矣，所以虽饥不能食也。夫伤寒之入厥阴，由三阳而至；伤风之入厥阴，乃独从厥阴而自入者也。是以伤寒之邪入肝深，而伤风之邪入肝浅。入深者恐其再传，入浅者喜其易出。但解肝中之寒，而木中之风自散，饮食可进，烦满逆冷亦尽除矣。方用加味**逍遥散**治之。

柴胡二钱　白芍五钱　当归三钱　白术五分　甘草一钱　茯神三钱　陈皮五分　肉桂一钱　水煎服。一剂诸症俱愈。

逍遥散原是和解肝经之神药，得肉桂则直入肝中，以扫荡其寒风。阳和既回，而大地皆阳春矣，何郁滞之气上阻心而下克脾胃哉。脾胃有升腾之气，草木更为敷荣，断不致有遏抑摧残之势矣。倘作伤寒治法，而用瓜蒂吐之，必有脏腑反覆之忧也。

此症用**卫君汤**效亦捷。

人参　巴戟天各三钱　茯苓三钱　白芍　白术各五钱　陈皮三分　肉桂　半夏各一钱　水煎服。

289. 春月伤风，忽然发厥，心下悸，人以为伤寒中，有不治厥则水渍入胃之语，得毋伤风亦可同治乎。不知伤寒之悸，恐其邪之下行而不可止；伤风之悸，又虑其邪之上冲而不可定。盖寒性属阴，阴则走下；风性属阳，阳则升上，故同一发厥，同一心悸，治法绝不相同。伤寒宜先治厥而后定其悸；伤风宜先定悸而后治其厥也。方用**定悸汤**：

白芍　当归各一两　茯神　生枣仁各五钱　半夏　炒栀子各三钱　甘草一钱　菖蒲　丹砂末各五分　水煎调服。一剂悸定，再剂厥亦定也。

此方止定悸，而治厥已寓其内。盖病原是心胆之虚，补其肝而胆气旺，补其肝而心亦旺。又虑补肝以动木中之火，加入栀子以补为泻，而复以泻为补，则肝火亦平，而厥亦自定。总之，伤寒为外感，伤风为内伤，断不可以治外感者移之以治内伤也。

此症用**奠安汤**亦效。

人参　茯苓各三钱　甘草　半夏各一钱　远志　柏子仁各二钱　山药　黄芪　麦冬各五钱　水煎服。

290. 春温之症，满身疼痛，夜间发热，日间则凉，人以为伤寒少阳之症也，谁知是肾肝之阴气大虚，气行阳分则病轻，气行阴分则病重乎。夫阴阳两相根也，阴病则阳亦病矣，何以春温之症，阴虚而阳独不虚耶？不知肝肾之中，原有阳气，阴虚者，阳中之阴虚也。故阳能摄阴，而阴不能摄阳，所以日热而夜凉耳。治法补其肝肾之阴，则阴与阳平，内外两旺，而后佐之以攻风邪，则风邪自出矣。方用**补夜丹**：

熟地一两　白芍五钱　鳖甲　当归　生何首乌　丹皮　地骨皮各三钱　茯苓　麦冬各五钱　贝母三钱　柴胡一钱　水煎服。

此方乃补阴之神剂，亦转阳之圣丹，用攻于补之中，亦寓抚于剿之内也。譬如黄昏之际，强贼突入人家，执其主妇，火烧刀逼，苟或室中空虚，无可跪献，则贼心失望，愈动其怒，势必箠楚[1]更加，焚炙愈甚。今用补阴之药，犹如将金银珠玉乱投房中，贼见之大喜，必弃主妇而取资财；佐之以攻邪之药，又如男妇仆从扬声门外，则贼自惊惶，况家人庄客，尽皆精健绝伦，贼自势单，各思饱飏而去，安肯出死力以相斗乎，自然不战而亟走也。

此症用**补阴散邪汤**亦妙。

熟地一两　何首乌　当归各五钱　地骨皮　丹皮各三钱　天花粉　神曲各二钱　人参　柴胡各一钱　砂仁一粒　水煎服。

291. 春温之症，日间发热，口干舌燥，至夜身凉，神思安闲，似疟非疟，人以为伤寒症中如疟之病也，谁知是伤风而邪留于阳分乎。夫邪之所凑，其气必虚。所谓气者，正阴阳之气也。风邪即阳邪也，阳邪乘阳气之虚，尤为易入，以阳气之不能敌耳。治法于补阳之中，而用攻邪之药，则阳气有余，邪自退舍矣。方用**助气走邪散**：

柴胡二钱　当归三钱　黄芪五钱　人参一钱　枳壳五分　天花粉三钱　白术五钱　厚朴一钱　黄芩一钱　麦冬五钱　山楂十粒　水煎服。连服二剂即愈。

此方乃补正以祛邪也。譬如青天白昼，贼进庄房，明欺主人之懦耳。倘主人退缩，则贼之气更张；主人潜遁，则贼之胆愈炽，必至罄劫而去。今用参、芪、归、术以补阳气，则主人气旺，执刀而呼，持戟而斗，号召家人，夺勇格斗，许有重赏酬劳，自然舍命相拒，即邻佑闻之，谁不执耒以张扬，负锄而战击，贼且逃遁无踪，去之惟恐不速矣。

此症用**破疟散**亦效。

白术　黄芪各五钱　半夏　防风　羌活　陈皮　甘草各一钱　水煎服。

---

〔1〕 箠楚：受刑。

292. 人有春月感冒风寒，咳嗽面白，鼻流清涕，人以为外邪之盛，而肺受之，谁知是脾肺气虚，而外邪乘之乎。夫肺主皮毛，邪从皮毛而入，必先伤肺，然而肺不自伤，邪实无隙可乘，又将安入？是邪之入肺，乃肺自召之，非外邪之敢于入肺也。然则祛邪可不亟补其肺乎！惟是补肺必须补气，气旺则肺旺，而邪自衰。然而但补其气，不用升提之药，则气陷而不能举，何以祛邪以益耗散之肺金哉。故补气以祛邪，不若提气以祛邪之更胜也。方用**补中益气汤**加味治之。

人参二钱　黄芪三钱　当归三钱　陈皮七分　甘草五分　柴胡一钱　升麻四分　白术三钱　麦冬三钱　黄芩八分　天花粉一钱　水煎服。一剂邪散，二剂咳嗽流涕之病全愈也。

补中益气汤治内伤之神剂。春月伤风，亦内伤之类也。用参、芪、归、术以补气，用升麻、柴胡以提气，且二味升中带散，内伤而兼外感者，尤为相宜。故服之而气自旺，外邪不攻自散也。

此症用**益气祛寒饮**亦效。

人参　柴胡　桔梗　半夏各一钱　黄芪　茯苓各三钱　当归二钱　苏叶五分　甘草五分　水煎服。

293. 人有春日感冒风寒，身热发谵，人以为阳明之内热也，谁知是肺热之逼肺乎。春日风邪中人，原不走太阳膀胱之经，每每直入皮毛而走肺，肺得风邪则肺气大伤，寒必变热，与伤寒之邪，由卫入营而寒变热者无异，其实经络实有不同。若以冬寒治法治春温，反致伤命为可惜也。苟知春温与冬寒不同，虽见发热谵语，但治肺而不治胃，则胃气无伤，而肺邪易散。方用**宜春汤**：

枳壳五分　桔梗三钱　甘草一钱　麦冬五钱　天花粉二钱　黄芩二钱　紫菀一钱　陈皮五分　竹茹一钱　玄参三钱　水煎服。一剂而寒热解，再剂而谵语亦失。

此方散肺经之邪火，又不犯阳明之胃气，肺气安而胃火亦静矣。此所以治肺而不必治胃耳。

此症用**润肺饮**亦效。

麦冬 玄参各五钱 甘草 半夏各一钱 桔梗二钱 竹叶五十片 水煎服。

294. 春温之症，头痛身热，口渴呼饮，四肢发斑，似狂非狂，似躁非躁，沿门合室，彼此传染，人以为伤寒之疫症也，谁知是伤风之时症乎。夫司天之气，原不必尽拘一时，天气不正，感风冒寒，便变为热。肺气不宣，胃气不升，火郁于皮毛腠理之中，流于头而作痛，走于肤而成斑。倘以治伤寒之法治之，必至变生不测，以所感之邪，实春温之气，而非冬寒传经之邪也。夫传经之邪，最为无定；春温之邪，最有定者也，何以有定者反至变迁不常？正以时气乱之也。时气之来无方，与疫气正复相同，但疫气热中带杀，而时气则热中存生。虽时气之病亦多死亡，然皆治之不得其法，乃医杀之，非时气杀之也。惟是沿门合宅，各相传染者何故？以时气与疫气同是不正之气也，故闻其邪气而即病耳。虽然世人有闻邪气而不病者何？以脏腑坚固，邪不能入也。春温之传染，亦脏腑空虚之故耳。治法补其脏腑，而少佐以解火祛邪之药，则正气生而邪气自退矣。方用**远邪汤**：

人参一钱 苍术三钱 茯苓三钱 柴胡一钱 苏叶五分 生甘草一钱 玄参一两 荆芥三钱 黄芩一钱 白菊五钱 天花粉二钱 水煎服。一剂头痛止，二剂身热解，三剂斑散，狂躁皆安，四剂全愈。

此方却邪而不伤正气，治不正之时症最效，不止治春温之时病也。

此症用**正气汤**亦佳。

玄参一两 麦冬五钱 荆芥三钱 升麻八分 甘草 黄芩各一钱 天花粉三钱 蔓荆子五分 水煎服。

辨证录卷之六

火热症门十六则

295. 阳明火起发狂，腹满不得卧，面赤而热，妄见妄言，人皆谓内热之极也。然而阳明属土，而不属火，何以火出于土，谓是外邪之助乎？既非暑气之侵，又非寒气之变，乃一旦火起，以致发狂，人多不解。不知土中之火，乃心中之火也，心火起而阳明之火翕然而发。阳明胃经乃多气多血之府，火不发则已，一发而反不可制，往往卷土而来，火焰升腾，其光烛天，而旁且沿烧于四境，有不尽不已之势，非惟焚尽于胃，而且上烧于心，心君不宁，且有下堂而走者，神既外越，自然妄有所见，既有妄见，安能止其妄言？此谵语之所以生也。然则阳明之火乃内因而成，非外邪所致也。治法宜与伤寒之狂、伤暑之狂俱不可同日而论矣。然而阳明之火，其由来虽有内外之殊，而治阳明之火，其方法实无彼此之异。必须急灭其火，以救燎原之势，而不可因循观望，长其火焰之腾，以致延烧各脏腑也。方用人**参竹叶石膏汤**治之。

人参五钱　石膏一两　麦冬一两　竹叶三百片　知母三钱　甘草一钱　糯米一撮　水煎服。一剂狂定，再剂腹满不能卧之病除，而妄见妄言之症亦去矣，不必三剂。

此方退胃火之神剂也。凡有胃热之病，用之皆宜。然止可救一时之急，而不可泻长久之火。论理，内热之火既起于心，宜泻心，而反泻胃者，恐胃火太盛，必致变生不测也。盖心火不止，不过增胃火之炎，而胃火不止，实有犯心火之祸。所以治心火者，必先泻胃也。胃既泻矣，而后减去石膏、知母，加入黄连一钱，玄参一两，再服二剂，不特胃火全消，而心火亦息也。

此症用**苦龙汤**亦神。

地龙二十条，捣烂　苦参五钱　水煎服之。一剂既止狂，不必再服。

296. 热病有完谷不化，奔迫直泻者，人以为大肠之火也，谁知是胃火太盛乎。夫胃火上腾而不下降，胡为直下于大肠而作泻耶？盖胃为肾之关，肾虚则胃之关门不守，胃乃挟水谷之气而下行矣。第肾虚为寒而胃何以反能热耶？不知肾虚者水虚也，水虚则火无所制，而命门龙雷之火下无可藏之地，直冲于胃，见胃火之盛，亦共相附会，不上腾而下泄矣。胃火既盛，又得龙雷之火，则火势更猛。以龙雷之性甚急，传于大肠不及传导，故奔迫而直泻也。治法似宜先治肾矣，然而胃火不泻，则肾火断不肯回，但遽泻胃火，则胃土因火而崩，胃水随土而泄，又不能底止，必须先健其土，而分利其水，则水清而土可健，火可安，而龙雷之火亦易于收藏也。方用**缓流汤**：

茯苓一两　芡实　山药各三两　车前子五钱　薏仁一两　甘草一钱　人参一两　五味子一钱

此方无一味非健土之药，又无一味非利水之品。然利水之中不走其气，下气不走而上火自升矣。况健土之品，无非补肾之味，肾得补而真阴生，龙雷之火自仍归于肾藏。肾火既安，则胃火失党，而胃土又健，则水谷之气，更易分消，自然火衰而泻止也。

此症用**滑苓汤**亦甚效。

滑石　茯苓各一两　同研为末，井水调服即止。

297. 人有口干舌燥，面目红赤，易喜易笑者，人以为心火热极也，谁知是心包膻中之火炽甚乎。夫心包之火，相火也。相火者，虚火也。膻中为臣使之官，喜乐出焉，是膻中乃心之辅佐，代心而行其赏罚者也。喜怒者，赏罚之所出也。心内神明，则赏罚正；心内拂乱，则赏罚移。譬如下人专擅[1]借上之赏罚，以行其一己之喜怒，久则忘其为下，以一己之喜怒，为在下之赏罚矣。治法宜泻心包之火。然而泻心包必至有损于心，心虚而心包之气更虚，必至心包之火更盛。不如专补其心，心气足而心包之火自安其位，何至上炎于口舌面目，而成喜笑不节之病乎。方用**归脾汤**：

人参三钱　茯神三钱　炒枣仁五钱　远志一钱　麦冬三钱　山药三钱　当归三钱　广木香末三分　黄芪二钱　甘草三分　水煎调服。一剂面目之红赤减，二剂口舌之干燥除，三剂易喜易笑之症亦平矣。

此方补心气之虚，仍是补心包之火，何以火得之而反息也？不知心火宜泻以为补，而心包之火宜补以为泻。心包之火旺，由于心君之气衰，补其心而心包不敢夺心之权，何敢喜笑自若，僭我君王哉。

此症用**参术二仁汤**亦效。

人参　茯神　炒枣仁各三钱　白术五钱　远志　半夏各一钱　砂仁二粒　水煎服。

298. 鼻中出黑血不止，名曰衄衊，乃心热之极，火刑肺金也。夫肺金为心火所克，宜出红血，不宜出黑血矣，得毋疑为肾火刑母乎。夫肾为肺金之子，安有子杀其母者？然而黑血实肾之色也。心火太盛，移其热于肺，而肺受火刑，必求救于肾，肾恶心火之克母，乃出其全力以制心，而心已移热于肺矣。肾即随火而奔入于肺，怒心火之肆恶，并力以相战，肺无可藏之地，肾即逐血而出于鼻，红血而变为黑色。真有不共戴天之仇，焦头烂额，白日俱昏者矣。治法单泻心中之火，不必泻肾中之水。盖火息而金安，金安而肾水何至与心相斗哉。方用**救衊丹**：

黄连二钱　丹皮三钱　茯苓二钱　麦冬五钱　玄参一两　生枣仁

[1] 专擅：把持大权，独断专行。

三钱　生地三钱　柏子仁一钱　水煎服。连用二剂黑血即止，四剂不再衄。

此方制心火之有余，不损心气之不足，肾见君火之衰，肺金之旺，则执仇之恨已泄，复国之谋已成，自然返兵旋旅，何至穷寇之再追哉。或谓心君已为肾子所巇，则心气必伤，自宜急泻肾气，毋使追奔为是，何反泻心以助其虐耶？不知肾水原非有余，不过因肺母之难，故奋不顾身，因心火之起衅，而转伐肾子，非理也。况方中虽泻心火，而正未尝少损心气，名为泻心而实补心也。不过少解其炎氛，以泄肾子之愤，而火即解矣。且肾有补而无泻，何若泻心火之为得哉。

此症用**生地冬芩汤**。

麦冬　生地各二两　黄芩三钱　水煎服。

299. 人有热极发斑，身中如红云一片者，人以为内热之极而外发于皮肤矣，孰知此热郁于内，而不能外发之故乎。此等之病，寒热之药，两不宜施。夫火热宜用凉药，内火未有不从外泄者。但火得寒则又闭，微火可以寒解，而盛火不可以寒折，往往得寒凉之味，反遏其外出之机，闭塞而不得泄，有成为发狂而不能治者。若用热药投之，则火以济火，其势必加酷烈，欲不变为亡阳而不可得矣。治法必须和解为得。第火盛者，水必衰，徒解其火而不益之以水，未必火之遽散也。宜用补水之中而行其散火之法，则火无干燥之虞，而有发越之易也。方用**风水散斑汤**：

玄参二两　当归二两　荆芥三钱　升麻一钱　生地一两　水煎服。一剂斑少消，二剂斑又消，三剂斑全消。

此方玄参补阴，以解其浮游之火，当归、生地以补其心胃之血，多用荆芥、升麻风药，以解散郁热，则火得水而相制，亦火得风而易扬，全无泻火之品，而已获泻火之效，实有深义耳。

此症用**化云汤**亦神。

黄连三钱　当归一两　玄参二两　升麻二钱　水煎服。

300. 热极发斑，目睛突出，两手冰冷，此心火内热，所谓亢则害也，而不知又有肝火以助之耳。夫热病宜现热象，何反见寒冷之证乎？盖火极似水耳。热极于心，则四肢之血齐来救心，转无血以养手足，故手足反寒。如冰之冷者，外寒之极，实由于内热之极也。至于目睛突出者，肝开窍于目，而目之大眦又心之窍也。心火既盛，又得木中之火相助，则火更添焰而炎上，所以直奔其窍而出，但目中之窍细小，不足以畅泄其火，怒气触睛，故突而出也。治法宜泻心火，而更平肝木，木气既舒，心火自散。方用**风水散斑汤加减**，而症自愈也。

玄参一两　当归一两　黄连三钱　荆芥三钱　升麻三钱　白芍一两　生地五钱　水煎服。

此方加白芍、黄连，以黄连泻心火，而白芍平肝火也。又得荆芥、升麻引群药共入于腠理之间，则上下四旁之余热尽消，且不至遏抑其火，有经络未达之虞。此方补多于攻，散火而不耗损真气，庶几有既济之美也。

此症用**玄丹升麻汤**亦神效。

玄参半斤　丹皮三两　升麻三钱　水煎一碗，一剂饮愈。

301. 热极不能睡熟，日夜两眼不闭，人以为心肾不交，火盛之故，谁知是水火两衰之故乎。夫心火最畏肾水之克，而又最爱肾水之生，盖火非水不养也；肾水又最爱心火之生，而又最恶心火之烧，盖水非火不干也。是心肾相爱则相交，心肾相恶则相背，求闭目而神游于华胥之国[1]，自不可得矣。治法补其心中之液，以下降于肾；补其肾中之精，以上滋于心；并调其肝气，以相引于心肾之间，俾相恶者仍至相爱，则相背者自相交矣。方用**引交汤**：

熟地　麦冬各一两　炒枣仁　山茱萸　沙参各五钱　茯神三钱

---

〔1〕 华胥之国：原意为理想之国，在此借作入梦。

玄参五钱 白芍二两 炒栀子三钱 菖蒲 破故纸各五分 水煎服。

连服二剂，即闭目而酣睡矣。

此方心肾双补，而平其肝气，以清木中之火。盖肝火泻，则心火自平，肾水亦旺，势必心气通于肝，而肾气亦通于肝也。心肾既通于肝，而又有菖蒲以引心，破故纸以引肾，介绍同心，自能欢好如初，重结寤寐之交矣。

此症用**水火两滋汤**亦效。

熟地三两 肉桂二钱 菟丝子一两 水煎服。

302. 人肝火内郁结而不伸，闷烦躁急，吐痰黄块者，人以为火郁宜达也，然达之而火愈炽，此乃未尝兼肝肾而同治也。夫肝木有火，火郁而不宣者，虽是外邪蒙之，亦因内无水以润之也。木无水润，则木郁更甚，倘徒用风药，以解肝中之火，不用润剂以荫肝中之水，则熬干肝血，而火益盛矣。倘徒用润剂，以益其肝中之水，不用风剂以舒其肝中之火，则拂抑肝气而郁更深矣。郁深则烦闷于心，火盛则躁急于腹，欲其痰涎之化得乎。治法舒其肝以解火，复补其肾以济水，自然郁结伸而诸症愈也。方用**肝肾两舒汤**：

熟地 玄参各一两 茯苓三钱 白芍一两 柴胡一钱 当归五钱 甘草 炒栀子各一钱 丹皮三钱 水煎服。二剂渐轻，四剂全愈。

此方归、芍、柴、栀所以舒肝者，风以吹之也；熟地、玄、丹所以补肾者，雨以溉之也。茯苓、甘草又调和于二者之中，使风雨无太过不及之虞耳。譬如夏令炎蒸，郁极而热，树木枯槁，忽得金风习习，大雨滂沱，则从前郁闷燔燥之气，尽快如扫，而枯槁者倏变为青葱，爽气迎人，岂犹有烦闷躁急等症哉。

此症用**快膈汤**亦效。

白芍 当归 熟地各一两 柴胡 甘草各一钱 生地 麦冬各三钱 枳壳 半夏各三钱 水煎服。

303. 人头面红肿，下身自脐以下又现青色，口渴殊甚，似欲发狂，人以为下寒而上热也，谁知是下热之极，而假现风象以欺人乎。若作上热下寒治之，立时发狂而死，必至皮肉尽腐也。此种之病，乃误听方士之言，服金石之药，以助命门之火，强阳善斗，助乐旦夕。而金石之药，必经火煅，其性燥烈，加之鼓勇浪战，又自动其火，战久则乐极情浓，必然大泄其精，倍于寻常。火极原已耗精，复倍泄精以竭其水，一而再，再而三，必有阴虚火动之忧。无如世人迷而不悟，以秘方为足恃，以杀人之药为灵丹，日日吞咽而不知止，则脏腑无非火气，虽所用饮食未尝不多，然而火极易消，不及生精化水。于是，火无水制，自然上腾头面，其头面初犹微红，久则纯红而作肿。然自脐以下，不现红而现青者，以青乃风木之色也。脐下之部位属肾，肾火旺而肾水干，则肝木无所养，于是肝气不自安，乃下求于肾，而肾又作强，火炽肝气欲返于本宫，而燥极不能自还，遂走肾之部位，而外现青色矣。此等症候，《内经》亦未尝言及，无怪世人之不识也。大肝气之逆如此，而火愈上升，欲口之不渴得乎？口渴饮水，止可救胃中之干燥，而不能救五脏之焦枯。势且饮水而口愈渴，安得不发狂哉。治法必须大补其水，而不可大泻其火，盖泻其火，则火息而水竭，亦必死之道也。方用**救焚解毒汤：**

熟地四两　玄参二两　麦冬三两　白芍三两　金银花三两　甘菊花五钱　牛膝一两　黄柏一钱　水煎服。一连数剂，下身之青色除，再服数剂，头面之红肿亦渐愈。此方减半，必再服一月，始无痈疽之害。

盖热极发红，乃是至恶之兆，况现青色，尤为恶之极者。幸脐之上不青，若一见青色，则脏腑肠胃内烂，疮疡痈毒外生，安有性命哉。前古医圣不论及者，以上古之人恬惔冲和，未尝服金石之毒药也。后世人情放荡，觅春药如饴糖，而方士之辈，但知逢迎贵介之欢心，匠意造方，以博裙带之乐，夭人天年，为可痛伤也。我特传此方以救之。以火之有余者，水之不足，故用熟地、麦冬以大益其肾水。又恐熟地、麦冬不足以息燎原之火，又益玄参、甘菊以平其胃中之炎。泻火仍是滋阴之味，则火息而正又无亏。火既上行，非引而下之，则水不济而火恐上腾，加之牛膝之润下，使火下降不上升也。肾水既久枯竭，所补之水，仅可供肾中之自用，安得分余膏而养肝木之子，复佐之白芍以滋肝，则肝木既平，不必取给于肾水，自气还本宫而不至走下而外泄。然而火焚既久，则火毒将成，虽现在之火为水所克，而从前之火毒安能遽消。故又补之金银花，以消其毒，而更能益阴，是消火之毒，而不消阴之气也。又虑阳火非至阴之味，不有消化于无形，乃少用黄柏以折之，虽黄柏乃大寒之药，然入之大补阴水之中，反能解火之毒，引补水之药，直入于至阴之中，而泻其虚阳之火耳。此方除黄柏不可多用外，其余诸药，必宜如此多用，始能补水之不足，泻火之有余，否则水炽而不可救也。夫救焚之道，刻不可缓，非滂沱大雨，不能止其遍野燎原之火。况火既升腾，胃中得水，不啻如甘露之止渴，大料煎饮，正足以快其所欲，不必虑其多而难受也。

此症用**定狂汤**亦神效。

熟地三两 知母一两 荆芥五钱 水煎服。一剂即愈。

304. 眼目红肿，口舌尽烂，咽喉微痛，两胁胀满，人以为肝火之旺，谁知是肾火之旺乎。夫眼目属肝，两胁亦肝之位，明是肝火之旺，而谓是肾火者何居？以咽喉、口舌之痛烂而知之也。第口舌属心，咽喉属肺，与肾绝不相干，何统以肾火名之？不知肾火龙雷之火也。雷火由地而冲于天，肾火亦由下而升于上，入于胁则胁胀，入于喉则喉痛，入于口舌则口舌烂，入于眼目则眼目肿矣。火无定位，随火之所至而病乃生。今四处尽病，乃肾火之大炽耳。盖各经之火，止流连于一处，断不能口舌、咽喉、两胁一齐受病也。似乎治法未可独治一经矣。然而各经不可分治，而肾经实可专治，治其肾火，而各经之火尽散也。方用六

味地黄汤加味治之。

熟地一两　山药五钱　茯苓三钱　丹皮五钱　泽泻三钱　山茱萸四钱　麦冬　白芍各一两　水煎服。一剂两胁之胀满除，二剂眼目之红肿愈，三剂咽喉之痛解，四剂口舌之烂痊也。

六味汤原是纯补真水之药，水足而火自息。又有白芍之舒肝以平木，麦冬之养肺以益金，金生水而水不必去生肝，则水尤易足，而火尤易平也。盖龙雷之火，乃虚火也。虚火得水而即伏，何必泻火以激其怒哉。或曰：用六味之方，而不遵分两进退加减者，何也？曰：夫药投其病，虽佐使之味可多用，病忌其药，虽君主之品自当少减。轻重少殊，又何虑哉。

此症用**止沸汤**亦佳。

熟地三两　麦冬二两　地骨皮一两　水煎服。

305. 寒热时止时发，一日四五次以为常，热来时躁不可当，寒来时颤不能已，人以为寒邪在阴阳之间也，谁知是火热在心肾之内乎。夫肾与心本相克而相交者也。倘相克而不相交，必至寒热止发之无定。盖心喜寒而不喜热，肾喜热而不喜寒，然而热为肾之所喜，必为心之所恶，寒为心之所喜，必为肾之所恶。肾恶心寒，恐寒气犯肾，远避之而不敢交于心；心恶肾热，恐热气犯心，坚却之而不肯交于肾。然而肾恶心寒，而又恶其不下交于肾，必欲交心而心不受，反以热而凌心矣；心恶肾热而不上交于心，必思交肾而肾又不受，反以寒而犯肾矣。两相犯而相凌，于是因寒热之盛衰，分止发之时候矣。夫心肾原无时不交也，一日之间，寒热之止发无常，因交而发，因不交而即止，又何足怪。惟热来时躁不可当，寒来时颤不能已，实有秘义也。夫热来之时，乃肾气之升腾也。心虽恶热，而心中正寒，宜不发躁，而何以躁？盖寒则心气大虚，虚则惟恐肾气之来攻，乃惧而躁，非热而躁也。寒来之时，乃心气之下降也，肾虽恶寒，而肾中正热，宜不发颤，而何以颤？盖热则肾水大乏，乏则惟恐心气之来夺，乃吝而颤，非寒而颤也。然则欲心之不躁，必须使其不寒，欲肾之不颤，必须使其不热。方用**解围汤**：

人参五钱　熟地一两　山茱萸五钱　当归一两　茯神五钱　生枣仁五钱　柴胡一钱　白芍一两　远志二钱　半夏二钱　玄参三钱　菖蒲一钱　水煎服。二剂寒热减半，躁颤亦减半，再服二剂，前症顿愈。再服二剂，不再发。

此方心肝肾三部均治之药也。欲心肾之交，必须借重肝木为介绍，分往来之寒热，止彼此之躁颤，方能奏功。方中虽止肾热而散心寒，倘肝气不通，何能调剂？所以加入柴胡、白芍以大舒其肝中之郁气。盖祖孙不至间隔，而为子为父者，自然愉快矣。宁尚至热躁寒颤之乖离哉。

此症用**玄荆汤**亦效。

玄参二两　荆芥三钱　水煎服。

306. 热极止在心头上一块出汗，不啻如雨，四肢他处又复无汗，人以为心热极也，谁知是小肠之热极乎。夫小肠在脾胃之下，何以火能犯心而出汗乎？不知小肠与心为表里，小肠热而心亦热矣。然而心中无液，取给于肾水以养心。倘汗是心中所出，竟同大雨之淋漓，则发汗亡阳，宜立时而化为灰烬，胡能心神守舍，而不发狂哉。明是小肠之热，水不下行而上出也。第小肠之水便于下行，何故不走阴器，而反走心前之窍耶？正以表里关切，心因小肠而热，小肠即升水以救心，而心无窍可入，遂走于心外之毛窍而出也。然则治法不必治心，仍治小肠，利水以分消其火气，则水自归源，而汗亦不从心头外出也。方用**返汗化水汤**：

茯苓一两　猪苓三钱　刘寄奴三钱　水煎服。一剂而汗止，不必再剂也。

茯苓、猪苓俱是利水之药，加入刘寄奴则能止汗，又善利水，其性又甚速，同茯苓、猪苓从心而直趋于膀胱，由阴器以下泄。因水去之急，而火亦随水而去急也，正不必再泄其火，以伤损夫脏腑耳。

此症用**苓连汤**亦神。

茯苓二两　黄连一钱　水煎服。

307. 口舌红肿，不能言语，胃中又觉饥渴之甚，人以为胃火之上升也，第胃火不可动，一动则其势炎上而不可止，非发汗亡阳，必成躁妄发狂矣，安能仅红肿于口舌，不能言语之小症乎？故此火乃心包之火，而非胃火也。夫舌乃心之苗，亦心包之窍也。若心包无火，无非清气上升，则喉舌安闲，语言响亮，迨心包火动，而喉舌无权。况心包之火，乃相火也，相火易于作祟，譬如权臣多欲，欲立威示权，必先从传递喉舌之人始。今相火妄动，而口舌红肿，势所必至。又譬如主人之友，为其仆轻辱，则友亦缄默以求容，若不投以货财，则不能餍其仆之所求，此饥渴之所以来也。治法清其心包之火，而不必泻其胃中之土，恐泻胃而土衰，则心包之火转来生胃，其火愈旺也。方用**清火安胃汤**：

麦冬一两　石斛三钱　丹参三钱　生地三钱　炒枣仁五钱　竹叶一百片　水煎服。一剂语言出，再剂红肿消，三剂而胃中之饥渴亦愈矣。

此方全去消心包之火，而又不泻心中之气，心包火息而胃气自安矣。

此症用**玄丹麦冬汤**亦效。

玄参　丹参　麦冬各一两　水煎服。

308. 热症满身皮窍如刺之钻，又复疼痛于骨节之内外，以冷水拍之少止，人以为火出于皮肤也，谁知是火郁于脏腑，乃欲出而不得出之兆也。盖火性原欲炎上，从皮肤而旁出，本非所宜，其人内火既盛，而阳气又旺，火欲外泄，而皮肤坚固，火本郁而又拂其意，遂鼓其勇往之气，而外攻其皮肤，思夺门而出，无如毛窍不可遽开，火不得已仍返于脏腑之内，而作痛，以凉水拍之而少止者。喜其水之润肤，而反相忘其水之能克火矣，非因水之外击，足以散火，而能止痛也。然则治法，亦先泻其脾胃之火，而余火不泻而自泻也。方用**攻火汤**：

大黄三钱　石膏五钱　炒栀子三钱　当归一两　厚朴一钱　甘草一钱　柴胡一钱　白芍三钱　水煎服。一剂火泻，二剂痛除。

此方直泻脾胃之火，又不损脾胃之气，兼舒其肝之郁，则火尤易消，乃扼要争奇，治火实有秘奥，何必脏腑而清之、脏腑而发之哉。

此症用**宣扬散**亦佳。

柴胡一钱　荆芥二钱　当归一两　麦冬一两　天花粉三钱　水煎服。

309. 人有心中火热如焚，自觉火起，即入小肠之经，辄欲小便，急去遗溺，大便随时而出，人以为心火下行，谁知是心与心包二火之作祟乎。夫心包之火，代君司化，君火盛而相火宁，君火衰而相火动，然亦有君火盛而相火亦动者。第君相二火，不可齐动，齐动而君相不两立。相火见君火之旺，不敢上夺君权，乃让君而下行，而君火既动，无可发泄，心与小肠为表里，自必移其热于小肠，相火随辅君火下行，既入小肠而更引入大肠矣，此二便所以同遗也。治法安二火之动，而热焰自消。方用**四物汤**加味治之。

熟地一两　川芎二钱　当归一两　白芍五钱　黄连二钱　玄参一两　黄柏一钱　车前子二钱　水煎服。二剂少安，四剂全愈。

四物汤补血之神剂也。火动由于血燥，补其血而脏腑无干涸之虞，凉其血而火焰无浮游之害。况黄连入心以清君火，黄柏入心包以清相火。加车前利水，引二火直走膀胱，从水化而尽泄之，又何乱经之虑哉。

此症用**二地汤**亦佳。

生地　熟地　当归各一两　人参三钱　黄连一钱　肉桂五分　开水煎服。

310. 人有大怒之后，周身百节俱疼，胸腹且胀，两目紧闭，逆冷，手指甲青黑色，人以为阴症伤寒也，谁知是火热之病乎。夫阴症似阳，阳症似阴，最宜分辨，此病乃阳症似阴也。手指甲现青黑色，阴症之外象也。逆冷非寒极乎，不知内热之极，反现外寒，乃似寒而非寒也。大怒不解，必伤其肝，肝气甚急，肝叶极张。一怒而肝之气更急，而肝之叶更张，血沸而火起，有不可止拂之势。肝主筋，火起而筋乃挛束作痛。火欲外焚，而痰又内结，痰火相搏，湿气无可散之路，乃走其湿于手足之四末。指甲者，筋之余也，故现青黑之色。手足逆冷，而胸腹正大热也。治法平其肝气，散其内热，而外寒之象自散矣。方用**平肝舒筋汤**：

柴胡一钱　白芍一两　牛膝　生地　丹皮　炒栀子各三钱　当归五钱　陈皮　甘草各一钱　神曲五分　秦艽　乌药各一钱　防风三分　水煎服。一剂目开，二剂痛止，三剂胀除。四剂诸症尽愈。

此方所用之药，俱入肝经以解其怒气也。怒气解而火自平矣，火平而筋舒，必至之理也。人见此等之症，往往信之不深，不敢轻用此等之药，遂至杀人，以阴阳之难辨也。然我更有辨之之法：与水探之，饮水而不吐者，乃阳症；饮水而即吐者，乃阴症。倘饮水不吐，即以此方投之，何至有误哉。

此症用**息怒汤**亦效。

白芍三两　柴胡二钱　丹皮五钱　炒栀子三钱　天花粉三钱　水煎服。

暑症门十一则

311. 行役负贩，驰驱于烈日之下，感触暑气，一时猝倒，人以为中暑也，谁知是中暍乎。夫暍者热之谓也，暑亦热也，何以分之？盖暑之热由外而入，暍之热由内而出。行役负贩者，驰驱劳苦，内热欲出，而外暑遏抑，故一时猝倒，是暑在外而热闭之也。倘止治暑而不宣扬内热之气，则气闭于内，而热反不散矣。治法宜散其内热，而佐之以消暑之味。方用**救暍丹**：

青蒿五钱　茯神三钱　白术三钱　香薷一钱　知母一钱　干葛一钱　甘草五分　水煎服。一剂气通，二剂热散，不必三剂。

此方用青蒿平胃中之火，又解暑热之气，故以之为君。香薷解暑，干葛散热，故以之为佐。又虑内热之极，但散而不寒，则火恐炎上，故加知母以凉之。用白术、茯苓利腰脐而通膀胱，使火热之气俱从下而趋于小肠以尽出也。火既下行，自然不逆而上冲，而外暑、内热各消化于乌有矣。

此症用**解暑散**亦效。

香薷　茯苓各三钱　甘草　黄连各一钱　白术一两　白扁豆二钱　白豆蔻一粒　水煎服。一剂即愈。

312. 膏粱子弟，多食瓜果，以寒其胃，忽感暑气，一时猝倒，是中暑也。盖膏粱之人，天禀原弱，又加多欲，未有不内寒者也。复加之瓜果，以增其寒凉，内寒之极，外热反易于深入。阴虚之人，暑气即乘其虚而入之。治法不可祛暑为先，必须补气为主。然既因阴虚，以至阳邪之中，似宜补阴为主。不知阳邪之入脾，依阴气也。补阴则阴气虽旺，转为阳邪之所喜，阳得阴而相合，正恐阴弱不能相配，若一旦助其阴气，无论阴难却阳，而阳邪且久居之而生变矣。惟补其阳气，则阳气健旺，益之散暑之味，则邪阳不敢与正阳相敌，必不战而自走也。方用：

人参五钱　茯神五钱　白术五钱　香薷二钱　白扁豆二钱　陈皮五分　甘草一钱　水煎服。一剂气回，二剂暑尽散。

此方名为**散暑回阳汤**。方中参、苓、术、豆俱是健脾补气之药，以回其阳。用香薷一味，以散其暑。何多少轻重之悬殊乎？不知阴虚者，脾阴之虚也。脾虽属阴，非补阳之药不能效。况阳邪甚盛，非多用何以相敌乎。倘少少用之，恐有败衄难遏之虞，即或取胜，暑退而元气未能骤复。与其暑去而后补阳，何若于邪旺之日，而多用之，正既无亏，而邪又去速之为益哉。

此症用加味**四君汤**亦效。

人参　白术各五钱　甘草　香薷各一钱　茯苓三钱　炮姜三分　水煎服。二剂愈。

313. 中暑气不能升降，霍乱吐泻，角弓反张，寒热交作，心胸烦闷，人以为暑气之内热也，谁知是阴阳之拂乱乎。人身阴阳之气和，则邪不能相干。苟阴阳不能相交，而邪即乘其虚而入之矣。且邪之入人脏腑也，助强而不助弱，见阴之强而即助阴，见阳之强而即助阳。夏令之人多阴虚阳旺，邪乘阴虚而入，本欺阴之弱也，然见阳气之旺，又助阳而不助阴。阴见邪之助阳也，又妒阳之旺而相战，阳又嫌邪之党阳也，欲嫁其邪于阴，而阴又不受，于是阴阳反乱，气不相通，上不能升，下不能降，霍乱吐泻拂于中，角弓反张困于外，阴不交于阳而作寒，阳不交于阴而作热。心胸之内，竟成战场之地，安得而不烦闷哉。然则治法和其阴阳之气，而少佐之以祛暑之剂，缓以调之，不必骤以折之也。方用**和合阴阳汤**：

人参一钱　白术二钱　茯苓五钱　香薷一钱　苏叶一钱　厚朴五分　陈皮三分　枳壳三分　砂仁一粒　天花粉一钱　水煎探冷，徐徐服之。一剂阴阳和，二剂各症愈，不必三剂。

此方分阴阳之清浊，通上下之浮沉，调和于拂逆之时，实有奇功，以其助正而不增火，祛邪而不伤气，化有事为无事也。

此症用**加减六君汤**亦效。

人参　茯苓　白芍各三钱　白术一两　香薷一钱　砂仁一粒　陈皮五分　半夏一钱　水煎服。一剂即平。

314. 中暑热之气，腹中疼痛，欲吐不能，欲泻不得，此名为干霍乱也。夫邪入胃中，得吐则邪越于上，邪入腹中，得泻则邪趋于下矣。邪越于上，则邪不入于中；邪趋于下，则邪不留于内。今不吐不泻，则邪不上不下，坚居于中焦。譬如贼人反叛，虽四境安宁，而一时生变，喋血[1]于城门，横尸于内地，斯时非奋不顾身之将，号召忠勇，冒矢石而夺门靖难，乌能安反侧于顷刻，定祸患于须臾哉。治法急用：

人参一两 瓜蒂七个 水煎一大碗。饮之即吐，而愈矣。

此方名为**人参瓜蒂散**。此等之病，脉必沉伏，不吐则死，古人亦知用瓜蒂吐之，但不敢加入人参耳。盖此症原因，胃气之虚，以致暑邪之入。今加大吐，则胃必更伤，非用人参，则不能于吐中而安其胃气也。且胃气素虚，而暑邪壅遏，虽用瓜蒂以吐之，而气怯不能上送，往往有欲吐而不肯吐者，即或动吐，而吐亦不多，则邪何能遽出乎，惟用人参至一两之多，则阳气大旺，力能祛邪而上涌。况得瓜蒂以助之，安得而不大吐哉。邪因吐而遽散，而正气又复无伤。譬如内乱一定而民安物阜，仍是敉宁之日，何至动四郊之多垒哉。

此症用**参芦汤**亦佳。

人参芦二两 煎滚汤一碗，和之井水一碗，少入盐和匀饮之，以鹅翎扫喉，引其呕吐，吐出即安，然不吐而能受，亦愈也。

315. 中暑极热发狂，登高而呼，弃衣而走，见水而投，人以为暑毒之侵，谁知胃火之相助乎。夫暑热之入人脏腑也，多犯心而不犯胃。盖暑与心俱属火也，胃则心之子也，胃见暑邪之犯心，即发其土中之火以相卫。胃乃多气多血之府，火不发则已，发则其酷烈之威，每不可当。暑邪畏胃火之强，益遁入于心，而心又喜寒不喜热，畏暑邪之直入，不敢自安，胃火怒，暑邪之直入于心中而不出，乃纵其火，以焚烧于心之外，心又安禁二火之相逼乎？势必下堂而走，心君一出，而神无所依，于是随火炽而飞越。登高而呼者，火腾于上以呼救援也；弃衣而走者，憎衣之添热也；见水而投者，喜水之克火也。此时心中无津液之养，皮

---

〔1〕 喋血：犹言踏血。形容杀人流血之多。

肤之外，必多汗出亡阳，是阴阳两竭之病，至危至急之候。苟不大泻其火，则燎原之焰，何以扑灭乎。方用**三圣汤**：

人参三两　石膏三两　玄参三两　水煎数碗，灌之，一剂狂定，二剂神安，不可用三剂也。另用**缓图汤**：

玄参二两　人参一两　麦冬一两　青蒿一两　水煎服。二剂而暑热两解矣。

三圣汤用石膏至三两。用人参、玄参各至三两，未免少有霸气。然火热之极，非杯水可息，苟不重用，则烁干肾水，立成乌烬。方中石膏虽多，而人参之分两与之相同，实足以驱驾其白虎之威。故但能泻胃中之火，而断不至伤胃中之气。玄参又能滋润生水，水生而火尤易灭也。至于缓图汤不用石膏者，以胃中之火既已大泻，所存者不过余烟断焰，时起时灭，何必再用阴风大雨以洗濯之？故又改用麦冬、青蒿既益其阴，又息其火，使细雨绸缪之为得也。或问：因暑发狂，似宜消暑，乃三圣汤但泻火而不顾暑，何以能奏功耶？不知暑亦火也，泻火即泻暑矣。使泻火之中，加入香薷、藿香清暑之药，则石膏欲下降，而香薷、藿香又欲外散，转足以掣石膏之手，反不能直泻其火矣。

此症用**三清汤**救之亦神。

玄参四两　石膏一两　青蒿一两　水煎服。一剂即安。

316. 中暑热症自必多汗，今有大汗如雨，一出而不能止者，人以为发汗亡阳必死之症也，谁知是发汗亡阴之死症乎。夫暑热伤心，汗自外泄，然而心中无汗也，何以有汗？此汗乃生于肾，而非生于心也。盖心中之液，肾生之也，岂心之汗非肾之所出乎。虽汗出亡阳，乃阳旺而非阴虚。但阴不能制阳，而阳始旺；亦阴不能摄阳，而阳始亡。顾阴阳原两相根也，阴不能摄阳，而阳能恋阴，则阳尚可回于阴之中，而无如其阳一出而不返也。阴根于阳，见阳之出而不留，亦且随之俱出，罄其肾中之精，尽化为汗而大泄，试思心中之液几何，竟能发如雨之汗乎？明是肾之汗，而非心之汗也。汗既是肾而非心，则亡亦是阴而非阳矣。然则听其亡阴而死乎？尚有救死之法在。方用**救亡生阴丹**：

人参二两 熟地四两 山茱萸二两 北五味五钱 茯神一两 白芍一两 水煎服。

此方熟地、山萸、五味子均是填精补水之味，茯神安其心，白芍收其魂，人参回其阳，此人之所知也。阴已外亡，非填其精髓，何以灌注涸竭之阴；阳已外亡，非补其关元，何以招其散失之阳。山茱、五味补阴之中，仍是收敛之剂，阴得补而水生，则肾中有本；汗得补而液转，则心内无伤。又得茯神以安之，白芍以收之，则阳回阴返，自有神捷之机也。

此症用**人参青蒿汤**亦神。

人参二两 生地 麦冬各一两 青蒿五钱 北五味子一钱 水煎服。汗止即生，否则无救。

317. 中暑热极，妄见妄言，宛如见鬼，然人又安静不生烦躁，口不甚渴，此是寒极相战，寒引神出，有似于狂，而非热极发狂也。夫中暑明是热症，何以热能变寒而有似狂之症也？盖其人阴气素虚，阳气又复不旺，暑热之邪乘其阴阳两衰，由肺以入心。而心气不足，神即时越出以遁于肾，而肾中阴寒之气上升，则暑自出于心之外，流连于肺经之内矣。暑邪既已退出于心外，而心君尚恐暑邪之来侵，乃依其肝木之母以安神。心神入于肝，则肝魂不宁，乃游出于躯壳之外，因而妄见鬼神，而妄言诡异也。魂既外游，而神居魂室，反得享其宁静之福。况肝木原无火旺，而肾中阴寒之气，相逼心君，正藉以杜暑邪之侵，且恃之无恐，何生烦躁乎？惟是肺气独受暑邪，火刑金而作渴，然肾见肺母之被刑，乃阴寒之气直冲而上以救肺，故口虽渴而不甚也。然则治法奈何？散肺中之暑邪，补脾胃之土气；土气一旺，而肺气亦旺矣。肺旺可以敌邪，又得散邪之药，自然暑气难留，暑散而魂归神返，必至之势也。方用**护金汤**：

麦冬一两　人参三钱　百合五钱　茯苓三钱　紫菀一钱　香薷一钱　甘草一钱　水煎服。二剂即愈。

此方但补肺脾胃之气，不去救心以益寒，不去助肾以泻火，不去补肝以逐神，而魂自归肝，神自返心者，以邪有所制，何必逐邪之太甚，正未大虚，何必补正之太多，不可因邪居于上而下治，正轻于下而重治也。

此症用**人参麦冬汤**亦妙。

人参二两　麦冬三两　水煎服

318. 中暑热，吐血倾盆，纯是紫黑之色，气喘作胀，不能卧倒，口渴饮水，又复不快，人以为暑热之极而动血也，谁知是肾热之极而呕血乎。夫明是中暑以动吐血，反属之肾热者？盖暑火以引动肾火也。夫肾中之火，龙雷之火也。龙雷原伏于地，夏月则地下甚寒，龙雷不能下藏而多上泄，其怒气所激，而成霹雳之猛，火光划天，大雨如注，往往然也。人身亦有龙雷之火，下伏于肾，其气每与天之龙雷相应。暑气者，亦天之龙雷火也。暑热之极，而龙雷乃从地出，非同气相引之明验乎。人身龙雷之火不动，则暑气不能相引。苟肾水原亏，肾火先跃跃欲动，一遇天之龙火，同气相感，安得不勃然振兴哉。既已勃然振兴，而两火相激，其势更烈，乃直冲而上，挟胃中所有之血而大吐矣。胃血宜红，而色变紫黑者，正显其龙雷之气也。凡龙雷所劈之处，树木必变紫黑之色，所过脏腑何独不然。其所过之胃气，必然大伤，气伤则逆，气逆则喘。胃气既伤，何能遽生新血以养胃乎？此胸胁之所以作胀也。胃为肾之关门，关门不闭，夜无开合之权，安能卧哉。血吐则液干，液干则口渴，内水不足，必索外水以救焚，乃饮之水而不快，以龙雷之火乃阴火而非阳火也。治法宜大补其肾中之水，以制龙雷之火，不可大泻其龙雷之火，以伤其有中之气也。方用**沛霖膏：**

玄参二两　人参一两　生地二两　麦冬二两　牛膝五钱　荆芥炒

黑，三钱 水煎服。一剂血止，二剂喘胀消，三剂口亦不渴，四剂全愈。愈后仍服六味地黄丸可也。

此方大补肾水，水足而龙雷之火自归于肾之宅。火既安于肾宅，血自止于胃关，何必用黄柏、知母以泻火，用香薷、藿香以散暑哉。况泻火而火愈炽，必至伤损夫胃土，散暑而暑难退，必至消耗夫肺金，势必血不可止，火不可灭，而死矣。

此症用**丹蒿汤**亦神。

丹皮三两 荆芥三钱 青蒿一两 水煎服。

319. 中暑热之气，两足冰冷，上身火热，烦躁不安，饮水则吐，人以为下寒上热之症，乃暑气之阻隔阴阳也，谁知是暑散而肾火不能下归之故乎。人身龙雷之火，因暑气相感，乃奔腾而上。世医不知治法，徒泻其暑热之气，不知引火归源，于是暑热已散，龙雷之火下不可归，乃留于上焦而作热矣。火既尽升于上焦，则下焦无火，安得不两足如冰耶。火在上而寒在下，两相攻击，中焦之地排难解纷，两不相合，烦躁不安，有自来也。上热熏肺，口必渴也。饮水止可救上之热，及至中焦已非所宜。况下焦纯寒，冷水正其所恶，欲不吐得乎。治法不可治暑，而并不可泻火，不特不可泻火，必须补火。盖龙雷之火，虚火也。实火可泻，虚火宜补。然而补火之中，仍须补水以济之。补水者，补肾中之真水也。真火非真水不归，真火得真水以相合，则下藏肾中，不至有再升之患也。方用**八味地黄汤：**

熟地一两 山茱萸五钱 山药五钱 丹皮 茯苓 泽泻各三钱 肉桂一钱 附子一分 水煎，探冷饮之。一剂两足温矣，再剂上身之火热尽散，中焦之烦躁亦安，且不思饮水矣。

六味地黄汤补水之神药，桂、附引火之神丹，水火既济，何至阴阳之反背乎。

此症用**还肾汤**亦效。

熟地三两 甘草一钱 肉桂五分 牛膝五钱 水煎服。

320. 人有夏日自汗，两足逆冷至膝下，腹胀满，不省人事，人以为阳微之厥也，谁知是伤暑而湿气不解乎。夫湿从下受，湿感于人身，未有不先从下而上，故所发之病，亦必先见于下。湿病得汗，则湿邪可从汗而解矣。何自汗而湿仍不解耶？盖湿病而又感暑气，自汗止可解暑，而不能解湿，以暑热浮于上身，而湿邪中于下身，汗解于阳分，而不解于阴分耳。治法利小便以解湿，逐热邪以解暑，则上下之气通，而湿与暑尽散矣。方用**解利汤**：

石膏二钱　知母一钱　甘草五分　半夏一钱　白术三钱　猪苓一钱　茯苓三钱　泽泻一钱　肉桂一分　水煎服。连服十剂全愈。

此方乃五苓散、白虎汤之合方也。湿因暑病不祛暑，则湿不易消，故用白虎汤于五苓散中，解暑利湿而兼用之也。

此症用**清暑定逆汤**亦佳。

白术　山药　薏仁各五钱　肉桂三分　香薷一钱　陈皮三分　人参二钱　茯苓三钱　水煎服。

321. 人有冬时寒令，偶开笥箱以取绵衣，觉有一裹热气冲鼻，须臾烦渴呕吐，洒洒恶寒，翕翕发热，恶食喜水，大便欲去不去，人皆以为中恶也，谁知是伤暑之病乎。夫冬月有何暑气之侵人，谓之伤暑？不知气虚之人，遇邪即感，不必值酷热炎氛，奔走烈日之中，而始能伤暑也。或坐于高堂，或眠于静室，避暑而反得暑者正比比也。是暑气之侵人每不在热，而在寒，衣裳被褥晒之，盛暑夹热收藏于笥箱之内，其暑气未发，一旦开泄，气盛之人自不能干。倘体虚气弱，偶尔感触，正易中伤，及至中伤而暑气必发矣。况冬时人身外寒内热，以热投热，病发必速，故闻其气而即病也。治法不可以伤寒法治之，当舍时从症，仍治其暑气而各症自消。方用**香薷饮加减**治之。

人参三钱　白术三钱　茯苓二钱　香薷二钱　黄连五分　甘草三分　陈皮五分　扁豆二钱　厚朴五分　水煎服。一剂而愈，不必再剂。

若执冬令无伤暑之症，拘香薷非治寒之方，不固泥乎甚矣。医道之宜通变，而治病之贵审问也。

此症用**补气化暑丹**亦效。

人参二钱　茯苓　白术　麦冬各三钱　香薷一钱　砂仁一粒　陈皮　炮姜　神曲各三分　水煎服。一剂即愈。

燥症[1]门十五则

322. 阴耗而思色以降其精，则精不出而内败，小便道涩如淋，此非小肠之燥，乃心液之燥也。夫久战而不泄者，相火旺也。然而相火之旺，由于心火之旺也。盖君火一衰，而相火即上夺其权，心火欲固，而相火欲动；心火欲闭，而相火欲开。况心君原思色乎，毋怪其精之自降矣。然心之衰者，亦由肾水虚也。肾旺者，心亦旺，以心中之液肾内之精也。精足则上交于心，而心始能寂然不动，即动而相火代君以行令，不敢僭君以夺权，故虽久战而可以不泄精。虚则心无所养，怯然于中，本不可战，而相火鼓动亦易泄也。至于心君无权，心甫思色，而相火操柄矣。久之心君既弱，而相火亦不能强，有不必交接而精已离宫，又不能行河车逆流之法，安能复回于故宫哉？势必闭塞溺口，水道涩如淋而作痛矣。治法必须补心，仍须补其肾水，少佐以利水之药，则浊精自愈矣。方用**化精丹**：

熟地二两　人参五钱　山茱萸一两　车前子三钱　麦冬一两　牛膝五钱　白术一两　生枣仁五钱　沙参一两　水煎服。一剂而涩痛除，二剂而淋亦止矣。

此方人参以生心中之液，熟地、山茱、沙参以填肾中之阴，麦冬以益肺金，使金之生水，则肾阴尤能上滋于心；又得生枣仁

〔1〕症：原脱，今据目录补。

之助，则心君有权，自能下通于肾，而肾气既足，自能行其气于膀胱；又得白术利腰脐之气，则尤易通达；复得牛膝、车前下走以利水，则水窍开，而精窍自闭，何患小肠之燥涩乎。心液非补肾不化，精窍非补肾不闭，倘单用利水逐浊之味，何能取效哉。

此症用**生液丹**亦妙。

熟地二两　山茱萸　人参　生枣仁　茯神各五钱　北五味二钱　丹皮　丹参各三钱　水煎服。

323. 阴已痿弱，见色不举，若强勉入房，以耗竭其精，则大小便牵痛，数至圊而不得便，愈便则愈痛，愈痛则愈便，人以为肾火之燥也，谁知是肾水之燥乎。夫肾中水火，两不可离，人至六十之外，水火两衰，原宜闭关不战，以养其天年，断不可妄动色心，以博房帏之趣，犯之多有此病。至于中年人患此病者，乃纵色竭精，以致火随水流，水去而火亦去，一如老人之痿阳不可以战矣。倘能慎疾而闭关，亦可延年。无如其色心之不死也，奋勇争斗，或半途倒戈，或入门流涕，在肾宫本不多精，又加畅泄，则精已涸竭，无阴以通大小之肠，则大小肠干燥，自然两相取给，彼此牵痛也。上游无泉源之济，则下流有竭泽之虞，下便则上愈燥而痛生，下痛则上愈燥而便急。治法必须大补其肾中之水，然不可仅补其水，而必须兼补其火，盖水得火而易生也。方用**润涸汤**：

熟地二两　白术一两　巴戟天一两　水煎服。

此方用熟地以滋肾中之真阴，巴戟天以补肾中之真阳，虽补阳而仍是补阴之剂，则阳生而阴长，不至有强阳之害。二味补肾内之水火，而不为之通达于其间，则肾气未必遽入于大小之肠也。加入白术，以利其腰脐之气，则前后二阴无不通达，何至有干燥之苦，数圊而不得便哉。

此症用**天一汤**亦效。

地骨皮　玄参　芡实各五钱　山药　牛膝　丹皮各三钱　熟地一两　肉桂一钱　水煎服。

324. 人有日间口燥，舌上无津，至夜卧又复润泽，人以为阳虚之燥也，谁知是阴畏阳火之燥，而不交于阳乎。夫阳旺则阴衰，阳衰则阴旺，口燥之病，阴阳两虚之症也。然夜燥而日不燥，乃阴气之虚，日燥而夜不燥，乃阳火之旺。夫肾中之水，阴水也。舌上廉泉之水，乃肾水所注，肾水无时不注于廉泉之穴，则舌上不致干枯，胡为阳火遽至于烁竭哉。且肾水一干，则日夜皆当焦涸，何能日燥而夜不燥乎？此症盖阳火甚旺，而阴水尚未至大衰，然止可自顾以保其阴，不能分润以济其阳，于是坚守其阴于下焦，不肯上交于阳位，自然上焦火炽而口燥也。治法不必泻阳火之旺，惟补其真阴之水，则水足以济阳矣。方用**六味地黄汤加麦冬、五味**治之。

熟地一两　山茱萸五钱　山药五钱　丹皮　泽泻　茯苓各三钱　麦冬一两　五味一钱　水煎服。连服数剂自愈。

此方专补肾水，加麦冬、五味以补肺，肺肾相资，则水尤易生，阳得阴而化，亦阳得阴而平。阴既相济，阳又不旺，安得口之再燥哉。

此症用**灌舌丹**亦佳。

熟地　麦冬各一两　沙参　地骨皮各五钱　水煎服。

325. 人有作意交感，尽情浪战，阴精大泄不止，其阴翘然不倒，精尽继之以血者，人以为火动之极，谁知是水燥之极耶。夫肾中水火，原两相根而不可须臾离者也。阴阳之气，彼此相吸而不能脱，阳欲离阴而阴且下吸，阴欲离阳而阳且上吸也。惟醉饱行房，乱其常度，阴阳不能平，于是阳离阴而阳脱，阴离阳而阴脱，两不相援，则阳之离阴甚速，阴之离阳亦速矣。及至阴阳两遗，则水火两绝，魂魄且不能自主，往往有精脱而死者。今精遗而继之血，人尚未死，是精尽而血见，乃阴脱而阳未脱也。使阳已尽脱，外势何能翘然不倒乎。救法急须大补其肾中之水，俾水生以留阳也。然阴脱者，必须用阳药以引阴，而强阳不倒，倘补其阳，则火以济火，必更加燥涸，水且不生，何能引阳哉？不知无阴则阳不得引，而无阳则阴亦不能引也。法宜用九分之阴药，一分之阳药，大剂煎饮，水火无偏胜之虞，阴阳有相合之功矣。方用**引阴夺命丹**：

熟地八两　人参一两　北五味子三钱　沙参二两　肉桂一钱　水煎服。一剂而血止，二剂而阳倒，连服四剂，始有性命。再将前药减十分之七，每日一剂，服一月平复如故。

此方用熟地、沙参以大补其肾中之阴，用人参以急固其未脱之阳，用五味子以敛其耗散之气，用肉桂于纯阴之中，则引入于孤阳之内，令其已离者重合，已失者重归也。倘不多用补阴之药，而止重用人参、肉桂，虽亦能夺命于须臾，然而阳旺阴涸，止可救绝于一时，必不能救燥于五脏。亦旦夕之生而已。

此症用**三仙膏**亦神。

熟地五两　人参二两　丹皮一两　水煎服。

326. 人有夜不能寐，口中无津，舌上干燥，或开裂纹，或生疮点，人以为火起于心，谁知是燥在于心乎。夫心属火，然而心火无水，则火为未济之火也。既济之火，则火安于心宫，未济之火，则火郁于心内。火郁不宣，则各脏腑之气不敢相通，而津液愈少，不能养心而心益燥矣，何能上润于口舌哉。开裂生点，必至之势也。治法大补其心中之津，则心不燥而口舌自润。然而徒补其津，亦未必大润也。盖心中之液，乃肾内之精也。肾水上交于心，则成既济之火，补肾以生心，乌可缓哉。方用**心肾两资汤**：

人参三钱　茯神三钱　柏子仁一钱　炒枣仁三钱　麦冬五钱　北五味一钱　熟地一两　丹参二钱　沙参三钱　山茱萸三钱　芡实三钱　山药三钱　菟丝子二钱　水煎服。连服十剂，夜卧安而口中生津，诸症尽愈。

此方心肾同治，补火而水足以相济，补水而火足以相生。故不见焦焚之苦，而反获沈渥[1]之欢也。

此症**夜清汤**亦效。

人参 麦冬各一两 甘草一钱 柏子仁 菟丝子各三钱 玄参 炒枣仁各五钱 黄连三分 水煎服。

327. 人有咳嗽，吐痰不已，皮肤不泽，少动则喘，此燥在于肺也。《内经》云：夏伤于热，秋必病燥。咳嗽吐痰，皮肤不泽而动喘，皆燥病也。议者谓燥症必须补肾，肾水干枯而燥症乃成。然而，此燥非因肾之干枯而来，因夏伤于热以耗损肺金之气，不必去补肾水，但润脾而肺之燥可解。虽然脾为肺之母，而肾乃肺之子，补脾以益肺之气，补肾而不损肺之气，子母相治而相济，肺气不更加润泽乎。方用**子母两濡汤**：

麦冬五钱 天冬三钱 紫苑一钱 甘草三分 苏叶五分 天花粉一钱 熟地五钱 玄参三钱 丹皮二钱 牛膝一钱 水煎服。一剂气平，二剂嗽轻，连服十剂，痰少而喘嗽俱愈。

此方肺脾肾同治之方也。方名子母两濡，似乎止言脾肾也，然而治脾治肾，无非治肺也。脾肾濡，而肺气安有独燥者哉。

此症用**宁嗽丹**亦佳。

麦冬二两 五味子二钱 天冬三钱 生地一两 桑白皮二钱 款冬花 紫苑 桔梗各一钱 甘草五分 牛膝三钱 水煎服。

328. 人有两胁胀满，皮肤如虫之咬，干呕而不吐酸，人以为肝气之逆，谁知是肝气之燥乎。夫肝藏血者也，肝中有血，则肝润而气舒；肝中无血，则肝燥而气郁。肝气既郁，则伏而不宣，必下克脾胃之土，而土之气不能运，何以化精微以生肺气乎。故伤于中，则胀满、呕吐之症生；伤于外，则皮毛拂抑之象

---

〔1〕 沈渥：滋润也。

见。似乎肝气之逆，而实乃肝气之燥也。肝燥必当润肝，然而肝燥由于肾亏，滋肝而不补肾，则肝之燥止可少润于目前，而不能久润于常久，必大滋乎肾，肾濡而肝亦濡也。方用**水木两生汤**：

熟地一两　白芍一两　茯苓三钱　柴胡一钱　陈皮一钱　甘草三分　神曲五分　白术三钱　甘菊花二钱　枸杞子二钱　牛膝三钱　玄参三钱　水煎服。二剂而肝血生，四剂而肝燥解。

或谓肝燥而用白芍、熟地濡润之药，自宜建功，乃用白术、茯苓、柴胡、神曲之类，不以燥益燥乎？不知过于濡润，反不能受濡润之益，以脾喜燥也。脾燥而不过用濡润之药，则脾土健旺，自能易受润泽而化精微。否则，纯于濡润，未免太湿矣。脾先受损，安能资益夫肝经，以生血而解燥哉。用燥于湿之中，正善于治燥耳。

此症用**濡木饮**亦效。

白芍一两　熟地　川芎各五钱　柴胡　香附　炒栀子　神曲各五分　白豆蔻一粒　水煎服。

329. 人有口渴善饮，时发烦燥，喜静而不喜动，见水果则快，遇热汤则憎，人以为胃火之盛也，谁知是胃气之燥乎。夫胃本属土，土似喜火而不喜水。然而土无水气，则土成焦土，何以生物哉？况胃中之土，阳土也，阳土非阴水不养。胃中无水，断难化物，水衰而物难化，故土之望水以解其干涸者，不啻如大旱之望时雨也。且人静则火降，人动则火起，内火既盛，自索外水以相救，喜饮水而恶热汤，又何疑乎。第燥之势，尚未至于热，然燥之极，必至热之极矣。治法解燥须清热也。方用**清解汤**：

玄参一两　生地五钱　甘菊花三钱　天花粉三钱　茯苓三钱　麦冬三钱　丹参二钱　沙参三钱　水煎服。连服四剂，而烦躁除，再服四剂，口渴亦解，再服四剂，全愈。

此方平阳明胃火者居其半，平少阴相火者居其半。盖阳明胃火必得相火之助，而势乃烈。虽治燥不必泻火，然土燥即火炽之原，先平其相火，则胃火失势，而燥尤易解，此先发制火，乃妙法也。

此症用**润土汤**亦效。

玄参 生地各一两 甘草一钱 地骨皮五钱 茯苓三钱 水煎服。

330. 人有肌肉消瘦，四肢如削，皮肤飞屑，口渴饮水，人以为风消之症，谁知是脾燥之病乎。盖脾燥由于肺燥，而肺燥由于胃燥也。胃燥必至胃热，而胃热必移其热于脾，脾热而燥乃成矣。夫脾为湿土，本喜燥也，何反成风消之症乎？脾最惧者，肝木也，木能克土，肝怒胃火逃窜，见胃火之入脾，即挟其风木之气以相侮，脾畏肝木，不敢不受其风，风火相合，安得而不燥乎。脾燥而何能外荣，是以内外交困，而风消之症成。方用**散消汤**治之。

麦冬一两 玄参二两 柴胡一钱 水煎服。四剂口渴止，八剂肢肤润，二十剂不再消也。

此方润肺而不润脾，何脾消之症能愈？以症成于肺，故润肺而脾亦润也。方中加柴胡于二味之中，大有深意。柴胡最抒肝气，肝抒则肝不克脾，脾气得养。况又泻其脾肺之火，火息而风不扬，此脾燥之所以易解，而风消不难愈也。

此症用**丹白生母汤**亦效。

白芍 生地各一两 丹皮五钱 知母一钱 水煎服。

331. 人有目痛之后，眼角刺触，羞明喜暗，此胆血之干燥也。夫胆属木，木中有汁，是木必得水而后养也。胆之系通于目，故胆病而目亦病矣。然而胆之系通于目，不若肝之窍开于目也。目无血而燥，宜是肝之病而非胆之病。然而肝胆为表里，肝燥而胆亦燥矣。胆与肝皆主藏而不泻，胆汁藏而目明，胆汁泻而目暗。盖胆中之汁，即胆内之血也。血少则汁少，汁少即不能养胆养目矣。治法不可徒治其目也，亟宜滋胆中之汁，尤不可止治其胆，更宜润肝中之血，而胆之汁自润，目之火自解矣。方用**四物汤**加味治之。

熟地一两　川芎一钱　当归三钱　白芍一两　柴胡一钱　甘菊花三钱　白蒺藜一钱五分　水煎服。连服四剂而目痛之疾自除，再服四剂而羞明喜暗之病去。

四物汤补血，补肝中之血也。补肝，而胆在其中矣。且四物汤尤入心肾，心得之而濡，不来助胆之火；肾得之而泽，不来盗胆之气。心肝肾全无干燥之虞，而胆岂独燥乎？所以服之而奏功也。

此症用**甘风丹荆汤**亦效。

丹皮一两　防风五分　荆芥五分　甘菊花五钱　水煎服。

332. 人有双目不痛，瞳神日加紧小，口干舌苦，人以为心火之旺也，谁知是心包之干燥乎。夫目之系通于五藏，不止心包之一经也。瞳神之光，心肾之光也；心肾之光，心肾之精也。然而心之精，必得肾之精，交于心包，而后心肾之精始得上交于目。盖心君无为，而心包有为也。所以心包属火，全恃肾水之滋益。肾不交于心包，即心包不交于心，火无水济，则心包无非火气，干燥之极，何能内润心而外润目乎？然则瞳神之紧小，皆心包之无水，由于肾水之干枯也。补肾以滋心包，乌可缓哉。方用**救瞳汤**：

熟地一两　山茱萸五钱　甘菊花三钱　玄参一两　柴胡五分　白芍一两　当归五钱　山药三钱　丹皮五钱　水煎服。

此方乃肝肾同治之法也。心包无水，不治心包而滋肝肾者，以肝乃心包之母也。肝取给于外家，以大益其子舍，势甚便而理甚顺，紧急之形，不化为宽大之象哉。

此症用**菊女饮**亦效。

女贞子一两　甘菊花五钱　麦冬五钱　水煎服。

333. 人有秋后闭结不能大便，此燥伤肺金，而大肠亦燥，非大肠之火也。盖肺与大肠相为表里，肺燥而大肠不能独润。且大肠之能开能合者，肾气主之也。肾足而大肠有津，肾涸而大肠无泽。是大肠之不燥，全藉乎肾水之相资也。然肾水不能自生，肺金乃肾之母，肺润则易于生水，肺衰则难于生水，肾水无源，救肾不暇，何能顾大肠哉。治法惟补肺肾，而大肠自润矣。方用**六味地黄汤**加味治之。

熟地一两　山药三钱　山茱萸四钱　茯苓三钱　丹皮三钱　泽泻三钱　麦冬一两　北五味一钱　水煎服。连服四剂自通。

切戒用大黄、芒硝以开结也。盖此病本伤阴之症，又加劫阴之药，重伤其阴，必成为阳结之症，使腹中作痛，百计导之而不得出，不更可危哉。何若大补其肺肾之阴，使阴足而阳自化之为得耶。

此症用**冬归汤**亦效。

麦冬　当归各二两　水煎服。

334. 人有夏秋之间，小便不通，点滴不出，人以为膀胱之热结，谁知是肺燥而膀胱亦燥乎。夫膀胱之能通者，由于肾气之足，亦由于肺气之足也。膀胱与肾为表里，而肺为水道之上游，二经足而水有源流，二经虚而水多阻滞。况干燥之至，既亏清肃之行，复少化生之气，膀胱之中纯是干枯之象，从何处以导其细流哉。此小便之不通，实无水之可化也。治法不可徒润膀胱，而亟当润肺；尤不可徒润夫肺，尤当大补夫肾。肾水足而膀胱自然滂沛，何虞于燥结哉。方用**启结生阴汤**：

熟地一两　山茱萸五钱　车前子三钱　薏仁五钱　麦冬五钱　益智仁一钱　肉桂一分　沙参三钱　山药四钱　水煎服。

此方补肾而仍补肺者，滋其生水之源也。补中而仍用通法者，水得补而无停滞之若，则水通而益收补之利也。加益智以防其遗，加肉桂以引其路。滂沛之水自然直趋膀胱，燥者不燥，而闭者不闭矣。

此症用**柏桂生麦汤**亦效。

麦冬一两　黄柏三钱　生地五钱　肉桂三分　水煎服。

335. 人有消渴饮水，时而渴甚，时而渴轻，人以为心肾二火之沸腾，谁知是三焦之气燥乎。夫消症有上、中、下之分，其实皆三焦之火炽也。下焦火动，而上、中二焦之火翕然相从，故尔渴甚。迨下焦火自息，而中、上二焦之火浮游不定，故又时而渴轻。三焦同是一火，何悉听于下焦之令？盖下焦之火，一发而不可遏，故下焦之火，宜静而不宜动，又易动而难静也。必得肾中之水以相制，肾旺而水静，肾虚而水动矣。天下安有肾足之人哉，肾水虚而取资于水者又多也。水亏奚能制火乎？火动必烁干三焦之气，则三焦更燥，势必仰望于外水之相救，以迅止其大渴也。欲解三焦之渴，舍补肾水何法哉。方用**六味地黄汤**加味治之。

熟地二两　山茱萸一两　茯苓五钱　山药五钱　丹皮一两　泽泻五钱　麦冬一两　北五味子二钱　水煎服。十剂渴轻，二十剂渴解，三十剂全愈。

六味治肾，更加麦冬、五味以治肺者，非止清肺金之火也。盖补肺以助肾水之源，肺旺而肾更有生气矣。肾水旺，足以制下焦之火，下焦之火不动，而上中二焦之火乌能兴焰哉。

此症用**二丹汤**亦妙。

丹皮　丹参　玄参各五钱　茯苓　柏子仁各三钱　水煎服。

336. 人有大病之后，小肠细小不能出溺，胀甚欲死，人以为小肠之火，谁知是小肠之干燥哉。夫小肠之开合，非小肠主之也，半由于膀胱，半由于肾气，故小肠之结，全在膀胱之闭，而膀胱之闭，又成于肾气之闭也。盖肾水竭而膀胱枯，故小肠亦燥而成结耳。治法必须大补肾中之水，而补水又必补肺金之气，以膀胱之气化，必得肺金清肃之令以行之也。肺气旺而水流，而后助之利水之药，则肾气开而小肠亦开也。方用**治本消水汤**：

熟地二两　山茱萸一两　麦冬一两　车前子五钱　五味子二钱　茯苓五钱　牛膝三钱　刘寄奴三钱　水煎服。一剂水通，再剂肠宽，小便如注矣。

此方不治小肠，专治肺肾。肺肾不燥，小肠之燥自润矣。

此症用**广泽汤**亦效。

麦冬二两　生地一两　车前子　刘寄奴各三钱　水煎服。

痿证门八则

337. 人有胃火薰蒸，日冲肺金，遂至痿弱不能起立，欲嗽不能，欲咳不敢，及至咳嗽又连声不止，肺中大痛，非肺痈之毒，乃肺痿之病也。夫肺之成痿也，由于阳明之火上冲于肺，而肺经津液衰少，不能灭阳明之焰，金从火化，累年积岁，肺叶之间酿成火宅，而清凉之药，不能直入于肺，非扞格清凉之故也。肺既大热，何能下生肾水，水干无以济火，则阳明之炎蒸更甚，自然求救于水谷；而水谷因肺金清肃之令不行，不能化成津液，以上输于肺，则肺之燥益甚；肺燥，而肺中津液尽变为涎沫浊唾矣。肺液既干，肺气自怯，所成涎沫浊唾，若难推送而出，此欲嗽之所以不能也。然而涎沫浊唾，终非养肺之物，必须吐出为快，无奈其盘踞于火宅，倘一咳而火必沸腾，胸膈之间必至动痛，此欲咳之所以不敢也。迨忍之又忍，至不可忍，而咳嗽涎沫浊唾虽出，而火无水养。上冲于咽喉，不肯遽下，此咳嗽所以又连声而不止也。咳嗽至连声不止，安得不伤损干燥之肺而作痛乎。人见其痿弱不能起立，或用治痿之药，愈伤肺气，奚能起痿。治法宜泻其胃中之火，大补其肺经之气，然又不可徒补其肺中之气，更宜兼补其肾中之水。方用**生津起痿汤**：

麦冬一两　甘草二钱　玄参一两　甘菊花五钱　熟地一两　天门

冬三钱 天花粉一钱 贝母一钱 金银花五钱 水煎服。连服四剂，而咳嗽轻，再服四剂，而咳嗽止，再服十剂，而痿症除矣。

盖阳明之火，本可用大寒之药。然而阳明初起之火，可用大寒，而阳明久旺之火，宜用微寒。因阳明之火，乃胃土中之火，初起可用大寒泻火，以救肾中之水，久旺用微寒散火，所以生胃中之土也。胃火之盛，胃土之衰也，扶其土，即所以泻其火。而胃土自健，自能升腾胃气，化水谷之精微，输津液于肺中也。又加之二冬、甘草、天、贝之类，原能益肺消痰，则肺中更加润泽。得金银花同入，以消除其败浊之毒，则肺金何至再燥乎？加熟地者，以填补肾水，水旺而肺不必去顾肾子之涸，则肺气更安，清肃下行于各府，水生火息，不必治痿而痿自愈也。

此症用**紫花饮**亦神。

麦冬三两 桔梗 甘菊花 蒲公英各五钱 生甘草 贝母各二钱 生地一两 紫花地丁三钱 水煎服。

338. 胃火上冲于心，心中烦闷，怔忡惊悸，久则成痿，两足无力，不能动履，此总属胃火之盛，非心火之旺也。夫胃属土，而心属火，心乃生胃，而胃不宜克心。然心火生胃，则心火不炎，胃火薰心，则心火大燥，此害生于恩也。倘徒泻心火，则胃子见心母之寒，益肆其炎氛，愈添心中之燥。必下取于肾水，而肾因胃火之盛，熬干肾水，不能上济于心，火益旺而水益枯，骨中无髓，安得两足之生力乎？治法宜大益其肾中之水，少清其胃中之火，则胃气安而肾水生，自然上交于心也。方用**清胃生髓丹**：

玄参一两 麦冬五钱 甘菊花五钱 熟地二两 北五味二钱 沙参五钱 水煎服。十剂即可行步，二十剂怔忡惊悸之病除，又十剂烦闷痿弱之症去，再服十剂全愈。

痿症无不成于阳明之火，然用大寒之药，如石膏、知母之类，虽泻胃火甚速，然而多用必至伤胃，胃伤而脾亦伤，脾伤而肾安得不伤乎。故不若用玄参、甘菊之类，既清其胃火，而又不损其胃土，则胃气自生，能生津液，下必注于肾，而上且灌于心矣。况麦冬、五味以益心，熟地、沙参以滋肾，上下相资，水火既济，痿病岂不愈乎。

此症用**石斛玄参汤**亦佳。

金钗石斛一两　玄参二钱　水煎服。

339. 阳明之火，固结于脾，而不肯解，善用肥甘之物，食后即饥，少不饮食，便觉头红面热，两足乏力，不能行走，人以为阳明胃火之旺，以致成痿，谁知是太阴脾火之盛，以烁干其阴乎。夫痿症皆责之阳明，何以太阴火旺，亦能成痿？盖太阴与阳明为表里，阳明火旺，而太阴之火亦旺矣。二火相合，而搏结于腑脏之间，所用饮食，仅足以供火之消磨，而不能佐水之沈渥。火旺水亏，则肾宫干涸，何能充足于骨中之髓耶。骨既无髓，则骨空无力，何能起立以步履哉。治法益太阴之阴水，以胜其阳明之阳火，则脾胃之中，水火无亢炎之害，而后筋骨之内，髓血有盈满之机也。方用**调脾汤**：

人参五钱　玄参一两　麦冬五钱　甘菊花五钱　薏仁五钱　金钗石斛三钱　芡实一两　山药五钱　水煎服。连服四剂，便觉腹不甚饥，再服四剂，火觉少息，再服十剂全愈。

此方补脾胃之土，即所以补其火也。然而火之所以旺者，正坐于土之衰耳。土衰则不生水，而生火矣。今于补土之中，加入玄参、甘菊、石斛微寒之药，则脾胃之火自衰，而脾胃之土自旺。脾胃之土既旺，而脾胃之津自生。于是灌注于五脏之间，转输于两足之内。火下温而不上发，头面无红热之侵，何至胫趾之乏力哉。或曰：火盛易消，以至善饥，似宜用消导之剂，以损脾胃之气，乃不损其有余，而反增益其不足，恐未可为训也。不知脾胃之土，俱不可伤，伤土而火愈旺矣。补阴则阳伏，消食则伤阴。补阴可也，宁必用消导之药哉。

此症用**玄母菊英汤**亦效。

玄参二两　甘菊花一两　知母三钱　熟地二两　水煎服。

340. 大怒之后，两胁胀满，胸间两旁时常作痛，遂至饭食不思，口渴索饮，久则两腿酸痛，后则遍身亦痛，或痛在两臂之间，或痛在十指之际，痛来时可卧而不可行，足软筋麻，不可行动，人以为痰火之作祟也，谁知是肝经之痿症乎。夫肝经之痿，阳明之火助之也。当其大怒时，损伤肝气，则肝木必燥，木中之火无以自存，必来克脾胃之土。脾阴不受，而胃独受之，胃初自强，不服其克，两相战克，而胸胁所以作痛。后则胃土不敌肝木之旺，乃畏之而不敢斗，亦归附于肝，久之而饮食少用，则不化津液以生肾水，肾无水以养肝，而肝气无非火气，胃亦出其火，以增肝火之焰。肝火之性动，遂往来于经络之内而作痛。倘更加色欲，则精泄之后，无水制火，自然足软筋麻，呻吟于卧榻之上，而不可行动也。治法必须平肝，而并泻阳明之火。惟是阳明久为肝木之克，则阳明之经必虚，若再加泻火，胃气乌能不伤。必须泻阳明之火，仍不损阳明之气为得也。方用**伐木汤**：

炒栀子三钱　白芍一两　当归五钱　甘菊花五钱　女贞子五钱　地骨皮三钱　丹皮三钱　青黛三钱　金钗石斛三钱　水煎服。连服四剂，而诸痛除，再服四剂，口思饮食，再服十剂全愈。

此方泻肝火以平肝气，然而阳明胃火，未尝不同治之。胃气不伤而胃火自息，饮食进而津液生，肾水足而骨髓裕，不须止痛而痛自失，毋须[1]治痿而痿自起矣。

此症用**二石汤**亦佳。

白芍一两　熟地三两　金钗石斛　牛膝各五钱　石膏三钱　水煎服。

341. 素常贪色，加之行役劳瘁，伤骨动火，复又行房鼓勇

---

〔1〕 须：原作"烦"，字之误，今改。

大战，遂至两足痿弱，立则腿颤，行则膝痛，卧床不起，然颇能健饭易消，人以为食消之症也，谁知是肾火之盛，引动胃火以成肾痿乎。盖胃为肾之关，胃之开合，肾司之也。肾火直冲于胃，而胃之关门曷敢阻之，且同群助势，以听肾火之上炎矣。况肾火乃龙雷之火也，胃中之火，其性亦喜炎上，二火相因而起，销铄肾水，有立尽之势。幸肾火盛，而胃火尚未大旺，故但助肾以消食，不至发汗以亡阳。且饮食易消，犹有水谷以养其阴，虽不能充满于骨中，亦可以少滋于肾内，故但成痿而不至于死亡也。治法急宜大补肾水，以制阳光。方用**起痿降火汤**：

熟地三两　山茱萸一两　薏仁五钱　金钗石斛五钱　牛膝五钱

水煎服。四剂腿颤足痛之病去，十剂可以步履，饮食不至易饥，二十剂全愈。

此方大补肾阴，全不去泻胃中之火。譬如城内粮足，则士马饱腾，安敢有鼓噪之声，而兴攘夺争取之患乎！

此症用**充髓汤**亦妙。

熟地三两　玄参二两　金钗石斛　牛膝各五钱　女贞子五钱　水煎服。

342. 烦躁口渴，面红而热，时索饮食，饮后仍渴，食后仍饥，两足乏力，不能起立，吐痰甚多，人以为阳明之实火也，谁知是阳明之虚火乎。夫阳明属阳火，亦宜实，何以虚名之？不知胃火初起为实，而久旺为虚。当胃火之初起也，口必大渴，身必大汗，甚则发狂，登高而呼，弃衣而走，其势甚急，所谓燎原之火也，非实而何。至于旺极必衰，时起时灭，口渴不甚，汗出不多，虽谵语而无骂詈之声，虽烦闷而无躁扰之动，得水而渴除，得食而饥止，此乃零星之余火也，非虚而何。实火不泻，必至熬干肾水，有亡阳之变；虚火不清，则销铄骨髓，有亡阴之祸。阴既亡矣，安得不成痿乎？故治痿之法，必须清胃火而加之生津、生液之味，自然阴长而阳消也。方用**散余汤**：

生地一两 玄参一两 茯苓三钱 竹叶一百片 麦冬一两 人参三钱 麦芽一钱 天花粉二钱 神曲一钱 水煎服。二剂阳明之余火息，再服二剂，烦躁、饥渴之病除，更用十剂，痿症全愈。

此方散胃火之余氛，不去损胃土之生气。胃气一生，而津液自润，自能灌注肾经，分养骨髓矣。倘用大寒之药，直泻其胃火，则胃土势不能支，必致生意索然，元气之复，反需岁月矣。譬如大乱之后，巨魁大盗，已罄掠城中所有而去，所存者不过余党未散耳。用一文臣招抚之有余。若仍用大兵搜索剿除，则鸡犬不留，玉石俱焚，惟空城独存，招来生聚，有数十年而不可复者矣。何若剿抚兼施之为得哉。

此症用**润胃汤**亦效。

人参五钱 麦冬二两 天花粉三钱 玄参一两 丹参一两 甘草一钱 山楂二十粒 神曲二钱 水煎服。

343. 人有好酒，久坐腰痛，渐次痛及右腹，又及右脚，又延及右手，不能行动，已而齿痛，人以为贼风之侵体也，谁知是痿症乎。或谓：痿不宜痛，今腹脚手齿俱痛，恐非痿也。嗟乎！诸痿皆起于肺热，人善饮，则肺必热矣。经曰：治痿必取阳明。阳明者胃也，胃主四肢，岂独脚耶。夫痿虽热病，而热中有湿，不可不察。痿病兼湿重者，必筋缓而软；痿病兼热多者，必筋急而痛，是痿症未尝无痛也。苟不祛湿以清火，而反助湿以动热，则痿症不能痊，转增添其痛矣。治法专治阳明以生胃气，佐之泻火利湿之品，则诸痛自消。方用**释痛汤**：

人参三钱 黄芪三钱 白术五钱 茯苓三钱 生地五钱 麦冬五钱 当归三钱 玄参一两 甘草三分 水煎服。连服四剂而病除。

此方皆入阳明之药也。入阳明以平胃气，即入阳明以平胃火，宜痿症之顿起矣。况茯苓、白术善能去湿，复是生胃之品，是治湿又治阳明也。药投病之所喜，安得而不速愈哉。

此症用**解酲饮**亦佳。

干葛 白术 人参 石膏各三钱 麦冬三两 茯苓五钱 半夏一钱 水煎服。

344. 人有肥胖好饮，素性畏热，一旦得病，自汗如雨，四肢俱痿，且复恶寒，小便短赤，大便或溏或结，饮食亦减，人以为感中风邪也，谁知是痿病之已成乎。夫痿有五，皆起于肺热。好饮之人，未有不热伤肺者也。肺之母为胃，欲救热伤之肺，必须速救胃土，经曰：治痿独取阳明，正言其救胃也。胃土不足，而肺金受伤，则金失所养，而不能下生肾水，水干则火盛，而肺金益伤矣，况胃主四肢，肺主皮毛。今病四肢不举，非胃土之衰乎？自汗如雨，非肺金之匮乎？明是子母两病，不急救胃，何能生肺以生肾水哉。方用**滋涸汤**：

玄参一两 麦冬一两 茯苓三钱 芡实五钱 人参三钱 甘菊花三钱 女贞子三钱 生地二钱 天门冬三钱 黄芩一钱 天花粉一钱 水煎服。十剂胃气生，二十剂肺热解，三十剂痿废起，四十剂全愈。

此方独取阳明以补胃土，兼清肺经之热也。不必去补肾，而肾水自润矣。李东垣立有清燥汤，亦可治痿，不若此方之更神耳。

此症用**柞木化酲汤**亦效。

玄参 麦冬各二两 柞木枝三钱 甘草五分 人参一两 天冬三钱 黄芩 贝母各二钱 水煎服。

消渴门五则

345. 消渴之病，有气喘痰嗽，面红虚浮，口舌腐烂，咽喉肿痛，得水则解，每日饮水约得一斗，人以为上消之病也，谁知是肺消之症乎。夫肺属金，金宜清肃，何火炽如此？盖心火刑之也。肺为心火所刑，则肺金干燥，又因肾水之虚，欲下顾肾，肺气既燥，肺中津液自顾不遑，安得余津以下润夫肾乎。肺既无内水以润肾，乃索外水以济之。然救其本宫之火炎，而终不能益肾中之真水，肾又不受外水，而与膀胱为表里，即将外水传于膀胱，故饮水而即溲也。治法似宜泻心中之火，以救肺金之热矣。然而肺因火热发渴，日饮外水，则水停心下者有之。水日侵心，则心火留于肺而不归，心中已成虚寒之窟，是寒凉之药，反为心之所恶。且寒凉之药，不能上存，势必下趋于脾胃。夫肺火之盛而不解者，正苦于脾胃之虚，土不能生金之故。苟再用寒凉，必至损伤脾胃之气，肺金何以养哉。必须仍治肺金，少加补土之味，则土旺而肺气自生，清肃之令行，而口渴自止。方用**清上止消丹**：

麦冬二两　天冬一两　人参三钱　生地五钱　茯苓五钱　金银花一两　水煎服。十剂渴尽减，二十剂全愈。

此方重治肺，而轻治胃与脾。治肺而不损金，清火而不伤土。土生金而金生水，又何疑乎。惟方中加入金银花者，火刑金而多饮凉水，则寒热相击，热虽暂解于片刻，而毒必留积于平时，用清金之药，以解其热，不能解其毒也。与其日后毒发而用散毒之品，何若乘解热之时，即兼解其毒，先杜其患哉。况金银花不特解毒，且善滋阴，一味而两用之也。

此症用**二冬苓车汤**亦效。

麦冬三两　天冬一两　茯苓五钱　车前子三钱　水煎服。

346. 消渴之病，大渴恣饮，一饮数十碗，始觉胃中少快，否则胸中嘈杂如虫上钻，易于饥饿，得食渴减，不食渴尤甚，人以为中消之病也，谁知是胃消之病乎。胃消之病，大约成于膏粱之人者居多。燔熬烹炙之物，肥甘醇厚之味，过于贪饕[1]，酿成内热，津液干涸，不得不求济于外水。水入胃中，不能游溢精气，上输于肺，而肺又因胃火之炽，不能通调水道，于是合内外

〔1〕 贪饕：饕音滔，亦贪之义。

之水建瓴[1]而下，饮一溲二，不但外水难化，且平日素醖，水精竭绝，而尽输于下，较暴注、暴泻为尤甚，此竭泽之火，不尽不止也。使肾水未亏，尚可制火，无如膏粱之人，肾水未有不素乏者也，保火之不烁干足矣，安望肾水之救援乎。内水既不可制，势必求外水之相济，而外水又不可以济也，于是思食以济之。食入胃中，止可解火于须臾，终不能生水于旦夕，不得不仍求水以救渴矣。治法宜少泻其胃中之火，而大补其肾中之水，肾水生而胃火息，肾有水，而关门不开，胃火何从而沸腾哉。方用**闭关止渴汤**：

石膏五钱 玄参二两 麦冬二两 熟地二两 青蒿五钱 水煎服。二剂而渴减，四剂而食减，十剂消渴尽除，二十剂全愈。

此方少用石膏、青蒿以止胃火，多用玄参、熟地以填肾水，重用麦门冬以益肺气，未尝闭胃之关门也。然而胃火之开，由于肾水之开；肾水之开，由于肾火之动也；而肾火之动，又由于肾水之乏也。今补其肾水，则水旺而肾火无飞动之机，火静而肾水无沸腾之患。肾水既安守于肾宅，而胃火何能独开于胃关哉。此不闭之闭，真神于闭也。

此症用**止消汤**亦效。

石膏 人参 茯苓各五钱 玄参一两 生地二两 知母 麦芽 谷芽 神曲各三钱 水煎服。

347. 消渴之症，小便甚多，饮一斗溲一斗，口吐清痰，投之水中，立时散开，化为清水，面热唇红，口舌不峭，人以为下消之病也，谁知是肾水泛上作消乎。夫肾水泛上，水升于咽喉口舌之间，宜乎不渴，何以渴之甚也？盖下寒之极，逼其火于上焦，故作渴耳。此火乃肾中之火，即龙雷之火也。一发而不可制，宜引而不宜逐，可于水中引之。论此等消渴，仲景张夫子肾

[1] 建瓴：谓高屋之上倾水也。喻居高临下的形势。

气丸最妙。世传肾气丸，乃张夫子定之，以治汉帝之消渴者也。然而肾气丸止可治消渴已痊之症，不能治消渴初起之症也。当年汉帝乍患下消之时，张夫子实别有神方，未传于世。今独传于铎，铎何敢隐秘而不出，以救万世乎。方用**引龙汤：**

玄参三两　肉桂三钱　山茱萸四钱　北五味一钱　麦冬一两　水煎服。一剂渴减半，三剂全愈。

龙火浮游干燥之极，非玄参三两，断不能止其焰，非肉桂三钱，必不能导其归。山茱萸、北五味非用之以益精，实取之以止渴。益之麦冬者，以龙火居于上游，未免损肺，得麦冬以生其气，则肺金生水，火得水而易归也。或谓多用玄参是欲止焰矣，既恐少用不足以止之。何多用肉桂以增焰乎？盖用肉桂者，正引火归源也。引火而少用肉桂，又何不可。不知玄参善消浮游之火，但其性太凉，非多用肉桂则不足以制其寒，制其寒则寒变为温，而又非大热，正龙雷之所喜也。盖龙雷之性，恶大寒而又恶大热，大寒则愈激其怒，而火上炎，大热则愈助其横，而火上炽。今用肉桂三钱，入于玄参三两之中，则寒居其九，热居其一，调和于水火之中，又有山茱、五味、麦冬之助，正不见其热，惟见其温也。龙雷喜温，所以随之直归于肾脏。火归于肾，命门不寒，蒸动肾水，下温而上热自除。此方较肾气丸治下消之症，效更神速。铎不惜传方，又阐扬其义，以见铎之论症，非无本之学也。

此症用**丹桂止氛汤**亦效。

熟地三两　肉桂二钱　茯苓　丹皮各一两　麦冬二两　水煎服。

348. 消渴之症，口干舌燥，吐痰如蟹涎白沫，气喘不能卧，但不甚大渴，渴时必须饮水，然既饮之后，即化为白沫，人亦以为下消之病也，谁知是肾火上沸之消症乎。夫肾中有火，乃水中之火也。火生水中，亦火藏于水内。火无水不养，亦无水不藏，明是水之制火也。然而水之不足，必至火之有余，而火反胜水，火欺水之不能相制，于是越出于肾宫，上腾于咽喉、口齿之间。火与水原不能离者也，火既上升，水必随之而上升矣。水即不欲上升，釜底火燃，安得不腾沸哉。惟是水涸以致沸腾，而烈火日炊，自成焦釜，不以外水济之得乎。然焦釜而沃之以水，仍沸腾而上，故吐如蟹之涎沫耳。治法不必泻火，而纯补其水，使阴精之寒，自足以制阳光之热也。方用**宁沸汤**：

麦冬三两　山茱萸三两　茯苓一两　水煎服。一剂渴少止，再剂渴又止，饮半月全愈。

此方用山茱萸三两，以大补肾水，尽人知之。更加入麦冬三两者，岂滋肺以生肾乎。不知久渴之后，日吐白沫，则熬干肺液。使但补肾水，火虽得水而下降，而肺中干燥无津，能保肺之不告急乎。肺痈肺痿之成未必不始于此。故补其肾而随滋其肺，不特子母相生，且防患于未形者也。加入茯苓者，因饮水过多，膀胱之间，必有积水，今骤用麦冬、山萸至六两之多，不分消之于下，则必因补而留滞，得茯苓利水之药，以疏通之，则补阴而无腻隔之忧，水下趋而火不上沸，水火既济，消渴自除矣。

此症用**解沫散**亦神。熟地二两　麦冬二两　山萸　丹皮各一两　车前子五钱　水煎服。

349. 人有素健饮啖，忽得消渴疾，日饮水数斗，食倍而溺数，服消渴药益甚，人以为为虫消也，谁知是脾气之虚热乎。夫消渴之症，皆脾坏而肾败。脾坏则土不胜水，肾败则水难敌火。二者相合而病成。倘脾又不坏，肾又不败，宜无消渴之症矣。不宜消渴而消渴者，必脾有热乘之，得之饮啖酒果而致之者也。夫酒能生热，热甚则饥，非饱餐则不能解其饥，然多食则愈动其火矣。火盛非水不能相济，饮水既多，不得不多溺也。此似消渴而非消渴之症。治法平脾中之虚热，佐之解酒消果之味，则火毒散，而消渴之病自除。方用**蜜香散**：

木蜜二钱　麝香三分　酒为丸。更用：黄连一钱　茯苓三钱

陈皮五分　神曲一钱　人参三钱　煎汤送丸药。日用三丸，丸尽而愈。

此丸用麝香者，取麝能散酒也。且麝香最克瓜果，瓜果闻麝香之气，即不结子，非明验耶。木蜜乃枳椇[1]也，酿酒之房，苟留木蜜，酒化为水。故合用二味，以专消酒果之毒也。酒果之毒既消，用参、苓、连、曲之类，以平脾中之虚热，则腹中清凉，何消渴之有哉。

此症用**消饮散**亦佳。

人参　天花粉　茯苓各三钱　枳壳　厚朴各一钱　山楂二十粒　麦冬二两　甘草一钱　水煎服。

---

〔1〕 枳椇：椇音距。即枳椇。

辨证录卷之七

痉痓门十一则

350. 感湿热之气，忽又伤风，口噤不能言，项背几几，脚手挛急，角弓反张，人以为太阳之伤寒也，谁知是太阳之痉病乎。夫痉病亦有三阳三阴之殊，亦能传经，与伤寒之症无异，但伤寒单伤于风，而痉病则合湿热而成之也。似乎治伤寒可单治风而无难，痉病宜兼治湿热而不易也。谁知邪之所凑，其气必虚，一邪相犯，已是正气之亏，况三邪之同犯乎。补正以祛邪，治痉无难速愈。或谓一邪相犯，尚须祛邪为先，三邪并犯，则邪气弥漫，非用祛邪之药，安能济哉？不知一邪之犯，其力专；众邪之犯，其势散。力专者宜攻，势散者可补。于补之中，而行其攻之法，何不济之有。无如其症同于伤寒，不可骤用补也，所以杀人。苟知可补之法，分症以治之，实易易也。如此症见太阳之徵，不可径治太阳之邪，宜补太阳之正。太阳之正气旺，而风湿热之邪不必攻而自散矣。方用**五苓散加减**治之。

白术一两　茯苓一两　泽泻三钱　猪苓一钱　羌活五分　桂枝三分

水煎服。一剂而角弓反张之疾定，二剂而口不噤，脚手不挛急也，三剂诸症尽痊。

五苓散专利膀胱之水，三邪之中，至难去者湿耳。先利其湿，则火随水泄，而风邪无党矣。故少用羌活、桂枝以祛风，则风自易解。况五苓散亦非单利湿之药也，其白术、茯苓原能健脾生胃，今多加为君，则补重而利轻，所以能建功之速。倘少少用之，则攻多于补，反无益矣。

此症用**桂苓薏羌汤**亦效。

茯苓一两　羌活二钱　薏仁一两　桂枝三分　水煎服。

351. 感湿热之气，又感风邪，颈项强直，一目或左右视，手足搐搦，人以为少阳之伤寒也，谁知是少阳之痉病乎。夫少阳居于半表半里之间，其势将欲入肝也，而尚留于阳明，故三邪同感，目所以左右视，亦现证于二者之间耳。手足搐搦者，风性动而湿性静，两相违背，风欲动而湿挽之，湿欲静而风激之，热邪又从中冲击，此搐搦之所以起也。搐搦不已，又风引而上行，于是颈项不利，而湿气留中，遂至强直不摇矣。治法必须和少阳之正气，少用散邪之品，易于解纷也。方用**小柴胡加减**治之。

柴胡二钱　白芍五钱　当归三钱　茯苓五钱　黄芩一钱　甘草一钱　水煎服。一剂病减，再剂病全愈。

小柴胡汤和少阳之圣药也。今又加入白芍、当归，以补其肝中之气，使肝旺而邪不敢遁于肝。加茯苓五钱，以健胃而利湿，则邪不敢回于胃。茯苓且同柴胡以祛风热，引之而共入于膀胱，尤易下走，此又法之至神者也。

此症用**龙车散**亦效。

柴胡　甘草各一钱　白芍　茯苓各五钱　车前子三钱　龙胆草五分　水煎服。

352. 感湿热之气，复感风邪，手足牵引，肉瞤胸胀，低头视下，肘膝相构，人以为阳明之伤寒也，谁知是阳明之痉症乎。夫阳明胃土也，风入于胃，必变为热，况原感热气，则热以济热，宜至发汗亡阳，何肉瞤胸胀而不发狂，手足牵引而不出汗？反低头视下，无登高而呼之症，肘膝相构，无弃衣而走之病，正以湿邪混之也。盖阳明之火，最恶者燥耳。今有湿气在胃，虽侮胃中之土，亦益胃中之燥，即发汗而不至亡阳发狂之祸也。若妄用风药以散其表，必至汗出而不可止。仲景张夫子曾用大承气汤以下其邪，然而脾旺者，尚不致损伤脾气。否则，下之亡阴，恐有意外之虞也。然则风湿热既同入于胃中，则治法不可不治胃，而又不可伤胃也。方用**全阴救胃汤**：

玄参五钱 茯苓五钱 桃仁一钱 葛根一钱 人参一钱 麦冬五钱 水煎服。一剂病半痊，二剂病全愈。

方中资胃中之阴，而不损其胃中之气，玄参去热，葛根去风，茯苓去湿，三邪皆去，而又得人参以生胃，麦冬以生肺，则桃仁不亦可以已乎。不知桃仁最动之味，三邪并入于胃中，而补药多于攻药，则邪得补，而反流连不去，加入桃仁性急之物，补既不滞，而攻亦不缓，始能相济以有成也。

此症用**二苓槐膏汤**亦妙。

石膏 猪苓 槐米各三钱 茯苓五钱 防己五分 黄芩一钱 水煎服。

353. 感湿热之气，复感风邪，发热腹痛，肌肉颤动，四肢坚急，人以为太阴之伤寒也，谁知是太阴之痉症乎。太阴者，脾经也。脾土，湿土也。湿土何堪湿邪之再犯乎？湿入于脾，最难分消。湿邪去而湿之根尚在，一再感湿，仍如前湿之病矣。况加热以发其炎蒸，加风以生其波浪，自然中州反乱，而四境骚然，坚急之势成，颤动之形兆。倘用安土之品，则土旺而水无泛滥之虞，水干而土无郁勃之气，风即欲作祟，而平成既奏，亦可以解愠矣。无如世人动辄言下，讵识下多亡阴，无阴以灌注于五脏七腑、胸腹手足，何所资以为养哉。热必坚急颤动，有亡阴而死者矣。方用**安土散**：

白术一两 茯苓五钱 车前子三钱 薏仁五钱 赤小豆一钱 通草一钱 柴胡五分 石斛三钱 水煎服。

此方以利水之药为君，仍是健脾之药。盖土旺自制能水，况又有利之者乎。此症原是湿邪之难治，单去攻湿，而风与热邪自易吹散，所谓攻邪必攻其坚也。譬如大敌在前，满山遍野俱是贼党，倘止从偏旁掠阵，则贼且全营俱来死斗，反至败衄，不若竟攻中坚，突围直入，擒擒巨魁，则余氛不战而自遁。痉病之重治湿邪，亦正此意，可借敌而作鉴也。

此症用**薏术定痉汤**亦效。

白术一两　薏仁　芡实各五钱　柴胡　知母　甘草　天花粉各一钱　神曲二钱　水煎服。

354. 感湿热又且感风，遂成痈瘛，身踡足弯，不能俯仰，人以为少阴之伤寒也，谁知是少阴之痉病乎。夫少阴者，足少阴肾也。肾宜热不宜寒，宜湿不宜燥，何以痉病有湿有热，反成痈瘛踡弯不能俯仰之症耶？不知肾最恶风而喜热者，喜真火之生，非喜邪火之克也，喜真水之养，非喜邪水之伤也。盖邪火助燥，邪水增湿耳。既有二邪入于肾中，又益之以风，安能无痈瘛踡弯不能俯仰之苦哉？然其治法仍须治湿热，少佐以祛风为得也。方用**助肾辟邪丹**：

茯苓五钱　薏仁五钱　防己一钱　豨莶草一钱　玄参三钱　水煎服。

此方用防己以治肾中之风，用薏仁、茯苓以去肾中之湿，用玄参、豨莶草以治肾中之热。是风热湿三者均治，何病之不可去哉。夫肾宜补而不宜泻，今去风、去湿、去热，得非泻肾之药乎？然而薏仁、茯苓虽利湿而不损其阴，防己虽去风而不伤其气，玄参、豨莶虽去火而不灭其光，非泻肾而仍是补肾。若单泻而不补，则误矣。

此症用**散痉汤**亦佳。

防己一钱　白术一两　泽泻　豨莶草　炒黑荆芥各二钱　薏仁三钱　水煎服。

355. 感湿热又感风邪，厥逆下利，舌卷囊缩，背曲肩垂，项似拔，腰似折，手足俱冷，其腹胀大，人以为厥阴之伤寒也，谁知是厥阴之痉症乎。夫风湿热三合而成痉。邪传入厥阴，乃入肝木之经也，其势更急。世人误发其汗，必致动湿。湿虽阴类，然是外受之阴邪，非肝中之真血也。所动之阳，奔入湿中，为湿所没，必至亡阳。盖脱出之阳，不啻如龙之出谷，其体轻矫，飞腾而不可止遏。今为湿所滞留，则如蛇行匍匐，尽力奔越，究难飞去。故此等痉病，皆误汗而成之也。治法又不可拘于散邪，仍须补正。惟救其亡阳，而亟使其回阳耳。虽然阳之所以亡者，终由于阴虚之不能摄阳，故补阳必须补阴。而补厥阴之阴，仍从少阴肾经以补之也。方用**回阴散痉汤**：

巴戟天五钱 茯苓一两 山药五钱 防风五分 炒栀子一钱 白芍五钱 当归三钱 白术一两 甘草一钱 水煎服。

此方补肝经之血，而佐之去湿、去火、去风之味，自是正治之法。而又补肾中之火，益之巴戟天，何居？正补少阴之谓也。第厥阴之木，非少阴之水不生，何必补肾中之火？讵知汗发亡阳，阳气尽从外泄，肾中已无真火，单用寒凉以祛热，则脾胃不胜其寒矣。巴戟天温肾不至大热，肾温而阳回，肝清而阴足，阴阳和合，内之正气既固，风热湿之外邪不必攻而自破，况原有攻之者乎。此有益无损之治法，又何患厥阴痉症之无传久哉。

此症用**黄白茵陈汤**亦效。

白芍 茯苓各一两 猪苓三钱 茵陈一钱 白术五钱 甘草一钱 黄连 半夏各五分 水煎服。

356. 小儿头摇手劲，眼目上视，身体发颤，或吐而不泻，或泻而不吐，人以为惊风之抽掣也，谁知是风热湿三者合之以成痉乎。小儿纯阳，原不宜虚，然而多食瓜果，湿留于胃，湿久则变热，热极则生风。此风起于内，而不来于外也。人见小儿头摇手劲等症，毋论其虚实，投以抱龙丸。不效，改用牛黄丸。又不效，乃用金石、脑麝香窜之药，以开其窍而镇其惊，无不立亡。嗟嗟！惊风二字，自创立以来，杀小儿者不啻数百万矣，并无有一医辟其非者。南昌喻嘉言颇知其失，大声告诫。无如传世既久，一时不可转移，且嘉言有论无方，世亦不识治法。铎闻师言甚悉，因畅论之，而且传其方也。小儿之易于成痉者，因其骨脆皮薄，不耐风邪，故邪一入腠理，便入脏腑。况其饮食，喜寒而不喜热，以致损伤脾胃，而成吐泻之症。上吐下泻，则阴阳两亏，平日所受之湿尽行越出。湿出而热留脏腑之中，无阴相养，遂变成风象以惑人，人亦即为其所惑。但治风而不治正，所以十人十死也。故见此等之症，断不可祛风，一作风治，去生便远。盖其身中实实无风，无风而妄用风药，以倍耗其损伤之气，安得不速其死哉。治法惟补其脾胃，而止其吐泻，则十人十生也。方用**救儿回生汤**：

人参二钱　白术三钱　茯苓一钱　砂仁三粒　炒黑干姜五分　山楂五粒　萝卜子五分　车前子一钱　厚朴三分　神曲三分　半夏五分　水煎服。

此方以十岁为准，五岁者减半。一剂即吐泻止，二剂即抽掣定，三剂即全愈。

此方补中有利，调和于脾胃之内，则阴阳有既济之欢，自然无变动之害矣。或曰补之是矣，少加去风散热之药，未为不可。夫热当夏令，或可少加黄连数分，以解其暑。若值冬令，更当增入辛热之品。盖小儿吐泻之后，热必变寒，况加时令之严寒乎，断不可用寒凉也。至于风药，毋论四时，俱不可乱增。万不得已，少加柴胡二三分可也。

此症用加味**六君汤**。

人参八分　白术三钱　茯苓二钱　甘草　半夏各三分　陈皮　黄连各二分　神曲　麦芽　防风各五分　水煎服。

357. 小儿吐泻之后，口噤不出声，手脚挛急，人以为惊风之搐搦也，谁知是脾胃寒虚之痉病乎。小儿纯阳，先天肾气原自完固，无如后天之斫丧也。人生后天，以脾胃为主。小儿喜餐生冷，伤其后天，而先天亦损，自然变症纷纭。吐泻之后，无津液以润肠胃，更有何气以运动四支乎？此手足挛急搐搦之所以现也。脾胃亏损，肝木必来相侮，脾胃又无津液以供给肝木之取资，则肝木大燥，燥极生火，火极生风，又其常也。肺金见肝木之克脾胃也，欲出其清肃之令，制肝以报土母之仇，无奈脾胃为肝所伤，则土弱而金不能强，力难制肝，反为肝之所凌。而肺金畏肝中之风火，惟恐逼干肺气，自顾不遑，何能救母，故不敢出声出。然则治法可不急治肝，以救脾胃之亏乎。方用**活儿汤**：

白芍三钱 茯苓五钱 人参二钱 白术三钱 栀子五分 麦芽五分 枳壳三分 半夏五分 甘草一分 神曲五分 水煎服。一剂挛急搐搦之症止，二剂口嚤之声出，三剂全愈。

此方平肝之气，以扶其脾胃之土。脾胃之气生，而肺气自旺，足以制肝，何风火之不息哉。或谓肺弱不能制肝，自宜补肺。不知用补肺之药，必用润剂，不又助脾胃之湿乎。痉症正苦湿也，方中用茯苓之多正去其湿，而反可用湿乎？故不若平肝以安肺，不可润肺以害脾胃耳。

此症用**四君汤**亦可效。

人参一钱 茯苓二钱 白术三钱 甘草 肉桂各二分 神曲 柴胡各三分 水煎服。

358. 小儿偶感风邪，发热身颤，手背反张，人以为惊风之角弓反张也，谁知是痉病中之寒邪乎。小儿气血未旺，不耐伤寒壮热，故一时昏沉，非因风而动惊也。故治小儿之伤寒，断不可与大人一例同治，动用风药以祛风。盖因虚入风，治其虚则风自外出。况止犯寒而不犯风，是原无风也，何可祛风哉。倘轻施祛风之药，则风门大开，内既无风可散，势必损伤正气，致营卫无所蔽，而腠理不密，且勾引外风深入内藏，遂成不可救之症矣。治法补其正气，而少加散邪之味，寒既易解，脏腑不伤，手到便可奏功。方用**护子汤**：

人参一钱 茯苓三钱 白术二钱 柴胡五分 桂枝二分 水煎服。

一剂惊定，不必再剂。亦何方法之神乎？盖小儿初伤风寒，必先从太阳而入。今用桂枝、柴胡两解其太阳、少阳之邪，则邪不敢遁入于阳明。况有人参以固其脾胃之气，则邪尤不敢入于中宫。加入白术以利腰脐，茯苓以通膀胱，则邪从外入者即散。即无外邪，而柴胡以舒肝气，桂枝以暖脾胃之土，正有利益，又何损哉？无如世不知此等治法，妄捏惊风名色，轻施发散、镇坠之味，以至杀儿无算，医工不悟，而病家未知，皆委于天数，而不责其误，谁知万鬼啼号于夜台哉。吾愿世人尽消灭惊风二字名目，庶几小儿之福乎。

此症亦可用**救婴丹**：

人参一钱　茯苓三钱　柴胡三分　白芍二钱　神曲五分　砂仁一粒　炮姜三分　水煎服。

359. 妇人新产之后，忽然手足牵搐，口眼㖞斜，头摇项强，甚则角弓反张，人以为产后惊风，谁知是亡血过多而成痉乎。产后旧血已亏，新血未长，血舍空虚，风尤易入。原不必户外之贼风也，即一举一动，风自内生，觉两腋之间阴寒逼人，一不慎而风入之矣。然风因虚而入，补虚而风即能出也。第补虚之法，血亡不能速生，而气怯则宜急补，补气则血尤易生，血生而风不能存。故血舍驱风，尚非正治，矧纯用镇惊之药耶。方用**救产止痉汤**：

人参五钱　当归一两　川芎三钱　荆芥炒黑，一钱　水煎服。一剂病轻，二剂又轻，三剂全愈。

此方即佛手散之变，大补其气血之虚，加之人参则气更旺矣，气旺而邪不敢敌。况有荆芥引血归经之药，血既归经，而邪何能独留？况荆芥原能祛邪，而不损正气，故可两用之，以出奇耳。倘不补气血，惟事祛风，则血舍更空，风将直入，是立杀其妇矣，可不慎哉。

此症用**活母丹**亦神效。

当归　人参各一两　川芎五钱　柴胡三分　肉桂一钱　水煎服。

即愈。

360. 人有一时手足牵掣，口眼歪张，人以为中风之症也，谁知是痉病之骤发乎。夫中风病，身必颠覆，口必吐痰。痉病状如中风，而身必不颠覆，口中、喉内必无痰涎之出入与水鸡声也。盖中风无风，风从内起。痉病则风从外入，风自成威，不必借重内痰之助，所以但有牵掣歪张之风象，绝无汹涌秘塞之痰声也。若风自内起者，火动生风，痰以助之也。故中风无外邪，痉病无内邪也。无外邪者，不可治风；无内邪者，不可不治风耳。然而单治外而不治内，则外风虽去，内风必生，是以祛风必须补正也。方用**补中益气汤**：

人参一钱 白术三钱 黄芪三钱 当归三钱 柴胡三钱 升麻四分 陈皮一钱 甘草一钱 水煎服。一剂而牵掣定，再剂而歪张止，三剂不再发。

夫补中益气汤补气之药，非祛风之剂，乃用之以治痉痓之风，反易奏功者，何故乎？盖气虚则风易入也，补其气则正旺，足以祛邪。方中用柴胡原能祛邪也，少用之于补药之中，则能提气以卫正；多用之于补药之中，则能益气以祛邪，故用至三钱，而风难再留矣，何必更借重他药散风之多事哉。世人但知参、归、芪、术之多用以补正，绝不知柴胡多用于参、归、芪、术之中，尤易祛邪，余所以持表而出之也。

此症用**九宫汤**亦神效。

人参一两 巴戟天 葳蕤各五钱 半夏 乌药 秦艽各一钱 陈皮 附子 天麻各五分 水煎服。

汗症门五则

361. 人有大病之后，无过而遍身出汗，日以为常，人以为内热发汗也，谁知是阳气之虚，外泄而腠理不能自闭乎。大病之后，气血大亏，气不能入于血之中，血必至逼其气于肤之外，使肺金清肃之令行，则气虽欲越出于皮毛，而腠理未疏，何能外泄？惟大病之后，必先损其肺，肺先无自主之权，安能禁其气之不固哉。气不固，而汗乃气之所化，汗随气泄，遍体出汗淋漓，又无内邪之散，有不散尽其真气者乎。似乎较亡阳之症相同，然而亡阳之症，身丧于顷刻，自汗之病不至遽殒于须臾。其故何也？盖亡阳之症，乃热邪驱之；自汗之症，乃阴虚促之也。阳病暴而阴病缓，阳暴难于救援，阴缓易于调剂。治法自当以补气为主，而补气之中，兼以补阴，则阴能摄阳，汗不止而自止矣。方用**摄阳汤**：

人参一两　黄芪一两　白芍五钱　麦冬五钱　北五味一钱　山茱萸三钱　熟地一两　水煎服。二剂汗少止，四剂汗大止，十剂全愈。

此方用参、芪以大补其气，气足则肺气有养，皮毛自固。益之麦冬、五味，则肺金不特[1]自足以卫外，兼可以分润于肾水。犹恐汗出太多，必损耗真阴，更加熟地、山茱以益精，使肺金不必又来下生肾水，则肺气旺而皮毛益固矣。增入白芍一味，以收敛肝气，则肝木自平，使肺金无仇家之相逼，则肺气安然，自能行其清肃之气，而下输于膀胱，则上下之气舒，而心中生液，不来克肺，则肺金有权得以自主，安肯听汗之自出哉。此摄阳妙法也。倘贫穷之人无力买参，岂忍视死不救。前方之中，倍加黄芪二两，增入防风五分，同前药煎服，功未尝不同，但必须多服数十剂也。

此症用**敛汗汤**甚妙。

黄芪一两　麦冬五钱　北五味二钱　桑叶十四片　水煎服。

362. 人有梦遗之后，身体狼狈，加之行役太劳，或行房太甚，遂至盗汗淋漓，人以为肾气之虚也，谁知是心气之热乎。夫心喜寒而不喜热，肾喜热而不喜寒，似乎心肾之相违，然而于相

〔1〕 特：原作“持”，字之误，今改。

违之中，未常不相合也。肾因梦遗之后，自然精水不足，加之行役、行房，以劳其筋骨，则内阴大亏，何能上济于心乎？心无肾水之济，则心添其热，而肾水更耗，久则肾畏心之取资，坚闭肾宫，而心不得不仍返于心宫，无奈心无液养，而烦躁之念生。然心虽无宁静之气，未常无专主之权，徒然烦躁，而相火尚不敢显背夫心，以自越出于躯壳之外，但乘心假寐，乃窍其资重而潜移耳。故盗汗之出与自汗之出，实有不同。自汗者，心不得而自主也；盗汗者，心尚能操其意。此等之汗，必出在胸间者尤甚。汗本热也，而越出于躯壳之外，则热变为寒。正因相火之热，乃虚火而非实火，况乘心之未知而遁出，非明目张胆者可比，热出为寒，正显其阴之象也。况心原无液，何从而得汗乎？亦窍肾之余津，私自潜移者也。治法泻心中之热，仍宜补肾中之水。肾水足而心火自清，心火宁而心汗自止矣。方用**防盗止汗汤**：

麦冬五钱　生枣仁一两　熟地一两　山茱萸三钱　黄连五分　人参三钱　丹参三钱　茯神三钱　肉桂五分　水煎服。一剂汗少止，二剂汗全愈。

此方心肾双补之药也。心肾两足，自有离而复合之势。黄连清心，肉桂温肾，二味同用，能使心肾交于顷刻。心肾既交，则心火清明，相火畏主，何敢窍财用而偷出哉。倘不补心肾，惟事止汗，汗不能止，必且轻变重而重变危矣。乌可轻用止涩之味乎。

此症用**四参汤**亦效。

玄参一两　麦冬　生地各五钱　天冬门　人参　沙参各三钱　丹参　茯苓各二钱　黄连五分　北五味一钱　水煎服。

363. 人有夜间发热，初时出汗星星，后则渐多，日久每夜竟出大汗，至五更而止，人以为阳虚盗汗也，谁知是阴虚出汗乎。夫阴虚者，肾虚也。肾藏真阴，阴宜秘藏，何故发汗？盖肾中之火动也。肾水非火不养，何反致泄水？即水泄宜从下出，何走皮毛而旁出耶？不知肾火生水，真火也。真火喜静而不喜动，水静则真火生水，水动则真火泄水矣。生水则火能秘藏，泄水则火乃奔越。故肾中之火动者，仍肾中之水自动，由于人之纵欲而好泄其精也。精泄过多，则劳其精而水动，而火亦动。火动而水不足以济之，则火且挟水，而腾出于本宫，不从下走，而乃随其火性，游行于经络腠理之间，遇毛窍而泄也。初则偶尔游行，久则夜夜出汗。阴气愈虚则愈汗，毛窍之细路竟成转输之大道矣。然汗既易出，宜无分昼夜，何夜汗而昼不汗耶？得毋阴虚而阳未虚乎？不知阴阳各有道路，行于阳之分，则阴不敢夺阴之权，行于阴之分，则阳不敢夺阳之柄。夜间出汗，实阴走于阴之途，至于五更，则阴不敢入于阳之界。故阴汗遇阳气而自转，非阴虚而阳不虚也。治法宜大补其真阴，而加之阳分之药，提阴出于阳分，庶几阴遇阳而止也。方用**补阴止汗汤**：

熟地一两　山茱萸五钱　人参二钱　白术三钱　地骨皮一两　沙参三钱　北五味子一钱　桑叶十片　水煎服。二剂汗少止，四剂汗乃止，十剂汗不再出矣。

此方熟地、山茱补精之物也，地骨、沙参补阴而更能清骨髓中之虚热，五味、桑叶止汗之神剂，人参、白术健脾开胃补气之圣药也。多用补阴之品，则水足以制火，少用补阳之味，则阳易于提阴。阴阳水火，既无偏胜之虞，自无走泄之患，何必用涩清之牡蛎，敛汗之瞿麦哉。

此症用**湛露饮**亦效。

熟地二两　地骨皮　沙参　丹皮各五钱　北五味一钱　水煎服。

364. 人有饮食之时，头项至面与颈脖之间大汗淋漓，每饭皆如此，然身又无恙，人以为阳气之旺也，谁知是胃气之盛乎。夫胃气即阳气也，胃旺则阳旺，而分为二者何故？不知阳旺者，合三阳而言之；胃旺者，单举胃一经而言之也。胃本属土，无水谷之入，则胃气安静。即处饥饿之时，而其火暗起，亦不过在胸膈间，不能上至于头项。惟得水谷之气，填于阳明之经，则胃中之火，借水谷之气以助其势，遂化汗而上腾，越出于头面之上下也。此等之汗，明是胃火之盛，由于心包之火旺也。心包生土以生火，非助火以害土。胃得火生以出汗，不同于邪火之自焚也。故止出汗于上焦，而不亡阳于下焦耳。治法泻胃火之有余，不可损胃土之不足，使胃平而汗自止也。方用**收汗丹**：

玄参三钱　生地三钱　荆芥一钱　五味子三分　桑叶十片　白芍五钱　苏子一钱　白芥子一钱　水煎服。服一月全愈。

此方不去泻胃火，反去滋阴。盖阳之盛者，阴之衰也。补阴则阴旺自足摄阳，不必止汗而汗自止。况方中有桑叶、荆芥为引经止汗之药，白芥、苏子为消痰定气之品，原调剂之咸宜，抑阳而归阴，化汗而为精，又何疑乎？然必久服而始奏效者，以调胃之药，宜和缓而不宜急遽也。

此症用**龟豕膏**亦奇效。

杀猪心内之血一两　龟板膏二两　五味子二钱为末　煮成一块，口含化咽，服作一次。食完，永不再发。先将龟板融化，后入猪心血，再入五味子末，调化膏，切片，含化。神方也。

365. 人有心头有汗，一身手足无汗者，人以为心热之故也，谁知是思虑过多，心虚而无血以养心乎。夫心主火也，思虑过多，则心火炎烧，逼干其液。液干宜无汗矣，何心头多出汗耶？不知此汗非汗也，乃心中之液，内不能存，外走而汗出耳。或疑心液无多，安得尽化为汗？不知心为君主之官[1]，心热则五脏七腑之液群来相资，因其内热之甚，不养心而为液，反越心而为汗也。汗既多出，无有尽期，五脏七腑之液何能相继？势必心愈热而汗不可止，及至汗不可止，而心中干燥，烦躁不眠之症生矣。治法补血以养心，泻火以生液，不必止汗而汗自止矣。方用**滋心汤**：

人参三钱　桑叶十四片　黄连五分　丹参三钱　麦冬五钱　甘草五分

---

〔1〕 官：原作“宫”，字之误。今据《素问·灵兰秘典论》改。

熟地一两　山茱萸五钱　柏子仁二钱　生地五钱　白术三钱　沙参二钱　玄参三钱　丹皮三钱　水煎服。二剂心汗止，十剂不再发。

此方名为滋心，实多滋肾之味。盖心之液必得肾之精上溉，而液乃生。故欲补心中之液，必须补肾中之精也。补肾而少加清心之品，则心火安宁，而液不外越矣。

此症用**助思汤**亦效。

人参五钱　熟地一两　生地五钱　麦冬五钱　北五味一钱　黄连一钱　肉桂三分　茯苓二钱　菟丝子二钱　丹皮二钱　丹砂一钱，不可经火　柏子仁三钱　炒枣仁二钱　莲子心一钱　水煎服。

五瘅门十则

366. 谷瘅之症，胸中易饥，食则难饱，多用饮食则发烦，头眩、小便艰涩，身如黄金之色，此是胃中虚热之故，非胃中之湿热也。人身脾胃属土，脾阴土也，而用则阳；胃阳土也，而用则阴。脾胃和同，则刚柔并济，通调水道，易于分消。惟七情伤损于内，则阴阳不相和合，胃无阴以和阳，则热聚而消谷；脾无阳以和阴，则寒聚而积水，两相搏激，故昏眩烦闷生焉。于是，所食之水谷，不变为精华之清气，而反蒸为腐败之浊气矣。浊气下降者也。浊气下流于膀胱，膀胱受胃之热，气化不行，小便闭塞，水即走于阴器，而热散走于皮肤，故一身发黄也。治法升胃中之清气，以分利其膀胱，则清升而浊易降，水利而热易消。方用**分浊散**：

茯苓一两　车前子三钱　猪苓三钱　茵陈一钱　栀子三钱　水煎服。一剂水少利，二剂湿乃退，十剂全愈。

方中以茯苓为君者，利水而不伤胃气。胃气不伤，而后佐之去热消湿之品，则胃无火亢之忧，自然脾无水郁之害。倘不早治，而水湿之气，流入于肾，则肾被其伤，必至腹满成蛊，不可治矣。

此症用**茵陈苓术汤**亦效。

茵陈三钱 茯苓 白术 薏仁各五钱 知母一钱 水煎服。

367. 酒疸之症，心中时时懊侬，热不能食，尝欲呕吐，胸腹作满，然清言了了，人以为酒食作疸也，然而酒湿之成疸，由于内伤饥饱劳役也。夫人之善饮者，由于胆气之旺也。夫胆非容酒之物，而能渗酒，酒经胆气之渗，则酒化为水，入于膀胱而下泄矣。惟其内伤于饥饱劳役，则五脏受损，脏损而腑亦损矣。五脏六腑俱已受损，宁胆气之独旺乎？胆气即衰，则饮酒力不能渗。无如人之纵饮如故，则酒多而渗亦多，更伤胆气。胆损不能渗酒，酒必留于脾胃之间；而脾胃不及从前之旺，则酒肉不能受，传之膀胱。而膀胱又不及从前之健，则水入不能消，下既不行，必返而上吐，而下泄又艰，中州又不可久留，于是湿热之气，蕴隆冲膈，懊侬而发于心。由是遍渍周身，分布四体，尽发为黄也。夫心至懊侬，其心神之昏乱可知，何又能清言了了耶？不知酒气薰蒸于一时，则见懊侬。懊侬者，欲痛不痛之状，非心中之神至于妄乱不宁也。治法宜解其酒之毒，而兼壮其胆。胆气旺而酒气自消，酒气消而水气自泄，水气泄而黄自解矣。方用**旺胆消酒汤**：

柞木枝三钱 山栀子三钱 桑白皮三钱 白茯苓三钱 白芍药一两 竹叶一百片 泽泻二钱 水煎服。二剂而膀胱利，四剂而黄色轻，八剂全愈。

夫柞木专能消酒毒于无形，酒毒既消，则拔本塞源矣。至助胆之药，舍白芍、山栀，无他味也。其余之药，不过分消湿热之气。世不知治法，或吐或下，皆操刀而杀之也，可不慎哉。

此症用**郁李归芍汤**亦效。

白芍一两 当归 茯苓各五钱 郁李仁五分 甘草三分 黄连五分 车前子二钱 水煎服。

368. 女劳之疸，其症肾气虚损，四支酸痛，夜梦惊恐，精神困倦，饮食无味，举动乏力，心腹胀满，脚膝痿缓，房室不举，股内湿痒，水道涩痛，时有余沥，小腹满，身尽黄，额上黑，人以为黄疸之症，谁知因女色而成者乎。夫入室久战，相火充其力也，相火衰则不久战矣。火衰而勉强入房，则泄精必多，火随水散，热变为寒矣。人身水火，不可少者也。水衰则不能制火，而火易动；火衰则不能利水，而水易留，顾水留宜可制火矣。然而所留之水，乃外水而非内水也。内水可以制火而成液，外水不能消火而成瘅。故女劳之疸，仍是湿热而结于精窍之间，非血瘀而闭于骨髓之内也。倘用抵当汤水蛭之类，以峻攻其瘀血，或用矾石散硝石之品，以荡涤其微阴，则促之立亡矣。治法宜补肾中之气，而不可有助火之失。宜利膀胱之水，而不可有亡阴之愆。当缓以图功，不当责以近效也。方用**减黄丹**治之。

白茯苓五钱　山药五钱　人参三分　白术一钱　芡实五钱　薏仁五钱　菟丝子三钱　车前子一钱　生枣仁一钱　水煎服。十剂黄疸减，又十剂黄疸更减，又十剂全愈。再服三十剂，可无性命之忧。

女劳疸最难治，人生此病，未有不死者。苟存坚忍之心，绝欲慎疾，信服前汤，无不生者。盖此丹固本以救伤，并不逐邪以泻瘀，肾气日健，而黄色日减矣。或疑女劳之疸成于肾之无火，似当补火，不知疸虽成于无火，今病久阴耗，若补火则恐烁阴，不特无益而反害之矣。

此症用**豨莶杜术汤**亦效。

白术二两　杜仲五钱　茯苓五钱　车前子三钱　豨莶五钱　山药一两　水煎服。

369. 肺疸之症，鼻塞不通，头面俱黄，口澹咽干，小水不利，人以为黄疸之症，谁知实由于肺气之虚耶。肺金气旺，则清肃之令下行于膀胱，凡有湿热，尽从膀胱下泄，则小水大行，何湿能存。水既直泻，则热亦难留。惟其肺气先虚，而后湿热郁蒸于胸膈之间，致肺燥而失其清肃之令，水气遂乘其燥而相入，燥与湿合而成热，湿热相留欲分入膀胱，而膀胱不受，欲走于皮毛之窍，而腠理未疏，不能越行于外，遂变现黄色于皮肤也。治法宜宣通肺气，健其脾胃之土。盖因肺气闭于上，而后水气塞于下，使肺气上通则水且下降，况重补其脾胃以生肺乎，此治肺疸必宜宣扬夫肺气也。方用**扬肺利湿汤**：

桔梗三钱　天花粉二钱　白术五钱　茯苓五钱　桑白皮三钱　茵陈三钱　猪苓二钱　黄芩五分　水煎服。一剂鼻塞通，二剂咽干润，三剂口澹除，四剂小水大利，十剂头面之黄尽散矣。

此方开腠理而生津液，则肺金有润燥之功。合之茯苓、茵陈、花粉、白术，则土气大旺，金气亦扬，清肃令行，而膀胱之壅热立通，小便利而黄色乌能独存哉。

此症亦可用**通气饮**。

桔梗二钱　紫菀二钱　白术五钱　茯苓五钱　甘草三分　茵陈一钱　益智仁三粒　贝母二钱　水煎服。

370. 心疸之症，烦渴引饮，一饮水即停于心之下，时作水声，胸前时多汗出，皮肤尽黄，惟两目独白，人以为黄疸也，谁知是心中虚热以成之乎。夫心喜燥不喜湿，然过于燥，则未免易其性以喜湿矣。然而心终宜燥，而不宜湿。以湿济燥，可权宜行于一时，不可经常行于长久。盖水乃阴物，阴居阳地，不肯遽入于小肠，心又因水制，力不能分消，移其水以入于膀胱，故水停心下作声。而膻中乃心之相臣，见水邪犯心，且出其火以相救，战争于胸间，水得火炎，而热化为汗，时出于胸。其余之水，何能尽解，旁趋而出诸皮毛，乃壅闭而变为黄矣。一身皆黄而两目不变者，盖因肝开窍于目，心为肝子，邪见肝木之旺，不敢犯肝之界，两目正肝之部位，所以湿热不至于目，而无黄色之侵耳。然则治法，宜补肝气以生心，泻水湿以逐热，则黄疸不攻而自散也。方用**泻肝利湿汤**：

白芍一两　茯苓五钱　白术五钱　茵陈三钱　炒栀子三钱　木通一钱　远志一钱　水煎服。一剂症轻，二剂又轻，十剂全愈。

此方补肝即所以补心，泻水即以泻热。倘徒治黄而不辨其脏气之生克，妄用龙胆草等药，必至变为寒黄之症，反难施治矣。

此症用**茵陈苓术黄连汤**亦效。

茵陈三钱　茯苓　白术各五钱　黄连二钱　水煎服。

371. 肝疸之症，两目尽黄，身体四肢亦现黄色，但不如眼黄之甚，气逆手足发冷，汗出不止，然止在腰以上，腰以下无汗，人以为黄疸也，谁知是肝气之郁，湿热团结而不散乎。夫肝属木，非水不长，何以得湿而反郁乎？不知肝之所以喜者，肾水也，非外来之邪水也。肾水生木而发生，邪水克木而发瘅。盖肝藏血而不藏水，外来之水多，则肝闭而不受，于是移其水于脾胃。然而外来之水，原从脾胃来也。脾胃之所弃，而脾胃仍肯容之乎？势必移其水于膀胱，而膀胱又不受。盖膀胱因肝木之湿热，不敢导引而入，以致自焚。于是，湿热复返而入肝，而肝无容身之地，乃郁勃而发汗，汗不能尽出而黄症生矣。使汗能尽出，未必遽成黄也。无奈肝之湿热，欲下走于肾宫，而肾气恶肝木之犯，杜绝而不许入境，腰以下正肾之部位也，所以无汗而发黄耳。治法开肝气之郁，佐之分湿散邪之剂，则黄疸自愈矣。方用**利肝分水饮**：

龙胆草二钱　茵陈三钱　茯苓一两　猪苓三钱　柴胡一钱　车前子三钱　白蒺藜三钱　甘菊花五钱　水煎服。二剂而目之黄淡矣。又服四剂，身之黄亦淡矣。再服四剂，气逆汗出之病止，又服十剂全愈。

此方开郁于分湿之中，补肝于散热之内，既善逐邪，又能顾正，两得而无失矣。

此症用**利目汤**亦妙。

龙胆草二钱　茵陈三钱　白芍一两　茯苓五钱　泽泻　车前子　白

蒺藜各三钱　柴胡一钱　草决明二钱　水煎服。

372. 脾疸之症，身黄如秋葵之色，汗沾衣服，皆成黄色，兼之涕唾亦黄，不欲闻人言，小便不利，人以为黄汗之病也，谁知是脾阴之黄乎。夫脾土喜温，黄病乃湿热也。热宜非脾之所恶，何故成黄？不知脾虽不恶热而畏湿，脾乃湿土，又加湿以济湿，脾中阳气尽行消亡，无阳则阴不能化，土成纯阴之土，何能制水哉？水存于脾中，寒土不能分消，听其流行于经络皮肤矣。凡脏腑之水皆下输膀胱，今脾成纯阴，则无阳气达于膀胱矣。然水寒宜清，变黄色者何故？盖寒极似土也。夫寒极宜见水象，水寒宜见黑色，不宜见黄。而今变黄者，以水居于土之中也。其不欲闻人言者，脾寒之极，其心之寒可知。心寒则胆怯，闻人言则惕然惊矣，故不愿闻[1]，则治法宜大健其脾，而温其命门之气，佐之以利水之剂，则阴可变阳，黄病可愈矣。方用**补火散邪汤**：

白术三两　附子三钱　人参二两　茵陈三钱　白茯苓一两　半夏三钱　水煎服。连服四剂，而小便利。再服四剂，汗唾不黄矣。

此方白术、人参以补其脾，茯苓、茵陈以利其水，附子以温其火，真火生而邪火自散，元阳回而阴气自消。阴阳和协，水火相制，何黄病之不去哉。

此症用**茵陈分湿汤**亦效。

白术二两　肉桂　茵陈　猪苓各三钱　半夏一钱　水煎服。

373. 肾疸之症，身体面目俱黄，小便不利，不思饮食，不得卧，人以为黄疸也，谁知是肾寒之故首。夫肾本水宫，然最不能容水，凡水得肾之气而皆化，故肾与膀胱为表里，肾旺则膀胱亦旺。然肾之所以旺者，非肾水之旺，而肾火之旺也。肾火旺而水流，肾火衰而水积。水积多则成水臌之病，水积少则成黄瘅之痾，故黄瘅易治而水臌难治。如肾疸之病，不可治瘅，一治瘅而

---

〔1〕闻：原作“间”，字之误，今改。

黄疸反不能痊。必须补其肾中之火，而佐之去湿健脾之药，则黄疸可指日而愈也。方用**济水汤**：

白术二两　肉桂三钱　茯苓一两　山药一两　薏仁一两　茵陈一钱　芡实五钱　水煎服。二剂小水大利，再用二剂，饮食多矣。再用二剂，可以卧矣。再用二剂，身体面目之黄尽去。

此方用白术以健脾也。然而白术能利腰脐之气，是健脾正所以健肾。况茯苓、山药、芡实之类，俱是补肾之味，又是利湿之剂。得肉桂以生其命门之火，则肾不寒，而元阳之气自能透化于膀胱。况所用薏仁之类，原是直走膀胱之品，所谓离照当空，而冰山雪海尽行消化，何黄之不散哉。或谓发黄俱是湿热，未闻湿寒而能变黄也。嗟乎！黄病有阴黄之症，是脾寒亦能作黄，岂肾寒独不发黄耶。况肾寒发黄，又别有至理。夫黄者，土色也。黄之极者，即变为黑；黑之未极者，其色必先发黄。肾疸之发黄，即变黑之兆也。黄至于黑，则纯阴无阳，必至于死。今幸身上发黄，是内以无阳，阴逼其阳而外出，尚有一线之阳在于皮肤，欲离而未离也。故补其阳，而离者可续耳。倘皮肤已黑，此方虽佳，何以救之哉。

此症用**加减五苓散**亦佳。

白术二两　茯苓一两　泽泻三钱　薏仁三钱　豨莶草三钱　肉桂三钱　水煎服。

374. 人有心惊胆颤，面目俱黄，小水不利，皮肤瘦削，人以为黄疸之症，谁知是胆怯而湿乘之乎。夫胆属少阳，乃阳木也。木最喜水，湿亦水也。水湿入胆，宜投其所喜，何反成黄疸之病？盖水多则木泛，木之根不实矣。少阳之木，非大木可比，易禁汪洋之侵蚀乎，此胆之所以怯也。胆怯则水邪愈胜，胆不能防，水邪直入胆中，而胆之汁反越出于胆之外，而黄病成矣。治法泻水湿之邪，则胆气壮而木得其养。又不尽然也。木为水浸久矣，泻水但能去水之势，不能固木之根。木虽克于土，而实生于土，故水泻而土又不可不培也，培其土而木气始能养耳。方用**两宜汤**：

茯苓五钱 白术一两 薏仁五钱 柴胡五分 龙胆草一钱 茵陈一钱 郁李仁五分 水煎服。二剂轻，四剂又轻，十剂全愈。

此方利湿无非利胆之气，利胆无非健脾之气也。脾土健，土能克水，则狂澜可障，自然水归膀胱尽从小便而出矣。

此症用**竹茹龙胆汤**亦效。

白芍一两 龙胆草 半夏各一钱 茯苓五钱 茵陈 竹茹各二钱 白术三钱 水煎服。

375. 人有小便点滴不能出，小腹臌胀，两足浮肿，一身发黄，人以为黄瘅矣，谁知是膀胱湿热，结而成瘅乎。夫膀胱之经，气化则能出水，无热气，则膀胱闭而不行，无清气，则膀胱亦闭而不行。所以，膀胱寒则水冻而不能化，膀胱热则水沸而亦不能化。黄瘅之病，无不成于湿热。是膀胱之黄瘅，乃热病而非寒病也。热而闭结，必解热；寒而闭结，必祛寒。第黄瘅既成于湿热，宜解热而不宜祛寒矣。然而祛寒者，必用热药以温命门之火；解热者，必用凉药益肺金之气。盖肺气寒，则清肃之令下行于膀胱，而膀胱不能闭结也。方用**清肺通水汤**：

白术一两 萝卜子一钱 茯苓三钱 半夏一钱 麦冬三钱 桑白皮三钱 茵陈一钱 泽泻二钱 车前子三钱 黄芩二钱 苏子二钱 水煎服。一剂小便微利，二剂小便大利，四剂而黄瘅之症全消。

此方虽与扬肺利湿汤大同小异，实有不同也。扬肺利湿汤，提肺之气也；清肺通水汤，清肺之气也。二方皆有解湿之药，而利与通微有异，利则小开其水道，而通则大启其河路也。

此症用**通流饮**亦效。

茯苓五钱 白术三钱 桂枝五分 茵陈一钱 木通 车前子各二钱 水煎服。

大泻门九则

376. 人有饥渴思饮食，饮食下腹便觉饱闷。必大泻后快，或早或晚，一昼夜数次以为常，面色黄瘦，肢肉减削，此非胃气之虚，乃脾气之困也。夫脾与胃宜分讲也，能消不能食者，胃气之虚，由于心包之冷也；能食不能消者，脾气之困，由于命门之寒也。今饥渴思饮食，食后反饱，饮后反闷，是胃能纳，而脾不能受也。但脾不能受，何至大泻后快？盖脾乃湿土，既无温暖之气，又受水谷，则湿以助湿，惟恐久留以害土，情愿速传之为快。譬如黄河之水，入于中州，既无高山峻岭以为防，又少深池大泽以为畜，水过之处，土松水泛，易于冲决，其波涛汹涌，连泥带水，一泻千里，不可止遏，亦其势然也。日积月累，非断岸之摧崩，即长堤之迁徙也。脾正中州之土，其大泻之状，正复相同。治法不宜治胃，而宜治脾；不宜单治脾，兼宜治肾中之火。方用**奠土汤**：

白术一两 茯苓一两 砂仁五分 山药一两 人参五钱 萝卜子二钱 附子三分 半夏一钱 破故纸一钱 水煎服。

此方白术、茯苓、人参皆健脾之圣药，附子、破故纸助命门之神品，山药补肾之奇味，砂仁、半夏醒脾之灵丹，而萝卜子又分清浊之妙剂也。一、二服便能止，泻止不必多用。然多用亦无妨碍，自能回阳于既危，生阴于将绝。

此症用加味**四君汤**亦效。

人参 小茴香各三钱 白术 山药各一两 肉桂一钱 萝卜子一钱 甘草一钱 肉豆蔻一枚 茯苓五钱 水煎服。

377. 人有长年作泻，五更时必痛泻二三次，重则五六次，至日间又不作泻，人以为脾胃之虚寒，谁知是肾与命门之虚寒乎。此等之病，亦从脾胃虚寒而起，乃久泻亡阴，脾传入肾。苟肾中之火不衰，脾即传肾，久之而肾仍传于脾而自愈。惟其命门火衰，不能蒸腐水谷，脾遂传水湿之气于肾而不返矣。五更乃亥子之时也，其位在北，正肾水主令之时。水寒而火不能温，水乃大泻，此泻即《内经》所谓大瘕泻也。用止水之剂，反不能止，必须用补水之味，使亡阴者速生。尤须于补阴之中，兼补其火，则阳旺始能摄阴也。方用**填坎汤**：

山茱萸一两　茯苓一两　巴戟天五钱　肉桂三钱　车前子三钱　北五味三钱　人参三钱　芡实一两　白术二两　水煎服。一剂泻轻，再剂泻又轻，连服十剂，断不再泻。

此方脾肾兼补，又是分水止泻之药，则湿气自解。况得肉桂以温命门之气，则膀胱易于化水，宁复走大肠而作泻哉。

此症用**五神丹**亦佳。

熟地二两　山萸一两　五味子二钱　破故纸　肉桂各二钱　水煎服。

378. 人有腹中大痛，手不可按，一时大泻，饮食下喉即出，完谷不化，势如奔马，不可止抑，顷刻之间，泻数十次，一日一夜约至百次，死亡呼吸，此肝经风木挟邪而大泻也。其病得之夏日贪凉，向风坐卧，将暑热之气遏抑不宣，藏于脾胃之内。一过秋天，凉风透入，以克肝木，而肝木之风，郁而不舒，乃下克脾胃。而脾胃之热，遂与风战，将腹中所有之水谷尽驱而直下，必欲无留一丝以为快，故腹中作痛，其势甚急。脾胃欲止而风不肯止，脾胃欲闭而热不可闭，下焦之关门大开，上焦之关门难合，所以食甫下喉，不及传化而即泻也。治法必须急救其脾胃之气，而后因势利导之。然非多用药饵，星速补救，则王道迟迟〔1〕，鲜不立亡矣。方用**逆挽汤**：

---

〔1〕王道迟迟：王道，谓先王所行之正道。此指脾胃后天之气。迟迟，舒缓貌。王道迟迟，喻脾胃后天之气舒缓难复之意。

人参一两 茯苓二两 大黄一两 黄连三钱 栀子三钱 甘草三钱 水煎服。一剂腹痛除，泻亦顿止。

此方用人参以固其脾胃之气，则气不至于骤脱，然最奇在用大黄也。盖此泻乃火留于肠胃，非用大黄迅逐，则火不遽散，水不尽流。然徒用大黄，不用黄连、栀子，则火邪甚炽，盘踞于断涧曲溪，未必骤涸。三味并用，则大小何渠，无不尽行启泄。然分消无法，则壅塞阻滞亦未可知。益之茯苓以分清浊，且是健脾开胃之药，则土气既坚，自无冲决之患。更虑过于迅逐，邪去虽速，未免伤损肠阴，又佐甘草之和缓，以调剂于迟速之间，使人参易于生气，所谓剿抚并用，无激而死斗之虞，自然风浪息平，水归故道，平成立奏也。

此症用**参连汤**亦效。

人参 茯苓各一两 白芍二两 黄连三钱 甘草一钱 水煎服，愈。

379. 人有口渴饮水，忽然大泻，一日或十余行，或数十行，昼夜之间，泻至数百次，完谷不化，直下无留，人为火泻也，谁知是肾水足以制火乎。夫胃为肾之关，胃火必得肾水以相制，肾水一亏，胃火必旺。而内火无资，自索外水以相济，然外水只可少止上焦之炎，不能竟助下焦之水，故外水入而肾不受。肾与膀胱为表里，而膀胱亦不纳，水无从而化，乃直趋于大肠而作泻矣。但胃火既盛，渴饮凉水，宜变为汗。今不为汗，而作泻者，故因肾水不能制胃火之炎，胃火必欺肾水之弱，于是挟水以侮肾，不泄汗而泻水耳。及其后也，不特水之骤崩，且火亦骤降，关门不闭，上下尽开，不啻如崩湍倒峡，建瓴而下也。论其治法，自宜急救其标，然而徒止其泻，不急救其阴，则亡阴立尽，何以制火以存其胃气乎？方用**生阴止泻汤**：

山茱萸二两 车前子一两 茯苓一两 白芍二两 肉桂三分 白术一两 甘草五钱 山药二两 薏仁一两 水煎服。一剂泻减，再剂泻又减，三剂泻全止矣。

此方纯是补肾补胃之药，非止泻之剂也，然而止泻之妙，已存于补阴之中，盖阳火得阴而即止也。倘作胃虚有火治之，亦能止泻，然下多亡阴，虽止泻于一时，而阴虚何能骤复？何若此方既能止泻，而阴阳两不相伤之为得哉。

此症用**存阴汤**亦效。

熟地二两 山药 茯苓各一两 车前子五钱 白术二两 甘草泽泻各二钱 水煎服。

380. 人有终年饮酒，不知禁忌，逞醉入房，过于泄精，久则脾气大伤，变成水泻，一感风寒，遂大泻不止，如溏如积，人以为酒湿损脾也，谁知是酒湿伤肾乎。夫脾乃湿土[1]，最恶者湿也。而酒又最湿，幸酒性大热，而脾亦喜热，湿热相合，则脾不甚伤。无如人借酒气之热，以助其命门之火，鼓动其焰，以博久战之欢，究之热不可长恃，精不能坚守，兴阑精泻，火息而湿留于肾宫矣。夫五脏六腑之水，皆赖肾火以化之也。而肾中有湿，则火去湿存，长年相伴，岁月既深，火日衰而湿日盛，肾不能久留，仍传出于脾。前酒之湿未去，新酒之湿又来，于是湿盛而热亦盛，脾不受热之益，专受湿之害，故经年经月而作泻也。治法必须大补脾肾，而后解其湿热之毒。方用**解醒止泻汤**：

白术一两 山茱萸一两 茯苓一两 柞木五钱 黄连三五分 白芍五钱 附子一分 水煎服。

此方脾肾双补之药也。用柞木、黄连以解其酒毒，用苓、术以消其水湿，用芍药以敛其耗脱之阴，用附子一分引群药入肾，以扫荡其湿热，而非助其命门之虚阳也。但此方必须多服为佳。盖酒湿之泻，甚难建功。以湿热入肾，最不易出。或十服之后，改汤剂为丸，朝夕服三月，可以全愈矣。

---

〔1〕土：原作“上”，字之误，今改。

此症用**萸柞汤**亦效。

山茱萸一钱　柞木枝　肉桂　五味子各二钱　山药　茯苓各一两　水煎服。十剂愈。

381. 人有无端一时作泻，腹痛不可止，面青唇黑，几不欲生，肛门之边，宛如刀割，大泻倾盆，人以为火泻也，谁知是受毒而作泻乎。夫毒必有所由来，非漫然而作泻也。或食瓜果，或饮凉水，或斟隔宿之茶，或吸露天之酒，或游神庙阴寒之地，或探古洞幽暗之方，或贪卧于湿处，或加餐夫树间，或饕牛羊自死之物，或吞禽鸟难化之肉，皆能受毒而发泻。虽毒受于腹中，泻出于肠外，非必死之症。然腹疼欲死，乌可无药以救之耶。救法于解毒之中，而辅之泻毒之品，固势利导，祛毒更神。方用**化毒神丹：**

生甘草五钱　大黄一两　丹皮五钱　当归一两　雷丸三钱　蒲公英五钱　水煎服。一剂而所中之毒无不尽出而愈，不必二剂。

此方生甘草、蒲公英以解毒，合之大黄、雷丸，则祛毒而无太刚之惧，扫毒而无过滞之忧，又得当归、丹皮以助之，但逐毒之秽，而不损肠之阴，非孟浪[1]以用之也。

此症用**雷轰丹**亦神效。

雷丸　红花　甘草各二钱　白芍　车前子各五钱　泽泻　猪苓各二钱　水煎服。

382. 人有面黄体瘦，善食易饥，不食则痛，日以为常，一旦大泻，连虫而下，如团如结，血裹脓包，人以为虫泻也。然虫之生也，生于湿；虫之养也，养于水谷也。善食者，虫食则易消；易饥者，虫饥则易饿也；不食则痛，虫无食以养，则吞人肠胃。岁月既久，虫以生虫，竟将肠胃之间变成巢穴，饮之食之而不肯散，团结包裹，何肯遽出哉？且所用之饮食，供虫而不足，

---

〔1〕 孟浪：轻率之意。

何能生津化液，以养五脏七腑乎？自然脏腑之气衰，而胃气亦渐弱矣。胃弱则脾亦弱，胃弱则食必减而不能入，脾弱则食难化而不能出，久则胃寒而脾亦寒，脾胃寒冷，则虫苦无藏身之地，偶将热汤、热水，乘机下遁而大泻。一虫既行，众虫无止遏之势，成群逐队而下，团结于脓血之内，势之所必至也。治法乘虫之迁徙，而大下之，则肠胃无留余之蚀。然而下之过甚，必至损伤脾胃。于攻之中用补，则正气得养，虫亦尽除，两益之道也。方用**扫虫汤**：

人参五钱　白术一两　大黄三钱　白薇三钱　百部三钱　甘草一钱　乌梅一个　水煎服。一剂大泻，虫尽出矣，不必二剂。服此药后，用四君子汤调理而安。

夫此汤虽曰扫虫，实补脾胃以生气。腹中生虫，至于如许之多，其伤损脾胃者，非一日矣，似宜单补而不用攻，然虫既大出，不用攻虫之药，惟用补剂，则脾胃之气回，而虫亦回矣，反留为后日之害。故因其自出之时，即用祛虫之药，虫不敢贪补而流连也。况攻之中，仍有补剂，但泻虫而不耗气，是攻补并用，且善后得宜，安得不收全功哉。

此症用**追虫丹**亦神。

甘草　枳壳　雷丸各一钱　黄连　百部　槟榔各二钱　人参　使君子肉各三钱　白术五钱　水煎服。

383. 人有脏腑不调，久泻不愈，人以为洞泻也，谁知是肝乘脾土，湿气下行之故乎。夫肝属木，最能克土。然而土旺则木不能克，木平则土不受克。惟肝木既旺，而土又过衰，则木来克土，而土之湿气难安矣。人身之脾土易衰，肝木复易旺。肝木能旺，非肾水生之而旺也，大约得之怒与谋虑者居多。大怒则肝叶开张，过于谋虑不决，则失于刚断，而躁妄之念生，皆能使肝气之旺。旺则肝气不能发泄，必致乘脾。脾乃湿土，畏肝之克，气不上升而下降，遂致成泻。人之怒气不常，而谋虑无已，肝亦乌能平，而泻又乌有止期乎。治法平肝以泻水，则泻可止也。古人有用上涌之法而效者，有用下泄之法而亦效者，然皆非善法也。方用**平泻汤**：

芍药二两　茯苓一两　白术二两　水煎服。一剂肝气平，二剂洞泻止，三剂不再泻矣。

此方用芍药以平肝，用白术、茯苓健脾以去湿。肝气既平，不去刑土，而脾得养，无畏于木气之克。况湿去则土燥，无波可兴，何能作泻？奚必上涌以伤气，下泄以损阴，用劫药以制胜哉。

此症用**调脾饮**亦妙。

白芍　茯苓各五钱　白术一两　甘草一钱　陈皮五分　神曲二钱　白豆蔻二粒　水煎服。

384. 人有侵染鬼魅，一旦大泻，此阴气之侵伤于脾土也。夫脾属太阴，本是阴藏，然阴中有阳，则脾土运行易于变化，无复有过湿之虞。是太阴湿土，全藉肾中至阳之气，以变化之也。若鬼，则至阴之气也，相接至久，则至阳之气，皆为至阴所盗，阴中无阳，何以消化水谷？况鬼气又邪气也，邪气之盛，由于正气之衰，正不敌邪，则阴气更胜，阴胜阳微，泄何能止乎？治法非补阳以去湿，助正以消阴，则泻正无底止也。方用**消阴止泻丹**：

苍术五钱　白术一两　附子三分　干姜一钱　山药一两　水煎服。连服十剂，不特泻止，精神亦健。

此方用苍术以祛邪，用白术以利湿，用姜附以生阳足矣，何又入山药补阴之多事也？不知人为鬼魅所侵，不惟阳气消亡，而阴精亦必暗耗，加入山药之补阴者，补真阴之精，非补邪阴之水也。况真阳非真阴不生，补其真阴，正所以速生阳气耳。阳得阴，而姜、附子无太胜之虞，反能助二术以生至阳之气。矧山药原是健脾利水之神物，原非纯阴无阳可比，故同用以出奇也。

此症用**逐魑丹**亦佳。

苍术二两 干姜三钱 良姜二钱 茯苓一两 甘草一钱 肉桂一钱 管仲[1]三钱 水煎服。

痢疾门十二则

385. 人有夏秋之间，腹痛作泻，变为痢疾，宛如鱼冻，久则红白相间，此是肝克脾土也。盖夏秋之间，寒热必然相杂，肝遇凉风，则木气不舒，上不能宣，必至下克。而脾胃之中受三夏暑热，欺肝木凋零，乃与肝木相争。肝木激而成怒，克土更甚。脾胃之土伤，难容水谷，遂腹痛而作泻矣。泻久而糟粕已尽，脾乃传肝木之气于肾，而肾见其子之气，乃相助而作恶，忘其自损母气也。红白相间者，肝不藏血而红见，肾不藏精而白见也。惟是肝内之血无多，肾中之精有限，何以能绸缪不断，如水之倾，如泉之涌也。不知六腑畏肝木之横，五脏助肾之困，交相成之也。治法急平其肝气之怒，少佐祛秽之药，则肝气不降而肾气顿收。不必止痢，脾胃之土自安，脾胃既安，何惧痢之有？方用**平肝止痢汤**：

白芍一两 当归五钱 栀子二钱 枳壳一钱 车前子二钱 甘草一钱 水煎服。一剂痢轻，再剂痢又轻，三剂全愈。

此方全不去治痢，但去平肝而痢自止。盖痢之来也，始于肝；痢之成也，本于肾。平肝则肝气平，肝平而肾气亦平。肝肾之气平，而脾胃乌有不平者乎。今人但去治脾胃也，所以痢不能遽止耳。

此症用**和腹汤**亦可。

白芍一两 当归五钱 枳壳三钱 广木香二钱 甘草一钱 水煎服。

---

〔1〕 管仲：即贯众，为《本经》下品。《本草纲目》卷十二贯众条，时珍曰："《吴普本草》作贯中，俗作贯仲、管仲者，皆谬称也。"

386. 人有夏秋之间，先泻后痢，腹中疼痛，后重之极，不痢不可，欲痢不得，口渴饮水，小便艰涩，小肠作胀，人以为火邪之重也，谁知是湿热之盛乎。盖夏伤于热，必饮水过多，热虽解于一时，湿每留于肠胃，迨至秋天，寒风袭于皮毛，热必秘于脏腑，于是热欲外泄而不能，热不得不与湿相合。然而湿与热非好相识也，相合相争，而疼痛生矣。热欲下出，湿欲相留，彼此牵制于大肠之间，而后重现矣。热欲出而不得出，则热必上焚，不得不求救于水。然而湿留于下焦，而火则忌水也，使水不能传入于膀胱，水火战斗，仍从大肠而出，此小腹之所以发胀耳。治法分解其湿热，俾浊者趋于大肠，清者入于小肠，不必用涩药以止痢也。方用**分解湿热汤**：

车前子一两　厚朴三钱　黄连一钱　甘草一钱　枳壳一钱　槟榔一钱　滑石末三钱　水煎服。一剂后重除，二剂疼胀止，三剂口渴解，痢亦全愈。

此方用车前以利水，用黄连以清热，用厚朴以分清浊，余则止秽去滞，调和于邪正之间，以解纷争也。君、相、佐、使既用之攸宜，安有不取效之捷哉！

此症用**二黄汤**亦神效。

泽泻二钱　车前子五钱　大黄　槟榔　滑石各二钱　黄连一钱　甘草五分　水煎服。二剂愈。

387. 人有湿热作痢，大渴引饮，饮后又不甚快，心中懊侬，小便不利，红白相间，似脓非脓，似血非血，此是火热未解之故也。夫湿热之极，始成痢疾，但其中有湿轻热重，热轻湿重之分耳。如此等之痢，明是湿热两重之症。单消水，则热存而水难降；单清火，则湿在而火难除。必须两泻之，热与湿俱不能独存也。然而泻热必致伤阳，泻湿必致伤阴。治法必于补阴之中，佐以泻热湿之剂，则阴既不亏，阳亦无害。夫泻之既能损伤阴阳，则补阴亦宜补阳矣，何仅补其阴，即能不伤其阳也？不知阴阳原两相根也。泻热之药，仍走于大肠之内，虽损其阳，仍损其阴也。今补其阴，则阴不伤矣，何害于阳乎？此补阴之所以不必再补阳耳。方用**滋阴止痢丹**：

白芍一两　当归一两　大黄三钱　车前子五钱　槟榔二钱　萝卜子三钱　水煎服。一剂脓血减，二剂懊侬除，三剂口渴解，而痢亦顿止矣。

此方奇在大黄与萝卜子并用，逐瘀秽实神，分清浊甚速，用之于白芍、当归之内，补以行攻，有攻之益，无攻之失也。

此症用**通快饮**亦佳。

黄连　茯苓各三钱　白芍一两　黄芩　车前子　枳壳各二钱　厚朴一钱　水煎服。

388. 人有湿热之极，腹痛作痢，上吐不食，下痢不止，至勺水难饮，胸中闷乱，人以为噤口之痢也，谁知是胃中湿热之毒乎。夫痢宜下行，下利宜也，何以上吐而不能入乎？此盖胃中之火，得湿而蕴结不宣，一旦作痢，本欲下行，乃投之以饮食，则火反上炽而不降，以致胃口闭塞，而成噤口也。然而胃火之盛者，由于心火之旺，心火最恶湿，一得湿则火郁而不通，则停住于胃口；胃中之火，愈增其薰蒸之气，二火相合，则热之势固结而不散，湿亦停住于肠胃之内，胸中交战，安得不闷乱乎？治法必须开郁火之门，而门不能易开，必须引火开门之为捷耳。方用**引胃汤**：

人参一钱　黄连三钱　吴茱萸三分　菖蒲三分　各为细末，滚水调入于茯苓末中，大约茯苓须用五钱，一匙一匙调如稀糊者咽之。初时咽下必吐，吐后仍咽，药一受则不吐矣。即将前药服完，上下俱开门矣。然后用**靖乱汤**：

白芍一两　车前子五钱　黄连一钱　甘草一钱　枳壳一钱　木通一钱　广木香五分　茯苓三钱　水煎服。二剂痢止，不必三服也。

前用引胃汤者，以心火喜燥。黄连虽寒，然其性正燥也。以燥投燥，原非所恶。况吴茱萸性热而燥，以火入火，同性岂扞格之虞？况入之人参、菖蒲之中乎？盖胃中之火，乃邪火，而心中之火实正火也。居于邪正之间，非得正人君子之药，则邪不能散于顷刻，非得导引之使，则心火不能返于故宫。况胃气之闭，正胃气之虚也。人参补胃气之圣药，胃虚逢补，不啻如饥者之得食，关一开而良将勇士夺门而入，邪自惊走矣。后用靖乱汤者，譬如以计夺门，若后无大兵相继，则敌且欺寡不敌众，未必不狭巷而战，死斗而不肯遁，今又以利水、逐秽、平肝之药济之，是前锋既勇于斩关，而后队又善于荡寇，安得不成功哉。

此症用**启关散**亦效。

黄连　人参　茯苓各二钱　木香三分　吴茱萸五分　水煎服。缓饮之，随饮即愈。

389. 人有湿热作痢，数日之后，腹不疼痛，如脓如血，阵阵自下，手足厥冷，元气欲绝，此是火变为寒而阴绝也。夫痢无止法，古人之语也。然痢实不同，有初起即宜止者，有日久而不可止者，未可执痢无止法一语，竟不用止也。然不止痢，不过久病之难痊；若止痢，每至变生于不测，是痢又不可轻言止也。此等之症，正不可不止者，盖腹中作痛为邪，腹既不痛，何邪之有？腹不痛而脓血阵阵自下，乃气脱而欲崩也。手足厥冷，乃气脱而不能运也。必须看其舌之滑燥何如耳，热极则舌必燥，寒极则舌必滑也。热变为寒，其舌必滑，须先止其痢以救脱，不可泻其痢以攻邪矣。方用**止脱救痢汤**：

人参二两　白术二两　白芍一两　肉桂三钱　茯苓一两　甘草二钱　赤石脂末三钱　水煎服。一剂手足温，二剂脓血止，三剂痢全愈。减各药一半，去赤石脂，再服十剂，元气如故矣。

此等之痢，世不常有，不可执此方以治痢。余论症不敢不备质于天师，以存此治法，救万人中之一人也。

此症用加味**四君汤**亦效。

人参　白术各二两　肉桂三钱　北五味子三钱　茯苓一两　甘草三钱　水煎服。

390. 人有受暑湿之毒，水谷倾囊而出，一昼夜七八十行，脓血稠粘，大渴引水，百杯不止，人以为肠胃为热毒所攻也，谁知是膀胱热结而气不化乎。夫水湿之邪，从膀胱而出，乃上由于肺气之清肃下行，膀胱奉之而能化也。今胃受暑热之毒，蒸熏于肺，肺不能受，乃移其热于大肠，而大肠奔迫，必郁结膀胱矣。膀胱热结，则气不化而小溲短赤，邪热邪湿，尽趋于大肠而出，不啻如决水转石之骤猛也。治法必须清膀胱之热，以迅利其小便。但肺与大肠为表里，肺热而大肠始热，故不若先清肺经之热也。方用**清源止痢汤**：

黄芩三钱　茯苓五钱　紫参三钱　诃黎勒三钱　甘草一钱　天花粉三钱　地榆三钱　水煎服。一剂减半，三剂痢止。

此方清肺金化源之方也。用黄芩、地榆以凉肺，即所以凉大肠之热也。紫参疗肠胃之热，能消积聚，而通大小之便。诃黎勒能固肠脱，合而用之于茯苓、甘草诸药之内，则通中有塞，而塞中又有调和之妙，所以奏功特神也。

此症用**迅行汤**亦神。

王不留行　茯苓　猪苓　黄芩各三钱　白术三钱　水煎服。

391. 人有下痢纯血，色如陈腐屋漏之状，肛门大开，不能收闭，面色反觉红润，唇似朱涂，人以为痢疾之死症也。然治之得法尚可获生，以其症虽见死象，而气犹未绝，有可续之机也。凡下痢纯红，开手即宜用补阴之药，因人执痢无补法，以至如此不知痢症何常不可补也。用补阳之药以治痢，则有宜有不宜。用补阴之药以治痢，则实无不宜也。若一见红白，不问虚与不虚，动用攻邪逐秽之剂，以致白变红，红变陈腐屋漏之色也。夫下痢纯血，原是阳旺阴虚之症。不补阴以制阳，反助阳以攻阴，则阴气愈虚，虚极则阴气但有降无升矣。肛门大开，不能收闭，正有降无升之明验也。面色红润，唇如朱涂，正阳在上而阴沉下之显征也。阳宜降而反升，阴宜升而反降，则阴阳不交，不死何待乎？然能奄奄不死者，以其阴气虽降，而未绝也。治法急救其阴，以引其阳气之下降，兼补其阳，以提其阴气之上升，未必非死里求生之法也。方用**补阴升提汤**：

人参一两　熟地一两　白芍三两　茯苓一两　升麻二钱　甘草一钱　山药一两　北五味子三钱　山茱萸一两　诃黎勒三钱　水煎服。一剂痢减半，再剂痢止。倘服之仍如前之痢也。则阴已绝而阳不能交，不必再服。

论此方乃救阴之奇方，提气之圣药。苟有阴气未绝，未有不可续之而升提者也。正不可因一用之无功，竟置此方于不用。如一见纯红之症，急以此方减半投之，何至有死亡之嗟哉。

此症用**续绝汤**甚佳。

人参五钱　熟地　山茱萸　山药　芡实各一两　甘草一钱　北五味二钱　水煎服。

392. 人有贪酒好饮，久经岁月，湿热所积，变成痢疾，虽无崩奔之状，而有溏鹜之苦，终年累月而不愈，人以为酒积之在脾也，谁知是肾泄之病，乃湿热之酒气薰之也。气薰于肾之中，肾即醉于酒之味，正不必其湿热之尽入之也。然而湿热之侵，由于肾衰之故，肾不能敌，乃移其湿热于脾，脾又久受湿热之困，不能再藏，乃酿成酒积而作痢矣。虽其积在脾，病实在肾。但治脾而痢不能愈。必须治肾。然徒治其肾，病亦不能愈，必须解酒之毒，分消其湿热之气，则不治痢，而痢自止。方用**化酒止痢汤**：

人参三钱　白术一两　山茱萸五钱　黄连一钱　茯苓五钱　柞木枝五钱　白芍五钱　槟榔五分　薏仁五钱　水煎服。连服四剂，痢疾自愈，不可多服。愈后仍须忌酒，否则暂止而仍发也。

论此方实解酒毒，然力止能解于目前，不能解于日后，非药之过也。盖酒气薰蒸于肾，受毒最深。用此方以解酒毒，则脾有更苏之气。倘不遵酒戒，仍然酣饮，则酒入于脾胃，其克伐之性较前更甚，盖已伤而不可再伤也。此酒积之病，酒徒每每坐困，不得享长年之药，可不慎哉！

此症用**萸术杜柞汤**亦佳。

山茱萸 白术各一两 柞木枝 杜仲各一钱 水煎服。十剂可愈。

393. 人有长年累月，里急后重，而作痢者，乍作乍止，无有休歇，人以为休息之痢，谁知是正气已复，而邪气尚存之故哉。夫痢不可妄止，必须因势利导之。苟邪火、邪水未曾涤尽，一旦用补塞之药遽止之，则痢虽遏于旦夕，邪在腹中，时动时静，静则安，动则发，亦其常也。况益之厚味之贪饕，劳役之妄作，安得不成休息之痢乎？治法必宜以利为主，利小便，不若利大便也。盖正气已复，膀胱之气必能气化以分水，何必再利其小便？邪之不尽者，火留于大肠也。利大肠，则邪且尽下。然而利大肠之药，必先从胃而入脾，由脾而入大肠。吾恐汤剂之入大肠，不遽受益，胃与脾先受其损矣。方用**尽秽丹**：

大黄一钱 滑石一钱 厚朴一钱 地榆二钱 槟榔一钱 各为细末，用蜜煮老为丸，一次服尽。服后即用膳以压之，不使留于胃中。必得微利为度，一利而痢病顿除。

此方专下大肠之湿热也。邪原在大肠，所以一用奏功。倘畏损伤脾胃，用人参汤送下更妙。然亦止宜于虚弱之人，不宜于健旺之客也。

此症用**缓攻汤**亦神。

白芍一两 枳壳五分 大黄一钱 槟榔五分 水煎服。一剂即止。

394. 人有中气不顺，口中作嗳，下痢不止，人以为湿热作痢，谁知是气逆作痢乎。夫痢疾多是湿热，然湿热之所以停积于腹中者，气阻之也。凡人大便，气闭则结，气逆则泻。有湿热而更兼气逆，徒用消湿泻热之药，不用理气之味，则过于下行，气必更滞矣。治法必须利气，佐之消湿泻热之剂为妙。虽然气之所以逆者，以下多亡阴，阴血亏损，气乃不顺，遂因之作逆也。欲气逆而仍反为顺，必须补阴以生血。然而血不可以遽生，阴不可以骤长，用顺气之药，加入于补阴补血之中，则阴血渐生，痢可速止矣。方用**荜拨散**：

荜拨三钱　芍药五钱　当归五钱　牛乳半斤　同煎。一半空腹顿服。一剂痢止，再剂不再痢也。

盖荜拨最能顺气，且去积滞更神，入之于归、芍之中，更能生长阴血。佐之牛乳者，牛乳属阴，乳乃血类，无形之阴血不能遽长，用有形之阴血以滑其肠中之迫急，则血即无阳，阴又不损，转能佐气以去其结滞，故奏功甚捷，取效独奇耳。

此症用**顺气汤**亦效。

广木香三钱　乌药　甘草　枳壳各一钱　白芍五钱　炒栀子车前子各三钱　水煎服。

395. 人有肠澼下血，另作一派喷唧而出，且有力而射远，四散如筛，腹中大痛，人以为阳明气冲，热毒所作也，谁知是气血下陷之极乎。夫清气上升，则浊物自降，惟清阳之气，既不能上升，则浊阴之物，必留滞于肠中而不化。况助之湿热之毒，则血不能藏，乃下注而喷射矣。或疑血不上藏，洞泻宜矣，何下出如筛乎？此乃湿热之毒，气火盛，逞其威作其势也。至于另作一派，唧血远射者，邪与正不两立，正气化食，而邪气化血，正气既虚，不敢与邪相战，听邪气之化血，不与邪气同行以化食，邪气遂驱肠中之血以自行，肠中之食既不得出，乃居腹而作痛，邪气夺门而出，是以另行作一派远射有力也。治法升其阳气，泻其湿热之毒，则正气盛而邪自衰，邪衰而血亦不下也。方用**升和汤**：

陈皮五分　熟地五钱　当归三钱　生地二钱　丹皮一钱　升麻一钱

甘草五分　黄芪三钱　白芍五钱　车前子三钱　黄芩一钱　水煎服。二剂血止，再二剂全愈。

此方名为升阳，其实补阴。但升阳而不补阴，则阳气愈陷，以阳气之升，升于阴气之充也。盖下血既久，其阴必亡，惟用当、芍、二地以补阴，而后益之黄芪之补气，则气自升举，即不用升麻之提，而阳已有跃跃欲举之势。矧助升麻又加车前之去湿，丹皮、黄芩之散火，则湿热两消，何气之再陷乎？此升阳全在和之之妙也。

此症**升陷汤**亦神。

人参　当归各五钱　熟地　白芍各一两　丹皮　荆芥　车前子各三钱　甘草　黄连各五分　水煎服。

396. 人有痢久不止，日夜数十行，下如清涕，内有紫黑血丝，食渐减少，脉沉细弦促，人以为湿热之毒未除，谁知是瘀血未散乎。夫痢成于湿热，未闻痢成于瘀血也。不知血喜流行，若不流行且化瘀矣。况因内外之伤以成瘀，欲其不化为痢难矣。世人不知成瘀之故，试举其一二言之：如饱食之后复加疾走，或饮酒之余更多叫号，或殴伤忍痛，或跌磕耐疼，或大怒而气无可泄，或遇郁而愁无可解，或餐燔炙之太多，或受诃责之非分，皆能致瘀而成痢也。及致成痢，以治痢之药投之，绝无一验者，以所成之痢，乃似痢而非痢也。治法但治其瘀，不治其痢则得耳。方用**消瘀神丹**：

乳香一钱　没药一钱　桃仁十四个　滑石三钱　广木香一钱　槟榔一钱　白芍五钱　神曲糊为丸。米饮下百丸，连服二日，即下秽物而愈。倘二日少痊，不全愈者，此瘀盛也。用大黄一钱煎汤，送前丸二百丸，无不愈矣。

此方治瘀，而痢未常不兼治也。凡治痢久不愈者，可用此丸以下其瘀血，要在人消息之也。

此症用**分瘀汤**亦神。

大黄　车前子各三钱　丹皮五钱　当归一两　枳壳　柴胡各一钱　水煎服。

癥瘕门八则

397. 人有肝气甚郁，结成气块，在左胁之下，左腹之上，动则痛，静则宁，岁月既久，日渐壮大，面色黄槁，吞酸吐痰，时无休歇，人以为痞块也，谁知木郁而成癥瘕乎。夫肝木之性，最喜飞扬，不喜闭滞。肝气一郁，必下克脾胃。脾胃受克，则气不能畅行于脏腑，遇肝之部位，必致阻滞而不行，日积月累，无形化为有形，非血积而成瘕，必食积为癥也。治法舒其肝中之郁，助其脾胃之气，则有形仍化为无形矣。倘见有形，误认为食与血，妄用消食败血之剂，则脾胃之气大伤，而肝之郁仍不能解，势必其形愈大，往往有致死不悟者，不重可悲乎？方用**平肝消瘕汤**治之。

白芍一两　当归五钱　白术一两　柴胡一钱　鳖甲三钱　神曲一钱　山楂一钱　枳壳一钱　半夏一钱　水煎服。四剂块小，又有四剂而块又小，十剂块全消矣。

此方全去平肝以解郁。郁气一舒，不来克脾胃之土，则土气自安。加白术以健脾开胃，则脾胃气旺，不畏肝气之克，则气自通，肝何阻滞之有。况用鳖甲、山楂皆是攻坚去秽之神药，何至有郁闷不舒哉。

此症用**化痞膏**外治亦可。

大黄五钱　人参三钱　白术五钱　枳实三钱　丹皮二钱　鳖甲一两　神曲一两　山楂五钱　麦芽五钱　厚朴三钱　当归一两　白芍一两　使君子肉三钱　两头尖二钱　蒲公英一两　金银花一两　生甘草二钱　槟榔二钱　防风一钱　川乌一个　香油三斤　锅熬以上药，煎数沸，用白布将药渣沥[1]出，再煎，油滴水成珠，然后再入后药末：

薄荷叶二钱　乳香　没药各五钱　麝香一钱　赤石脂二两　冰片二钱　阿魏三钱　血竭三钱　各为末，入油内再煎，又入炒过、水飞过黄丹末一斤，收之成膏矣。贴痞块，止消一个即消。其膏药须摊得厚，不可大也。

398. 人有脾气虚寒，又食寒物，结于小腹之间，久不能消，遂成硬块，已而能动，人以为癥结而生瘕也，谁知是命门火衰不能化物乎。夫脾乃湿土，必藉命门之火薰蒸。倘命门火衰，则釜底无薪，何以蒸腐水谷哉。譬如阳和之地，有太阳之照，则万物发育。处于阴寒幽冷之区，则草木萎槁，安得有萌芽之达耶？又譬如淤泥湿田，非遇烈日炎氛，未易烁干，是土必得火而燥也。人身脾土何独不然，无火则所用之饮食停积于中，而癥瘕生焉。若用攻逐之法，则亏损脾阴，势所不免。何若仍补命门之火，扶助脾土，则旺土自能消化，不必攻逐而癥瘕自开，更觉渐移默夺之为胜哉。方用**温土消瘕汤**：

白术一两　茯苓一两　肉桂二钱　枳实二钱　人参五钱　巴戟天五钱　山楂一钱　水煎服。二剂块少减，又二剂块又减，十剂消化于乌有矣。

此方用巴戟天、肉桂温补命门之火，火旺则阴霾自灭。人参、白术、茯苓健脾又能利湿，湿去而土燥温和，寒虫水怪何所潜形。况有枳实、山楂之类，原能攻逐乎。此方殆治其源，而又治其标者也。

此症亦可用**化块丹**治之。

人参五钱　白术二两　肉桂　神曲各二钱　荸荠一两　鳖甲三钱　水煎服。

399. 人有胃气虚弱，食不能消，偶食坚硬之物存于胃中，久

[1] 沥：槐荫草堂本、人卫本作“洒”。今据职本改。

则变为有形之物，腹中乱动，动时疼不可忍，得食则解，后则渐大，虽有饮食亦痛，人以为痞块成鳖也，谁知似鳖非鳖乎。盖痛之时，以手按之，宛如鳖身之背，四足之齐动也。夫鳖，动物也，岂肯久安于一处？其非鳖也，明甚。何形之宛似乎？盖胃属土，土中所生之物，大约四足者居多，土中所生之物，喜静而不喜动，故安土重迁，形如鳖而不移也。但既不喜动，何以乱动？盖性虽喜静，而觅食充饥，则动静之物相同，试看其得食则减，而不乱动，非索食之验乎。日用饮食以供其口腹，则身形日大。身形既大，所用之饮食，何足以供之？自然啮皮伤肉，安得不痛哉？治法自当以杀虫为主。然杀虫犹攻邪也，攻邪必伤正气。补正以杀虫，又何疑乎。方用**攻补两益汤**：

榧子十个　白薇三钱　雷丸三钱　神曲三钱　槟榔二钱　使君子十个　白术一两　人参五钱　水煎服。一剂腹必大痛，断不可饮之茶水，坚忍半日，如渴再饮二煎药汁，少顷必将虫秽之物尽下而愈。不必二剂。

此方神奇，方中尽是杀虫之味，用之于人参、白术之中，且以二味为君君主之药。盖冲锋破阵之师，必得仁圣之君，智谋之相，筹划于尊俎之间，始能奏凯成功耳。倘舍人参、白术不用，徒用杀虫之味，亦未必无功，然斩杀过伤，自损亦甚，非十全之师也。

此症用**化鳖汤**亦效。

人参三钱　白术五钱　白薇　百部各三钱　麝香　枳壳各一钱　槟榔二钱　鳗鱼骨炒黑为末，煎汁服。

400. 人有气虚下陷，饮食停住于脾胃之间而成块者，久则其形渐大，悠悠忽忽，似痛不痛，似动不动，人以为痞块也，谁知是阳气不升之故乎。夫脾胃之气，日动宜升，不可一朝下陷。倘饥饱劳役，以伤其形，房帏秘戏，以伤其骨，加之厚味醇醪，不节口腹，则脾胃之气何能升哉。于是阳闭于阴之中，阴离于阳之内，阴阳两不交接，饮食不易消化矣。即能消化而气结不伸，亦能成形，但其形外大而内歉，按之如空虚之状，见假象以惑人也。治法不必治块，惟升提阳气，则脾胃无下陷之虚，气块不消而自化矣。方用**补中益气汤**：

人参三钱　黄芪一两　当归三钱　陈皮一钱　甘草一钱　白术一两　柴胡一钱　升麻四分　半夏一钱　水煎服。

补中益气汤乃提阳气之圣药也。此病原是气虚，故用黄芪补气为君。用白术一两者，以块结于腹，取其利腰脐，以通上下之气。参、归助芪、术以健脾胃之土。土气既旺，用升、柴提之，则气尤易升。癥瘕之块，未必无痰涎之壅。加半夏入于陈皮、甘草之中，则消痰而又不耗气，同群共济，发扬阳气之升，即有邪结无不散矣。况原系气块，而非食块，有不立时消化者哉？多亦不过数剂，便可奏功也。

此症亦可用**加减六君子汤**治之。

人参三钱　白术　茯苓各五钱　甘草　山楂　麦芽　厚朴各一钱　陈皮　枳壳各五分　神曲一钱　水煎服。

401. 人有正值饮食之时，忽遇可惊之事，遂停滞不化，久成癥瘕者。医有作痞块治之不效，用补药治之亦不效。盖惊气之未收也。夫少阳胆气，主发生者也。一遇惊，则其气郁结不伸。胆与肝为表里，胆病而肝亦病，必加怒于脾胃之土。脾胃畏木气之旺，不能消化糟粕，于是木土之气两停于肠胃之间，遂成癥瘕而不可解也。治法必须开少阳之郁为先，佐之平肝之剂，则脾胃不畏肝胆之克，自能分消水谷，何至癥瘕不散哉？方用**逍遥散**治之。

白术二钱　白芍五钱　当归三钱　柴胡二钱　陈皮一钱　半夏一钱　鳖甲三钱　甘草五分　茯苓三钱　水煎服。一剂轻，二剂又轻，十剂全愈。

逍遥散乃解郁之神药也。肝胆二经之郁结开，则脾胃之癥瘕，不攻自破矣。

此症用**消瘕汤**亦神效。

白芍一两　白术　鳖甲各五钱　甘草　郁金各一钱　枳壳五分　天花粉　丹皮　香附各二钱　茯苓　巴戟各三钱　白豆蔻二粒　广木香五分　水煎服。

402. 人有偶食难化之物，忽又闻惊骇之事，则气结不散，食亦难消，因而痰裹成瘕，人以为痞也，谁知是惊气之闭结乎。夫惊则气下，疑有食必随气而下矣，胡为因惊反多留滞耶？不知气乃无形，食乃有形也。无形之气，随惊而下降；有形之物，随惊而上升。且惊则气下于肝中，而不下于脾中也。气下于肝，则肝之气不散，而下克脾土，即无物相间，尚留物不化，况原有难化之物受于未惊之前，安得即化乎，此癥瘕所以生也。治法必去惊骇之气，大培脾胃之土，则癥瘕不攻自散也。方用**培土化瘕汤**：

白术一两　柴胡一钱　茯苓三钱　山药四钱　神曲二钱　山楂一钱　枳壳五分　两头尖三钱　厚朴一钱　鳖甲一钱五分　白薇一钱　何首乌生用，二钱　白芍五钱　白芥子二钱　水煎服。十剂癥瘕消半，再服十剂全消。

此方用白术以培土，何又用白芍以平肝？盖脾弱由于肝胆之相制，用白芍以平肝胆，正所以培脾胃之土也。肝既不克脾胃之土，则土气升腾，无物不化，况益之消瘕破癥之味，何块之不除哉？且方中柴胡一味，已抒肝胆之气，胆气扬而肝气快，总有惊骇，不知消归何处，宁患癥瘕之固结哉。

此症亦可用**消瘕汤**治之。

403. 人有饱食即睡于风露之间，睡未觉腹中饱闷不舒，后遂成痞，人以为食未消而成痞也，谁知风露之邪裹痰于胃中乎。夫风邪，阳邪也；露邪，阴邪也。二邪合，而不阴不阳之气最难化物，故往往停积腹中而不散。治法通其阴阳，使阳邪入于阴之中，阴邪出于阳之外，则阴阳正气两不相损，庶痰气开而邪易遁也。第阳邪易散，而阴邪难散。然虽有阴阳之分，而祛邪何论阴阳。但补其阴阳之正气，则邪不祛而自祛矣。方用**两祛丹**：

白术一两　人参三钱　何首乌生用，三钱　鳖甲末三钱　地栗粉三钱　神曲二钱　茯苓二钱　当归三钱　半夏一钱　贝母一钱　水煎服。二剂轻，四剂又轻，十剂痞块全消。

此方脾胃双治之法也。脾胃俱属阴，奈何置阳不问乎？不知阳邪入于阴分，已全乎为阴矣。全乎为阴，是忘其为阳也，故治阴而不必治阳。然方中虽是治阴，未常非治阳之药，所以能入于阴之中，又能出乎阴之外，而阴邪阳邪两有以消之也。

404. 人有食蔬菜之类，觉胸膈有碍，遂疑有虫，因而作痞，人以为虫子之作祟也，谁知是心疑而物不化乎。夫脾胃主化物者也，毋论蔬菜入胃俱化，即虫子之类，到胃入脾安有不化者乎？虫即消化，何能成痞？盖疑心害之也。夫脾胃之所以能化物者，全藉乎先后天之火气也。后天火气在心包，先天火气在命门，心包之火生胃，命门之火生脾。脾胃有二经火气，而后能化糟粕而出精微，土得火而生也。食蔬菜而动疑，则心动矣。心包代心出治，主动而不主静。今心动而心包反不敢动，心包不代心君以出治，则火气不入于胃。胃既不能化物，而脾遂不为胃以运行，其所食之物，又安能化？自然停住于腹，而成痞矣。若不解其疑，止去健脾消痞，则癥瘕宁易荡除哉。方用**释疑汤**：

人参三钱　巴戟天五钱　茯苓三钱　白术五钱　白薇二钱　甘草一钱　使君子三枚　砂仁三粒　肉桂一钱　广木香三分　菖蒲五分　水煎服。二剂轻，四剂又轻，十剂全消。

此方全去温补心包之气，心包气旺，则心包之火自必升腾，宁肯自安于无为，而不代心君以宣化哉。心包火气宣于胃中，而命门之火翕然相从，不啻如夫妇同心，内外合力，齐心攻击，虽有癥瘕，不立时消化，吾不信也。

此症亦可用加味**四君汤**治之。

人参　远志　山药各三钱　白术五钱　甘草　枳壳各一钱　茯苓五钱　菖蒲一钱　山楂二十粒　神曲一钱　水煎服。

辨证录卷之八

疟疾门十则

405. 人有发疟，先腰痛头疼目重，寒从背起，先寒后热，热如火炽，热止汗出，不能即干，遍身骨节无不酸痛，小便短赤，世俗皆称脾寒，此乃太阳膀胱经之疟也。夫风邪从太阳经而入，即疟邪也。惟是冬月风邪入太阳而成伤寒，若夏秋风邪入太阳而成疟耳。盖冬月之风乃至寒之风，夏秋之风乃至热之风也，风不同而病亦异。总之，无食无痰不能成疟。夏秋之间，明是热风作祟，裹住痰食不化，行于阴而作寒，行于阳而作热也。夫痰食之类，遇寒则停住，遇热宜流通，何反裹痰食而不化？此乃寒热酷烈，因脾胃之衰盛，以分胜负。邪旺之极，正不能敌邪，遂至狼狈，无津液以养身体，骨节所以酸痛也，正既不能敌邪，邪势更张，反堵截其关津路口，小便不能遽出，而邪火入之，此所以短赤也。治法健脾胃之土，散太阳之邪，消痰化食，邪无所恃而自散矣。方用**开邪散**：

白术五钱　茯苓五钱　前胡一钱　柴胡一钱　甘草五分　猪苓二钱　人参一钱　青皮一钱　枳壳一钱　白豆蔻三分　山楂一钱　半夏一钱

水煎服。一剂轻，再剂又轻，三剂全愈。

此方健脾胃之气，则土旺敢与邪战。健脾胃之中，用利水化湿之药，引邪直走于膀胱太阳之经，邪从太阳而入，仍从太阳而出，在本经尤易分消耳。方中不专散太阳之邪，而兼表少阳之郁。盖少阳乃太阳之去路，早断其窜走之途，则邪不得不仍趋太阳原路而去。况消痰化食之品，无不用之得宜，则堂堂之阵，自然望旗帜而惊遁矣。

此症用加味**四君汤**亦甚效。

人参 甘草 桂枝各一钱 白术 茯苓各五钱 半夏二钱 水煎服。

406. 人有发疟之时，身先发热，头痛鼻干，渴欲饮水，目眴眴[1]不得眠，甚则烦躁，畏火光，厌听人声喧哗，人谓热病，谁知是阳明胃经疟乎。夫阳明胃土也，邪入阳明，其势自大。盖阳明多气血之经，其容水谷亦至盛，宜足以容邪，何邪入反能作祟？盖水谷之气盛，正足资盗贼之粮也。譬如贼居深山，势不甚张，及至入于城市，则妄行流毒，恣其掳掠无有止足也。阳明胃经之邪，亦复如是。若胃中水谷未足充其饥渴，必索水以救其内炎。渴甚多饮，则水停于心胃之中，心气为水所遏，不得下交于肾，则心肾两开，何能寐乎？心不能下交于肾，则肾畏火炎，何敢上交于心，以滋心中之液。自然心无所养而烦躁生。火邪更炽，伤火畏火，喜静而不喜动，人声喧哗，安得不恶？总皆阳明热邪作祟也。治法可不急泻其阳明之热邪乎。然而火邪居于胃中，烁干津液，胃气必虚，但泻其邪，不补其正，则正气消亡，邪益跳梁，是终无痊可之日也。故必须补中以泻其火热之邪，则正不伤，而邪亦易解也。方用**平阳汤**：

干葛二钱 人参三钱 白术五钱 贝母三钱 橘红一钱 石膏三钱 麦冬五钱 柴胡一钱 茯苓五钱 水煎服。一剂轻，再剂又轻，四剂全愈。

此方以人参、白术助脾胃之气，干葛、石膏泻阳明之火邪，贝母、橘红消阳明之痰食，麦冬滋肺经之炎，柴胡舒胆经之郁，茯苓泄太阳之滞，既攻补兼施，复彼此相制，邪安得不退避哉。

此症用**伐邪汤**亦效。

---

〔1〕眴眴：目眩也。

石膏　人参各三钱　半夏　柴胡各二钱　麦冬五钱　茯苓一两　甘草　厚朴　枳壳各一钱　水煎服。

407. 人有疟病初发之时，往来寒热，口苦耳聋，胸胁胀闷作痛，或呕或不呕，人以为火热之疟也，谁知是少阳胆经之疟乎。夫风邪入于人身，不敢遽入于脏，每伏于半表半里之间，乘人虚弱而后深入，进退于表里，而寒热生焉。故进与阴相争则寒，出与阳相争则热。半表半里者，少阳之地也。疟发之时，必有寒热之兆，寒热之往来，适在少阳所主之位；口苦者，胆汁外泄也；耳聋者，胆气不舒也；胸胁胀闷作痛者，胆血有滞也；或呕或不呕者，胆邪挟痰食而上冲也。治疟之法甚多，乌可舍少阳而别治。然治少阳之疟，有偏阴偏阳之分，偏阴则多寒，偏阳则多热。有纯热无寒，有纯寒无热之时，补偏救敝，总不可离少阳而求协其和平也。方用**和疟汤**：

柴胡三钱　当归一两　白术五钱　茯苓五钱　半夏一钱　甘草五分　生姜五钱　白芍五钱　山楂一钱　青皮一钱　水煎服。一剂轻，二剂又轻，三剂全愈。

此方无一味不入少阳之经络，又无一味不入脾胃之脏腑，祛邪复能补正，解表随可固里，真和解之仙丹，非特祛疟之神剂也。

此疟用**首攻汤**亦效。

白芍五钱　当归二钱　茯苓五钱　半夏二钱　香附三钱　羌活五分　甘草　神曲各一钱　水煎服。

408. 人有发疟之时，先寒作颤，寒后变热，面色苍白，善起太息之声，甚者状如欲死，或头疼而渴，人以为寒热相间之疟，谁知是厥阴肝经之疟乎。夫肝经之疟，由少阳胆经而入。若肝木自旺，则少阳之邪何敢深入？今因肝木之虚，邪遂乘机突入矣。肝气本急，邪入肝中，宜有两胁胀满之兆。兹安然不见有此等之病，是肝之大虚也。盖肝旺必怒，不怒而起太息之声者，是肝弱之极，不敢怒而又不能制其邪，故反生太息也。甚如欲死者，因气逆不能发声也。气逆则火升于上，而不易下降，咽喉自存火气而作渴矣。治法自宜急补肝以祛邪，不可纵邪以伐肝也。方用**补肝祛疟汤**：

白芍一两 当归一两 何首乌生用，一两 鳖甲三钱 茯苓五钱 青皮一钱 柴胡一钱 半夏二钱 甘草一钱 水煎服。一剂轻，二剂全愈。

此方全不祛邪，纯补肝气，肝气旺而邪气难留。得柴胡引出于少阳之分，则邪有出路，自然易解矣。

此症用**护肝汤**亦效。

熟地 鳖甲各五钱 山茱萸二钱 何首乌三钱 白芥子三钱 当归一两 柴胡一钱五分 水煎服。

409. 人有发疟之时，先寒后热，寒从腹起，善呕，呕已乃衰，热过汗出乃已，人以为感邪作疟，谁知邪盛于太阴之脾经乎。夫脾乃湿土，原易生痰，食即难化，又得风邪合之，自易成疟。夫各经之疟，俱宜兼顾脾土，岂脾土自病，反置脾于不补乎。惟是脾乃湿土，其性原湿，单补脾土，则土不能遽健，痰湿之气不能骤消，呕吐之逆未易安也。必须兼补命门之火，则土得温和之气，而痰湿自化，风邪无党难于作威，欲久踞脾而不可得矣。故治法不治脾不可，单治脾亦不可也。方用**温脾祛疟汤**：

白术一两 茯苓五钱 山药五钱 芡实五钱 人参三钱 肉桂一钱 炮姜一钱 橘皮一钱 半夏一钱 甘草一钱 白豆蔻三粒 水煎服。一剂呕吐定，二剂寒热除，三剂全愈。

夫疟病多本于脾寒，此方尤治脾寒圣药。凡是脾胃虚寒而得疟症者，将方煎服，无不神效，正不必问其一日二日之疟也。

此症用加味**术苓汤**亦效。

白术二两 茯苓五钱 半夏三钱 肉桂二钱 生姜一两 白豆蔻三粒 水煎服。

410. 人有发疟之时，寒热俱盛，腰痛脊强，口渴，寒从下起，先脚冷，后由腿冷至脐，由脐冷至手而止，其颈以上则不冷，人以为寒疟也，谁知是足少阴肾经之疟乎。此疟最宜早治，亦须补阴为主，倘不补其阴，开手用祛邪之药，必变为四日两发之疟也。盖此疟原是内伤于阴，邪乘阴虚而入之。初起时，阴不甚虚，即用补阴之剂，加入散邪之味，则随手奏功。无如人但去祛邪，不知补正，遂至阴愈虚而邪益深也。虽然邪乘阴虚深入，吾仍补其阴，阴日盛而邪日退，何不可治之有？夫邪既深入，尚且补其阴而邪退，况邪初入之时，补阴而邪有不速退者乎？方用**退邪汤**：

熟地一两　何首乌生用，一两　当归五钱　鳖甲五钱　茯苓五钱　山药五钱　白芥子三钱　柴胡五分　人参三钱　水煎服。一剂轻，二剂又轻，四剂全愈。

此方补肾中之阴，何加入柴胡、人参舒少阳之气，健脾胃之土耶？不知邪入于肾，必须提出于少阳半表半里之间，风邪易于消散。又恐柴胡入于至阴，而提出于至阳，非用人参则升提无力，故用之以健其脾胃，则脾胃有生气，阳足以升阴也。况鳖甲、首乌俱是入阴攻邪之药，邪见阴分之中无非能征善战之将，何敢久恋于阴而不去乎？越出于阳分，阳气不虚，岂容邪之存住，阴阳并攻，邪见之却走矣。

此症用**四疟散**亦效。

熟地二两　白术一两　甘草一钱　山茱萸一两　人参五钱　白芥子三钱　柴胡三分　荆芥一钱，炒黑　水煎服。

411. 人有四日两头发疟者，终年累月不愈，但有热而不寒，虽有汗而不渴，每发于夜，人以为阴虚之极，谁知是阳衰之极乎。夫邪入人身，每乘阴阳之虚。然疟之初入，必先入阳，而后入阴。入于阳则发近，入于阴则发远，入于至阴之中，则其发更远。四日两发者，乃《内经》云间二日之疟。即邪入于至阴也，最难祛逐，以阳气衰微，不敢与邪相战，邪得安居于至阴之中耳。夫邪正原不两立，正不容邪，而邪每欺正。今邪居于至阴，譬如强梁之辈，侨寓人家，欺主人之软弱，鹊巢鸠居，心忘主人于户外矣。四日两发之疟，情形实有相似。故治法必须大补阳气，后益之以攻阴邪之药，则邪出而与阳相角，始可成功。倘以为阴虚，惟用滋阴之药，则邪且乐得相资，虽佐之祛邪之味，彼且谨[1]闭至阴之藏而不出矣。方用**提阴升阳祛邪汤**：

人参一两　白术一两　何首乌生用，一两　鳖甲一两　茯苓五钱　熟地一两　山茱萸五钱　肉桂一钱　柴胡一钱　白芥子三钱　水煎服。二剂反觉寒热交战而病重，再服二剂，寒热不生，全愈矣。

此方虽阴阳双补，而意重补阳。阳旺则敢与邪斗，故初服之而病重者，正阳气与邪气交战也。兼补阴者，助其阴气之旺，则阴旺而邪不敢重回于至阴之内。用柴胡于补阴补阳之中者，提出阴气以交于阳，则邪亦从阴俱出，一遇阳气，则彼此大哄。又有鳖甲、何首之辈，超勇绝伦，邪有不披靡而遁哉。故一战而不胜，连战未有不胜者也。

此症用**远疟汤**亦佳甚。

人参　山茱萸　鳖甲　当归各一两　白术　熟地各二两　山药五钱　附子一钱　柴胡五分　白芥子三钱　水煎服。

412. 人有哀哭过伤，病后成疟，困倦甚疲，人以为疟母之未消，谁知是阴阳两亏乎。夫疟之盛衰，全视乎阴阳之衰旺也。下多亡血，亡其阴也；悲哀伤气，伤其阳也。阴阳两亏，正气虚极，何能与邪气相争，惟听疟邪之往来，邪盛则盛，邪衰则衰。治法宜助正以祛邪。倘惟事攻邪，而不知补正，则正气愈虚，汗必大出，阴虚阳散，欲不亡得乎？方用**救正汤**：

人参一两　黄芪一两　白术二两　炙甘草一钱　当归五钱　半夏三钱　水煎服。连服数剂疟止，十剂全愈。

---

〔1〕谨：严也。

夫疟邪之久居不散者，正藉痰气之弥满耳。补正气以消痰气，则正气自旺，痰气自消，此疟之更易痊也。此方全在用半夏之神，补非呆补，消非峻消矣。

此症用**救哀汤**亦效。

黄芪一两　白术二两　人参五钱　茯苓一两　鳖甲　山茱萸　白芍各五钱　半夏三钱　水煎服。

413. 人有一时病疟，自卯足寒，至酉分方热，至寅初乃休。一日一夜止苏一时，人以为风邪之入于营卫也，谁知是寒气之入于阳明乎。夫足阳明与冲脉，合宗筋而会于气街，行房之后，阳明与冲脉之气，皆夺其所用，其中空虚，寒邪相犯，即乘虚而入舍于二经之间，二经过胫会足跗上，因邪之相合，而二经之阳日亏，不能渗荣其经络，故痁[1]行而不能止也。治法补二经之虚，兼散其寒邪，则阳气自旺，寒邪难居，得汗可解。然而足跗道远，药力未易骤到，非多加药饵，何能取胜哉。方用**解寒汤**：

人参五钱　白术一两　附子三分　苍术三钱　川芎二钱　柴胡五分　水煎服。二剂汗出而愈。

此方用参、术以大补其气，佐之苍术、川芎、柴胡以发其汗，用附子以引至阳明、冲脉、宗筋、气街之所，自然气因补而无秘塞之忧，邪得散而无闭结之患矣。

此症用**参术附半汤**亦效。

人参一两　附子二钱　半夏三钱　白术二两　水煎服。二剂全愈，不必再服。

414. 人有疟病发寅、申、巳、亥之时者，人以为痰疟也，然亦知为阴中之阳，与阳中之阴乎。夫同一疟病，何以分其阴阳哉？大约昼发者，为阴中之阳；夜发者，为阳中之阴也。故昼发者，发于巳而退于申，巳阳而申阴也；夜发者，发于亥而退于

〔1〕痁：疟疾。

寅，亥阴而寅阳也。以此而辨别阴阳，断不少误。然则症既分阴阳，治法乌可合治之乎？吾以为未常不可合治也。虽阳病在于气虚，阴病在于血少，然而无痰无食，终不成疟，消化痰食，宁有异哉。且痰食之不消而结成疟母，要不离乎肝气之郁结，以下克夫脾土也。疏肝以健土，则脾之气旺，而痰与食自化，是治肝以治疟，阴阳正不可异也。方用**疏肝两消汤**：

白芍三钱 白术五钱 陈皮一钱 半夏一钱 当归三钱 厚朴一钱 柴胡二钱 茯神三钱 白芥子一钱 气虚者，加人参三钱。血虚者，加熟地八钱。水煎服。八剂，必发大汗而愈。

此方阴阳两治之法也。阴中引阳，以出于阳分，而阴又不伤；阳中引阴，以离于阴分，而阳又无损，两相引而阴阳之正气日盛，自然两相制而阴阳之邪气日消。况气虚加人参以助阳，血虚加熟地以滋阴，又阴阳之分治，何疟之不除哉？人见其治疟之神也，遂以此方能统阴阳而治疟也，谁知单消痰食，止疏其肝气之郁结乎。

此症用**散母汤**亦效。

人参 何首乌 半夏 鳖甲各三钱 白芍 白术各五钱 柴胡一钱 青皮 神曲各二钱 水煎服。

虚损门十三则

415. 人有多言伤气，咳嗽吐痰，久则气怯，肺中生热，短气嗜卧，不进饮食，骨脊拘急，疼痛发酸，梦遗精滑，潮热出汗，脚膝无力，人以为痨怯之症也，谁知其先伤于气乎。夫伤气者，伤肺也。肺伤则金弱不能生水，肾经无滋化之源，何能分余润以养脏腑乎？肺金生热，则清肃之令不行，膀胱之气不化，脾胃俱失其运化之权。土亏而金益弱，金弱而水益虚，水难养肝而木燥，水难灌心而火炎。木强则侮金，火胜则克肺，欲气之旺也得乎？气衰则不能摄精，精涸则不能收汗，汗出则不能生力，此骨脊之所以酸疼，饮食懈怠而嗜卧也。治法必须先补其肺，更宜兼补脾胃。盖肺气不能自生，补其脾胃，则土能生金，脾胃为肺金之母也。方用**益肺丹**：

人参三钱　白术三钱　当归三钱　麦冬五钱　北五味三分　柴胡五分　荆芥五分　山药三钱　芡实三钱　水煎服。四剂而脾胃之气开，又四剂而咳嗽之病止，又服四剂酸疼之疾解，又四剂潮热汗出之症痊，再服十剂，气旺而各恙俱愈。

或疑损其肺者益其气，未闻损其气者益其肺也？不知益肺实益气也。肺衰则气衰，肺旺则气旺，气衰乌可不补肺哉，若补肺何能舍脾胃而他补乎？

此症亦可用**壮气汤**治之。

人参三钱　麦冬一两　甘草三分　百合一两　贝母三分　水煎服。

416. 人有失血之后，不知节劳慎色，以致内热烦渴，目中生花见火，耳内蛙聒蝉鸣，口舌糜烂，食不知味，鼻中干燥，呼吸不利，怠惰嗜卧，又不安贴，人以为痨瘵之渐也，谁知是伤血而成之乎。夫肝藏血，失血者乃肝不藏血也。然其由，非大怒以动其血，即大劳以损其血也。虽动与损不同，而补血、养血必宜合一。无如酒色财气，无非动血之媒；耳目口鼻，无非损血之窍。养血者既无其力，补血者又缺其药。此失血者，往往难痊，因循误治，不至于死亡不已也。倘一见失血，即用平肝止血之药治之，何至于濒伤不救。但失血成损，苟徒补其血，则血不可以骤生，而耗血之脏腑损于内，烁血之情欲损于外，亦必死之道也。盖补血必须补气，而养血必宜益精，使阴阳两资于上下，而中焦肝脏之血已损者能增，未损者能固也。方用**缓中汤**：

白芍一两　当归一两　人参一两　甘草一钱　熟地一两　山茱萸五钱　麦冬五钱　三七根末三钱　荆芥炒黑，一钱　炒黑姜炭五分　水煎服。一剂睡卧安，二剂烦渴止，十剂病减半，二十剂又减半，三十剂全愈。

此方气、血、精同补之药也。然补气药少于补精血之药者，以失血之病，毕竟阴亏，吾重补其阴，而少补其阳，则阳能生阴，阳不至于大亢；阴能制阳，阴不至于太微，自然气行于血之中以生血，即血固于气之内以藏血也，宁尚有走失之患哉。况方中原有荆芥之引经，姜炭、三七根之止血，又用之无不咸宜者乎。

此症用**八物汤**亦佳。

白芍 山药各五钱 当归 熟地 麦冬各一两 甘草五分 丹皮 沙参各三钱 水煎服。

417. 人有入房纵欲，不知葆涩，以致形体瘦削，面色痿黄，两足乏力，膝细腿摇，皮聚毛落，不能任劳，难起床席，盗汗淋漓，此损精而成痨症也。夫阴精足者其人寿，未有精虚而能长年者也。然而精足者，举世绝无其人，所以肾有补而无泻，其或病或不病，亦分之于能节与不能节耳。世人贪片刻之欢，至于死亡无论也。泄精未至于死亡，乌忍其病而不救，要不能舍填精而别求异术也。然而填精实难，泄精既多者，不特伤肾，必且伤脾，脾伤胃亦伤矣。胃为肾之关门，胃伤则关门必闭，虽有补精之药，安能直入于肾宫，是补肾必须补胃，胃与脾为表里，补胃而补脾在其中，故填精之药，断宜合三经同治耳。方用**开胃填精汤**：

人参三钱 白术五钱 熟地一两 麦冬三钱 山茱萸三钱 北五味一钱 巴戟天一两 茯苓三钱 肉豆蔻一枚 水煎服。连服十剂，精神生，饮食知味，胃气大开。再用十剂，可以起衰。再用十剂，前症顿愈。

此方虽非起死方，实系填精妙药。填精而精足，精足人可不死，然则此方正起死之方也，人亦加意而用之乎。

此症用**扶弱汤**亦妙。

熟地一两 石斛 麦冬各五钱 北五味子一钱 巴戟天 菟丝子各三钱 山茱萸五钱 水煎服。

418. 人有行役劳苦，动作不休，以至筋缩不伸，卧床呻吟，不能举步，遍身疼痛，手臂酸麻，人以为痿症之渐也，谁知是损筋之故乎。夫筋属肝，肝旺则筋旺，肝衰则筋衰，损筋是损肝也，补肝其可缓乎？然肝之所以衰旺者，乃肾之故也。肾水生肝木，肾水足而肝气旺，肾水虚而肝气衰，故筋衰者必补其肝，而肝衰者必补其肾。虽然补其肾，肝受益矣；但肝又去生心，吾恐补肾以生肝，尚不暇养筋也，更须补其心气之不足，则肝不必去生心，肝木得肾之滋，枝叶条达，筋有不润者乎。方用**养筋汤**：

白芍一两　熟地一两　麦冬一两　炒枣仁三钱　巴戟天三钱　水煎服。二剂筋少舒，四剂筋大舒，十剂疼痛酸麻之症尽痊矣。

此方心肝肾三经同治之药也。凡三经之病，均可用之，非独治伤筋不足之症，在人通用之耳。

此症用**舒筋汤**亦效。

白芍　熟地各一两　甘菊　丹皮　牛膝　秦艽各二钱　白术五钱　枸杞二钱　葳蕤五钱　水煎服。

419. 人有久立腿酸，更立而行房，则两足必然无力，久则面黄体瘦，口臭肢热，盗汗骨蒸，人以为瘵病也，谁知起于伤骨乎。夫骨中藉髓以能坚，骨无髓则骨空矣，又何所恃而能立乎。然而伤骨亦能耗髓，况立而行房则骨与髓两伤矣，何能不病哉。且伤骨中之髓者，即伤肾中之精也。髓涸者，肾水先涸也。肾涸不能化髓，骨中所以空虚也。故欲补骨中之髓，必先补肾中之精。方用**充髓丹**：

熟地二两　山茱萸一两　金钗石斛五钱　地骨皮三钱　沙参五钱　牛膝三钱　五味子一钱　茯苓三钱　水煎服。

此方填补真阴，使肾水充足，精满髓充而骨健也。倘用冷药以损胃，或用热药以助阳，则熬干津液，燥以益燥，必成为痨瘵而不可救矣。

此症用**龟鹿饮**亦效。

熟地二两　山茱萸一两　金钗石斛　牛膝　虎骨　龟膏　杜仲各三钱　山药　鹿角胶　菟丝子　白术各五钱　水煎服。

420. 人有过于欢娱，大笑不止，遂至唾干津燥，口舌生疮，渴欲思饮，久则形容枯槁，心头出汗，人以为阴虚火动也，谁知是阳旺火炎哉。夫心属阳火，肾属阴水，阴水遇阳火而烁干，阳火必得阴水而灌溉。是心火非肾水相交，不能止其炎上之性，惟是心中无液则心必燥矣。何心头偏能出汗耶？不知喜主心，而喜极反至伤心。盖喜极则心气大开，液不上行于唇口，尽越于心头之皮肉矣。故肾中之津到于心，即化为汗，何能上济于廉泉之穴，以相润于口舌之间乎。明是心气之伤，截流而断塞也。然则治法不必补肾水之源，仍补其心气之乏，而廉泉之穴自通矣。方用**通泉饮**：

炒枣仁一两　麦冬一两　天门冬三钱　北五味一钱　人参三钱　丹参三钱　远志一钱　当归五钱　甘草一钱　柏子仁三钱　水煎服。一剂口润，再剂心头之汗止，三剂诸症全愈。

此方补心气之伤，又是生津生液之药，何必补肾以通源哉。

此症用**玄参莲枣饮**亦佳。

玄参三两　丹皮　炒枣仁各一两　丹参五钱　柏子仁　莲子心各三钱　水煎服。

421. 人有用心太过，思虑终宵，以至精神恍惚，语言倦怠，忽忽若有所失，腰脚沉重，肢体困惫，人心为怯症之成也，谁知是劳心以至伤神乎。夫心藏神，神之久安于心者，因心血之旺也。思虑无穷，劳其心矣。心劳则血必渐耗，而神无以养，恍恍惚惚，有无定之形。且神宜静不宜动，神动则心更动，心动而血益亏，血亏而神愈动，虽有肾水之资，而血不能滋，虽有肝木之养，而液不能入，寡弱之君，无以自立，虽有良辅而四体不能强健，此腰脚肢体所以沉重而困惫也。治法必急救其心，而救心必以安神为主。方用**定神汤**：

人参一两　茯苓五钱　白术五钱　丹参五钱　远志一钱　生枣仁五钱　丹砂末一钱　柏子一钱　巴戟天三钱　黄芪一两　当归五钱　山药三钱　甘草一钱　白芥子二钱　水煎服。一剂心安，二剂神定，十剂而身健矣。

此方心脾胃肺肝同治之药也。盖心为孤主，非得心包戴护[1]，则神恐有下堂之走。今得脾胃肺肝之同治，则扶助有力，心血易生，心神自旺矣。

此症用**龙齿安神丹**亦妙。

人参　麦冬各一两　黄连二钱　柏子仁三钱　龙齿火煅，醋焠，为末，一钱　炒枣仁三钱　甘草五分　北五味子一钱　水煎服。

422. 人有终日劳心，经营思虑，以致心火沸腾，先则夜梦不安，久则惊悸健忘，形神憔悴，血不华色，人以为心气之弱也，谁知是心血之亏乎。夫心宜静而不宜动，静则火不自炎，肾水自然来济。若动，则心肾两不相交矣。盖肾水非火不生，然而肾得温火而水易生，肾得烈火而水易竭。心过劳而火动，正烈火而非温火也。肾畏避之不暇，敢来上升，以受火之威逼乎。水不上升，心愈干燥，必且自焚，虚损之症成矣。夫五脏之损，损至心而亡。今损不由五脏，心先自损，宜为不治之症。然而心宫宁静，原取给于各脏腑也，各脏未损，正有生机，补各脏之气，自然虚者不虚，损者不损也。治法专补其脾肾肺肝之气。方用**卫主生气汤**：

人参三钱　白术五钱　麦冬五钱　北五味五分　白芍一两　白芥子二钱　炒枣仁三钱　玄参一两　水煎服。二剂心血生，心气亦旺矣。

此方五脏兼补之药也。然而兼补五脏，又是独补心宫，所以为奇。倘止补心而不补余脏，或单补一二脏，而不五脏之兼补，

---

[1] 护：原作“获”，字之误，今改。

反有偏胜之忧，非善补心伤虚损之法也。

此症用**益心丹**亦可治。

人参　当归各五钱　麦冬　炒枣仁各一两　天花粉　北五味　远志　神曲　丹砂各一两　菖蒲五分　菟丝子三钱　水煎服。

423. 人有过于好色，入房屡战，以博欢趣，则鼓勇而斗，不易泄精，渐则阳事不刚，易于走泄。于是骨软筋麻，饮食加少，畏寒之症生，人以为气虚之故，谁知是肾中之水火两损乎。夫肾中相火藏于命门之中，乃水中之火也。肾中水火，不可两离。频于泄精者，似乎损水而不损火，殊不知火在水中，水去而火亦去也。凡人火动之极，而水泄之，水泄之极，而火无水养，则火更易动而易泄，水火两伤，欲肾之不损得乎？治法必须大补肾中之水，不可补夫肾中之火。盖水虽生于火，而水涸之时，骤补夫火，则水不能制，而火且炎上，亦足以害之也。惟大补夫水，使水足以制火，而火亦自生。方用**六味汤**大剂煎饮，服至两月，然后加入附子、肉桂，以培补命门之真火，则水火有既济之妙，庶几两受补阴、补阳之益也。世人认八味丸为补阳之药，然仍于水中补火，是补阳而兼补阴之药也。所以补火无亢炎之祸，补水无寒冷之虞耳。

此症用**菟丝地萸汤**亦神。

熟地一两　山茱萸五钱　菟丝子一两　巴戟天五钱　水煎服。

424. 人有易于动怒，虽细微饮食，琐碎居处，家人父子之间，无不以盛气加之，往往两胁满闷，其气不平，遂致头疼面热，胸膈胀痛，人以为肝气之盛，谁知是肝血之损乎。夫肝性最急，得血以养。惟肝中无血，则肝气抑郁而不舒，遂易动怒矣。盖肝气最不能藏而喜泄，肝气藏则肝血必然外越，肝血藏则肝气必然外疏；肝气泄则肝血必然内生，肝血泄则肝气必然内郁，是二者原相反而相成者也。今易于动怒者，是肝血欲藏而不能藏，肝气欲泄而不能泄矣。治法补肝血以使之藏，平肝气以使之泄而已。方用**逍遥散**加味治之。

白芍一两　白术五钱　陈皮五分　甘草五分　茯苓　当归各五钱　柴胡一钱　炒栀子三钱　半夏一钱　荆芥炒黑，三钱　水煎服。连服十剂，血藏于肝中，气摅于肝外，两得其宜也。

盖此方原善疏肝经之郁气，郁解而气自和。况清其火，血有宁静之气；引其经，血有返还之思。重用白芍、当归以生其新血，轻用柴胡、半夏以解其逆气，所以两收其功也。

此症用**加减生熟二地汤**亦妙。

生地　熟地各一两　白芍　麦冬各五钱　山萸三钱　北五味一钱　炒栀子二钱　甘草一钱　水煎服。

425. 人有不食则腹中若饥，食则若饱闷，吞酸溏泻，日以为常，遂至面色痿黄，吐痰不已，人以为胃气之伤也，谁知是脾气之损乎。夫脾为胃土代行其传化者也。胃之气全藉脾气之运动，胃乃得化其精微，不特脾受益，而各脏腑之气，无不受其益也。今脾气受伤，不能为胃以代行其传化，不特胃之气无以生，而脾不得胃气之化，则脾亦受损而不受益，势必至脾胃两损，何能分其津液，以灌注夫各脏腑之气耶？治法必大健其胃，兼补夫脾。盖胃与脾为表里，两者宜合不宜离者也。方用**益脾汤：**

人参一钱　山药五钱　芡实三钱　巴戟天三钱　砂仁一粒　半夏三分　茯苓二钱　扁豆一钱　神曲一钱　肉果一枚　白术三钱　水煎服。服三月胃气开，再服三月脾气壮，但见有益，不知有损矣。此方开胃之药多于补脾，以脾损由于胃虚，故补胃而自益其脾也。

此症用**果腹饮**亦效。

白术一两　甘草一钱　破故纸一钱　砂仁一粒　茯苓三钱　芡实五钱　水煎服。

426. 人有终朝咳嗽，吐痰微喘，少若行动则短气不足以息，人以为心火之刑肺，谁知是肺气之自损乎。夫肺主气，五脏七腑，虽各自有气，皆仰藉肺中清肃之气，以分布之也。今肺金自损，自卫不足，何能分给于脏腑乎。且肾水非肺金之气不生，肺既自顾不暇，不来生肾，肾无肺气而水涸，肺又分其气以救子而不足，自然子病而母之气亦尽矣。治法宜大补肺气，兼补肾水。方用六味汤加麦冬、五味子，大剂与之。久服肾旺而肺亦旺也。夫六味汤补肾之药，即加五味、麦冬之补肺，而入于六味丸汤中，仍是补肾者也。补肾以治肺，此胜于治肺者也。肾旺而肺不必顾子，况又有麦冬、五味之滋，肺受益正无尽也，何损之不愈哉。

此症用**延息汤**亦佳。

人参　百合各五钱　甘草一钱　熟地一两　山茱萸四钱　牛膝二钱　北五味五分　茯苓三钱　水煎服。

427. 人有贪用饮食，甚至遇难化之物而不知止，逢过寒之味而不知节，遂至胸腹胀闷，已而作痛生疼，后至起嗳吞酸，见美味而作嗔不欲食者，人皆以为脾气之困，谁知是胃气之损乎。夫脾胃虽为表里，然一主入，而一主出，能入而不能出者，脾气之衰；能出而不能入者，胃气之乏也。虽脾胃交相伤损，然治法不可概治，必分别何经之伤，使损者多获其益，则胃易开而脾易健。盖脾胃同属一土，而补土实有两法，脾虚属肾寒，胃虚属心冷也，故补脾者必须补肾，而补胃者必须补心，不可混也。今见美味而嗔，明是胃虚，而非脾虚矣。治法补其心火，而胃气自开。方用**六君子汤**加味治之。

人参二钱　白术三钱　炒枣仁　茯苓各三钱　陈皮五分　甘草五分　半夏一钱　干姜炒二钱　附子一片　水煎服。连用十剂，胃中温和。再服十剂，前症顿去。

此方虽仍是统治脾胃之药，然加枣仁、干姜、附子之类，是补心者居其重，补脾者居其轻矣。名是脾胃兼治，实偏于治胃者也。

此症用**生气汤**亦妙。

人参二钱　白术一钱　巴戟天二钱　陈皮三分　甘草二分　茯苓二钱　砂仁一粒　谷芽一钱　炮姜五分　水煎服。

痨瘵门十七则

428. 人有纵欲伤精，两胫酸痛，腰背拘急，行立足弱，夜卧遗泄，阴汗痿靡，精神倦怠，饮食减少，而耳飕飕如听风声，人以为传尸之痨瘵也，谁知是自伤于肾，为初起之痨瘵乎。夫人之贪色，或立而行房，或劳而纵送，或一泄未已而再泄，或已劳未息而再劳，或兴未来而黾勉[1]强合，或力已竭而带乏图欢，或天分原薄，服春药而快志，或材具本小，学展龟以娱心，或行疫辛苦犹然交会，或思虑困穷借以忘忧，一宵之欢遂成终身之疾，原不在妇女之众，与泄精之多也，不知节，便即成痨矣。必致失血，兼之吐痰咳嗽，夜热盗汗，畏寒畏热，似疟非疟，胸中似饥非饥，似痛非痛，饮馔之类，既不能多，复不能化。失情失绪，骨蒸火动，又思色以泄其火，见色而动其意，鬼交梦遗而不可止，于是发寒发热，骨髓之中遂生痨虫，因循至死，深可伤也。治法补真精之乏，开胃气之衰，加之杀虫之药，安在将死者之不可救乎。方用**救瘵汤**：

熟地五钱　白芍二钱　山药二钱　沙参三钱　地骨皮五钱　麦冬二钱　北五味十粒　人参五分　白薇五分　白芥子一钱　鳖甲一钱　茯苓一钱　水煎服。十剂虫死，二十剂胃气大开，连服二月，精神渐旺。服一年而愈，然必须断色欲也。

此方补阴居多，少加人参以助胃气，则补阴而无腻滞之忧。即所用杀虫之药，非狼虎毒味可比，消弭于无形，所以有益无损也。此方看其平常，配合精良，以治初起之痨，实有神功耳。

---

〔1〕黾勉：努力也。

此症用**救败汤**治之。

地骨皮　丹皮各五钱　人参三分　白芍三钱　山药一两　甘草二分　水煎服。

前病用前方妙矣，然伤肾以成前病者，世人颇多，恐一方不足以概治也。我更受异人之传，尚有一方以治前病甚效，因并志之。异人谓：伤肾以致生痨虫者，必须先杀其虫，后用补肾之药，则肾经受益，否则徒补其精也。盖虫不去，则所生之精，仅足以供虫之用，虫得精之旺，虫之势愈大，与其于补中杀虫，不若先杀其虫，后补其阴之为胜。惟是杀虫之药，未有不更伤其阴者。吾方则不然，虽死其虫，而于阴仍未有损，且能开胃。方名**祛祟丹**：

鳗鱼一条，重六两　怀山药三两　芡实一两　水煮极烂，少加青盐同食。食完，不必吃饭，一日必须食完，连汤汁饮之。一次之后，隔七日再照前食之。三次则骨中之虫无不死者，然后另用**起瘵汤**：

人参一钱　茯苓三钱　麦冬三钱　北五味子十粒　生枣仁二钱　熟地五钱　山茱萸二钱　巴戟天二钱　白芍一钱　白芥子五分　沙参一钱　水煎服。服一月精渐旺矣。再服一月全愈。

此方平中有奇，前方奇中实平，皆异人所传，余不敢隐，愿与世共之，以救初起肾痨之病云。

429. 人有夜卧常惊，或多恐怖，心悬悬未安，气吸吸欲尽，淫梦时作，盗汗日多，饮食无味，口内生疮，胸中烦热，终朝无力，惟思睡眠，唇似朱涂，颧如脂抹，手足心热，液燥津干，人以为肾经之痨瘵，谁知肾传于心，而心初受病乎，夫心宫宁静，邪不可侵。邪侵于心，则神必越出于外。肾痨生虫，无形之邪气犯心，尚不可救，乌容有形之虫深入哉。不知虫虽有形，而虫之气亦无形，肾气既交于心，而肾中之虫气，乌得不上交哉。虫之气与肾之气自是不同，肾气交心，而心受益，虫气交心，而心受损，何必虫入心而心始病乎？然则治法不必治心，仍治肾可也。然而徒治肾而虫在，则虫之气仍在肾，心仍受虫之害也。故救心必须滋肾，而滋肾必须杀虫。方用**起瘵至神汤**：

熟地一两　山茱萸五钱　麦冬一两　茯苓五钱　山药五钱　芡实三钱　肉桂三分　白术三钱　杜仲一钱　鳖甲五钱　百部二钱　水煎服。连服十剂，痨虫死矣。再服一月，肾气旺而心气安。再服一月全愈。

此方全是补肾安心之剂，惟鳖甲、百部乃杀虫之药。鳖甲深攻，引百部直入于至阴之内，又是补阴而不伤于髓，虫以为养身之味，讵知是杀身之味耶。虫死而肾无异气，则心气受益，而又有麦冬、茯苓、白术之相扶，自然庆安奠于宫中，喜敉宁于殿上也。

此症用**安养汤**亦效。

人参　百部各一钱　山药一两　甘草三分　麦冬五钱　北五味十粒　白术二钱　茯神三钱　水煎服。

430. 人有咳嗽吐痰，气逆作喘，卧倒更甚，鼻口干燥，不闻香臭，时偶有闻，即芬郁之味，尽是朽腐之气，恶心欲吐，肌肤枯燥，时作疼痛，肺管之内，恍似虫行，干皮细起，状如麸片，人以为肺经痨瘵也，谁知是心痨而传之肺乎。夫肺为娇脏，最恶心气之克，心以正火刑肺，肺尚受病，况以尸虫病气移而刑肺，肺安得而不病乎？然而肺气之伤者，伤于心之火气也。心受虫气之伤，心自顾不遑，何能分其虫气以克肺？不知心嫌虫气之侵，乃不自受，即以虫气移入于肺，而自避其毒也。况肺为肾之母，肺原能自交于肾，而肾之虫气，何独不交于肺乎？此心肾交侵，痨瘵之势，倍重于肾之传心矣。治法消心中之虫气，不若仍消肾中之虫气出。然而心肾两伤，又消两经之虫，药必先经于胃，虫未必杀而胃气先亡，则肺金大失化源，非治之善也。法宜健胃，则分布精液，心肾有益，胃又无损，则虫可得而诛矣。方用**健土杀虫汤**：

白术五钱 人参二钱 白薇二钱 万年青一片 熟地一两 麦冬一两 山茱萸三钱 生枣仁三钱 车前子二钱 贝母一钱 水煎服。二剂气喘少平，又二剂咳嗽渐轻，又二剂知香臭，又二剂疼痛渐止，服三月全愈。

此方补胃气又不助阳，消虫气又不损液，肾足以制心，而心不至于刑肺，实治痨传肺之妙法也。

此症用**护肺饮**亦佳。

白术 人参 百合各二钱 白薇 天冬各一钱 麦冬三钱 款冬花五分 天花粉 桔梗各六分 水煎服。

431. 人有两目䀮䀮，面无血色，两胁隐隐作痛，热则吞酸，寒则发呕，痰如鼻涕，或清或黄，臭气难闻，泪干眦涩，尝欲合眼，睡卧不安，多惊善怖，人以为肝经之痨瘵也，谁知是肺痨次传于肝乎。夫肺金克肝木者也，使肝木本旺，肺何能克之。无如肾痨之后，久不生肝，则肝木无滋润之气，肝弱可知。肺即乘其弱，将虫气交于肝，肝欲拒之而无力，不得已顺受其虫气矣。肝为肾之子，肾见肝子已受虫气，惟恐肝气不敌，乃移其肾气以生肝，而虫气即因肾气之移，而同移入于肝矣。虫蚀肝血，肝又何养乎？治法仍须救肾以生肝，兼之生肝以杀虫也。方用**援瘵汤**：

白芍一两 当归一两 熟地一两 山茱萸五钱 茯苓五钱 鳖甲五钱 白薇二钱 水煎服。十剂少痊，二十剂更痊，服三月乃愈。

此方肝肾两治之汤也。止鳖甲、白薇乃杀虫之味，不寒不热，既无偏胜之虞，能补能攻，又是两全之道。杀虫于无形，起死于将绝者也。或谓痰色青黄，方中消痰逐秽之品似不可少。不知虫入肾肝，非直救二经，何能夺命，况消痰逐秽之品，用之益伤脾胃。肝既受虫之侵，正欲移传于脾，倘再伤之，不引虫入于中州乎？故宁大补肾肝，使二脏受益，其痰自化，断不敢轻用消痰逐秽之品，以再伤脾胃耳。

此症用**疗瘵汤**亦佳。

白芍 熟地各五钱 当归四钱 鳖甲三钱 鳗鱼骨烧黑灰，三分 北五味十粒 水煎服。

432. 人有胸前饱闷，食不消化，吐痰不已，时时溏泻，肚痛腹胀，空则雷鸣，唇口焦干，毛发干耸，面色黄黑，微微短气，怯难接续，便如黑汁，痰似绿涕，人以为脾经之劳瘵也，谁知是肝痨而传于脾乎。夫五脏之痨，传入于脾，本不可救，不必更立救脾痨之法也。虽然人有胃气一线未绝，无不可接续于须臾，脾与胃为表里，胃绝则脾绝，万无生理。脾绝而胃未绝，尚有生机，正不可因其肝虫之入脾，即诿于天命之绝也。余自行医以来，曾救一妇人得此症，脉又细数，众医皆以痨病传脾，为必死之症，其夫亦弃之不治。余见饮食知味，谓其夫曰：尊正尚有一线可救，何忍看其死而不一援乎？其夫曰：众医皆弃而不治，非我不欲生之也。余劝其单服**二白散**，用：

山药 芡实各等分，约各四斤 万年青四大片 各炒、磨为细末，入白糖一斤，滚水调服。

遇饥即用，无论数次。其妇闻之，如法喜吞，头一日即服五大碗。约五月，每日如此，脾气渐服渐愈，竟得不死。问其前后所服几何？约百斤也。后见余称谢。因备志之，以助行医方法之穷。二味既能健脾，尤能补肾，肾脾兼治，所以奏功。况万年青杀虫于无形，入之于二味之中，虫亦不知其何以消灭于无踪也。此方不特单治脾痨，但不可责其近功耳。若加入人参二两以助胃气，则胃气更健，脾气尤易援耳。

此症用**援怯汤**亦妙。

白术 山药各一两 茯苓三钱 人参三钱 芡实五钱 白薇一钱 鳗鱼骨末五分 肉桂三分 水煎服。

433. 人有阴虚火动，每夜发热如火，至五更身凉，时而有汗，时而无汗，觉骨髓中内炎，饮食渐少，吐痰如白沫，人以为骨蒸之痨瘵也，谁知是肾水不能制火乎。夫肾中水火，必须两平，火之有余，水之不足也；水不足，火始有余。骨蒸之病，正坐于火旺水亏耳。治法不必泻肾中之火，但补其肾中之水，则水足济火。肾既不热，骨髓之内外何能热乎。方用**凉髓丹**：

地骨皮一两　丹皮一两　麦冬五钱　金钗石斛三钱　牛膝二钱　茯苓二钱　水煎服。连服四剂而内热轻，再服四剂内热尽除，服一月而前症尽愈。

此方用地骨、丹皮，不特补肾中之水，且取其能凉骨中之髓，与消骨外之血也。夫骨中髓热，必耗其骨外之血；骨外血热，必烁其骨中之髓。故兼用二味，则髓与血两治，无太热之虞，肾中宁独热哉。况石斛、牛膝，无非补肾阴之味，阴旺则阳平，水胜则火退，骨蒸不蒸，而痨瘵何能成哉。

此症用**纯阴汤**亦佳。

玄参　麦冬　丹皮　地骨皮　熟地各三钱　水煎服。

434. 人有气虚，气息短促不足以息，与劳役形体气急促者迥殊，懒于语言，饮食无味，身体困倦，人以为气痨也，谁知是阳虚下陷，由于内伤其元气乎。夫元气藏于关元之中，上通肺而下通肾。元气不伤，则肾中真阳自升于肺，而肺气始旺，行其清肃之令，分布于五脏七腑之间。若元气一伤，不特真阳不能上升，且下陷于至阴之中，以生热矣。此热乃虚热，非实热也。实热可泻，虚热宜补，故必用甘温之药以退其虚热。然而单用甘温以退其热，不用升提之味以挈其下陷之阳，则阳沉于阴，而气不能举，虽补气亦无益也。即升提其气矣，不用补气之味，则升提力弱，终难轻举其气也。方用**补中益气汤**：

人参五钱　白术五钱　炙黄芪三钱　当归三钱　陈皮五分　甘草五分　升麻二分　柴胡三分　加贝母一钱　水煎服。一剂气升，二剂气旺，十剂生力，胃气大开，前病顿失。

补中益气汤乃李东垣一生学问全注于此方，妙在用柴胡、升麻于参、术、芪、归之内，一从左旋而升心肝肾之气，一从右旋而升肺脾胃命门之气，非仅升举上、中二焦之气也。

此症用**提陷汤**亦效。

黄芪　麦冬各五钱　白术　人参各二钱　甘草三分　桔梗一钱　神曲五分　水煎服。

435. 人有血虚者，面无色泽，肌肉焦枯，大肠干燥，心多怔忡，健忘不寐，饮食少思，羸瘠不堪，夜热无汗，人以为血痨也，谁知是肝燥而生火乎。夫肝中火盛，往往自焚，终由于肾水之能生木，非失血吐于外，即耗血燥于内耳。肝既自燥，火生木中，正可火生木外，似乎心火得肝木之火而旺矣。无如木中有水，则肝可生心；木中有火，则肝能焚心。故火在心中，可取给于肝，而火在肝中，则自顾之不暇耳。然则治法必先治肾，而治肾必先补水也。方用：

玄参一两　丹皮五钱　沙参五钱　白芍一两　当归五钱　甘菊花三钱　茯苓三钱　麦冬五钱　水煎服。十剂夜热除，二十剂燥症解，三十剂各病均愈。

此方名为**滋肝饮**，实补肾以滋肝也。肝得肾水之滋，则肝木之火不发，何致自焚而成痨哉。

此症用**加减四物汤**。

白芍　当归　生地各五钱　熟地一两　丹皮三钱　水煎服。

436. 人有过哀于贪饕燔熬烹炙之物，馨香甘肥之品，尽情恣食，以至食不能化，胸中饱[1]闷，久则结成痞满，似块非块，似瘕非瘕，见食则憎，每食不饱，面色黄瘦，肢体日削，人以为因食成痨，谁知是脾衰而不能化乎。夫食未至而思餐者，胃气之强也；食已下而难受者，脾气之弱也。过于贪饕，正胃气之强耳。人恃胃气，不论精粗生冷，尽皆食之，未免损伤胃气。胃与

---

〔1〕饱：原作“胞”，字之误，今改。

脾为表里，未有胃伤而脾不伤者。然人有肾气旺者，虽胃伤而脾不能伤，以肾中之火能生脾气。故脾气不足，往往补其肾火而愈。今食不能消，至于见食则憎，是脾伤而胃亦伤，单补肾中之火，恐仅能生脾土，而不能生胃土耳。盖脾土非肾火不生，而胃火非心包之火不能长也。治法必须补心包以生胃土，补命门以生脾土也。方用**助火生土汤**：

人参三钱　白术五钱　黄芪五钱　茯苓三钱　甘草一钱　肉桂一钱　巴戟天五钱　菖蒲五分　山楂十粒　神曲五分　远志八分　水煎服。二剂脾气健，又二剂胃气开，十剂脾胃之气大旺矣，又十剂全愈。

此方上补心包，下补命门，中补脾胃，火生而土健，土健而食消，不易之理也。世人不知补火之道，更不知补火而有心包、命门之异，所以日健脾而脾不健，日开胃而胃不开，必成痨而始止也，岂不可叹息哉！

此症用**温化汤**亦佳。

人参　茯苓　巴戟天　鳖甲各三钱　白术　黄芪各一两　肉桂　神曲各一钱　枳壳五分　白豆蔻一粒　山楂十粒　水煎服。

437. 人有遭遇坎坷，或功名蹭蹬[1]，或柴米忧愁，以致郁结，胸怀两胁胀闷，饮食日减，颜色沮丧，渐渐肢瘦形凋，畏寒畏热，人以为因愁而成瘵也，谁知是肝气不宣，木克脾胃乎。夫肝木最喜飞扬，一遇寒风，遇忧愁，皆郁而不伸也。然而肝气不肯自安于不伸，于不伸之中而求其伸，于是上不得展舒以生心，下不得不刑克而伤脾矣。脾土既伤，胃气亦弱。胃气既弱，而饮食自少，何能分润于脏腑哉？人见其悠悠忽忽，不饮不食，疑是虫之作祟，乃用消虫逐秽之药，肝气不开，脾胃反损，愈加困

〔1〕 蹭蹬：本指海水近陆，水势渐次削弱之貌。在此用来比喻人困顿失意。

顿，变成痨疾而死者比比也。治法亦仍开其郁结而已矣。方用**顺适汤**：

白芍一两　白术三钱　人参五分　白芥子一钱　当归二钱　郁金一钱　陈皮三分　甘草五分　茯苓三钱　香附一钱　川芎八分　水煎服。二剂脾胃开，四剂寒热除，十剂郁结之症尽散矣，二十剂全愈。

此方专入肝经，又能入脾、入胃，舒木气之滞，宣土气之沉，所以能奏功之神也。若欲杀虫祛祟，此症本无虫与祟也。甚矣！郁痨之易治，无如人不知治郁何哉。

此症用**适志汤**亦效。

白芍　茯苓各五钱　甘草　枳壳　半夏各五分　砂仁一粒　神曲　香附　人参各二钱　苏子一钱　水煎服。

438. 世有尼僧、寡妇、失嫁之女、丈夫久出不归之妻妾，相思郁结，欲男子而不可得，内火暗动，烁干阴火，肝血既燥，必致血枯经断，朝热夜热，盗汗鬼交，日复一日，年复一年，饮食懈怠，肢体困倦，肌肤甲错，面目暗黑，人以为瘀血之痨也，谁知是干血之瘵乎。凡妇女欲火一动，多不可解。欲火者，雷火也。雷火一动，而天地变、阴阳乖，水随火而沸腾，火得水而炎上，有不烧干者乎？妇女之欲火乃起于肝，肝火者木中之火也。雷火喜劈木者，以火从木中出也。夫肝火宜藏，以肝藏血也，肝火动则血不能藏矣。火动则血泄，况火不动则已，动则不能遽止。故火屡动而血屡泄，动之不已，则泄之不已，血安得不干乎？治法似宜泄木中之火矣。然而火止可泻以止炎，不可频泻以损木。方用**消愁汤**：

白芍一两　当归一两　葳蕤一两　玄参　柴胡各一钱五分　丹皮三钱　地骨皮五钱　白芥子一钱　熟地一两　水煎服。连服数剂，肝气不燥。再服数剂，肝火可平。更服十剂，血枯者不枯，诸症可渐愈也。

此方补肝木而兼补肾水，水旺而木得其养，木平而火息其机，不必治痨而痨自退。补肝、补肾之中，而仍有开郁、达郁之药也。彼徒补肝血、徒泻肝火者，尚隔一层耳。

此症用**散思汤**亦佳。

生地一两　白芍　丹皮各五钱　白术一两　地骨三钱　柴胡一钱　当归五钱　陈皮五分　炒栀子二钱　荆芥一钱　水煎服。

439. 人有湿热积于脾胃，又加生冷之物存而不化，久则变成寸白之虫，或结成蛔虫之类，以致腹痛肚疼，面黄肌瘦，盗汗淋漓，气怯身弱，此是虫积而不散也。夫虫生，虽因于湿热之化，而湿热之类，实因于脾胃之虚。土坚之处，虫不能生；土松则水入，水入则湿留，湿积则热，热则虫生矣。然则治法不必用杀虫之药，但健脾胃之土，则虫宜皆去。然虫居土之中，既已成穴，则子孙繁庶可知。使单健其脾胃之土，土气薰蒸，虫未必不死。吾恐不能尽死也，故健其脾胃，仍须佐杀虫之味，则拔本塞源，亦斩草除根之道也。方用**灭虫汤**：

白术一两　槟榔二钱　使君子二十个　人参三钱　楝树根三钱　陈皮五分　神曲三钱　炙甘草二钱　黄连三分　百部一钱　水煎服。一剂虫下，二剂虫大下，三剂虫尽灭矣，不必四剂也。

此方杀脾胃中湿热之虫，非杀脾胃中血肉之虫也。血肉之虫，每有灵机，湿热之虫，原无知识。小治尚可建功，况以治痨虫之法以治之乎。毋怪元气既回，而杀虫又捷也。

此症用**鳗羹饮**亦效。

鳗鱼一斤，煮汤四碗。另用：

山药　白术各一两　茯神　神曲各三钱　百部二钱　肉桂一钱　汤二碗，煎一碗服。渣再用汤二碗，煎一碗。服二剂全愈。

440. 人有好耽曲蘖致成酒积，脾气损伤，五更作泻，久则淹淹忽忽[1]，饮食少思，时多呕吐，盗汗淋漓，人以为酒痨之病，谁知是脾肾两亏乎。夫酒从胃入，似宜伤胃，不知酒中入于胃，而受之者脾也。脾所恶者湿，而酒性正湿，是脾之所恶也。乃移而之肾，肾虽水脏，藏精而不藏湿。酒气薰蒸，肾受酒气之毒，仍传于脾，而脾又不能受，遂传大肠而出。大肠又恶酒气之湿，不肯久留而遄发矣。饮酒既多，下泻必甚，下多亡阴，人安得不病乎？人之贪酒而不啻肺腑之亲，日饮如故，有加无已，下至腐肠烂胃而不止。然则治法必须先戒酒，而后以化酒之药以解酒毒，仍以健脾、益肾之品，以救其火土之衰，则酒痨之病，庶几其可瘳乎。方用**消酒散**：

白术一两　山茱萸一两　葛花二钱　薏仁一两　肉桂三分　茯苓三钱　水煎服。十剂泻轻，又十剂泻止，又十剂而酒积除，又十剂全愈。

此方脾肾两补，分解酒湿，而消其毒也。惟是酒性大热，今不特不解其热，并且用肉桂以助其热者，以湿之不行，由于命门之火衰也。真火衰而邪火自盛，真火盛而邪火自衰，则邪水自流矣。

此症用**解蘖汤**亦可治之。

白术二两　茯苓五钱　肉果二枚　柞木枝五钱　水煎服。十剂愈。

441. 小儿多餐水果，恣食肥甘，以致成疳，身体黄瘦，毛竖肤焦，形如猿猴，状如刺猬，食土食炭，人以为儿痨也，谁知是脾胃虚寒之病乎。小儿纯阳，本不宜虚寒也。然而先天无亏，而后天每不能无损。盖先天属肾，后天属脾胃也。小儿餐水果，食肥甘，正坐于伤脾胃耳。脾胃一伤，五脏之气不能行，六腑之气不能运。小儿性格不常，何知樽节，水果仍餐，肥甘仍食，欲不成痨，何可得乎？治法补其脾胃之气，调其饮食之伤，原可随

[1] 淹淹忽忽：心神恍惚之貌。

手奏效，宁至儿痨之病哉。无如世医以胆草、芦荟、胡黄连之类以泻其火，以半夏、枳壳、槟榔、厚朴之类以降其痰，以麦芽、山楂、大黄之类以逐其食，以栀子、楝根、乌梅以杀其虫，以至儿不胜任，反消损其真元之气，无异下之石也。方用**六君子汤加减**救之。

人参二钱　白术三钱　茯苓三钱　甘草三分　附子一分　黄芪三钱　神曲五分　水煎服。一剂而儿之神气转，再剂而儿之神气生，连服十剂，无不全愈，正不必多剂也。

此方原是补气之剂。补气者，补脾胃之气也。小儿之病，原伤于脾胃也。先天实未常伤，脾胃之气一转，是后天无损，先天何不接续哉。此痨病之所以易愈耳。

此症用**神人散**亦甚效。

人参二钱　白术三钱　甘草五分　肉桂三分　白豆蔻一枚　神曲五分　半夏三分　山楂五枚　水煎服。

442. 人有感染尸虫，遂至酿成痨病，其症与所感之病人无异，世为传尸痨者，男子自肾传心，由心而肺，由肺而肝，由肝而脾；女子自心传肺，由肺而肝，由肝而脾，由脾而肾，五脏复传六腑而死矣。此古人之言也，而孰知不然。传尸痨症，感病人之虫，视虫所入之脏，即于是脏见病，无不传于脾而死，不必五脏之皆传也。彼五脏之皆传者，乃自伤于肾，由肾而传心，心而肺，肺而肝，肝而次于脾耳。以自传而为传尸之病，则误之甚矣。所以治传尸之病，不必同于治自传之症也。虽然传尸之虫，虽不择脏而入，治法必须补胃肾为主，而佐之杀虫之味。盖胃气不败而津液能生，肾气不涸，而火气能伏。且胃为肾之关门，胃土能消，而肾水始足。传尸之病，未有肾水不竭者也。此肾与胃之二经，必宜兼补耳。方用**移尸灭怪汤**：

人参一两　山茱萸一两　当归三钱　乳香末一钱　虻虫十四个　水蛭火煅死，十四条　二蚕沙末三钱　各为末，蜜为丸，每日服百丸。此药服完，而传尸之虫灭迹矣。

古人传祛逐痨虫之药，多至损伤胃肾，所以未能取效。今用人参以开胃；用山茱萸以滋肾，且山茱萸又是杀虫之味；同虻虫、水蛭以虫攻虫，则易于取胜。尤恐有形之物，不能深入于尸虫之内，加当归以动之，乳香以开之，引其直入而杀之也。复虑虫蚀补剂以散药味，更加二蚕沙者，乃虫之粪也，虫遇虫之粪，则弃而不食，而人参、归、萸得行其功，力助诸药以奏效也。

此症用**逐尸饮**亦神。

人参三分　白术二钱　山茱萸五钱　鳗鱼骨烧灰，一钱　水煎服。

443. 人有传染鬼疰者，合家上下、大小无不生尸虫之病，是重于传尸也。盖传尸止病于一人，一人死而一人又病，非若鬼疰之重也。此等之病，虽是冤鬼相缠，然初起之时，未常非尸虫引之也。夫尸虫作祟，已能杀人，况又有鬼邪相辅，变动不一，其为害也更甚。其症使人梦遗鬼交，泄精淋沥，沉沉默默，不知所苦，而无处不恶，经年累月，渐就困顿，以至于死。一家传染，多至灭门绝户，实可伤也。葛稚川曾传獭肝散以救人，然止可救传染之初起，不可救传染之已深。余逢异人传方，名为**三清丸**：

苍术半斤　炒人参三两　山茱萸一斤　白薇三两　䗪虫三两　阿胶三两　白芍十两　鳖甲十两　鳗鱼骨三两　白术一斤　柏子仁不去油，四两　地骨皮十两　沙参五两　肉桂一两　地栗粉一斤　神曲三两　贝母二两　各为细末，蜜为丸，每日早晚各服三钱。服一月而鬼气散，服二月而尸虫死矣。一家尽服之，断不致有绝门灭户之祸也。

此方补阳气以制阴，则鬼不敢近，灭尸气以杀虫，则祟不敢藏，有攻之益，无攻之损，起白骨而予生全，救合家而令其寿考，功实伟焉。

此症用**散疰饮**亦佳。

鳖甲炒为末，五钱　狐心末一钱　人参二钱　甘草三分　神曲二钱　白术五钱　山茱萸五钱　白芍五钱　水煎服。一月即愈不再传。

444. 人有花前月下两相盟誓，或阻于势而不能合，或尽于缘而不能逢，遂思结于心中，魂驰于梦寐，渐而茶饭懒吞，语言无绪，悠悠忽忽，终日思眠，面色憔悴，精神沮丧，因而畏寒畏热，骨中似疼非疼，腹内如馁非馁，人以为痨病之已成也，谁知是相思之恶症乎。夫相思之症，原不必治，遇情人而郁开矣。然而情人何易急得，医道岂竟无他治哉。大约相思之病，先伤于心，后伤于肝，久则伤于脾胃。欲治相思之症，宜统心、肝、脾、胃四经治之，治此四经，多有得生者。未可信古人之言，以相思之症为不可治之病也。夫伤心之病，本不可治，如何相思之伤心，犹为可救？盖思其人而不得，必动肝火，火动生心，其实一线之延，正藉此肝木之火以生心也。用平肝解郁之品，佐之补心安神之味，益之开胃健脾之药，则肝气一舒，心火自发，不必去生脾胃之土，而相思病可逐渐而衰也。倘更加人事之挽回，何病之不可愈哉。方用**遂情汤**：

香附三分　白芍一两　荆芥五分　麦冬三钱　茯神三钱　白术三钱　生枣仁三钱　人参五分　神曲三分　甘草一分　柴胡五分　白芥子五分　水煎服。十剂肝气开，又十剂心气开，又十剂脾胃之气大开矣。

此方多补于散，贵在调和，不贵在争战也。倘作痨瘵治之，反无生机矣。

此症用**郁莲散**亦甚佳。

白芍一两　柴胡八分　香附五分　郁金一钱　生枣仁一钱　茯神二钱　巴戟二钱　莲子心三钱　麦冬五钱　丹参三钱　水煎服。

梦遗门七则

445. 人有用心过度，心动不宁，以致梦遗者，其症口渴舌干，面红颧赤，眼闭即遗，一夜有遗数次者，疲倦困顿，人以为肾虚之过也，谁知是心虚之故乎。夫心喜宁静，不喜过劳，过劳则心动，心动则火起而上炎，火上炎则水火相隔，心之气不能下交于肾，肾之关门大开矣。盖肾之气必得心气相通，而始能藏精而不泄。今心不能摄肾，则精焉得而不走乎。虽然心未常不恶肾之不藏也，无如心欲摄肾，而力不能也。然则治法何必治肾，补心中之虚，而梦遗自止矣。方用**静心汤：**

人参三钱　白术五钱　茯神五钱　炒枣仁　山药各一两　芡实一两　甘草五分　当归三钱　北五味十粒　麦冬五钱　水煎服。二剂遗止，十剂永不再遗也。

此方大补心气之虚，全不去泻心之火。盖火之动，由于心之过劳，是火乃虚火，非心之实火也。实火可泻，虚火宜补。世人以实火泻之，此梦遗之所以不能止也。

此症用**断遗神丹**亦效。

人参一两　山药五钱　芡实五钱　麦冬五钱　北五味一钱　水煎服。

446. 人有朝朝纵欲，渔色不厌，遂至梦遗不能止。其症腰足痿弱，骨内酸疼，夜热自汗，终宵不干，人以为肾火之作祟也，谁知是肾水涸竭乎。夫肾中水火两得其平，久战尚不肯泄，梦中之遗，实水火之不得平耳。火衰而水旺者亦能遗，火盛而水衰者亦能遗也。二者相较，火衰而遗者轻，火盛而遗者重。轻者略补火而即痊，重者非大补水而不能愈。盖火易接续，而水难滋益也。治法不必泻火，补肾水以制火可耳。方用**旺水汤：**

熟地一两　沙参五钱　北五味一钱　山药一两　芡实一两　茯苓五钱　地骨皮三钱　水煎服。连服四剂，不遗矣。

此方纯是补精，绝不入涩精之药，以梦遗愈涩而愈遗也。补其精，则水足以制火之动。火不动，精能自止，何必涩之。今不特不涩，且用通利之药者，以梦遗之人精窍大开，由于尿窍之闭也。火闭其尿窍，则水走其精窍矣。通其尿窍，正所以闭其精窍也。倘用涩药，精窍未必闭，而尿窍反闭矣，何日是止精之时哉。

此症用**熟地添精丹**亦佳。

熟地二两 麦冬 山药 芡实各一两 北五味一钱 水煎服。

447. 人有怒气伤肝，忽然梦遗，久而不止，凡增烦恼，泄精更多，其症两胁多闷，火易上升于头目，饮食倦怠，发躁发胀，人以为肝气之动也，谁知是肝血之燥乎。夫肝中有火，得血则藏，何无血则不能藏也？盖肝中之火，木中之火也。木缺水则木干，肝少血则肝燥，肝燥之极，肝中之火不能自养，乃越出于外，往来心肾之间，游魂无定而作梦。其梦每多淫梦者，因肝气之虚也。治法补肝血而少泻其火，则火不旺而魂自归，何梦而再至于遗也。方用**润木安魂汤**：

当归一两 白芍一两 甘菊花三钱 北五味五分 茯苓五钱 白术五钱 炒栀子一钱 金樱子三钱 甘草五分 水煎服。二剂肝火平，又二剂肝血旺，又二剂梦遗止矣。再用十剂，永不再发。

此方寓泻于补之中，寓止于通之内，反能归魂而入于肝，涩精而收于肾也。倘不知补而徒泻之，不知通而单止之，则肝无血养，魂安能归哉？魂既不归，摇摇靡定，梦难断绝，遗亦宁有止日耶？

此症用**芍药润燥丹**亦可。

白芍 山药各一两 炒栀子三钱 芡实一两 水煎服。

448. 人有心气素虚，力难久战，然又思慕美色，心中怦怦，遂至梦遗。其症阳痿不振，易举易泄，日日梦遗，后且不必梦亦遗，见美妇而心动，闻淫语而色移，听女音而神驰，往往走失不止，面黄体瘦，自汗夜热，人以为心肾之两虚也，谁知是心包之火[1]大动乎。夫心包为心君之相臣，代君行令者也。心气旺，

〔1〕 火：原作“心”，字之误，今改。

则心包奉君令，而不敢上夺其权；心气衰，则心包奉君令，而反行其政矣。治法必须补心经之衰，泻心包之火，则梦遗可断，而自遗亦可止也。方用**强心汤**：

人参一两　茯神五钱　当归五钱　麦冬三钱　巴戟天五钱　山药五钱　芡实五钱　玄参五钱　北五味五分　莲子心三分　水煎服。连服四剂，梦遗少矣。再服四剂，自遗少矣。再服一月，梦遗自遗均愈。服三月，不再发。

此方补心者居其七，泻心包者居其三。盖心包之旺，原因于心气之衰，补其心则心旺，而心包自衰。故少加玄参、莲子以泻心包之火，而君相两得其平矣。但必须多服始能奏功，积弱之势，成非一日，其由来者久也，渐移默夺之功，乌可责旦夕哉。

此症用**莲心清火汤**亦效。

玄参　生地各五钱　丹参三钱　山药　芡实各一两　莲子心二钱　麦冬一两　北五味五分　天冬一钱　水煎服。

449. 人有素常纵欲，又加劳心思虑终宵，仍然交合，以致梦遗不止。其症口渴引水，多饮又复不爽，卧不安枕，易惊易惧，舌上生疮，脚心冰冷，腰酸若空，脚颤难立，骨蒸潮热，神昏魂越，人以为心肾之虚也，谁知是心肾二经之火一齐俱动乎。夫心中之火，正火也，正火必得肾水以相制；肾中之火，虚火也，虚火必得心火以相伏。故心火宁静，而肾火不能动也。肾火之动，由于心火之衰耳。心肾两动，则二火相合，岂能久存于中？火性炎上，自然上胜而不肯止矣。一火动，水犹不升，两火齐动，安望水之下降乎？火升之极，即水降之极也。心肾之气不开，则玉关大开，安得止之。然则何以救之耶？仍补其心肾，气足而关自闭也。方用**两益止遗汤**：

人参一两　熟地二两　山药一两　芡实一两　白术一两　生枣仁一两　黄连五分　肉桂五分　水煎服。二剂遗即止，服二月诸症全愈。

此方乃心肾交合之圣剂。心肾交，则二火自平，正不必单止其遗也。况止遗必用涩药，内火煽动，愈涩而火愈起矣。

此症亦可用**两宁汤**：

熟地二两　麦冬二两　黄连一钱　肉桂三分　山药一两　芡实一两　水煎服。

450. 人有专攻书史，诵读不辍，至四鼓不寝，遂成梦遗之症，久则玉茎著被，精随外泄，不著则否，倦怠困顿，人以为心火之盛也，谁知是肾火随心火之奔越乎。夫心火易动而难静，人一日之内，无刻不动心也。动心一日，全藉夜分之安寝，则心之血归于肝中，而肾水来滋，虽肾水本来养肝而不养心，然心气既归于肝中，肾即养肝，肝有不养心者乎？自然以养肝者养心矣。心既得养，则心犹不动也。惟过劳其心，则心血耗损，血不能归肝而火炽，肾见心火之沸腾，肾不来交矣。况肾未必平日之积蓄，则水源有亏，水亏而火更旺，火以引火，心火乘热而入肾，客于下焦，以鼓其精房，于是精不闭藏而外泄矣，此正气虚绝欲脱之象也。方用**绝梦丹**：

人参三钱　麦冬五钱　茯神三钱　白术三钱　熟地一两　芡实五钱　山药五钱　北五味一钱　玄参一两　菟丝子三钱　丹参三钱　当归三钱　莲子心三钱　炒枣仁三钱　陈皮三分　沙参三钱　水煎服。十剂轻，二十剂更轻，三十剂疾如失。

此方安心之圣方，即补肾之妙剂，盖合心肾而两救之也。人疑火盛之极，宜用止火之味矣。不知火起劳心，火乃虚火，而非实火，虚火可补不可泻，故大补心肾，虚火自安。倘执君火为实火，妄用大寒过凉之药，则生机顿失矣。

此症用**养儒汤**亦妙。

熟地一两　金樱子　芡实　山药　玄参　麦冬各五钱　牡蛎末三钱　北五味五分　水煎服。

451. 人有至夜脊心自觉如火之热，因而梦遗，人以为河车火烧也，谁知是肾水之涸乎。夫河车之路，即脊骨之椎也。肾之路走夹脊者，乃肾水之路，亦肾火之路也。水火相济，而河车之路安；水火相胜，而河车之路塞。路塞者，无水以灌注之也。无水相通，则火气上炎而成热，脊心安得清凉哉？火炎于上，自然水流于下矣。治法救在上之火炎，必先沛在下之水涸，水足火息，黄河始可逆流也。方用**挽流汤**：

熟地二两　山药一两　白术一两　泽泻三钱　玄参一两　北五味二钱　山茱萸五钱　水煎服。十剂热解，二十剂遗绝。

此方纯是补水之味。过于酸收者，取其收敛以止遗者。夫梦遗之症，愈涩愈遗，此何用酸收而不顾乎？不知河车之路，最喜酸涩，非酸涩则水不逆流。终日梦遗，水成顺流之势，水顺流之至，则火逆冲之至矣。酸收之味，用之于优渥之中，则逆流而上，可以救中谷之焚。火降而水更升，何至下遗之靡止乎，故脊热除而梦遗亦断也。

此方用**充脊汤**亦佳。

山茱萸　熟地　山药　芡实各一两　北五味三钱　金樱子　白术各三钱　水煎服。

阴阳脱门五则

452. 男子久战不已，忽然乐极情浓，大泄不止，精尽继之以血，气喘而手足身体皆冷，人皆以男脱精为阳脱，女脱精为阴脱，其实男女俱有阴阳之脱，不必分男女以治之也。大约脱症俱宜治阳。盖精脱之扣，精已尽亡，是无阴也。而阳气亦在将脱未脱之际，若不急救其阳气，则阳气一散，归阴甚速。况阴性迟而阳性速，徒补其阴则迂缓之极，何济于事乎？倘执补阴之说，阴已尽泄，内绝真阴之根，又从何处补起？是补阳可以续阴，而补阴难以引阳也。然阴尽继之以血，似乎血亦宜止。而止血之药，要不外涩药以闭之，但内已无阴，何从闭塞？不若用补气之剂，以助其阳气，阳旺而阴自能生，阴阳交济，气血交通，自然精生血闭，不涩之涩也。方用**续阴救绝汤：**

人参二两　白术三两　附子一钱　巴戟天一两　水煎服。一剂血止，二剂阴生，连服四剂，可以不死。

此方补阳气之圣药也。用人参回绝，续于无何有之乡，用白术以通利其腰脐之气，用附以追其散失之元阳，用巴戟天补其心肾之阴，仍是补阳之药，则阳回而阴亦回也。倘不用人参，止用附、术、巴戟，亦可夺命于须臾，然无参为君主之味，则附子之热无以驾驭，恐有阳旺阴消之弊。倘能以补阴之药济其后，亦不至有偏胜耳。

此症用**参附五味汤**亦大效。

人参三两　附子二钱　北五味子三钱　水煎服。

453. 有妇人爱风月者，尽情浪战，以致虚火沸腾，阴精下脱，死去更苏，头目昏晕，止存游气，人以为阴脱也，谁知是阳脱乎。妇人主静不主动，最难泄精，以妇人满身纯阴，肾中独存阳气也。男子成仙者，采妇人之阳气，以为丹母，然而采者多，而能得之者绝少。凡妇人泄精必自动之极，而漏泄之时，其乐有不可言者，正泄其阳气也。阳气之泄，将一身骨髓之真阳，尽从胞胎之管而喷出，然亦止泄其气，而非泄其精也。惟火动之极，则肝气大开，血不藏矣，血不藏则精亦不能固，而肾中之真阴，亦随之俱泄。当此之时，妇人乃动极而不能自止，情愿身死以殉，故愈动而愈泄，而及至精尽一笑而亡。惟藉男子紧抱其身，以嘴哺气，阳不离阴之户，然后死去还魂，是阳脱而阴尚未绝耳，可不急救其阴乎。然而救阴不能回阳，必须仍救阳也。方用**回阳救阴丹：**

人参三两　黄芪三两　当归一两　茯神五钱　生枣仁三钱　北五味一钱　水煎服。

一剂阳回，二剂阴生。然后方中再加熟地一两，山茱萸五钱，一剂煎饮，连服一月，可以还元如故。

此方先用参以挽回于一时，后用熟地、山药以善后于平日。盖人参实能救脱以回阳，而不能救涸以填阳。先补阳而后补阴，则已脱之精可生，未脱之气易长，庶不至阳旺而阴消也。

此症用**参术汤**亦可救。

人参三两　白术三两　水煎服。

454. 人有小便之时，忽然寒噤脱去，虽无阴精之泄，然气泄即精泄也。人以为中风之症，谁知是阴阳两脱乎。夫膀胱气化，殆能小便，此气即肾中之气也。人过泄精，则气不能旺矣。气衰则精易泄，精泄而气益微，小便之时脱去者，未有不因过于交感泄精所致。交感时泄精以脱者，因于乐极情浓；交感后当小便而脱者，必战败阳痿之人。故脱于男女身上者，多有回生；脱于坑厕之地者，每难救死。盖彼有阴阳之根，此无阴阳之倚也。然脱有不同，倘脱去昏晕，外势缩入者，尚可救援，急以手拽出龟头，不使缩入，后用**生人汤**救之。方用：

生枣仁五钱　人参二两　附子三钱　白术四两　菖蒲五分　水煎服。一剂再苏，二剂更健，改用**调阴回阳汤**：

熟地二两　山茱萸一两　白术一两　茯神三钱　人参一两　肉桂一钱　白芥子二钱　水煎服。调理二月而愈。

前方回阳于无何有之乡，后方生阴于正可续之际，自然阳回而阴不至于骤绝，阴生而阳不至于太旺耳。或谓龟头缩入，明是寒极宜死之兆，不知犹有生机者，以内有阳气未绝耳。使阳已绝矣，则龟头反不深入。龟头之深入者，阴欲入阳之兆也，故以阳药急救之而更苏矣。

此症用**参术附子汤**亦可效。

人参　白术各二两　附子三钱　水煎服。

455. 人有大便之时，一时昏晕而脱者，两目上视，手足冰冷，牙关不收，不能语言，人以为中风不语也，谁知是阴脱之症乎。夫大便之能开合者，肾主之也。肾水足，大便无燥结之虞；肾水衰，大便有滑利之患。是大便之燥润，全责之肾也。然大肠之病何能遽绝？不知大肠过燥，则火烁其水而阴绝；过滑，则水制其火而阴亦绝也。且大肠阴绝，仍绝于肾耳，故肾脱而大肠亦脱，惟救其肾绝而已。方用**六味地黄汤：**

熟地二两　山茱萸一两　茯苓八钱　丹皮六钱　山药一两　泽泻六钱　水煎服。一剂昏苏，再剂言语出，连服一月全愈。

此方非救脱之药也。然肾水枯而肾始绝，大滋其肾水，枯槁之时得滂沱之泽，则沟洫之间，无非生意，是补水正所以救肾之绝，岂大肠得水而反不能救其脱乎。

此症用**两援汤**亦可治。

熟地二两　当归　人参　白术各一两　肉桂二钱　水煎服。

456. 人有并不与妇人交感，一闻妇女之声音，而淫精流出，虽非阴阳脱症之重，然亦脱症之渐也。夫阴阳不相离者也，久战不泄者，肾火与肾水俱旺也，惟肾水衰而火易动，肾火衰而水难固。久战不泄者，非为肾中水火之旺，亦心中水火之旺也。心火旺，肾火不敢夺其权；心水旺，肾水不敢移其柄。惟心中水少，而肾中之水始有下竭之忧；心中火少，而肾中之火始有下移之患。闻妇女之声，淫精即出，此心中水火虚极而动也，而肾中水火随心君之动而外泄矣。若流而不止，此阴阳将脱之候，尤为危症，苟不急治，亦与鬼为邻。治法宜大补其心肾。方用**交济汤：**

人参五钱　熟地一两　山茱萸五钱　麦冬一两　柏子仁三钱　龙骨醋焠，二钱　黄连五分　肉桂五分　当归五钱　黄芪五钱　水煎服。十剂，虽闻妇女之声亦止而不流矣，更服二十剂全愈。

此方心肾两补，少加涩精之味，使玉门自闭，不至经络之大开也。盖心肾不交，而玉门之关既易开；心肾易交，而玉门之关反难闭。闻声流精声，其精原先离于肾宫，故随闻随出，亦其中之关门大开故耳，所以宜用涩于补之中也。

此症用**葆精丸**亦佳。

人参五两　白术　黄芪各一斤　山药　熟地　芡实各一斤　北五味三两　远志四两　炒枣仁　山萸肉　巴戟天　菟丝子　麦冬各八两　龙骨三两，醋焠　金樱子四两　蜜为丸，每日早晚白滚水吞服，各六钱，一料全愈。

淋证门七则

457. 人有小便流白浊者，如米泔之汁，如屋漏之水，或痛如刀割，或涩似针刺，溺溲短少，大便后急，此膀胱之火壅塞也。此症大约得之入房不使畅泄而忍精者居多。夫人精泄之时，必由腰肾而上趋夹脊，透泥丸而下喉咙，百节骨髓，无不同趋下走于阴器而出。倘少遏抑之，则精即止遏于中途而不得散，欲反原旧之百骸而不可得，于是不得已而走膀胱之路，欲随溺而泄也。夫膀胱化水而不化精，且与肾为表里，尤不肯将肾中之精外泄，故闭塞其口而精不得出。膀胱因精在门外，不敢化水而水不行，水不行而火乃炽，于是熬干水液，精色变而为浊，遂得下润于膀胱，而膀胱仍不受也，乃自流于阴器而出矣。治法泻膀胱之火，佐之以利水之味，则火随水流，精亦随火而散矣。方用**散精汤**：

刘寄奴一两　车前子五钱　黄柏五分　白术一两　水煎服。一剂即愈。

此方用白术以利腰脐之气，用车前以利水，用黄柏以泄膀胱之火，用寄奴以分清浊，而此味性速，无留滞之虞，取其迅逐行水止血，不至少停片刻也。

此症用**桂车汤**亦效。

车前子一两　肉桂三分　知母一钱　王不留行二钱　水煎服。一剂即通。

458. 人有小便流赤浊者，似血非血，似溺非溺，溺管疼痛，人以为血淋也，谁知是气虚血壅乎。夫气旺则血行，气衰则血闭。然气虚之人，多不能忍精而战，不能忍而必欲忍，则精塞水窍，气衰不能推送以出，由是积而内败，化为脓血矣。精化为血，而血无所归，仍流于膀胱，膀胱不能化血，随其自流。精化之血，相火犹存，火性作祟，所以疼痛也。虽然精即化血，精何能多，血亦宜少，何终日流而不能止？不知精[1]与血同类也。精既化血，则血以引精，何有底止乎。治法急宜止血为主，然不可徒止血也。止血必须补气，盖气能化血也。方用**断血汤**：

黄芪一两　当归五钱　三七根末三钱　茯苓三钱　丹皮三钱　水煎服。一剂血淋止，二剂全愈。

此方用黄芪以补气，用当归以补血。气既旺，无难推送夫败浊矣。况所化精血，久已外出，所流者乃旧血，而非败血也。今用补气、补血之药，以生新血，新血一生，旧血自止，况有三七根之善于止血乎。方中用丹皮以清血中之火，茯苓以分其水中之血，自然清浊不至混杂，壅阻得以疏通也。世人不知治血淋之法，以湿热治之，往往至于困顿耳。

此症用**玄车丹**亦甚效。

玄参　车前子各一两　水煎服。二剂即愈。

459. 人有小便之中溺沙石者，其色不同，而坚实如石投之热汤之中，顷刻不能即化，其欲溺之时，必疼痛欲死，用尽气力始得溺出而后快，其症大约得之入房，而又行路涉水，或加沐浴而成之者，人以为砂石淋也，谁知是肾火煎熬之故哉。夫肾火之盛，由于肾水之衰也。入房泄精，水亏之后，其火未能遽息，复加行役以劳其筋骨，则火且大动而不可止。沐浴涉水，似乎外水

[1] 精：原作"血"，字之误，今改。

可以制火，讵识肾火乃虚火也，外水乘肾气之虚直入以遏其火，火乃不敢外散，反闭守于肾宫。肾水乃至阴之水，犹天地之海水也。海水得火而成盐之块，肾水得火而成石之淋，又何足怪乎。惟是外水淡水也，肾水咸水也，肾火喜咸而畏淡，一遇淡水之侵，肾火闭结而不得伸，乃行其气于膀胱，煎干咸水而成石也。治法通其肾中之气，利其膀胱，则肾火解而砂石自化矣。方用**化石汤**：

熟地二两　茯苓一两　薏仁五钱　山茱萸一两　泽泻五钱　麦冬五钱　玄参一两　水煎服。一剂、二剂轻，十剂全愈。

此方不去治淋，反去补肾，以茯苓、薏仁淡渗之药解其咸味；以麦冬、玄参微寒之品，散其火气；以地黄、山萸甘酸之珍，滋其阴水，又取其甘能化石，而酸能消石也。又虑其性滞而不行，留而不走，益之泽泻之咸，咸以入咸，且善走攻坚，领群药趋于肾中，又能出于肾外，迅逐于膀胱之里，而破其块也。倘不补肾而惟治膀胱，且气不能出，乌能化水哉。

此症用**化沙汤**亦效。

熟地二两　山茱萸一两　甘草二钱　泽泻　车前子各三钱　水煎服。

460. 人有感湿气而成淋者，其症下身重，溺管不痛，所流者清水而非白浊，人以为气虚成淋，谁知是湿重成淋乎。五淋之中，惟此淋最轻，然而最难愈，以湿不止在膀胱之经也。夫湿从下受宜感于足。今足不肿而变为淋，是湿不入于皮肤，而入于经络，且由经络而入于脏腑矣。然治脏腑之湿，而经络之湿宜乎尽散，何淋症最难愈耶？盖湿之能入于脏腑者，乘虚而入也。泻湿必损脏腑之气，气损则不能行水，湿何能泻耶？湿既难泻，淋何能即愈哉？故治湿必须利气，而利气始能去淋也。方用**禹治汤**：

白术一两　茯苓一两　薏仁一两　车前子三钱　水煎服。

此方利水而不耗气，分水而不生火，胜于五苓散实多。盖五苓散有猪苓、泽泻，未免过于疏决，肉桂大热，未免过于薰蒸，不若此方不热不寒，能补能利之为妙也。大约服此汤至十剂，凡有湿症无不尽消，不止淋病之速愈也。

此症亦可用**气化汤**治之。

白术一两　茯苓　猪苓　车前子各三钱　黄芪一两　升麻五分　水煎服。

461. 人有春夏之间，或遭风雨之侵肤，或遇暑气之逼体，上热下湿，交蒸郁闷，遂至成淋，绝无惊惧，忍精之过，人以为湿热之故也，谁知是虚而感湿热乎。夫肾虚者，肾中之火虚也。肾寒则火不足以卫身，外邪得以直入于肾。幸肾中之水，足以外护，不至于深入，乃客于肾之外廓。肾与膀胱为表里，肾之外即膀胱也。湿热外邪，遂入于膀胱之中，代肾火之气，以行其气化之令。然膀胱得肾气而能化，得邪气何能化哉？故热不化水湿，且助火不为溺而为淋矣。治法急宜逐膀胱之湿热，以清其化源。然而膀胱之湿热去，而肾气仍弱，何能通其气于膀胱？淋症即愈，吾恐有变病之生矣，故于利湿利热之中，更须益肾中之气也。方用**通肾祛邪散**：

白术一两　茯苓五钱　瞿麦一钱　薏仁五钱　萹蓄一钱　肉桂三分　车前子三钱　水煎服。

此方分解湿热，又不损肾中之气，故肾气反通转，能分解夫湿热也。淋症去而肾受益，何至变生不测哉。

此症用**散淋汤**亦效。

白术二两　杜仲一两　茯苓一两　豨莶二钱　薏仁五钱　黄柏一钱　肉桂一分　水煎服。

462. 人有交感之时，忽闻雷轰，忽值人至，不得泄精，遂至变为白浊，溺管疼痛，宛如针刺，人以为肾精之内败也，谁知是胆气之阻塞乎。夫胆喜疏泄者也，今胆气受惊，则收摄过多，而十二经之气皆不敢外泄，精亦阻住而不得流逐，畜积于膀胱、阴器之间，而胆气不伸，自顾未遑，何能为十二经决断耶？所以精变为淋，壅塞而艰于出也。治法抒其胆气，少加导水之药，则胆气既伸，得决其一往莫御之气，自然水通而精亦化也。方用**助胆导水汤**：

竹茹三钱　枳壳一钱　车前子三钱　白芍五钱　苍术三钱　滑石一钱　木通二钱　薏仁三钱　猪苓二钱　水煎服。二剂少愈，四剂全愈。

方中虽导水居多，然导水之中仍是抒胆之味，故胆气开而淋症愈耳。

此症用**顺胆汤**亦效。

柴胡　黄芩各二钱　白芍　车前子各五钱　茯神　泽泻　炒栀子　苍术各三钱　水煎服。四剂愈。

463. 人有下痢之时，因而小便闭塞，溺管作痛，变为淋者，人以为湿热太盛也，谁知是清浊之不分乎。夫夏感暑热，多饮凉水，或过餐茶、瓜，皆能成痢，是痢疾固湿热所成。惟是湿热留于肠胃，宜从大便而出，今从小便而出者，是湿热过盛，其大势虽趋于大肠，而奔迫甚急，大肠不及流，乃走膀胱，而膀胱得湿热之气，则肺金清肃之令不行，欲化溺而不得，遂变为白浊而渗出者也。故清浊不分者，专言膀胱，非大小肠也。然水入膀胱，清浊之分，全责其渗化之奇，今因湿热不能化，非膀胱之病乎。夫膀胱气化能出，气者火也，湿热非火乎，何得火而反变为白浊耶？不知膀胱寒而溺频出，膀胱热而溺不能出，白淋是热而仍出者，以其有湿以相杂耳。且膀胱得火而化溺者，乃真火而非邪火也。真火化溺而易出，邪火烁溺而难出耳。湿热之火，正邪火而非真火也。治法清膀胱之邪火，兼逐大肠之湿热，则痢止而淋亦止矣。方用**五苓散加减**治之。

茯苓三钱　猪苓二钱　泽泻五钱　白术五分　炒栀子三钱　白芍五钱　槟榔二钱　水煎服。连服二剂少轻，再服二剂又轻，更服二剂全愈。

此方利水之药多于治痢，何以痢先愈而淋反后愈也？盖痢本湿热所成，利其水则湿热易解。水不走大肠，而尽走于膀胱，则膀胱反难渗水之速，故少迟奏效耳。

此症用**分浊饮**亦效。

萝卜子一两 白茯苓 泽泻 车前各五钱 甘草 黄柏各一钱 炒栀子三钱 水煎服。

辨证录卷之九

大便闭结门九则

464. 人有大便闭结者，其症口干舌燥，咽喉肿痛，头目昏晕，面红烦躁，人以为火盛闭结也，谁知是肾水之涸乎。夫肾水为肺金之子，大肠与肺为表里，肺能生子，岂大肠独不能生水乎？不知金各不同，金得清气则能生水，金得浊气不特不能生水，反欲得水以相养，故大肠得气之浊，无水则不能润也。虽然大肠之开合，虽肾水润之，亦肾火主之也。而肾火必得肾水以相济，无肾火，而大肠洞开矣。无肾水以济肾火，则大肠又固结而不得出，故肾虚而大肠不通，不可徒泻大肠也，泻大肠愈损其真阴矣。此等之症，老人最多，正以老人阴衰干燥，火有余而水不足耳。治法但补其肾中之水，则水足以济火，大肠自润矣。方用**濡肠饮**：

熟地二两　当归一两　肉苁蓉一两，水洗淡水浸，一日换水五次　水煎，空腹服。一连数剂，无不通者。

此方用熟地补肾，用当归生血润肠，用苁蓉性动以通便，补阴而非亡阴，于老人尤宜，而少年肾虚之辈，亦何独不利哉。

此症用**濡肠汤**亦效。

熟地　当归各一两　升麻五分　牛膝三钱　水煎服。

465. 人有大便闭结，小腹作痛，胸中嗳气，畏寒畏冷，喜饮热汤，人以为火衰闭结也，谁知是肾火之微乎。夫大肠属金，金宜畏火之刑，何无火而金反闭耶？不知顽金非火不煅，所以大肠必得火始能开合。大肠者，传导之官也，有火则转输无碍，无火则幽阴之气闭塞，其输挽之途，如大溪巨壑，霜雪堆积，结成冰冻，坚厚而不可开。倘得太阳照临，则立时消化，非大肠有火则通，无火则闭之明验乎。然而大肠本经，不可有火也。火在大肠，则大肠有太热之虞；火在肾中，则大肠无大寒之惧，倘肾中无火，则大肠何以传化水谷哉。治法必须补肾中之火，不必通大肠之结也。方用**温肠开闭汤**：

巴戟天一两 白术一两 熟地一两 山茱萸五钱 附子二钱 水煎服。

此方用巴戟天、熟地、山茱萸以补肾，至阴之中，仍有至阳之气，又用白术以利腰脐。因附子直通其肾，迅达于膀胱，则火气熏蒸，阳回黍谷，雪消冰泮，何至固结闭塞哉。

此症用**暖阳汤**亦效。

白术 肉苁蓉各一两 附子一钱 水煎服。

466. 人有大便闭结，烦躁不宁，口渴舌裂，两目赤突，汗出不止，人以为火盛闭结也，谁知是胃火之沸腾乎。夫阳明胃火一发，必有烁干肾水之祸。大便不通，正胃火烁干肾水也。似宜急救息其火，但火性炎上，若以细微之水泼之，则火势愈烈而不可止，必得滂沱大雨，倾盆倒瓮，淋漓浇濯，则燎原之火庶几尽息。方用**竹叶石膏汤**：

石膏一两 知母三钱 麦冬一两 甘草一钱 茯苓二钱 人参五钱 竹叶一百片 粘米一撮 水煎服。一剂火泻，二剂便通，改用**清肃汤**：

玄参一两 麦冬五钱 白芥子三钱 竹叶三十片 甘菊花二钱 生地三钱 陈皮五分 丹皮二钱 水煎服。十剂，大便永无闭结之苦。

前用白虎汤，以火势太盛，不得已，暂救肾中之水也。但石膏辛散，而性又猛烈，频用多用，反致损耗真阴，真阴一耗，则前火虽消，后火又将复起，况火之有余，水之不足也。与其泻火以损阴，何若补水以制阳之为得，所以改用清肃汤，补水以息火之余焰耳。

此症用**润胃丹**亦效。

石膏五钱　知母一钱　玄参一两　生地五钱　牛膝三钱　甘草五分　水煎服。

467. 人有大便闭结，胸中饱闷，两胁疼痛，呕吐作酸，不思饮食，人以为火之作祟也，亦知为肝火之故乎。夫肝属木，木易生火，火旺似宜生脾胃之土，土又生金，何至大肠无津，成闭结之症？不知肝中之火，乃木中之火，半是雷火也。雷火最能烁水，试看连阴久雨，必得雷电交作，始散阴霾，正烁水之明徵也。故肝火不动则已，动则引心包之火而沸腾，引阳明之火而震动，火多而水有不涸者乎，水涸而水肠安得不闭结哉。故欲开大肠之闭，必先泻肝木之火，则肝气自平，不来克土，胃脾之津液，自能转输于大肠，而无阻滞之苦矣。方用**散火汤**：

白芍一两　当归一两　炒栀子三钱　柴胡三分　大黄一钱　地榆二钱　水煎服。一剂大便通，二剂肝火尽散，不再闭结也。

此方专入肝以泻火，又能舒肝之郁。盖肝不郁，则肝火必不旺。肝火一散，各经之火无不尽散，岂独留大肠一经之火哉。况方中原有地榆，又专解大肠之火者也。

此症用**丹黄汤**亦神。

炒栀子　丹皮各三钱　白芍五钱　甘草　黄芩各一钱　水煎服。

468. 人有大便闭结，口干唇裂，食不能消，腹痛难忍，按之益痛，小便短涩，人以为大便之火闭也，谁知是脾火之作祟哉。夫脾乃湿土，得火则燥，宜为脾之所喜，何反成闭结之症？不知土太柔则崩，土太刚则燥；土崩则成废土，土燥则成焦土也。然而土焦，非阳明之焰下逼，必命门之火上炎，二火合攻，脾之津液涸矣。水谷之入，仅足供脾之用，何能分润于大肠乎。大肠无津液之润，则肠必缩小，不能容物，安得不闭结哉。治法须急救脾土之焦，又必先泻阳明、命门之火，始脾土得养，自易生阴，阴生而津液自润，何必通大肠之多事哉。方用**救土通肠汤**：

玄参二两 当归一两 生地一两 知母一钱 厚朴一钱 升麻五分 大麻子三十粒 水煎服。二剂大便必通，减去大麻子与知母，再用四剂，脾火尽散，大便不再结矣。

此方玄参、生地补脾土之阴，又是泻命门、脾胃之火，当归取以润肠，知母、厚朴取其下行以解热，升麻提脾土之气，则阳升而阴自降。大麻子最润大肠而引火下行，不使阴气上升，正助升麻以提阳气。阳既升而阴又降，则津液无干涩之虞，何患大肠之不通哉。

此症用**助阴汤**亦效。

玄参 当归 生地各五钱 知母一钱 牛膝三钱 水煎服。

469. 人有大便闭结，舌下无津，胸前出汗，手足冰冷，烦闷发躁，大眦红赤，人以为大便之火闭也，然亦知是心火之焚烧乎。夫心与小肠为表里，未闻心与大肠有妨碍也。然大肠虽不与心为表里，实与肺为表里，心火之盛刑肺，即刑大肠矣。盖大肠属金，心火太盛，则心不能受，自分其火与大肠。而大肠又最畏心火，火盛烁金，可立而待也。虽肺能生水，肺与大肠有表里之关切，岂无津液之降，以救大肠之枯竭。无如肺先受心火之刑，自救不遑，亲子如肾，尚不能分润，安有余波以及兄弟，来救援大肠乎？此大肠之所以不通也。治法宜急泻火，但徒泻其火，无汪洋甘泽之降，恐不足以济大旱之渴也。必须以大雨淋之，则旱魃之气顿除，而河渠尽通矣。方用**扫氛汤**：

黄连三钱 玄参三两 沙参一两 当归一两 麦冬一两 丹皮一两 瓜蒌二钱 水煎服。一剂心火降，大便即通，不必二剂。

此方用黄连以直解其心中之热。然徒用黄连，不益之玄参，则黄连虽寒而性燥，火虽解而大肠之燥如故也。得玄参之润，以匡赞[1]黄连，则浮游之火，不特尽除，且润以去燥，不啻如夏热之时，忽得大雨，既去火炎，又霈沈渥也。至于沙参生阴，当归生血，麦冬凉肺，丹皮凉肾，无非断四路之氛，使其不来助心中之焰。加入瓜蒌，使火存于心中者，尽随濡润之药下降而消灭之也。火灭水生，则大肠之炎氛顿扫，欲不通得乎，所以一剂而奏功也。

此症用**散襟汤**亦效。

黄连　丹皮各三钱　当归　麦冬各一两　天花粉二钱　水煎服。

470. 人有大便闭塞不通，咳嗽不宁，口吐白沫，咽喉干燥，两脚冰冷，人以为三焦之火旺也，谁知是肺经之火旺乎。夫肺属金，大肠相表里，最为关切者也。肺火之旺，何竟传入于大肠？不知肺乃娇脏，仅可微火熏蒸，不可猛火锻炼，故一遇火生，即移其热于大肠也。且肺主皮毛，肺气少虚，风寒袭之，因肺中正气与邪气相战，寒变热而风变邪，肺因生火，自烁其津，肺与大肠既相唇齿，肺之津涸，大肠之液亦竭矣。治法但宜轻治肺火，而不可重施。以轻清下降之味，少抑其火，庶胃中之火，不来助炎，心中之火，不来添旺，则肺火自散，阴液自生，大肠不必通而自通也。方用**抑火汤**：

山豆根二钱　黄芩三钱　麦冬一两　天门冬五钱　当归一两　升麻五分　水煎服。二剂肺火清，又服二剂，大肠之闭开，再服二剂全愈。

此方抑肺金之火，又不伤肺金之气，肺金得养，津液通而大肠润矣。

此症用**芩**[2]**麻地冬汤**亦效。

麦冬二两　黄芩　天门冬各三钱　升麻　甘草各一钱　生地五钱

---

〔1〕匡赞：匡正赞助也。
〔2〕芩：原作“苓”，字之误，今改。

水煎服。

471. 人有大肠闭结不通，饮食无碍，并无火症之见，亦无后重之机，有至一月不便者，人以为肾中之无津也，谁知是气虚而不能推送乎。夫大肠无津，固不能润，而气弱亦不能行。阳气一衰，则阳不能通阴，而阴与阳相隔，水谷入于肠，各消各化，不相统会，故留中而不下也。治法不可滋阴以降之，亟当助阳升之也。方用**升阳降浊汤**：

人参五钱　黄芪五钱　白术五钱　当归五钱　柴胡三分　荆芥五分　麦冬五钱　肉桂一钱　附子一分　水煎服。一剂大通。

此方纯是补阳分之药，止麦冬、当归少益其阴，则阳气胜阴，始有偏旺之势，又得附子、肉桂直入于至阴之中，引柴胡、荆芥升提其阳气也。阳气一升，阴气立降，安能阻塞之哉。

此症用**润输汤**亦效。

黄芪五钱　当归一两　川芎五钱　升麻五分　红花五分　麦冬　肉苁蓉各五钱　水煎服。

472. 人有大便闭结不通，手按之痛甚欲死，心中烦躁，坐卧不宁，似乎有火，然小便又复清长，人以为有硬屎留于肠中也，谁知有蓄血不散乎。夫蓄血之症，伤寒多有之。今其人并不感风寒之邪，何亦有蓄血之病？不知人之气血，无刻不流通于经络之中，一有拂抑，则气即郁塞不通，血即停住不散，于是遂遏于皮肤而为痈，留于肠胃而成痛，搏结成块，阻住传化之机，隔断糟粕之路，大肠因而不通矣。治法宜通大肠，佐之逐秽之味。然而草木之药，可通无形之结，不能通有形之结也。血乃有形之物，必得有形相制之物，始能入其中而散其结。方用**抵当汤**治之。

水蛭三钱，剪碎如米粒大，炒黑　虻虫二钱，各为末　桃仁十四粒，研碎　大黄五钱　水煎调服。一剂而大便通，顿失痛楚矣。

盖大黄泄下，其势最猛，得水蛭、虻虫、桃仁破血之味相佐，其破坚逐秽之效更神。此等闭结，不速通利，必有发狂之变。但何以辨其为蓄血之病乎？全在看其小便之利与不利耳。盖蓄血之病，小便必利，以血不能入于膀胱之中，故膀胱之气能行能化，无害其下出之水道耳。故见小便利而大便结者，用抵当汤万无差谬耳。

此症用**大黄散瘀汤**亦神。

水蛭炒黑，三钱　大黄　丹皮各三钱　当归一两　红花三钱　桃仁十四个　生地五钱　水煎服。

小便不通门六则

473. 人有小便不通，点滴不能出，急闷欲死，心烦意躁，口渴索饮，饮而愈急，人以为小肠之热极也，谁知是心火之亢极乎。夫心与小肠为表里，小肠热极而癃闭，乃热在心而癃闭也。盖小肠之能开合者，全责于心肾之气相通也。今心火亢热，则清气不交于小肠。惟烈火之相迫，小肠有阳无阴，何能传化乎。小肠既不能传化，膀胱何肯代小肠以传化耶。况心肾之气，既不入于小肠，亦何能入于膀胱，以传化夫水哉。治法泻心中之火，兼利其膀胱，则心肾气通，小便亦通矣。方用**凉心利水汤**：

麦冬一两　茯神五钱　莲子心一钱　车前子三钱　水煎服。二剂水出如注，四剂全愈。

此方补心之药，即凉心之药也。在心既无太亢之虞，在小肠又宁有大干之患。况又有滑利淡渗之味以通其水，则心气自交于肾，肾气自交于膀胱，气化易于出水，岂尚有不通之苦哉。

474. 人有小肠不通，眼睛突出，面红耳热，口渴引饮，烦躁不宁，人以为上焦之火盛也，谁知是膀胱之火旺乎。夫膀胱与肾为表里，膀胱必肾气相通，而后能化水。是膀胱之火，即肾中命门之火也。膀胱无火不能化水，何火盛反闭结乎？不知膀胱得正火，则水易分消，得邪火而水难通利。盖膀胱乃太阳之经也，太阳最易入邪，一入邪而寒变为热，热结于膀胱，乃邪将散之时也。邪既将散，宜火随溺而泄矣，何反成闭结之症？盖因邪将出境，惟恐截杀去路，故作威示强，屯住于膀胱耳。治法不必泄肾火，但利膀胱，则邪去如扫。方用**导水散**：

王不留行五钱 泽泻三钱 白术三钱 水煎服。一剂通达如故，不必二剂。

此方逐水至神，因王不留行性速善走，故用之以袪除耳。闭原在膀胱，利膀胱而闭自开，何用张皇轻投迅利之剂耶。

475. 人有小便闭结，点滴不通，小腹作胀，然而不痛，上焦无烦躁之形，胸中无闷乱之状，口不渴，舌不干，人以为膀胱之水闭也，谁知是命门之火塞乎。夫膀胱者决渎之官，肾中气化而能出，此气即命门之火也。命门火旺，而膀胱之水通；命门火衰，而膀胱之水闭矣。或曰：小水之勤者，由于命门之火衰也。火衰正宜小便大利，何反至于闭塞也？不知命门之火，必得必肾水以相养，肾水衰而火乃旺。火旺者，水无力以制之也。无水之火，火虽旺而实衰；无火之水，水欲通而反塞。命门火衰而小水勤，衰之极者，勤之极；勤之极者，闭之极也。人见其闭，错疑是膀胱之火，反用寒剂，愈损其命门之火，膀胱之气益微，何能化水。改投利水之药，转利转虚矣，治法必须助命门之火。然徒助命门之火，恐有阳旺阴消之虑，必须于水中补火，则火生于水之中，水即通于火之内耳。方用**八味地黄汤**：

熟地一两 山茱萸五钱 丹皮 山药五钱 泽泻三钱 伏苓五钱 肉桂二钱 附子一钱 水煎服。一服即如注。

八味汤乃水中补火之圣药也。水中补火，而火无大炎之惧；火中通水，而水无竭泽之虞。即久闭而至于胞转，以此方投之，无不奏功于眉睫，况区区闭结哉。

此症用**行水汤**亦甚效。

熟地二两 巴戟天 茯神 芡实各一两 肉桂二钱 水煎服。

476. 人有小便不通，目睛突出，腹胀如鼓，膝以上坚硬，皮肤欲裂，饮食不下，独口不渴，服甘淡渗泄之药皆无功效。人以为阳盛之极也，谁知是阴亏之至乎。夫阴阳不可离也。淡甘渗泄之药，皆阳药也。病是无阴，而用阳药宜乎，阴得阳而生矣。然而无阴者，无阴中之至阴也。阴中之至阴，必得阳中之至阳而后化。小便之不通，膀胱之病也。膀胱为津液之府，必气化乃能出。是气也，即阳中至阳之气也。原藏于至阴之中，至阳无至阴之气，则孤阳无阴，何以化水哉。治法补其至阴，而阳自化也。方用**纯阴化阳汤**：

熟地一两　玄参三两　肉桂二分　车前子三钱　水煎服。一剂小便如涌泉，再剂而闭如失。

此方又胜于滋肾丸，以滋肾丸用黄柏、知母苦寒之味以化水，不若此方用微寒之药以化水也。论者谓病势危急，不宜用补以通肾，且熟地湿滞，不增其闭涩之苦哉。讵知肾有补无泻，用知母、黄柏反泻其肾，不虚其虚乎。何若用熟地纯阴之品，得玄参濡润之助。既能生阴又能降火，攻补兼施，至阳得之，如鱼得水，化其亢炎而变为清凉，安得不崩决而出哉。或谓既用熟地、玄参以生阴，则至阳可化，何必又用肉桂、车前子多事。然而药是纯阴，必得至阳之品，以引入于至阳，而又有导水之味，同群共济，所以既能入于阳中，又能出于阳外也。矧肉桂止用其气以入阳，而不用其味以助阳，实有妙用耳。

此症用**加生化肾汤**亦神。

熟地四两　生地二两　肉桂三分　水煎服。

477. 人有小便不出，中满作胀，口中甚渴，投以利水之药不应，人以为膀胱之火旺也，谁知是肺气之干燥乎。夫膀胱者，州都之官，津液藏焉，气化则能出矣。上焦之气不化，由于肺气之热也。肺热则金燥而不能生水，投以利水之药，益耗其肺气，故愈行水而愈不得水也。治法当益其肺气，助其秋令，水自生焉。方用**生脉散**治之。

人参一两 麦冬二两 北五味子一钱 黄芩一钱 水煎服。二剂而水通矣。

生脉散补肺气以生金，即补肺气以生水是矣。何加入黄芩以清肺，不虑伐金以伤肺乎。不知天令至秋而白露降，是天得寒以生水也。人身肺金之热，不用清寒之品，何以益肺以生水乎。此黄芩之必宜加入于生脉散中，以助肺金清肃之令也。

此症用**麦冬茯苓汤**。

麦冬三两 茯苓五钱 水煎服。

478. 人有饮食失节，伤其胃气，遂至小便不通，人以为肺气之虚也，谁知是胃气下陷于下焦，不能升举之故乎。夫膀胱必得气化而始出，气升者，即气化验也。气之升降，全视乎气之盛衰，气盛则清气升，而浊气降；气衰则清气不升，而浊气不降矣。若胃者多气之府也，群气皆统之，胃气之盛衰，尤为众气之盛衰也。所以胃气一虚，各经众气多不能举，故脾胃虚而九窍皆为之不通，岂独前阴之闭水哉。治法必须提其至阳之气，而提气必从胃始也。方用**补中益气汤**：

人参二钱 黄芪三钱 白术三钱 当归二钱 甘草一钱 陈皮三分 柴胡一钱 升麻五分 水煎服。一剂而小便通矣，再剂全愈。

此方用参、芪甘温之味，补其胃气；以升麻、柴胡从化源之下而升提之，则清升浊降，而肺气不虚，自能行其清肃之令，何至有闭结之患哉。

内伤门二十三则

479. 人有好食肥甘烹炙之物，遂至积于胸胃久而不化，少遇风邪，便觉气塞不通，人以为伤风之外感也，谁知是内伤于食，因而外感乎。凡人胃气若强，则土能生金，肺气必旺，外邪不能从皮毛而深入也。惟胃气之虚，则肺金亦虚，邪始能乘虚而入。然胃不能自强，必假饮食之助，故胃气开则食易消，胃气闭则食难化，食易消则胃强，食难化则胃弱。世人多食，本欲助胃也，谁知是多食反以损胃乎。胃损则胃弱，胃弱则肺何能强以外卫夫皮毛乎。是邪因内伤而入，非邪无引而直入也。治法乌可纯治外感哉。方用**护内汤**：

白术三钱　茯苓三钱　麦芽一钱　山楂五粒　甘草一钱　柴胡一钱　半夏一钱　枳壳五分　神曲八分　肉桂二分　水煎服。一剂气塞通，二剂全愈。

此方乃消食神剂，又能祛逐外邪，且不伤胃气，真治内伤感邪初起之良法也，所以二剂奏功耳。

此症用**参茯甘桔汤**亦效。

山楂十粒　麦芽　人参　桔梗各一钱　枳壳　甘草各五分　茯苓三钱　水煎服。

480. 人有饥饱劳役，伤损津液，以致口渴舌干，又感风邪，头痛发热，人以为外感也，谁知是内伤于阴乎。夫人身非血不养，血足而津液自润，伤血而津液自少，血少则皮肤无养，毛窍空虚，风尤易入。然风虽入于皮肤，而不能骤进于经络，以阴虚而阳未衰也。阳与邪战而发热，故头痛耳。治法不必补阳，补其阴血之虚少，佐之祛风之味，则阴阳和合，邪安能久留哉？方用**养阴辟邪丹**：

当归五钱　白芍五钱　柴胡一钱　甘草一钱　蔓荆子五分　川芎三钱　天花粉一钱　茯苓三钱　水煎服。一剂邪解，二剂全愈。

此方补血以养阴，则津液自生，原因津液之亏而邪入，津液足而邪有不出者乎。况川芎、蔓荆子能祛头上之邪，柴胡、炙甘草更善解纷之妙，天花粉与茯苓善消痰利湿，引邪尽从膀胱而去。治阴虚内伤感邪，莫良于此。倘用攻于补阳之中，则阳旺阴消，邪转炽矣，乌能速愈哉。

此症**养津汤**亦可用。

柴胡 半夏 甘草 蔓荆子各一钱 丹皮 麦冬各三钱 玄参四钱 神曲五分 水煎服。

481. 人有饥饱劳役，又感冰雪之气，或犯霜露之感，遂至腹痛畏寒，身热不解，人以为外感之症也，谁知是阳气之内伤乎。凡人阳气壮盛者，虽受冰雪霜露而亦不惧，惟饥饱损其脾胃，劳役困其体肤，则脏腑经络自先虚冷，此邪之所以易入也，虽有外邪，俱作正虚治之。况腹痛畏寒，尤是虚冷之验，外身虽热，内寒又何疑乎。方用加味**六君子汤**治之。

人参一钱 白术五钱 茯苓三钱 陈皮五分 甘草一钱 半夏五分 肉桂一钱 柴胡一钱 水煎服。一剂痛止，而荡其内寒也。

倘疑身热而外邪之盛，纯用祛风利湿之剂，则损伤阳气，不啻下石，势必变症蜂起，成不可治之症矣。

此症用**双桂汤**亦效。

白术五钱 茯苓三钱 肉桂 甘草各一钱 桂枝 羌活各五分 水煎服。

482. 人有怀抱素郁，闷闷昏昏，忽然感冒风寒，身热咳嗽，吐痰不已，虽似外感，谁知是肝气不舒，因召外感邪。夫肝气最喜条达，一遇忧郁之事，则涩滞而不可解，正喜外风之吹动，则内郁可舒。无如内郁之甚，则木中生火，风火相合，而热乃炽也，故感冒风寒，所以作热。风火作威，肝不畏金之克，反去侮肺，肺气不甘，两相战斗，肺又惧火刑，呼救于肾子，而咳嗽生矣。虽有津液，又为肝中风火所耗，而津液变为痰涎，治法自宜急散肺中之风，然风虽散，而火尤存，则火以引风，非救本之道也。尤宜舒肝之郁，则火息而风尤易散也。方用**逍遥散**加味治之。

柴胡一钱 白芍三钱 当归二钱 甘草一钱 白术一钱 陈皮五分 茯苓二钱 炒栀子一钱 半夏一钱 水煎服。一剂身热解，二剂咳嗽除，三剂全愈。

此方解郁之圣药，亦祛风之神剂也。直入肝中，舒泄其湮郁之气，郁解而风自难留。加入半夏以消痰，栀子以退火，更能相助为理，所以奏功益捷也。

此症用**舒解散**亦效。

白芍 当归各二钱 天花粉 香附各一钱五分 青皮 神曲各五分 甘草一钱 水煎服。

483. 人有忍饥受饿，腹中空虚，时遇天气不正，时寒时热，遂至胸膈闷塞，宛如结胸，人以为外邪相侵，谁知内伤其胃气乎。夫胃为水谷之海，虽多气多血，然亦因能受水谷而气血始旺。故水谷多受而胃强，水谷少受而胃弱。今既饥饿强忍，则胃无水谷，胃火沸腾，遏抑之而不舒，则胃气消亡，天时不正之寒热，自易相感，乘虚入于胃中而不散，因现闷塞之状。治法必须助胃弱而使之强，则邪不战而自退也。方用加味**四君子汤**：

人参三钱 白术五钱 茯苓三钱 甘草一分 柴胡一钱 枳壳五分 水煎服。一剂轻，二剂全愈。

论理既感寒热，自宜用热药以祛寒，用寒药以散热。然而用寒用热之药，必皆先入于胃，胃既空虚，寒热相战，必以胃为战场矣，胃弱何能堪乎。故寒热两有所不用，惟以健胃为主，佐之和解之味于补中散之也。

此症用**和腹汤**亦效。

人参 柴胡 甘草 神曲 厚朴各一钱 白术二钱 陈皮五分 水煎服。

484. 人有素耽曲蘖，日在醉乡，忽感寒疾，不可以风，人以为外伤于风也，谁知内伤于酒乎。夫酒醉之时，热性可以敌寒；酒醒之时，邪风易于浸正。盖酒能散气，气散则阳虚，而腠理、营卫无不空虚，邪所以易入也。故好饮之人，无不气虚，气虚而邪入，助其气而邪自出矣。方用**补中益气汤**：

人参二钱 黄芪三钱 当归三钱 白术五钱 甘草三分 陈皮五分

升麻三分　柴胡一钱　水煎服。一剂气旺，不畏风矣，二剂全愈。

东垣先生制此方，以治内伤而兼外感，实神。以之治伤酒而感冒风邪者，尤为相宜。使不用此方以升提阳气，而专用祛风逐邪之味，则散尽真气，风邪转不肯出，必至轻变重，而重变死也，何不慎欤。

485. 人有贪恋房帏，纵情色欲，遂至感冒外邪，伤风咳嗽，睡卧不宁，人以为外感于风也，谁知内伤于肾乎。夫肾为肺子，泄精过多，必取给于肺母。肾虚而肺亦虚，肺气不能充于毛窍，邪即乘虚而入。倘以为外邪之盛，日用散风之剂，则肺气益虚，肾水又来取资，是内外盗肺之气，肺金安得不困乎。肺气既困，不特不能生肾中之水，且反耗肾中之气，遂至变劳、变怯者比比也。治宜补其肺金，更补其肾水，使肾不盗母气，则肺自得子援，子母两旺，外邪自衰，不战而遁矣。方用**金水两滋汤**：

麦冬一两　天门冬三钱　桔梗一钱　甘草一钱　熟地一两　茯苓三钱　山药五钱　肉桂三分　白术三钱　紫菀一钱　白芥子二钱　水煎服。二剂睡卧安，四剂咳嗽除，十剂全愈。

肾虚感邪，最难愈之病也，以散邪之药，不能直入于肾经耳。讵知肾虚感邪，邪不遽入于肾，仍在肺乎。散肺经之邪，仍补其肾中之水，肾得其益，肺又无损，正善于散邪也。

此症用**增减六君汤**亦效。

人参　熟地　白术各五钱　甘草　陈皮　神曲各五分　柴胡一钱　茯苓三钱　肉桂三分　水煎服。

486. 人有防危虑患，日凛恐惧之怀，遂至感冒风邪，畏寒作颤，人以为外感于风也，谁知内伤于心胆乎。夫恐起于胆，惧起于心，过于恐则胆气先寒，过于惧则心气先丧。胆寒则精移，心丧则精耗，精移精耗，心与胆不愈虚乎。心胆气虚，邪易中矣。夫胆属少阳，胆气既怯，则邪入少阳，胆不胜任，故畏寒而作颤。倘再用祛风之药，则耗损胆气，胆耗而心气更耗矣。心胆二经之气耗，邪又何所畏，肯轻出于表里之外乎。治法自宜急助其胆气之壮，胆不寒而心亦不丧，则协力同心，祛除外邪，自易易耳。方用**加减小柴胡汤**：

柴胡一钱 白芍一两 茯神五钱 麦冬三钱 甘草一钱 陈皮五分 水煎服。一剂胆气壮，二剂心气安，三剂风邪尽散。

此方用柴胡以和解胆中之邪，实佐白芍、茯神、麦冬补胆气之弱，而即补心气之虚也。二经得补而气旺，恐惧且不畏，又何惧于外邪哉。

此症用**攸利汤**亦可治。

白芍五钱 茯神三钱 甘草 半夏 人参各一钱 青皮五分 柴胡一钱 水煎服。

487. 人有处得意之境，过于欢娱，尽情喜笑，遂至感寒畏风，口干舌苦，人以为外感也，谁知内伤于心包乎。夫心包乃膻中也，膻中者，臣使之官，喜乐出焉。是欢娱者，正心包之职掌，喜乐何至相伤？惟喜乐太过，大笑不止，未免津干液燥耳。夫心包护君以出治者也，心包干燥，必盗心之气以自肥，将内府空虚，则宵小之辈，乘机窃发，而邪易入矣。治法自宜急补心中之气。心气既旺，心包亦必同旺。盖国富而家自不贫，自然协力同心以御外，何至有四郊之多垒哉。方用**卫君汤**：

人参二钱 白术五钱 茯苓三钱 甘草一钱 菖蒲一钱 苏叶一钱 半夏一钱 桔梗一钱 丹参一钱 水煎服。一剂津液生，二剂风邪散，三剂全愈。

此方心与膻中均补之药也，心与心包原不可分，治内宁何愁外扰乎。

此症用**滋生汤**亦效。

人参 柴胡 天花粉各一钱 巴戟天 茯神 白术各二钱 甘草 神曲各五分 肉桂三分 麦冬三钱 水煎服。

488. 人有终日思虑忧愁，致面黄体瘦，感冒风邪，人以为外感之病，谁知是内伤于脾肾乎。夫人后天脾胃，先天肾也，二经最不宜病，然最易病也。天下无不思之人，亦少无愁之客，但过于思虑，则脾〔1〕土之气不升，胃〔2〕土之气不降，食乃停积于中州而不化，何能生津生液，以灌注于五脏乎？甚矣！思虑之伤人也，而忧愁更甚。盖思则伤脾，忧则伤肾。肾伤则肾水不能滋肝，而肝无水养，仍克脾胃之土，故忧思二者相合，则脾肾两伤，而外邪尤易深入，欺先后二天之皆虚也。人至先后二天皆虚，其元虚之弱，为何如乎。治法乌可散邪，而不扶正哉。方用**脾肾双益丹**：

人参一两 白术一两 巴戟天一两 山药一两 茯苓五钱 柴胡一钱 甘草一钱 肉桂五分 山茱萸三钱 水煎服。二剂风邪全散，十剂全愈。

此方补土之中，有补水之味，补水之内，有散邪之剂。有补之益，而无散之伤，实乃治忧思内损之神方，非止治忧思外感之妙药也。

此症用**复正汤**亦妙。

熟地 白术各五钱 柴胡 山茱萸 茯苓 丹皮各二钱 甘草一钱 山药三钱 神曲五分 贝母五分 水煎服。

489. 人有动多气恼，大声骂詈，觉饮食坐卧居处晋接〔3〕，无非可怒之场，遂至感触风邪，身热胸满，两胁作胀，人以为风邪外感，谁知是肝经内伤乎。夫肝性急，气恼则肝叶开张，气愈急矣。急则气不能顺而逆作，血不能藏；逆则气不能舒而胀生，血亦不畅。木郁不泄，木乃生火，火郁不宣，火乃生风。内风与外风齐动，则内火与外火同焚，此风邪之所以易入，不可徒祛于

---

〔1〕 脾，原作“胃”，涉下“胃”字误，今改。
〔2〕 胃，原作“脾”，涉上“脾”字误，今改。
〔3〕 晋接：恩宠也。

外也。方用**风火两消汤**：

白芍一两　炒栀子三钱　柴胡二钱　天花粉二钱　甘草一钱　车前子二钱　丹皮五钱　水煎服。一剂轻，二剂全愈。

此方治肝经之内火，内风也。然而外来风火，未常不可兼治，故两治之而奏功也。倘不用白芍为君，单用柴胡、栀子之类，虽风火亦能两平，肝中气血之虚，未能骤补，风火散后，肝木仍燥，怒气终不能解，何如多加白芍，既能补肝，又能泻风火之得哉。

此症用**却忿散**亦妙。

柴胡　半夏　甘草　薄荷　神曲各一钱　当归　茯苓各三钱　白芍四钱　炒栀子二钱　水煎服。

490. 人有昼夜诵读不辍，眠思梦想，俱在功名，劳瘁不自知，饥饿不自觉，遂至感入风邪，咳嗽身热，人以为外感之症，谁知是内伤于肺乎。夫诵读伤气，气伤则肺虚，而腠理亦虚，邪即随虚而入于肺。肺虚不能敌邪，呼肾子以相救，肾水亦正无多，力难上灌于肺，而肺气往来于肺肾之间，故咳嗽而不自安也。治法急补其肺气可也。然肺为邪所侮，补肺则邪更旺，而肺愈难安。必兼补胃土之气，以生肺气，则邪不能夺，然补胃而不佐以散邪之品，则肺畏邪侵，未必能受胃气之益，惟于胃中散邪，则邪畏土气之旺，听肺气自生，而邪乃遁矣。方用**助功汤**：

人参二钱　茯苓三钱　麦冬五钱　甘草一钱　桔梗一钱　半夏一钱　黄芩五分　水煎服。一剂轻，二剂又轻，三剂全愈。

此方肺胃同治也。助胃中之气，即助肺中之气；泻肺中之火，即泻胃中之火；袪肺中之邪，即袪胃中之邪。邪入肺中，未有不入阳明者也。肺中邪散，宁有遁入阳明者乎。

此症亦可用**来复汤**。

人参　茯苓　白术　天花粉各三钱　远志　甘草各一钱　黄连三分　麦冬一两　陈皮三分　苏叶一钱五分　水煎服。

491. 人有终日高谈，连宵聚语，口干舌渴，精神倦怠，因而感冒风寒，头痛鼻塞，气急作喘，人以为风邪外感，谁知是气血内伤乎。夫多言伤气，而血生于气，气伤而血未有不伤者。况多言则津液尽耗，津液亦阴血之余。气属肺，血属肝，气血两伤，即肺肝之两伤也，往往邪入之而最易。惟是邪既乘肺肝之虚，深入于二经之中，使气逆于下，而上不通。将何以治之？仍治其肺肝之虚，少佐散邪之药则得矣。方用**两治汤**：

白芍五钱　当归三钱　麦冬五钱　人参一钱　甘草一钱　桔梗二钱　苏叶八分　天花粉一钱　水煎服。

此方入肝、入肺，补气、补血、消痰、消火各分治。二剂便可奏功，正不必多也。

此症用**加减补中汤**亦妙。

生地　人参　茯苓各三钱　白术　当归各五钱　甘草　半夏各一钱　黄芪一两　川芎一钱　柴胡一钱　水煎服。

492. 人有贪眠乐卧，终日倘徉[1]枕席之上，遂至风邪袭之，身痛背疼，发热恶风，人以为风邪外感，谁知是脾气之内伤乎。夫脾主四肢，四肢倦怠，多欲睡眠，以脾气之不能运动也。略为睡卧，亦足养脾气之困，然过于睡卧，则脾气不醒，转足伤气，已虚益虚，安得不招外风之入乎。专治其风，必至损伤脾气，脾气因虚而招风，祛风而重伤脾气，邪且欺脾气之虚而不肯出。人不知用补脾之法，往往变证蜂起也。方用**补中益气汤**加味治之。

人参三钱　黄芪五钱　白术五钱　当归二钱　陈皮五分　甘草一钱　升麻三分　柴胡一钱　半夏一钱　神曲一钱　水煎服。一剂轻，二剂又轻，三剂全愈。

补中益气汤正益脾圣药。况睡卧既久，脾气下陷，正宜用之

〔1〕 倘徉：安闲自在。

以升提下陷之气。加半夏、神曲者，以久睡脾气不醒者，饮食多致生痰，二味最善醒脾，故用之也。

此症用**加味益气汤**亦妙。

人参二钱　白术五钱　甘草一钱　茯苓三钱　陈皮五分　半夏一钱　柴胡一钱　水煎服。

493. 人有终日呼卢[1]，长夜斗页[2]，筋酸背痛，足重腹饥，以至感冒风邪，遍身皆痛，身发寒热，人以为风邪外感，谁知血气内伤乎。凡人日用寻常，原易损伤气血，况呼卢斗页，劳其心神，损伤气血为尤甚。无奈，世人借此为消闲适意之具，以致耗散气血，邪已入身，犹然不悟。为之医者，复昧其内伤之因，惟治其外感之病，正气益亏，邪气愈旺，非变为痨瘵之疴，必成为怯弱之疾矣。故治法须大补气血，少加以和解之品，则正气足以祛邪，而邪自外遁也。方用**十全大补汤加减**治之。

人参三钱　黄芪五钱　川芎一钱　当归三钱　茯苓三钱　甘草一钱　白术三钱　陈皮五分　白芍三钱　熟地三钱　柴胡一钱　水煎服。一剂汗解，二剂热退，连服数剂全愈。

此方乃气血兼补之方，气血不足，舍此原无第二之剂。原方有肉桂以补命门之火，但呼卢斗页之人，未免火有余而水不足，故去肉桂易之柴胡，于补中和之，则邪尤易散也。

此症用**两治汤**亦效。

生地　人参各三钱　白术五钱　茯苓三钱　甘草　半夏　川芎　柴胡各一钱　黄芪一两　当归五钱　水煎服。

494. 人有争强好斗，或赤身不顾，或流血不知，以致风入皮肤，畏寒发热，头疼胁痛，人以为风邪外感，谁知筋骨之内伤乎。夫筋属肝，骨属肾，肝血足而筋舒，肾水满而骨健，是筋骨

---

〔1〕呼卢：古代的一种赌博名称，又称樗蒲、五木。

〔2〕斗页：页，通“叶”，即叶子戏。斗页，即玩纸牌。

必得髓血之充也。世人之耗髓血者，无过泄精，人尽知之。斗殴以耗髓血，人未尽知也。盖斗殴之时，必多动怒，怒起而肝叶开张，血多不藏，而血自耗。肝血既耗，必取给于肾水，肾水供肝，木火内焚，又易干烁。肾且资肝血之不足，何能分润于骨中之髓乎？血与髓两无有余，筋安得舒，骨又安得健乎？人至筋骨两无旺气，风邪乘虚而侵，不能拒绝。治法宜急救其虚。方用**四物汤**加味治之。

熟地一两　当归五钱　川芎一钱　白芍五钱　柴胡一钱　牛膝三钱　金钗石斛二钱　丹皮二钱　白芥子一钱　水煎服。

四物汤补血之药，亦补髓之药也。原因髓血虚而入邪，补髓血而邪自易出，故少加柴胡和解风邪，随手即散。彼专治风邪，不补髓血者，尚昧于治内伤之法也。

此症用**护骨散**效。

牛膝　丹皮各三钱　金钗石斛　山萸各二钱　熟地　白芍　当归各五钱　柴胡　天花粉各一钱　水煎服。

495. 人有终日捕鱼，身入水中，时而发热，畏寒恶冷，人以为风湿之外感也，谁知是肺气之闭塞乎。夫肺本主气，气旺则周流一身，从皮毛外泄，虽有外邪之感，不能损伤。倘肺气少虚，则气有停住之虞矣。身入水中，遏抑皮毛，则虚气难以舒转，湿且中之。夫湿本外受，今从皮毛旁入，致使一身之气闭塞不通，此畏寒恶冷之所以起也。肺气既虚，则皮毛不能外卫，水冷金寒，肺气与湿邪相战，则身热生矣。此热乃肺气之虚，不能敌邪而身热也。治法补其肺气为主，兼带利水之味，则正旺而邪自易散。方用**利肺汤**：

紫苏一钱　人参二钱　白术三钱　茯苓五钱　甘草一钱　桔梗一钱　半夏一钱　神曲三分　附子一分　水煎服。一剂热解，二剂寒冷俱不畏矣，三剂全愈。

此方补肺气之不足，不见利水，水自从膀胱而去。惟其内伤以致邪入，故不必治外感耳。

此症用**宣闭汤**亦效。

黄芪　茯苓各五钱　人参　猪苓各三钱　泽泻二钱　半夏　肉桂　羌活各一钱　水煎服。

496. 人有忧思不已，加之饮食失节，脾胃有伤，面色黧黑不泽，环唇尤甚，心中如饥，然见食则恶，气短而促，人以为内伤之病，谁知是阴阳之相逆乎。夫心肺居于上焦，行荣卫而光泽于外；肾肝居于下焦，养筋骨而强壮于内；脾胃居于中焦，运化精微，灌注四脏，是四脏之所仰望者，全在脾胃之气也。倘脾胃一伤，则四脏无所取资，脾胃病而四脏俱病矣。若忧思不已，则脾胃之气结；饮食不节，则脾胃之气损。口者，脾气出入之路，唇为口之门户，脾气通于口而华于唇，金水反侮土，故黑色著于唇，非阴阳相反而成逆乎。不惟阳明胃脉之衰而面焦已也，是脾胃阴阳之气两有所亏，乌可不急救其中州之土乎。方用**和顺汤**：

升麻五分　防风三分　白芷三分　黄芪三钱　人参二钱　甘草三分　白芍三钱　白术五钱　茯神三钱　炮姜五分　午前服。连服十剂，黑色尽除，再服十剂，诸病全愈。

此方乃补中益气之变方，升阳气以散阴气之治法也。凡阳气下陷于阴中，则用补中益气之方升提阳气。倘阴气上浮于阳中，则用此方升散其阴气，皆能奏功之甚速也。

此症用**调逆汤**亦效。

人参　茯苓　白芍　生地　沙参各三钱　白术五钱　甘草五分　苏子　神曲各一钱　荆芥二钱　水煎服。

497. 人有怔忡善忘，口淡舌燥，多汗，四肢疲软，发热，小便白而浊，脉虚大而数，人以为内伤之病也。谁知是由思虑过度而成之者乎。夫君火者，心火也；相火者，膻中之火也。膻中手厥阴之经，性属阴而主热，古人以厥阳名之，以其火起之不可遏也。越人云：忧愁思虑则伤心。心气一伤，心血自耗，心血既耗，心气遂不能自主，每欲寄其权于相火，而相火欺君火之弱，即夺心之权而恣肆矣。治法宜以水济火。然见火势之炽张，用寒凉以济之，则心气益虚，愈激动其焦焚之害矣。宜亟补其心气之虚，大滋其肾水之涸，则心火宁静，相火不安而自安矣。方用**坎离两补汤**：

人参五钱　熟地一两　菟丝子三钱　生地五钱　麦冬五钱　丹皮二钱　炒枣仁三钱　北五味子一钱　茯苓三钱　桑叶十四片　山药五钱　白术三钱　水煎服。连服数十剂而愈。

此方心肾两补，肾水上济于心，水足而火无亢炎之祸，自然火息而有滋润之乐也。心中清净而外有转输，则心包何敢窃柄，势必相合而得生也。

此症用**镇神汤**亦效。

人参　炒枣仁　茯苓　山药各五钱　远志一钱　巴戟天三钱　甘草五分　黄连三分　水煎服。

498. 人有劳倦中暑，服香薷饮反加虚火炎上，面赤身热，六脉疾数无力，人以为暑火之未消也，谁知是内伤于中气乎。凡人中气充足，则暑邪不能相犯，暑气之侵，皆气虚招之也。然则内虚发热，乌可不治虚而治邪哉。况夏月伏阴在内，重寒相合，反激动虚火之升上，此阴盛隔阳之症也。治法宜补阳退阴，然而阴盛阳微之际，骤用阳药，以入于众阴之中，未必不扞格而不相入，必热因寒用，始能不违阴寒之性，以奏其助阳之功也。方用**顺阴汤**：

人参三钱　白术五钱　茯苓三钱　附子二钱　干姜一钱　青蒿二钱　白扁豆三钱　水煎，探冰冷服之，必出微汗而愈。

此方用姜、附入于参、术之中，未免大热，与阴气不相合，乃益之青蒿之寒散，投其所喜，且又热药冷服，使上热得寒，不至相激，及到中焦，寒性除而热性发，不特不相格，及至相宜耳。

此症用**参术二香汤**亦效。

人参三钱　香薷一钱　甘草一钱　砂仁一粒　神曲五分　白术二钱　陈皮五分　藿香五分　水煎服。

499. 人有形体素虚，忽感风邪，遍身淫淫，循行如虫，或从左脚腿起，渐次而上至头，复下行于右脚，自觉身痒有声，人以为奇病也，谁知内伤而气不足乎。夫气血自行，周流不息，何至生病？惟气血止而不行，皮毛之间，即有淫痒之病生矣，此气血之衰也。气血大衰而皮毛焦，气血少衰而皮毛脱。气血既衰，又少有微邪，身欲自汗，邪又留而不去，两相争斗，拂抑皮肤之间，因而作痒，不啻如虫之行，非真有虫也。伤寒症中，汗多亡阳，亦有身如虫行之病。夫伤寒本是外感，然至于亡阳，则外感变为内伤矣。今非伤寒，亦现虫行之象，非内伤而何？治法大补气血，气血行而身痒自愈也。方用**补中益气汤**：

人参一两　黄芪一两　当归五钱　白术五钱　陈皮五分　甘草一钱　升麻五分　柴胡一钱　玄参三钱　桑叶二十片　水煎服。十剂全愈。

补中益气汤原是大补气血之神剂，多用参、芪尤为补气，气旺而血自旺，更能流行也。方中加玄参、桑叶者，身痒多属于火，能退浮游之火也，桑叶善能止汗，汗多者发痒，止其汗而痒自止也。

此症用**蚕蝎归芪汤**亦效。

当归　黄芪各五钱　茯苓三钱　僵蚕　半夏各一钱　全蝎一个　陈皮五分　水煎服。

500. 人有色白神怯，秋间发热头痛，吐泻食少，两目喜闭，喉哑昏昧，不省人事，粥饮有碍，手常揾住阴囊，人以为伤风重症也，谁知是劳倦伤脾之故乎。夫气本阳和，身劳则阳和之气变为邪热，不必有外风袭击之而身始热也。诸阳皆会于头，阳气一虚，则清阳之气不能上升，而邪热遂乘之，熏蒸于头而作痛，不必有外风犯之，头始痛也。清气不升，则浊气下降，上下拂乱，安得不吐泻哉。人身之脉，皆属于目，眼眶属脾。脾气既伤，目无所养，欲不闭而不可得也。脾之络连于舌本，散布于舌下，脾伤则舌之络失养，此言语之难也。咽喉虽通于肺，然脾虚则五脏皆虚，肺虚而咽喉难司出入，心之神明亦因之昏瞀矣。阴囊属肝，脾虚则肝欲来侵，频按其囊者，惟恐肝木之旺，土亏之极，反现风木之象也。治法大健其脾土，则风木之象自消矣。方用**补中益气汤：**

人参三钱 白术五钱 黄芪五钱 当归三钱 茯苓三钱 陈皮三分 甘草五分 柴胡一钱 升麻三分 制附子三分 水煎服。二剂轻，十剂全愈。

病本内伤，用补中益气汤自中病情，方中加入附子者，盖参、芪、归、术非得附子，则其功不大，建功亦不甚神。况用止三分，亦无太热之虞，转有反正之速也。

此症用**加减归脾汤**亦效。

人参 当归 茯苓 白术 白芍各三钱 甘草 半夏各五分 川芎二钱 白豆蔻一粒 柴胡 远志 枣仁各一钱 麦冬五钱 水煎服。

501. 人有日坐于围炉烈火之旁，以致汗出不止，久则元气大虚，口渴引饮，一旦发热，人亦以为外感于风，谁知是肺金受火之伤乎。夫肺本属金，最畏火气，外火虽不比于内火，然肺气受二火之煎逼，自然不得其养矣。况肺乃肾水之母，肺自难养，何以能生肾水，肾水不生，日索母乳，母病不能应，则子亦病矣。子母两病，势必至皮肤不充，风邪易入，不必从膀胱风府之穴而后进也。然则治法何必治风，但补其肺气，大滋其肾水，则肺金得养，内难藏邪，风从皮肤而入者，仍从皮肤而出矣。方用**安肺散：**

麦冬五钱 桔梗二钱 生地三钱 白芍三钱 茯苓三钱 紫苏二钱 款冬花一钱 天门冬三钱 紫菀一钱 黄芩三钱 熟地三钱 山茱萸二钱 玄参五钱 贝母五分 水煎服，而身热解，二剂全愈。

此肺肾同治之法，安肾正所以安肺。倘不顾肺气，一味祛邪，是因伤益伤矣，不变为劳怯者几希矣。

此症用**苏桔汤**亦效。

苏叶　桔梗　甘草各一钱　生地三钱　沙参　白芍各五钱　黄芩　天花粉各二钱　当归三钱　玄参一两　水煎服。

疝气门附奔豚八则

502. 人有感浸寒湿，睾丸作痛者，冷即发痛不可忍，此湿气之入于肾经也。夫湿侵于肾，宜病在腰，何以腰不痛而在睾丸乎？不知睾属肾，肾气不至睾丸，则外势不能振兴。盖因肾得湿则寒，寒在肾，即寒在睾丸，而气结于腰肾之中，宜睾丸之不应矣，其睾丸作痛者，因疝气之成，虽成于肾气之寒，亦成于睾丸之湿也。当日泄精之后，人坐于寒湿之区，内外两感，睾丸独受之矣。治法温其肾中之寒，消其睾丸之湿，病去如扫矣。方用**救丸汤：**

肉桂二钱　白术二两　茯苓一两　薏仁一两　橘核一钱　水煎服。一剂、二剂轻，三剂痛除，十剂全愈，不再发也。

此症乃少阴肾经之病。肾中寒极，而肾气不通；肾中湿重，而肾气更滞。去其寒湿，而肾气自行于睾丸之内。况肉桂、橘核尤善入睾丸，自然手到功成也。

此症亦可用**桂荔汤**。

白术二两　肉桂二钱　山药一两　小茴香二钱　荔枝核三个，敲碎　水煎服。

503. 人有感湿热，亦睾丸作痛，遇热即发，然痛不至甚，此热气之入于肾经也。夫肾最恶热，肾中虚火自旺，尚有强阳不倒之虞。况邪火相侵，热以济热，睾丸作痛，乌能免哉。但火性甚急，火痛宜不可久，何终年累月不愈，即或暂时无恙，遇热复发者何为也？盖因热而又得湿耳。热性急而湿性迟，湿热交攻，热欲散而湿留，湿欲润而热燥，睾丸之内，竟成阴阳乖异，求其不痛乎。治法去其湿热之气，疝病自除矣。方用**利丸汤**：

茯苓一两　薏仁一两　沙参二两　水煎服。一剂轻，二剂又轻，十剂断根，不再发也。

此方以茯苓、薏仁分消其湿气，以沙参化其肾中之热，且沙参善能治疝，故两用之而成功耳。

此症用**沙参汤**亦甚效。

茯苓　白术　沙参各一两　甘草一钱　丹皮五钱　肉桂二分　水煎服。

504. 人有睾丸作痛，气上冲于肝，两胁胀满，按之益疼，人以为阴寒在腹，谁知是厥阴之气受寒也。盖睾丸不独通肾，而且通肝。阴器者，宗筋之聚也。筋属肝，睾丸可升可降，其膜实联络于阴器之间，故肝病而筋亦病，筋病而睾丸亦病矣。睾丸之痛，上冲于肝者，正显同气者其病亦同，乃肝气之冲于睾丸耳。方用**睾丸汤**：

白芍二两　小茴香三钱　橘核一钱　柴胡一钱　沙参五钱　水煎服。一剂痛少止，二剂痛大止，三剂两胁之胀满尽除，四剂全愈。

此方平肝气而不冲于睾丸，得小茴香、橘核、沙参之类散睾丸之邪，两丸安奠，何至上下相连而痛哉。

此症用**解疝汤**亦神。

肉桂二钱　白芍　白术各二两　柴胡一钱　沙参五钱　水煎服。

505. 人有膀胱闭癃，小水不利，睾丸牵痛，连于小肠相掣而疼者，皆云小肠之气，谁知是膀胱之热结耶。夫膀胱化水者也，膀胱寒则水不化，热亦不化，水不化而热结膀胱，水必分于经络。水入睾丸，丸乃日大，往往有囊大如斗而不能消者，是必分消其水矣。然但消其水，不解其热，则膀胱之火，直趋睾丸，其疼更甚。方用**散丸汤**：

茯苓一两　野杜若[1]根枝一两　沙参一两　水煎服。一剂痛除，二剂丸渐小，连服二剂，水泄如注，囊小如故矣。

此方之奇，奇在杜若，非家园之杜若也，乃野田间所生蓝菊花是也。此物性寒而又善发汗，且能直入睾丸以散邪，故用以助茯苓、沙参既利其湿，又泻其热，所以建功特神。惟是此药发汗，服此方后，即用当归补血汤数剂，以补气血，则自无太虚之患也。

此症用**散瘰汤**亦佳。

茯苓一两　车前子三钱　肉桂二分　萆薢二钱　甘草一钱　黄柏知母各一钱　水煎服。

506. 人有睾丸作痛，后变为不痛不疼者，名曰木肾，乃寒极而气不通也。此症初起，必感寒湿，因而行房，又感寒湿，则湿入于睾丸之中，寒结于睾丸之外，遂至不痛不疼。此种疝气，非用桂附不能直入睾丸，以通其气。然无散邪之药，虽用桂附，止可兴阳，而睾丸之邪终久难散。且散邪之药甚多，而能散睾丸之药甚少，此世人所以治木肾之病，不能多效耳。方用**化木汤**：

白术二两　附子一钱　肉桂一钱　杜若根一两　柴胡一钱　水煎服。即拥被而卧，身必发汗，必至双肾之外，汗出如雨而后止，一剂即愈也。

此方白术利腰脐之气，杜若根发睾丸之邪，得附子、肉桂通达内外，柴胡解其肝中之湿，故一剂奏功如神耳。

此症用**卫睾丹**亦妙。

附子　甘草　玄胡索　柴胡各一钱　白术三两　肉桂三钱　黄芪一两　水煎服。

507. 人有生狐疝者，日间则缩入而痛，夜间则伸出而安，

---

〔1〕杜若：草本植物，又名杜莲。性辛微温无毒。见《神农本草经》。

且能强阳善战，此乃真正狐疝。若日缩夜伸，不能久战者，乃假狐疝也。假狐疝乃寒湿之症，用前救丸汤治之即愈。至于真狐之疝，或于神道之旁行房，或于星月之下交感，乃祟凭之也。疝既不同，治亦宜异。大约狐疝淫气未散，结于睾丸之内，狐最淫而善战，每于夜间媚人，盖狐属阴也。日间缩入，不可以战，战则疼痛欲死，此祟禁之也。凡祟亦属阴，入夜则阴主令矣。人身之阳气，入于阴之中，阴与祟之阴相合，则同气相得，祟不禁焉，反得遂其善战之欢，及至精泄阳气奔出，纯阴无阳，又复作痛矣。治法似宜祛逐其祟，然祟之入也，必乘其虚，不补虚而逐祟何能愈乎。方用**逐狐汤：**

人参一两 白术五钱 茯苓五钱 肉桂三分 橘核一钱 白薇一钱 荆芥三钱 半夏二钱 甘草一钱 水煎服。连服四剂全愈。

此方纯助其阳，阳气旺，则阴气自消，狐疝不逐自愈矣。或谓夜伸善战，正阳火之旺也，助其阳气，未必非增其妖气也，何助阳而祟灭乎？盖日间阳气用事，祟乃遏抑其阳气而不敢出，至夜乃乘阴气，借交合而聚于阴器之间，乃阳旺之假象，非真旺也。吾助其阳气，则阳气勃发身中，昼夜皆是阳气，祟亦何敢附之。况方中又益以舒郁逐邪之味，消痰解祟之品，此阴不敌阳，祟弃之而去矣。非助阳，而乌得奏功之神如此哉。

黄芪二两 肉桂三分 甘草 柴胡各一钱 贝母三钱 沙参一两 水煎服。二剂即愈。

508. 人有外感寒邪，如一裹之气从心而下，直至于阴囊之间，名曰奔豚，言其如豕之奔突，其势甚急，不可止遏，痛不可忍，人为外寒之症，谁知是心包、命门二经之火衰乎。夫心包之火与命门之火，一在心，一在肾，二火未常不相通也。人有此二火相通，则寒邪不能侵。二经火衰，寒邪得而中之矣。然寒气入内，宜先犯心，何反下趋于肾囊乎？盖肾气虚寒，脾经又湿，寒与湿同气相亲，故逢湿则急趋而下，势甚便也。此等之症，痰如风雨之来，乃一时暴病，非长年之久疾也，似疝而非疝耳。治法不可作疝治，补心肾之虚，温命门、心包之火，去脾经之湿，不必治奔豚而自愈也。方用**安豚丹**治之。

人参五钱　白术五钱　肉桂一钱　山药一两　巴戟天五钱　蛇床子三钱　附子五分　茯苓三钱　远志一钱　甘草一钱　水煎服。一剂即安，二剂全愈。

此方补心补肾，则心肾气足，后用桂、附热药，始足以驾驭其猛烈之气，转易祛除。然邪势既急，而药过于猛烈，则急以治急，未免有太刚之惧，加入甘草之缓，缓急相济，邪不难制，无有死斗之失也。

此症亦可用**参苓桂术汤**。

白术二两　肉桂二钱　半夏五分　茯苓二钱　水煎服。

509. 人有小水甚勤，睾丸缩入，遇寒天更痛者，此膀胱之寒结也。夫膀胱之化水，命门之火化之也。似乎命门寒，而膀胱始寒。膀胱之寒结，独非命门之寒结乎，孰知膀胱亦能自寒也。此症多成于人坐寒湿之地，寒气袭入于膀胱而不能散，虽有命门之火，亦不能化。盖命门之火，止能化内湿，而不能化外湿耳。外湿既留于膀胱，势必与命门之真火相战，邪盛正衰而痛作矣。治法必须直祛膀胱之寒湿，则睾丸舒展，痛亦自止。方用**辟寒丹**：

肉桂三钱　茯苓五钱　白术五钱　甘草一钱　橘核三钱　荔枝核三个，捣碎　同水煎服。二服即少减，四服全愈。

此方用肉桂为君，既能温命门之火，复能祛膀胱之寒。白术、茯苓又是利水之剂，橘核、荔核更善定睾丸之痛，非肉桂相引，不能直入而散其寒结也。

此症用**术桂汤**亦妙。

白术二两　肉桂一钱　水煎服。

阴痿门五则

510. 人有交感之时，忽然阴痿不举，百计引之，终不能鼓勇而战，人以为命门火衰，谁知是心气之不足乎。凡入房久战不衰，乃相火充其力也。阴痿不举，自是命门火衰，何谓是心气不足？不知君火一动，相火翕然随之，君火旺而相火又复不衰，故能久战不泄。否则，君火先衰，不能自主，相火即怂恿于其旁，而心中无刚强之意，包络亦何能自振乎。故治阴痿之病，必须上补心而下补肾，心肾两旺，后补命门之相火，始能起痿。方用**起阴汤：**

人参五钱　白术一两　巴戟天一两　黄芪五钱　北五味子一钱　熟地一两　肉桂一钱　远志一钱　柏子仁一钱　山茱萸三钱　水煎服。连服四剂而阳举矣，再服四剂而阳旺矣，再服四剂，必能久战不败。苟能长服至三月，如另换一人，不啻重坚一番骨，再造一人身也。

此方大补心肾之气，不十分去温命门之火，而火气自旺。世人不识补心以生火，则心气既衰，火旺则焚心矣。不识补肾以生火，则肾水既亏，而火旺则损肾矣。心焚而肾损，虽火旺何益乎？及足以烧干阴血，势必阳旺阴消，而不可救耳。

此症用**济阳丸**亦妙。

人参六两　黄芪半斤　鹿茸一个，酒浸切片作小块，粉炒　龟膏半斤　人胞一个，火焙　麦冬四两　北五味一两　炒枣仁三两　远志二两　巴戟天半斤　肉桂三两　白术八两　菟丝子一斤　半夏一两　砂仁五钱　黄连八钱　神曲一两　各为末，蜜为丸。每日白滚水送下五钱，服一月阳举矣，且能善战。

511. 人有精薄精冷，虽亦能交接，然半途而废，或临门即泄，人以为命门之火衰，谁知是脾胃之阳气不旺乎。夫脾胃属土，土生于火，脾胃之阳气不旺，仍是命门之火衰。盖命门之火乃先天之火，脾胃之土乃后天之土也。后天之土，本生于先天之火，先天之火不旺，则后天之土不能生。然脾胃之土虽属后天，而其中未常无先天之气。命门之火寒，则脾胃先天之气何能生哉？命门既不能生脾胃先天之气，而脾胃后天之气益加衰微，欲其气旺而能固，精厚而不薄，乌可得乎。治法必须补先天命门之火，更补后天脾胃之土，则土气既旺，火又不衰，庶几气温精厚乎。方用**火土既济丹**：

人参一两　白术一两　山茱萸一两　菟丝子一两　山药五钱　巴戟天一两　肉桂一钱　水煎服。连服十剂而精厚矣，再服十剂而精温矣，再服三月，永不再弱。

是方健脾胃之土，仍是补命门之火，湿气去而精纯，寒气去而精暖，寒湿既除，邪气消亡而阳气健旺，何至成怯弱之病哉。

此症用**旺土丹**亦甚佳。

人参六两　白术　黄芪各一斤　巴戟一斤　茯苓五两　山萸肉半斤　菟丝子八两　肉豆蔻二两　北五味一两　肉桂三两　破故纸四两　杜仲八两　山药八两　芡实八两　神曲三两　各为末，蜜为丸，每日白滚水送下五钱，服一月，阳事改观，而精亦不薄冷矣。

512. 人有年少之时因事体未遂，抑郁忧闷，遂至阳痿不振，举而不刚，人以为命门火衰，谁知是心火之闭塞乎。夫肾为作强之官，技巧出焉，藏精与志者也。志意不遂，则阳气不舒。阳气者，即肾中之真火也。肾中真火，原奉令于心，心火动而肾火应之，心火抑郁而不开，则肾火虽旺而不能应，有似于弱而实非弱也。治法不可助命门之火，如助命门之火，则火旺于下，而郁勃之气不能宣，必有阳旺阴消之祸，变生痈疽而不可救，宜宣通其心中之抑郁，使志意舒泄，阳气开而阴痿立起也。方用**宣志汤**：

茯苓五钱　菖蒲一钱　甘草一钱　白术三钱　生枣仁五钱　远志一钱　柴胡一钱　当归三钱　人参一钱　山药五钱　巴戟天三钱　水煎

服。二剂而心志舒矣，再服二剂而阳事举矣，不必多剂也。

盖此病原因火闭而闷其气，非因火寒而绝其烬也，故一升火而阳痿立起矣。

此症用**启阳娱心丹**甚佳。

人参二两 远志四两 茯神五两 菖蒲一两 甘草 橘红 砂仁 柴胡各一两 菟丝子 白术各八两 生枣仁 当归各四两 白芍 山药各六两 神曲三两 各为末，蜜为丸。每日白滚水送下五钱，服一月，阳不闭塞矣。

513. 人有天分最薄，无风而寒，未秋而冷，遇严冬冰雪，虽披重裘，其身不温，一遇交感，数合之后，即望门而流，此命门之火太微也。夫命门虽是先天之火气，而后天功用实可重培。第命门藏于肾中，乃无形之火也。有形之火，宜以火引火；无形之火，宜以水引火。以火引火，而火反不旺；以水引火，而火自难衰。此补命门之火，与补他火实不同也。方用**扶命生火丹**：

人参六两 巴戟天一斤 山茱萸一斤 熟地二斤 附子二个 肉桂六两 黄芪二斤 鹿茸二个 龙骨醋焠，一两 生枣仁三两 白术一斤 北五味四两 肉苁蓉八两 杜仲六两 各为细末，蜜为丸。每日早晚各用五钱。服三月，自然坚而且久。

此方填精者，补水以补火也。何加入气分之药？不知气旺而精始生，使但补火而不补气，则无根之火，止能博旦夕之欢，不能邀久长之乐。惟气旺则精更旺，精旺则火既有根，自能生生于不已。况气乃无形之象，以无形之气，补无形之火，则更为相宜，所以精又易生，火亦易长耳。

此症用**壮火丹**亦甚佳。

人参五两 巴戟天八两 白术炒 熟地各一斤 山茱萸八两 肉苁蓉 枸杞各八两 附子一个，用甘草三钱煎汁泡过，切片，炒熟 肉桂三两 破故纸炒 茯苓各四两 北五味一两 炒枣仁三两 柏子仁二两 山药 芡实各五两 龙骨醋焠，为末，一两 各为末，蜜为丸。服二月，坚而且久。

514. 人有中年之时阳事不举，虽妇女扪弄而如故，即或振兴，旋即衰败，此心包之火气大衰也。夫心包之火，相火也。心包火旺，力能代君行事；若心包火衰，心火虽动，如相臣卧病，气息奄奄，欲其奋身勤王，其可得乎。且心包之火，与命门之火正相通也，未有心包寒而命门能独热者，所以心包之火微，有扶之而不起者。治法温其心包，不必温其命门也。方用：

人参一两　巴戟天一两　肉桂三钱　炒枣仁五钱　远志二钱　茯神一钱　良姜一钱　附子一钱　柏子仁二钱　黄芪五钱　当归三钱　菟丝子二钱　水煎服。连服十剂，兴趣自生，服二十剂，阳旺不倒矣。

此方名为**救相汤**，专治心包虚寒之症，不止振举其阳也。方中虽治心包，实皆统治心者。盖补其心君，则君王富足，而相臣自强，相助为理矣。

此症用**辅相振阳丸**亦佳。

人参五两　巴戟天十两　炒枣仁　麦冬各五两　菟丝子十两　远志　柏子仁　肉桂各二两　茯神　枸杞各三两　黄芪八两　当归　仙茅各四两　白术六两　人胞一个　陈皮五钱　阳起石火煅，醋焠，一两　各为末，蜜为丸。每日早晚各服四钱，滚水下。三月，阳事振发。

痰证门二十一则

515. 人有肠胃之间，沥沥有声，饮水更甚，吐痰如涌，人以为痰饮之病，谁知是胃气之虚乎。夫胃为水谷之海，饮食无不入于胃中，游溢精气，上输脾胃，下输膀胱，水精四布，五经并行，此胃气之旺而然也。倘胃气一虚，仅能消谷，不能消水，由是水入胃中，不存于胃而下流于肠，故沥沥有声也。其症初犹不觉，久之水之精华，变为混浊，遂成痰饮，团聚于呼吸难到之处而上涌矣。然则痰之来也，由于胃气之虚；痰之成也，由于水气之盛。治痰必先消水，消水必先健胃。但徒补胃土，而胃气不能自旺。盖胃气之衰，由心包之气弱也，补胃土必须补心包之火耳。方用**散痰汤**：

白术三钱　茯苓五钱　肉桂五分　陈皮五分　半夏一钱　薏仁五钱　山药五钱　人参一钱　水煎服。

此方即二陈汤之变也。二陈汤止助胃以消痰，未若此方助心包以健胃。用肉桂者，不特助心包之火，且能引茯苓、白术入于膀胱，以分消其水湿之气，薏仁、山药又能燥脾，以泄其下流之水，水泻而痰涎无党，不化痰而化精矣，岂尚有痰饮之不愈哉。

此症用**运痰汤**亦效。

人参　半夏各三钱　茯苓一两　陈皮三分　益智仁五粒　肉桂一钱　水煎服。

516. 人有水流胁下，咳唾引痛，吐痰甚多，不敢用力，人以为悬饮之病，谁知是胃气之怯乎。夫饮水宜入于肠，今入于胁，乃胃气之逆也。第胃不祛，则胃之气不逆，胃气旺而水怯，胃气怯而水旺。欲使水逆而归于顺，必使胃旺而后可导其水势之下行，提其胃气之上升，自然怯者不怯，逆者不逆也。方用**弱痰汤**：

人参一钱　茯苓五钱　荆芥一钱　薏仁一两　陈皮五钱　天花粉三钱　枳壳三分　白芥子二钱　水煎服。

上能消膜膈之痰，下能逐肠胃之水，助气则气旺，而水降矣。倘徒用消痰之药，不补其胃气之虚，则气降而水升，泛滥之祸不止矣。

此症用加味**四君汤**亦效。

人参　白芍各三钱　白术　茯苓各五钱　陈皮五分　益智仁一钱　甘草三分　水煎服。

517. 人有痰涎流溢于四肢，汗不出而身重，吐痰靡已，人以为溢饮之病，谁知是胃气之壅乎。夫天一生水，流灌无处不到，一有瘀蓄，则秽浊丛积，水道泛滥而横流旁溢矣。凡水必入胃，胃通而水何能积。惟胃土有壅滞，水不走膀胱而顺流，乃由胃而外渗于四肢，四肢无泄水之路，必化汗而出。然水能化汗，由于胃气之行也。今胃既壅阻，胃气不行，何能化汗，水又何从而出。身重者，正水湿之征也。四肢水湿不能出，自然上涌而吐痰矣。治法必顺其性，因势利导之，庶几泛滥之害可除。开胃土之壅，而膀胱小肠之水道自通。然土壅由于肝木之克，宣肝气之郁，补胃气之虚，胃壅可开矣。方用**启闭汤**：

白术三钱　茯苓五钱　白芍三钱　柴胡五分　猪苓一钱　厚朴一钱　泽泻一钱　半夏一钱　水煎服。连服四剂而痰消，再服四剂而身轻矣。

此方即四苓散之变也。加入柴、芍以舒肝，加入厚朴以行气，加入半夏以消痰，自然气行而水亦行，气化而痰亦化矣。

此症用**白花饮**亦佳。

白术五钱　薏仁　茯苓各一两　甘草五分　天花粉三钱　柴胡一钱　枳壳五分　水煎服。

518. 人有咳逆倚息短气，其形如肿，吐痰不已，胸膈饱闷，人以为支饮之症，谁知是胃气之逆乎。夫胃为水谷之海，宜顺不宜逆，顺则水化为精，逆则水化为痰。然逆有深浅之不同，逆浅而痰入于胸，逆深而痰入于膈。然而胃气之逆，致痰饮上行，竟入于胸膈之间，则其逆亦甚。而逆何以至此也？胃为肾之关，肾虚而气冲于胃，则胃失其启合之权，关门不闭，反随肾气而上冲，肾挟胃中之痰而入于肺，肺得水气而侵，故现水肿之状，咳逆倚息之病生。其症似乎气之有余，而实气之不足，故短气而不可以接续也。治法转胃气之逆，而痰可降；补肾气之虚，而胃可顺矣。方用**转胃汤**：

山药一两　薏仁一两　人参一两　白术五钱　牛膝三钱　附子一分

陈皮三分 苏子二钱 麦冬一两 白芥子三钱 水煎服。一剂胃气平，二剂胃气转，三剂咳逆短气之症除，四剂全愈。

此方转胃为名，而实所以转肾气之逆也。肾逆而后胃逆，然则转肾正所以转胃也。此等之病，非此大剂，则胃之气必不能通于肾之中，而肾之气必不能归于肾之内。倘日日治痰，则耗损胃气，而肾气益逆，何日是降痰之时哉，势不至于死不已也。

此症用加味**参术苓桂汤**亦佳。

人参 茯苓 麦冬 山药各五钱 白术一两 破故纸一钱 苏子 肉桂各一钱 水煎服。

519. 人有终日吐痰，少用茶水则心下坚筑，短气恶水，人以为水在于心，谁知火郁于心乎。夫心属火，最恶者水也。若心气不虚，水之入胃，正足以养心，而水亦不敢直入以犯之。惟心气之虚，火先畏水，而水即乘其畏以相攻，火欲出而不得出，自郁于内而气不得宣，故筑动而短气，非气之真短也。火既与水相战，则水正火之仇也。伤水恶水又何疑乎？治法不可徒利乎水也，利水必先消痰，而消痰必至损胃，胃气损而心气愈虚，水与痰终难去也。必须补心以生胃，散郁以利水，则火气旺而水不能侵，自不至停于心下而变为湿痰也。方用**胜水汤**：

茯苓一两 车前子三钱 人参三钱 远志一钱 甘草三分 菖蒲一钱 柴胡一钱 白术一两 陈皮五分 半夏一钱 水煎服。一剂轻，二剂又轻，四剂全愈。

此方六君子之变也。补心散郁并而行之，心气健而火气自通，火气通而胃之气自旺，土旺自能制水，何畏于水之攻心哉。

此症用**加减运痰汤**亦效。

人参三钱 茯神一两 益智仁一钱 菖蒲一钱 泽泻五钱 肉桂五分 水煎服。

520. 人有口吐涎沫，渴欲饮水，然饮水又不能多，仍化为痰而吐出，人以为水之在肺也，谁知是肺气之热乎。夫肺主气，行营卫，布津液，周流于一身，不可停住者也。惟水邪入之，塞其气道，气凝不通，液聚不达，遂变为涎沫。而清肃之令失，肺乃生火以自焚，故引外水以救内火，然内火终非外水可息，外水亦非内火易消，故不化精津，仍变为痰涎而上吐也。治法清肺金之热，不取给于外水，则水不入肺，而涎沫可解。然肺金失清肃之令，不止水邪之故。盖水邪之入肺，因心火之克肺也。肺因火邪相侵，原思水以相济，水乃乘其渴而入之，故欲解肺金之热，必须清心火之炎。方用**解炎汤：**

黄连五分　天花粉二钱　黄芩一钱　麦冬一两　茯苓五钱　桔梗一钱　甘草三分　陈皮三分　神曲五分　水煎服。一剂渴解，二剂痰消，不必三剂。

此方清心肺之热，而痰气过升，亦非所宜。加入茯苓，下行于膀胱，则火随水走，其势自顺，既能消痰，又能降火，何至肺气之壅塞乎。且此方虽消痰降火，不耗损肺金之气，此痰之所以易消，火之所以易降也。

此症用**息沸饮**亦佳。

麦冬二钱　款冬花一钱　茯神二钱　甘草一钱　桔梗三钱　黄芩二钱　天花粉二钱　竹叶三十片　水煎服。

521. 人有少气身重，日吐清水清痰，人以为水在脾也，谁知是脾气之寒乎。夫脾为湿土，所恶者水，喜者火也。火衰则水旺，水旺则火衰，必然之理也。盖无火则土为寒土，水不能燥，而且有凝冻之忧。即有微火，仅可化水，而不能化津，但能变痰，而不能变液。且火既衰微，止可化上焦之水，不能解下焦之冻。此清痰清水所以上吐而不下行也。湿流于四体，身安得不重乎。治法必须利水清痰，以燥脾土之气。然而脾中无火，虽脾土之衰，由于肾火之弱也。不补肾中之火，则釜下无薪，土如冰炭，安能大地阳回，变湿污之地为膏壤之区乎。故必须补肾火之旺，而土自燥，土燥而湿自除耳。方用**燥土汤：**

白术一两　茯苓一两　肉桂二钱　人参三钱　破故纸一钱　山药五钱　芡实五钱　砂仁三粒　益智仁一钱　半夏二钱　水煎服。

此方燥脾者居其七，燥肾者居其三，似乎仍重在补脾，而轻在补肾。不知脾喜燥，而肾恶燥，使燥肾之药太多，则肾先受损，何以益脾乎，此用药之妙于权衡也。

此症亦可用**加减运痰汤**。

人参　茯神各三钱　白术五钱　肉桂一钱　白豆蔻一枚　陈皮五分　神曲一钱　半夏一钱　水煎服。

522. 人有痰气流行，胁下支满，发嚏而痛，轻声吐痰，不敢重咯，此非水气在肝，乃郁气在肝也。夫肝藏血而不藏水，宜水之所不到。然而肝气郁则血不藏矣，血不藏而水乘隙而入肝，而肝终不藏水，水乃留伏于肝之外而不散。肝气本郁以招水，又因水而愈郁，肝气之逆可知矣。胁下正肝之部位，肝气已郁，即无水邪相犯，尚有胀急之症，水停胁下，安得不支满乎。发嚏而痛者，以火郁未宣，得嚏则火欲出而不得出，因吊动作痛也。治法必须达肝气之郁，少佐以消痰分水之药，则随手奏功矣。方用**开痰饮**：

柴胡一钱　半夏一钱　甘草一钱　炒栀子一钱　陈皮一钱　薄荷一钱　枳壳三分　苍术二钱　茯苓五钱　水煎服。二剂肝气之郁舒，四剂胁满之痛去，不必五剂。

此方专解肝郁，郁舒火散，自不下克脾胃之土，上引痰涎之闭矣。宁尚有水停胁下，以增痛满者哉。

此症可用**疏痰汤**：

白芍　茯神各五钱　甘草　神曲　半夏各一钱　水煎服。

523. 人有水泛为痰，涎如清水，入水即化，人亦不知为肾中之痰，岂知肾寒而精变为痰乎。夫各经之痰，皆外水入而化痰，惟肾中之痰乃内水所成。故心肝脾肺之痰，可以用攻，而独治肾中之痰，必须用纯补之药，不可少间攻痰之味。盖肾中之痰，乃纯阴之水也，阴火非阳火不能摄。阳火者，水中之火也。阴水泛而火微，阳水旺而火伏，大补其水中之火，不必降痰而痰自降矣。方用**八味地黄汤**：

熟地一两 山药五钱 山茱萸五钱 泽泻三钱 丹皮三钱 茯苓一两 肉桂二钱 附子一钱 水煎服。一剂，水泛为痰者，立时即消。

天下治痰之捷效，未有胜于此方者也。然亦止可治肾寒而痰泛者，不可执此方以概治痰也。盖痰非肾泛，则痰为外邪，何可以治内痰者移而治外痰乎？惟真正是肾水上泛者，用此方实效应如响，然亦必须多用茯苓与熟地之分两相同，则肾水归源，而上、中、下三焦之湿气尽行消化，始无伏留之弊。万勿执定仲景夫子原方，谓茯苓不可多用，故又表而出之。

此症用**复阴丹**亦妙。

熟地一两 山茱萸五钱 芡实 山药各一两 肉桂一钱 水煎服。

524. 人有吐痰纯是白沫，咳嗽不已，日轻夜重，人以为肺火之痰也，谁知是肾热而火沸为痰乎。此等之痰，乃阴虚火动，大约成痨瘵者居多，即古之所谓吐白血也。其痰一似蟹涎，吐之不已，必色变如绿涕之色，即痨瘵之已成，而不可救疗者也。然而痨瘵而吐白沫，是肾绝之痰也。亦有未成痨瘵，与阴虚之火初动，而即成此痰，与痨瘵已成者，尚有分别，何可置之不救。世人一味治痰，绝不识治肾中之阴，不变成痨瘵而不止。夫火沸为痰者，成于肾火之太旺，由于水衰之极也。肾可补不可泻，补肾水之衰，即所以泻肾火之旺，故用补阴之药以制阳，不可用泻阳之品以救阴也。倘见其肾火之旺，而轻用黄柏、知母，毋论火不可以骤息，痰不可以遽消，且击动其火，以变痨瘵者比比也。治法但补水以逐痰，则痰消于乌有矣。方用**定沸汤**：

熟地二两 山茱萸一两 麦冬一两 北五味二钱 茯苓一两 山

药一两 玄参一两 白芥子三钱 水煎服。连服二剂，火沸之痰不知其何以去也。此方宜连服十剂，不可见二剂之效，便撤饮不服。

盖火沸之痰，实本于阴虚，而阴虚之火，非多服补阴之药，则阴不能大长，火不能急散也。病者以此方为续命之汤，医者以此方为夺命之剂，幸勿轻弃之也。

此症用**归沫汤**亦大妙。

熟地二两 山萸肉 玄参各一两 天冬 女贞子 生地 百合各三钱 款冬花一钱 水煎服。

525. 人有偶感风邪，鼻塞咳嗽，吐痰黄浊，人以为痰塞胸膈也，法宜吐，谁知风邪塞于肺经乎。夫邪在肺，古人亦有用吐而效者，以肺气闭塞，谓吐中有发散之义也。然必大满大实之症始可用吐，如瓜蒂散涌出其痰是也。若鼻塞咳嗽，吐痰黄浊，非大满大实可比，何必用吐法哉。且不宜吐而吐，必有损伤胃气之忧，胃气伤而肺气亦伤。肺胃两伤，旧疾虽去，而新痰复生，一吐不已而再，再吐不已而三，必变为不可治之症矣。故毋论虚人不可吐，即实人亦不可轻吐，以吐后必须守戒，五脏反复而气未易复，一犯戒而变症蜂起也。况肺邪闭塞之痰，亦易于表散。盖肺气闭塞于风邪，非闭塞于痰也。散其邪而肺气自通，肺气通而痰自化，王道原自平平，尚吐者霸道也。霸道可间用，不可常用，慎勿谓吐法神于表散，而尽用吐也。方用**散痰汤**：

桔梗三钱 紫苏二钱 黄芩一钱 麦冬五钱 半夏二钱 甘草一钱 陈皮一钱 茯苓三钱 水煎服。一剂鼻塞通，二剂咳嗽止，三剂痰浊化，四剂全愈。

此方名为散痰，其实散肺之邪也。

此症用**二紫汤**亦效。

紫苏叶 紫菀各一钱 桔梗二钱 甘草 枳壳 黄芩各一钱 天花粉三钱 水煎服。

526. 人有寒气入胃，结成寒痰，日日呕吐，人以为寒痰在胃，谁知是胃气之虚，而寒结为痰乎。凡人胃气旺，则水谷入而化精，原不生痰。惟胃气虚，仅能消谷，不能消水，则水积而为痰矣。然而胃虚者，火气之衰也。火旺则土旺，火衰则土衰，土衰不能制水，故不变精而变痰也。夫胃土自寒，尚且水变为痰，况外寒又侵胃乎。内外之寒合，自然痰涎日多，下不能化，必至上涌而吐矣。祛寒其可缓乎？惟是祛胃土之寒，必须补心火之旺，火旺土坚，何痰不化哉。方用**六君子汤**加味治之。

人参三钱　白术五钱　茯苓三钱　陈皮一钱　甘草三分　半夏一钱　肉桂二钱　水煎服。

六君子汤原是补脾胃之圣药。胃病而治脾者，脾胃为表里，脾健而胃更健也。肉桂上补心火，而下尤补肾火也。心火旺而胃温，肾火旺而脾热，脾胃两热，寒痰有不立消者哉。

此症用加味**参术苓附汤**亦甚效。

人参一钱　白术三钱　茯苓三钱　附子二分　神曲一钱　麦芽一钱　白芥子三钱　水煎服。

527. 人有热气入胃，火郁成痰，痰色黄秽，败浊不堪，人以为热痰作祟，谁知是胃火之未消乎。夫胃本属土，胃火之盛，由于胃土之衰也。胃土衰而外热犯之，似与胃相宜，何以反化为痰乎？盖胃土既虚，则水谷之入不能生津以润土，而土气太干，必索外水以相救，水多火胜，而不相化，胃土抑郁而不伸，胃火亦搏结而不发，痰何能消，必变为黄秽败浊之色矣。然则治法不必治痰，补胃气之虚，少加散火抒郁之味，则胃土复强，消痰更易。方用**疏土汤**：

白术三钱　茯苓五钱　干葛五分　人参一钱　甘草三分　陈皮五分　天花粉三钱　竹叶三十片　甘菊二钱　柴胡五分　水煎服。一剂胃郁解，二剂胃火散，三剂胃痰消，四剂全愈。

此方补胃重而泻火轻，以郁火之痰原未常大旺也。故补胃而火可散，散火而郁自解。况方中原有葛根、柴胡以解其郁乎，郁开痰豁，必至之势也。

此症亦可用**玄石花粉散**。

石膏二钱 白术三钱 茯苓五钱 天花粉 玄参各三钱 水煎服。

528. 人有感雨露之湿，或墙垣土房之湿，以致湿变为痰，成为痰饮，肢节酸痛，背心作疼，脐下有悸，人以为湿痰成病，谁知是脾气之湿，湿以助湿乎。夫脾最恶湿，必得肾火以燥之，则淤泥之土，始成膏壤，水入脾中，散精而无留伏之害。惟肾火衰微，不能生脾土，而脾土愈湿，土湿自易成痰。又加天地之水气，两相感召，则湿以添湿，痰更添痰矣。治法补肾火以生土。补火之药，仍于补脾之中用之，则火无亢炎之祸，土有健顺之宜。方用**五苓散**治之：

白术一两 猪苓三钱 泽泻二钱 茯苓一两 肉桂二钱 半夏三钱 水煎服。一剂脐下之悸除，二剂肢节、背心之疼痛止，三剂痰饮尽消，四剂全愈。

五苓散乃利水之神剂也。肉桂温命门之火，更能引湿痰化水，尽趋于膀胱而出。尚恐旧痰已化，而新痰又生，故加入半夏以消之，助苓、术之醒脾，尤能奏健土之功也。土生火中，火旺土内，一方而火土两安，脾肾兼补，此五苓散之功也。

此症用**制涎汤**亦效。

茯苓 薏仁 白术 山药各五钱 肉桂一钱 半夏二钱 水煎服。

529. 人有阴虚枯槁，肺气困乏，嗌塞喉干，咯痰动嗽，此肺气之燥也。夫肺之燥，必非一日，夏伤于热，秋必病燥。肺属金，而金最畏火，夏火炎炎，肺金不能敌火气之克耳。但金既畏火克，即宜发燥，何待火退金旺之时反现燥象？不知金畏火刑，而金尚出其肺中之液，犹可以敌火气之炎，迨火令既过，金无所畏，不足之气形焉。转难济肺气之乏，势必求外水以止渴。然而外水止可入胃，终不可以入肺，且肺气既燥，肺难自顾，何能下生肾水，乃肾中取给又不免，则燥且益燥，咳嗽吐痰之症生矣。治法似宜补脾胃，以生肺金矣。然健脾助胃之药，性多燥烈，以燥投燥，则肺中之津液未能遽生，反足以添其火炎。必须于润肺之中而大补其肾水，肾水足而肺金得养，子富而母自不贫也。且肺金之气，夜藏于肾，向因肾涸，力难迎肺金，以归藏于肾之内，肺乃取给于肾，而肾之水不足以供肺之用。肺乃半途而返，不忍入于肾子之宫；肾见肺金之燥，出其涸竭之水以济之。涸竭之水，水中有火也。肺不敢受，于是不变津而变痰。此痰也，肺未常欲其上升，无如上焦火旺，肺液干枯，不得不取资于痰，以暂救其嗌燥，故咯而升痰。迨痰既上升，而上焦之火，彼此相斗，嗽又生矣。方用**润燥饮**：

麦冬一两　熟地一两　苏子一钱　白芥子二钱　甘草一钱　桔梗三钱　天门冬三钱　山茱萸五钱　北五味五分　人参一钱　水煎服。二剂肺润，四剂肾润，十剂全愈。

此方用二冬以润肺，用熟地、茱萸以补肾，肺肾相通，加人参、五味以益气，气旺而津液尤易生也。又恐过于补肾，而不上走益肺，故加升提之味，使益肺多于益肾。尚虑用参以助燥，更入苏子、甘草使之调和于上焦之间，同白芥子以消膜膈之痰，又不动火以增燥，亦何致有痰嗽之患哉。

此症亦可用**润稿**[1]**汤**治之。

熟地　麦冬　葳蕤各一两　甘草五分　百合五钱　贝母一钱　水煎服。

530. 小儿痰气壅阻，窍隧不开，手足逆冷，有如风症，人以为慢脾风也，谁知是脾虚而痰盛乎。夫小儿以脾健为主，脾土

---

〔1〕稿：通槁。

不旺，则所食之水谷，尽变为痰。痰气既盛，则经络之间无非痰结，窍隧闭塞，气即不能展舒矣。脾主四肢，手足者，脾之所属也。脾气既不能展舒，何能运动夫手足乎，此逆冷之所以成，而非外风之中也。风性甚动而且急，使真有风入，则疾风暴雨，势不可当，安有迂缓舒徐者乎？无奈前人巧立名色，谓是慢惊之风，创造牛黄[1]、犀角、蛇、蝎等药以疗之，遂至杀小儿如草菅，深可痛惜。使早用健脾之剂，少佐之以祛痰之药，则无儿不可活也。方用**健土开涎散**：

人参五分　茯苓二钱　陈皮二分　薏仁二钱　干姜二分　砂仁一粒　白术二钱　天花粉五分　水煎服。一剂风定，二剂痰消，三剂全愈。

此方健土以消痰，与六君子汤不相上下。然六君子用半夏以消痰，未免有耗气之失，不若此方专利脾中之湿，又能通气温中，更胜于六君子也。倘执此方，概治小儿之痰，庶几全活者众矣。

此症用**健运汤**亦佳。

人参一钱　茯苓三钱　甘草　枳壳　苏叶　半夏各三分　益智仁三粒　白豆蔻一粒　水煎服。

531. 人有老痰结成粘块，凝滞喉咙之间，欲咽不下，欲吐不能，人以为气不清，谁知是肝气之甚郁乎。此等之痰，必成黄秽之色。盖留于膜膈之上也，老人虚人最多。此痰非舒发肝木之气，断然难消，然徒舒肝木之气，不大补肝中之血，则胁间之燥不能除，膜膈之痰亦不能化。然而肝中之血，肾水之所滋也，补肝必须补肾，而兼消痰。方用**润燥破痰汤**：

白芍一两　香附一钱　青黛五分　天花粉二钱　白芥子二钱　玄参三钱　茯苓三钱　山药三钱　水煎服。一剂痰易吐，二剂痰易咽矣。连服四剂而痰块开矣，再服四剂而老痰尽消。

此方肝肾两治，肝气宣而肝血养，则肝火不搏聚于胸中，自

---

[1] 牛黄：原作“黄牛”，字倒，今改。

然老痰不凝滞于胁内。惟是老痰最难速化，此方必须多用，但不可责其近功耳。

此症用**宽膜汤**亦效。

白芍三钱　枳壳三分　甘草五分　神曲三钱　白芥子三钱　炒栀子一钱　白术二钱　郁金一钱　水煎服。

532. 人有痰在膈上，大满大实，气塞不能伸，药祛而不得下，人以为邪在上也，谁知是邪在下乎。夫上病宜疗下，何以古人用上治吐法而能愈乎？此亦一时权宜之法，非可常用之道。世人遵张子和之教，一见满实之症，便用吐药，谁知尽可不吐哉。凡见满实之症，下之自愈，但下不同耳。下之者，乃祛入胃中，非祛入肠中也。痰涎上壅于膈，原是胃气之盛，而本于胃火之盛也。泻胃火之有余，自然现胃气之不足，胃气无满实之象，膈中满实，安能重满重实耶？势必痰气顿消，尽落于胃中矣。何必涌痰上吐，损伤胃气，使五脏之尽反覆哉。方用**降痰舒膈汤**：

石膏三钱　天花粉三钱　厚朴一钱　枳壳一钱　半夏一钱　茯苓五钱　益智仁五分　水煎服。一剂满实平，二剂满实尽除，痰亦尽下。

此方泻胃火而降痰，实有奇功。虽其性亦迅烈不平，然胜于吐法实多也，世人欲用吐法者，先用此方，不效后再用吐药，有益于生命无穷，幸勿哂〔1〕医学平庸，谓用药之胆怯也。

此症亦可用**伸膈汤**治之。

瓜蒌三钱　半夏三钱　枳壳一钱　甘草一钱　水煎服。

533. 人有遍身俱长大小之块，累累不一，人以为痰块也，谁知是气之不行，而痰因结之而不散乎。夫怪病多生于痰，身中长块，亦怪病之一也。然而痰生块结，必有其故。盖痰之生本于湿，块之结成于火，故无湿不能生痰，而无痰不能成块。第痰之

---

〔1〕 哂：音审，讥笑也。

生也，虽生于湿，块之成也，虽成于火，苟气旺而湿又何留，湿苟不留，火又何从而起？是消块不必去火，惟在于消痰，亦不必全消夫痰，又在亟补其气。盖气旺则痰消，痰消则块亦消也。方用**二陈汤**加味治之。

人参三钱　茯苓三钱　白术五钱　陈皮二钱　半夏三钱　白芥子三钱　姜炒黄连五分　水煎服。十剂消半，三十剂全消。

此方本消痰之圣药，亦消块之神剂，块成于痰，消痰即所以消块也。

此症亦可用**矾石消垒散**。

泽泻　半夏各三钱　茯神　白术各五钱　薏仁一两　附子二分　人参二钱　甘草五分　白矾一钱　黄连三分　水煎服。十剂自消。

534. 人有性喜食酸，因多食青梅，得痰饮之病，日间胸膈中如刀之刺，至晚而胸膈痛止，膝骬[1]大痛，人以为胃中之寒，谁知痰饮随气升降而作痛乎。夫痰在上宜吐，痰在中宜消，在下宜降。今痰饮在胸膈之间，是痰在上焦也。不可用消痰降痰之法，必当用吐药吐之。惟是吐痰必伤其气，毋论大吐之后，使脏腑反覆，多伤胃气。而多食酸味之人，则肝木必旺，而恣肆其横逆之势，以伤中州之土矣。土伤，则胃气更损。虽久积之痰顿失，新长之痰安保其不再聚乎。治法于吐中而仍行其补胃平肝之法，使痰去而正又不亏之为得也。[批] 症伤于酸，必用吐法以开之也，乃吐不伤经，尤善用吐也。方用：

参芦一两　瓜蒂七枚　白芍一两　白芥子一两　竹沥二合　水煎服。一剂必大吐，尽去其痰，其痛如失。然后用二陈汤调理，不再痛。

前方名为**倒痰汤**，用参芦以扶胃土，用白芍以平肝木，用白芥子、竹沥共入于瓜蒂之中，吐痰即用消痰之药，使余痰尽化，

[1] 骬：《集韵》："骬：膝骨也。"

旧痰去而新痰不生，得治痰之益，又绝其伤气之忧也。

此症用**蒌苏饮**亦佳。

瓜蒌三钱 甘草一钱 半夏三钱 苏叶三钱 竹沥一合 陈皮一钱 水煎服。

535. 人有偶食难化之物，然然动惊，因而饮食减少，形体憔悴，面色黄瘦，颠寒作热，数载不愈，人以为劳瘵之症也，谁知痰裹其食而不化乎。夫伤食之病，未有手按之而不痛者，况痰裹其食，其痛尤甚，何以经岁、经年而人未知也？且食至岁月之久，宜当消化，何久留在腹乎？不知食因惊而留于腹者，食存于两胁之旁，外有肋骨护之，手按痛处不能及也。食因痰裹，痰既不消，食亦不化，故有留中数载，仍为旧物，人所未知也。两胁之地，乃肝木之位，痰食积于中，自生如疟之症，发寒发热，状似劳瘵，以劳瘵治之，则惊气不解，而痰食如故，病何能愈哉。治法开其惊，降其痰食，数载之病一朝可去。方用**释惊汤**治之。

白芍一两 当归五钱 青木香三钱 大黄三钱 枳实一钱 白芥子三钱 茯苓三钱 枳壳一钱 甘草五分 麦芽一钱 山楂十粒 水煎服。一剂而痰食尽下，不必再剂。

此方消痰降食，专走于两胁之间，开其惊气，故奏功如神耳。

此症用**易消散**亦效。

山楂三钱 麦芽三钱 白术一两 鳖甲一两 茯苓三钱 半夏三钱 附子一片 水煎服。

辨证录卷之十

鹤膝门二则

536. 人有足胫渐细，足膝渐大，骨中酸疼，身渐瘦弱，人以为鹤膝之风，谁知水湿之入骨乎。夫骨最坚硬，湿邪似难深入，何竟入于膝乎？此因立而行房成也。凡人行房，必劳其筋骨，至于精泄之后，则髓必空虚，髓空则骨空，邪即乘其虚空而直入矣。若膝则筋骨联接之处，骨静而膝动，动能变而静不能变也。不变者形消，能变者形大。但其病虽成于肾精之虚，而治病断不可单治其肾，因所犯者湿耳。湿乃阴邪，阴邪必须以阳气祛之。肾之精，阴水也。补精则精旺，阴与阴合，阴无争战之机，不战而邪何能去？故不当补精而当补气。方用**蒸膝汤**：

生黄芪八两　金钗石斛二两　薏仁二两　肉桂三钱　水煎二碗，先服一碗，即拥被而卧，觉身中有汗意，再服第二碗，必两足如火之热，切戒不可坐起，任其出汗，至汗出到涌泉之下，始可缓缓去被，否则万万不可去也。一剂病去大半，再剂病全愈。

此方补气未免太峻，然气不旺不能周遍于一身，虽用利湿健膝之药，终不能透入于邪所犯之处，而祛出之也。第大补其气，而不加肉桂之辛热，则寒湿裹住于膝中，亦不能斩关直入于骨髓而大发其汗也。至于绝不治风者，以此病原无风也。若作风治，愈耗其气，安得取效哉。

此症用加味**芪桂汤**亦妙。

黄芪三两　肉桂三钱　破故纸二钱　牛膝三钱　水煎服。服必有大汗如雨，二服愈。

537. 鹤膝之症有二，一本于水湿之入骨，一本于风湿之入骨也。前条乃言水湿入骨，未言风湿入骨之症。大约水湿之病，骨重难移；风湿之症，骨轻可走。至于酸痛则一也。虽然酸痛亦有微别，水湿之痛在一处而不迁；风湿之痛移来移去而无定。治法不可徒治风湿也，用**散膝汤**治之。

黄芪五两　防风三钱　肉桂五钱　茯苓一两　水煎服。服后亦拥被而卧，听其出汗，不必惊惶，汗出愈多，去病愈速。

夫黄芪原畏防风，得防风而功更大。吾多用黄芪，正恐人之难受，加入防风，能于补中以行其气。得肉桂之辛散，引入阳气，直达于至阴之中。又得茯苓共入膀胱，利水湿之邪，内外兼攻，内既利水而外又出汗，何风湿之不解哉。惟是大汗淋漓，人恐有亡阳之惧，谁知用药以出汗，若为可虑，今用黄芪补气以出汗，乃发邪汗而非损正汗也。邪汗能亡阳，正汗反能益阳耳，所以二剂而收全功也。

此症用**薏术防桑汤**亦效。

防风三钱　桑叶二两　陈皮一钱　破故纸二钱　薏仁一两　白术一两　水煎服。亦必出大汗而愈，只消一剂也。

疠风门二则

538. 人有头面身体先见红斑，后渐渐皮破流水成疮，以致须眉尽落，遍身腐烂，臭秽不堪，人以为大麻风也，谁知是火毒结成之病乎。大麻风之病，南粤甚多，以其地长蛇虫，热毒之气裹住于皮肤之间，湿蒸之气又藏遏于肌骨之内，故内外交迫，蕴结不能遽宣，反致由斑而破，由破而腐也。此系最恶之病，不特南粤多生此病也。盖毒气何地蔑有，湿热乃天地所成，正不可分南北也。治法必以解毒为先。然而近人元气虚者甚众，徒泻其毒，未必不等候损其正，惟是补正又恐引邪入内，要当于补中散邪为妙。方用**散疠汤**：

苍术三钱 熟地一两 玄参一两 苍耳子三钱 车前子二钱 金银花二两 薏仁五钱 水煎服。连服十剂，可半愈也，再服十剂，必全愈。

此方补肾健脾，又有散风、去湿、化毒之品，则攻补兼施，正旺而邪退也。倘纯用寒凉，或全用风药，鲜有奏功者矣。

此症用**黄金汤**亦效。

大黄五钱 金银花半斤 水煎汁三碗，分作三次服，一日服完，必然大泻恶粪。后单用金银花三两，连服十日全愈。

539. 人有生大麻风者，不必尽在两粤之中，往往居于两粤之外而亦生者，人以火毒之入身也，谁知感酒湿之毒而成之者乎。夫酒气薰蒸，最能害人，或卧于酒槽之上，或坐于酒缸之边，皆能成病，大约多得之行房之后。盖行房泄精，则毛窍尽开，酒气易中，其病与大麻风无异。但两粤之病，必相传染于家人，父子之间，独感酒毒而成者，止在本人，而他人无恙也，治法虽泻火毒，仍须兼化酒毒为妙。方用**解疠神丹**：

茯苓三钱 白术五钱 薏仁五钱 黄连一钱 玄参一两 金银花三两 柞木枝三钱 水煎服。连用十剂，未烂者可愈；已烂者，再服二十剂可愈也。

此方健脾去湿，化毒解酒，正气无伤，邪气易退，倘认疠风纯是火毒，单用祛毒泻火之味，置酒湿于不问，非善治之法也。然酒湿之毒，何以别之？闻酒香而生憎，饮美醞而添疼，此乃感酒毒而成者也。倘若闻酒香而流涎，饮美醞而作痒者，非感酒毒，乃感火毒也。

此疠成于酒毒，亦可用黄金汤加柞木枝五钱，照前服之，得泻而愈。

遗尿门三则

540. 人有夜卧遗尿者，其人畏寒喜热，面黄体怯，大便溏泄，小水必勤，人以为小肠之虚，谁知肾气之虚乎。夫肾与膀胱为表里，膀胱之开合，乃肾主之也。盖膀胱奉令于肾，肾寒则膀胱自不尊肾之令，故肾不闭而膀胱亦不闭也。治法约肾之水而水寒，不若温肾之水而水缩也。方用**温泉饮**：

白术一两　巴戟天一两　益智仁三钱　肉桂一钱　水煎服。一剂即止遗，连服四剂，不再遗矣。

此方脾肾两补之法。肉桂温命门之寒，益智断膀胱之漏，且白术通腰脐之气，自然病与药宜。盖遗尿之病，虽成于肾寒，亦由腰脐之气不通，则水不走于小肠，而竟走于膀胱也。通其腰脐之气，则水迁回其途，自走小肠。小肠与心为表里，而心气能摄之而不遽遗也。且白术又上能补心之气，心气虚则水泻，心气旺而水又难泻矣。心肾交而泉温，亦心肾交而泉缩矣。

此症可用**萸术益桂汤**治之。

山茱萸五钱　白术一两　肉桂一钱　益智仁一钱　水煎服。

541. 人有年老遗尿者，不必夜卧而遗也，虽日间不睡而自遗，较前症更重，此命门寒极不能制水也。夫老人孤阳，何至寒极而自遗乎？盖人有偏阴偏阳之分，阳旺则有阴虚火动之忧，阳衰则有阴冷水沉之患。少年时，过泄其精，水去而火又何存。水火必两相制者也，火无水制则火上炎，水无火制则水下泄。老人寒极而遗，正坐水中之无火耳。惟是补老人之火，必须于水中补之，以老人火衰，而水亦不能甚旺也。方用**八味地黄汤**：

熟地一两　山茱萸一两　山药五钱　茯苓二钱　泽泻一钱　丹皮一钱　附子一钱　肉桂一钱　水煎服。连服二剂，溺即止矣，服十日全愈。约照此方分两，修合丸散，每日服一两，永不再遗。

八味地黄汤正水中补火之圣药。水中火旺，则肾中阳气自能通于小肠之内，下达于膀胱。膀胱得肾之气，能开能合，一奉令于肾，何敢私自开关，听水之自出乎？气化能出，即气化能闭也。惟是八味汤中，茯苓、泽泻过于利水，老人少似非宜，丹皮清骨中之热，遗尿之病助热而不可助寒，故皆略减其分量，以制桂附之横，斟酌得宜，愈见八味汤之妙。然此方但可加减，而不可去留，加减则奏功，去留则寡效也。

此症亦可用**助老汤**治之。

熟地一两 山茱萸一两 益智一钱 肉桂二钱 远志一钱 炒枣仁五钱 人参三钱 北五味二钱 水煎服。

542. 人有憎热喜寒，面红耳热，大便燥结，小便艰涩作痛，夜卧反至遗尿，人以为膀胱之热也，谁知是心火之炎亢乎。夫心与小肠为表里，心热而小肠亦热，然小肠主下行者也。因心火太盛，小肠之水不敢下行，反上走而顾心，及至夜卧，则心气趋于肾。小肠之水不能到肾，只可到膀胱，以膀胱与肾为表里，到膀胱即是到肾矣。然而膀胱见小肠之水，原欲趋肾，意不相合，且其火又盛，自能化气而外越，听其自行，全无约束，故遗尿而勿顾也。治法将泻膀胱，而膀胱无邪，将补膀胱，而膀胱又未损正。然则奈何？泻心火之有余，而遗尿自止矣。方用**清心莲子饮加减**治之。

茯苓三钱 麦冬三钱 竹叶三十片 莲子心三钱 黄连二钱 白芍五钱 陈皮五分 丹皮二钱 天门冬三钱 紫菀一钱 玄参三钱 水煎服。一剂少利，再剂大利，三剂全愈。

此方专清心火，不去止小肠之水，盖此等遗尿，愈止而愈遗也。

此症亦可用**加减逍遥散**治之。

茯苓 白芍 当归 车前子各五钱 山药 丹皮各三钱 柴胡 黄连各一钱 人参五分 陈皮三分 甘草五分 水煎服。

脱肛门二则

543. 人有脱肛者，一至大便，则直肠脱下，而不肯收，久则涩痛，人以为肠虚下陷也，谁知阳气之衰，不能升提乎。夫脱肛之症，半成于脾泄，泄多则亡阴，阴亡必至下坠，而气亦下陷，肠中湿热之污秽，反不能速去为快，于是用力虚努，过于用力，直肠随努而下矣。迨至湿热之邪已尽，脱肛之病已成，必须升提阳气，佐之去湿去热之剂。然而，提气非用补气之药，则气不易升，补气不用润肠之味，则肛无难脱，要在兼用之为妙也。方用**提肠汤**：

人参三钱　黄芪五钱　当归三钱　白芍一两　升麻一钱　茯苓三钱　槐米一钱　薏仁五钱　水煎服。连服四剂，肛肠渐升而入。再服四剂，不再脱。

此方补气以升提，则气举于上焦，一身之滞气自散。润肠则肠滑，湿热自行矣。

此症亦可用加味**补血汤**。

黄芪　当归各五钱　升麻一钱　北五味子十粒　连服十剂全愈。

544. 人有不必大便而脱肛者，疼痛非常，人以为气虚下陷也，谁知大肠之火奔迫而出之乎。夫大肠属金，原属于肺，肺与大肠为表里，休戚相关。大肠不胜火气之炎烧，不得已欲求救于肺，而肺居膈上，远不可救，乃下走肛门，聊为避火之计。肛门既属于肺，大肠畏火，岂肛门独不畏火耶。况魄门与大肠，既有同气之好，祸难相救，宁忍坐弃，故以己之地方甘心让客，而己身越境，以避其气，此肛门、直肠所以脱出于粪门之外也。疼痛者，火焚被创，无水以养，故干燥而益疼也。此等之病，用升提之法，全然不效，反增其苦楚。盖升提之药，多是阳分之品，阳旺则阴虚，阴虚则火益胜，安有取效之日哉。治法宜急泻其肠中之火，火息而金自出矣。然而大肠之火不生于大肠也。胃火盛而大肠之火亦盛，肾水干而大肠之水亦干，单治大肠之火，而不泻胃中之火，单治大肠之水，而不益肾中之水，则大肠之水不生，而大肠之火亦不息，何以使大肠之气返于腹中，肛门之肠归于肠内哉？方用**归肠汤**：

玄参一两　石膏三钱　熟地一两　丹皮三钱　当归三钱　地榆三钱　槐花二钱　荆芥炒黑，三钱　水煎服。一剂痛安，再剂肠升，三剂全愈。

此方胃肾同治，兼去清大肠之火。水源不断，则火气自消，有不急返者乎。客去而主归，此必然之理也。

此症用**榆地玄归汤**亦效。

地榆三钱　当归一两　玄参一两　生地一两　水煎服，连用十剂全愈。

强阳不倒门二则

545. 人有终日举阳，绝不肯倒，然一与女合，又立时泄精，精泄之后，随又兴起，人以为命门之火，谁知阴衰之极乎。夫阴阳原两相平者也。无阳则阴脱而精泄，无阴则阳孤而势举，二者皆能杀人。彼此相较，阴脱之症骤而死，阳孤之病缓而死。似乎骤而死者难治，缓而死者易医。而孰知阴脱之症，其阳不绝，补阳可以摄阴；阳孤之病，其阴已涸，补阴难以制阳。盖阳生阴甚速，阴接阳甚迟，故脱阴留阳者，往往可援，孤阳无阴者，每每不救耳。虽然阴根于阳，补阳而阴可生，安在阳不根阴，而补阴即不能生阳乎。使强阳不倒之人，尚有一线之阴在，则阴必可续而可生，阴既生矣，则阳不为孤阳，阴日旺而阳日平，谁谓非死里求生之妙法乎。方用**平阳汤**：

玄参三两　山茱萸一两　沙参二两　地骨皮一两　丹皮一两　水

煎服。连服二剂，而阳不甚举矣。又服四剂，阳又少衰矣。再服四剂，阳平如故。

此方纯是补阴之药，更能凉其骨中之髓。又恐过于纯阴，与阳有格格不入之意，复加入山茱萸，阴中有阳也，使其引阴入阳，以制其太刚之气，真善于制刚也。倘见其火旺之极，妄用黄柏、知母以寒凉折之，毋论水不可以灭火，反激动其龙雷之怒，阴不能入于阳之中，阳反离夫阴之外，有不至于死亡而不可得也。

此症亦可用**济阳汤**治之。

熟地二两　玄参　麦冬　沙参各一两　久服自安。

546. 人有终日操心，勤于诵读，作文之时，刻苦搜索，及至入房，又复鼓勇酣战，遂至阳举不倒，胸中烦躁，口中作渴，两目红肿，饮之以水不解，人以为阳旺之极，谁知心肾二火之齐动乎。夫心肾无一刻不交，心交于肾，则肾火无飞腾之祸；肾交于心，则心火无亢烈之忧。若日劳其心，则心不交于肾；夜劳其肾，则肾亦不交于心。心肾不交，则水火无既济之好，觉一身上下，无非火气，于是心君失权，肾水无力，而命门之火与心包之火反相合而不相离，骨中髓动，髓海煎熬，肝中龙雷之火亦起而相应，三焦之火亦且附和，以助其炎上之势，火尽上升，阳无所寄，势不得不仍归于下，下又难藏，因走于宗筋阴器之间，阳乃作强而不可倒矣。此等之病，至危之症也，非迅解二火，阳何能倒。然解火又禁用寒凉以直折其火，盖二火乃虚火，而非实火。惟有引火归经，少用微寒之品，以退其浮游之火，则火自归源，而鲜决裂之虞。方用**引火两安汤**：

玄参一两　麦冬二两　丹皮五钱　沙参一两　黄连一钱　肉桂一钱

水煎服。一剂而火少衰，二剂而阳乃倒矣。连服四剂，而火乃定。减黄连、肉桂各用三分，再服数剂，两火不再动矣。

此方补阴以退阳，补阴之中又无腻重之味，得黄连、肉桂同用，以交心肾，心肾合而水气生，水气生而火自解。况玄参、麦冬、沙参又是退火之味，仍是补水之品，所以能退其浮游之火，解其亢阳之祸也。

此症亦可用**加减济心丹**。

人参 炒枣仁各五钱 熟地 玄参 麦冬 丹皮各一两 莲子心 茯苓各三钱 水煎服。四剂即安。

发斑门二则

547. 人有身不发热，胸胁之间发出红斑，不啻如绛云一片，人以为心火热极，谁知胃火之郁极乎。夫胃火本宜炎上，何郁滞不宣？盖风寒外束之也。火欲外出，遇寒遏抑之，则火不得出而内藏。然而火蕴结于胃中，终不能藏之也，于是外现于皮肤，发红云之斑矣。此时以凉药逆投之，则拂其热之性，而变为狂；以热药治之，则助其火之势，而增其横。必须以风药和解之为得，又不可竟用风药也。大约火旺者水必衰，不补其水，仅散其火，则胃中燥热何以解氛，不得风而愈扬乎。诚于水中散其火，则火得水而有制，水佐风而息炎，斑且消灭于乌有，断不至发汗亡阳，以成不可救之症也。方用**消红汤**：

干葛二钱 玄参一两 当归一两 芍药五钱 升麻一钱 生地一两 麦冬一两 甘草一钱 天花粉二钱 水煎服。

此方补阴以制火，凉血以化斑，但用散而不用寒，但用和而不用战，自然郁宣而热灭，水旺燥除，何斑之不尽消哉。

此症用**散云汤**亦神。

葛根三钱 青蒿五钱 生地一两 玄参一两 升麻一钱 贝母三钱 麦冬五钱 水煎服。二剂愈。

548. 人有满身发斑，非大块之红赤，不过细小之斑，密密排列，斑上皮肤时而作痒，时而作痛，人以为肺火之盛也，谁知肺火之郁乎。盖肺主皮毛，肺气行而皮毛开，肺气郁而皮毛闭。其所以郁者，以心火刑金，外遇寒风之吹，肺火不得达于皮毛，而斑乃现矣。然则肺之生斑，仍是内热之故，治法仍宜泻火。然火郁于皮毛，不用解表，而骤用泻火之品，反能遏抑火气，不向外达反致内攻，势必至表症变为里症，尤可虞也。故必须散表之中，佐以消火，则散斑自速也。方用**散斑饮**：

玄参五钱　升麻二钱　白芷一钱　荆芥二钱　甘草一钱　麦冬五钱　生地一两　黄连一钱　天花粉三钱　水煎服。一剂斑消，二剂全消。

此方散多于清者，以清火则火愈郁，而气不宣，散风则风尽解，而火亦息也。

此症亦可用**苏叶解斑汤**。

苏叶三钱　生地三钱　麦冬五钱　甘草一钱　桔梗二钱　升麻一钱　贝母二钱　当归五钱　水煎服。二剂愈。

火丹门三则

549. 人有身热之后，其身不凉，遍身俱红紫之色，名曰火丹，人以为热在胸膈，谁知热在皮肤乎。夫火丹似与发斑相同，何分二名？不知二病热虽相同，而症实各异。盖发斑者，红白相间也；火丹者，一身尽红也。发斑，热郁于内而发于外；火丹，热郁于外而趋于内。发于外者，有日散之机；趋于内者，有日深之势。故发斑之症轻，火丹之病重。然不知消火之法，轻者未必不变为重，苟知散郁之方，重者亦变为轻也。故治火丹之病，补其水之不足，散其火之有余，使火外出，不在内攻可也。方用**消丹饮**：

玄参三两　升麻二钱　麦冬一两　桔梗二钱　生甘草一钱　水煎服。一剂丹化，不必二剂。

此方用玄参解其浮游之火，以麦冬滋其肺金之气，用桔梗、升麻表散于毛窍之间，用甘草调和于脏腑经络之内，引火外行，所以奏功神速耳。

此症亦可用**防桔汤**治之。

防风一钱 麦冬 玄参各一两 桔梗三钱 甘草一钱 天花粉二钱 黄芩二钱 水煎服。一剂轻，二剂愈。

550. 人有赤白游风，往来不定，小儿最多此症，似发斑有一定之根，赤白游风无一定之色，人以为三焦之实火，谁知是胃火之郁热乎。夫胃火不郁，必有发汗亡阳之祸，正惟火郁不宣，则热不在外而在内矣。然而火盛自必由内达外，而外又不可遽达，于是或发于此而移于彼，或现乎白而改乎红，竟无有定象耳。论其治法，自宜以清热为主，而清热必须凉血。然血寒则凝滞不行，虽血能止火，而终难散火，必须行血以舒热耳。方用**清火消丹汤**：

生地一两 丹皮三钱 甘草一钱 玄参三钱 牛膝二钱 赤芍三钱 荆芥二钱 天花粉一钱 水煎服。连服二剂而丹消矣，再服二剂全愈。

此方凉血而兼行血，清火而并散火，既无大寒之虞，自无甚热之虞，郁易开而火易达矣。

此症用**荆芥祛风汤**治之。

荆芥二钱 甘草一钱 半夏五分 麦冬五分 当归三钱 白芍三钱 水煎服。

551. 人有满身发斑，色皆黄白，斑上有水流出，时而作疼，久之皮烂，人以为心肝二经之火，谁知脾肺之湿热乎。盖火丹原有二症，一赤火丹，一白火丹也。赤丹皮干，白丹皮湿，赤丹属心肝之火，白丹属脾肺之湿。然而热郁于皮毛，则赤白、干湿一也。夫湿从下受，其病宜在下身，何上身亦成黄白之丹乎？盖脾为肺之母，脾病子愿代母以受其苦，将湿气分散于皮毛，火热亦随之而外越，然而脾病，肺尚不至十分之切肤，所以湿热之邪，畏肺气之健，不敢径从皮毛而泄，反留恋于皮毛之中，而色乃外现黄白耳。治法利其水湿之气，解其火热之炎，仍从膀胱下走，皮毛正不必外逐也。盖湿热之盛，原在脾不在肺，母逐其仇，子有不随之而共逐者乎。所以祛其脾之湿热，而肺中之湿热不逐自散。方用**除湿逐丹汤**：

防风三分　苍术三钱　赤茯苓五钱　陈皮五分　厚朴一钱　猪苓一钱　山栀子三钱　甘草三分　白术三钱　薄桂三分　水煎服。连饮数剂，丹退而愈。

此方利水多于散火者，以湿重难消，水消则火亦易消也。

此症用**桑白分解散**亦效。

薏仁二两　泽泻三钱　升麻一钱　天花粉三钱　桑白皮三钱　神曲三钱　水煎服。

离魂门三则

552. 人有心肾两伤，一旦觉自己之身分而为两，他人未见，而己独见之，人以为离魂之症也，谁知心肾之不交乎。人身之心肾，无刻不交。心不交于肾，则梦不安；肾不交于心，则神发躁。然此犹心病而肾不病，肾病而心不病也。故梦虽不安，魂犹恋于心之中；神虽发躁，魂尚依于肾之内，魂欲离而不能离也。惟心肾之两亏，则肾之精不能交于心，而心液不能交于肾，而魂乃离矣。虽然魂藏于肝，未闻藏于心肾也。心肾亏而肝气未伤，则肝能藏魂，何便至于离哉？不知肝之母，肾也。肝之子，心也。肝居于心肾之间，肾亏则无水以生肝，而肝伤矣。心亏则无液以耗肝，而肝又伤矣。肝伤则血燥，血燥则魂不能藏，往来于心肾，母不能生，子不能养，魂安得不离哉。治法似宜大补其肝血，以引其魂之入肝矣。然而魂虽入肝，心肾未补，仍耗损肝木之气，魂即暂归而复离，必须兼补心肾之为得也。方用**摄魂汤**：

生枣仁五钱 麦冬一两 熟地一两 白芍一两 当归五钱 山茱萸五钱 人参一两 茯神五钱 远志二钱 巴戟天五钱 柏子仁三钱 白芥子二钱 水煎服。一剂而魂合为一矣。连服数剂，不再离也。

此方心肝肾兼治，肾水润而肝不燥，肝血旺而心不枯，心欲交于肾，而肝通其气，肾欲交于心，而肝导其津，自然魂定而神安，神安而目一，不至有歧视之分也。

此症用**合魂丹**亦可治。

人参五钱 茯神三钱 炒枣仁一两 熟地二两 莲子心五钱 巴戟天一两 水煎服。一剂而魂合矣。

553. 人有终日思想情人，杳不可见，以至梦魂交接，醒来又远隔天涯，日日相思，宵宵成梦，忽忽如失，遂觉身分为两，能知户外之事，人以为离魂之症，谁知心肝之气郁乎。夫肝本藏魂，气郁则肝气不宣，宜乎魂之不出矣。不知肝郁必至克脾，思想又必伤脾，脾土一伤，即不能输精于心肝之内，而心气必燥，肝又因郁而血干，无津以润心，则心更加燥，心燥则肝气不安，日欲出气以顾心，而情人不见，心中拂抑，愈动其郁，郁极火炎，而魂不愿藏于肝中，乃随火外出之为快。魂既外出，而躯壳未坏，故能回顾其身，视身为二也。治法必须舒肝气之郁，滋心气之燥，兼培其脾土，使土气得养生津，即能归魂矣。方用**舒魂丹**：

人参一两 白芍一两 当归五钱 白术五钱 茯神五钱 麦冬五钱 丹砂末一钱 菖蒲一钱 柴胡一钱 郁金一钱 天花粉一钱 甘草一钱 水煎服。一剂而魂定，二剂而身合为一矣。

此方心脾肝同治之法也，而舒肝为甚。病成于郁，解郁而神魂自定，然则舒魂丹即舒肝之丹也。

此症用**归魂饮**亦效。

白芍二两 人参五钱 贝母 香附各三钱 郁金一钱 水煎服。二剂而魂归矣。

554. 人有狂症初起，身在床上，能知户外之人，口中骂詈，嫌家人不出户迎入，人亦为离魂之病，谁知胃火犯心乎。夫心火本生胃土，有母子之谊，何故犯心，使心神之出外？不知胃土乃心之娇子也，胃弱则心火来凑于胃，胃强则心火反避夫胃矣。盖心火宁静，胃火沸腾，当胃火焚烧之时，胃且自身不顾，安顾其父母乎？其犯上作乱，弑逆[1]之事，往往不免，故心君姑息，宁下堂而走，以避胃火之焚烧，所以心神外出，成离魂之危病也。夫魂既离身，宜随出随死，何尚有一二日苟延？因心神虽出，而心气犹未绝耳。救法舍**人参竹叶石膏汤**别无二法。然必须大剂煎之，恣其酣饮，庶几可救，否则尚在生死之间也。

方中最宜多者，石膏也；其次，必多用人参。大约石膏宜用二两，人参须用一两，兼而施之，实夺魂之妙药也。倘因循不用，或用此方畏首畏尾，少用石膏、人参，均无济于返魂也。或谓多用石膏，少用人参，未为不可，嗟乎！定狂原止藉石膏之多，返魂非人参不可，盖魂已外越，一时回宫，心摇摇靡定，若不多用人参，何以安神，使之不再离耶？此人参之所以必当多用耳。

此症单用玄参三两，水煎服，二剂而魂不离也。

疰夏门二则

555. 人有时值夏令，便觉身体昏倦，四肢无力，朝朝思睡，全无精神，脚酸腿软，人以为疰夏之病，谁知肾水之亏乏乎。夫夏令火炎，全藉肾水之润，则五脏六腑得以灌注，不至有干燥之患。然而夏日正当水衰，人之肾水，未有全旺者也。凡人至夏，虽多困倦，但未若疰夏之甚。疰夏者，肾水亏乏，乃冬不藏精之故也。精不藏于冬，火难盛于夏，故困乏矣。虽然夏令火胜，多

---

〔1〕 弑逆：违背伦理也。

伤脾胃，人之困乏，自是脾胃之气衰弱故也。与肾水似乎无涉，讵知肾中无水，不能分润于脾胃，则脾胃水干，何能制外火之旺乎。火无水制，脾胃受火之刑，则脾胃无津，仅可自顾，势难转输于手足，四肢无力，精神倦怠，亦其宜也。治法必须健脾开胃为主。脾健胃开，则所用饮食，自然变化精微，以生肾水，又得补肾之药，以蒸动脾肾之气，则水土不相克而相生，何虑疰夏之病哉。方用**胜夏丹**：

白术二钱 茯苓二钱 陈皮三分 人参五分 北五味子三分 熟地五钱 山茱萸二钱 神曲三分 白芥子一钱 山药三钱 芡实三钱 炒枣仁一钱 水煎服。每日一剂，服十剂，精神焕发矣。再服十剂，身体健旺。

此方视之，若平平无奇，而轻重多寡，配合入妙，既无阳胜之虞，又无阴衰之弊，醒脾胃之气，生心肾之津，可久饵以取效，亦可近服以图功也。

此症用**鼓神汤**亦效。

熟地 麦冬各五钱 白芍 地骨皮 沙参各二钱 甘草 贝母各三分 人参 神曲各五分 白术三钱 丹皮一钱 水煎服。日服一剂，服一月，精神自旺，不困倦矣。

556. 人有三伏之时，悠悠忽忽，懒用饮馔，气力全无，少贪美味，腹中闷胀，少遇风凉，大便作泻，人以为疰夏之病，谁知脾气之困乏乎。夫人之先天乃肾，后天乃脾也，脾气健，则所用饮食自化精微，足以供肾水之不足。苟或春冬之际，先伤脾土，则土衰难以化物，所用饮食势必停住于胃中，肾水无脾土之资生，则肾气更涸，何能分布于筋骨，此精神气力之倦乏也。似乎治法宜急补其脾矣，然脾土非肾火不生，肾火非肾水不长，故补脾者，必须补肾中之水火也。方用**八味丸**：

熟地八两 山茱萸四两 山药四两 泽泻 丹皮 茯苓各三两 附子一枚，甘草水制之 肉桂二两 蜜为丸。每日晚服八钱，服半月健饮，服一月饱闷除矣，服两月疰夏之病全愈。

夫肉桂补火，而六味丸则纯补水者也。补水之味多于补火，则火得水之益而不燥，土得火之利而不湿矣。此仍补先天以益后天之法也。

此症用**健脾饮**亦效。

白术　葳蕤各五钱　茯苓　山茱萸　白芍各三钱　人参二钱　甘草五分　当归　牛膝　麦冬各三钱　北五味三分　肉桂一钱　水煎服。连服一月，精神自健。

脚气门一则

557. 人两跗忽然红肿，因而发热，两胫俱浮，作疼作痛，人以为伤寒之病，谁知是脚气之症乎。夫伤寒症中原有脚气之门，然而脚气非伤寒也。脚气感染湿热，先从下受；伤寒感冒风寒，先从上受。故伤寒乃阳症，而脚气乃阴病也。夫湿热下感，宜从下治。若用风药散之，湿邪反致上犯，以风药多阳升之药也。阳升阴邪，一至犯心即死，非阴变阳之谓也。所以治脚气之病，断不可以伤寒法治之，宜下消其湿热，湿从下行，身热自解。方用**消跗散**：

茯苓一两　茵陈一钱　防己一钱　炒栀子一钱　薏仁一两　泽泻三钱　木瓜一钱　水煎服。一剂小便利，二剂身热解，再用二剂而脚肿消，再服二剂全愈。

此方利小便之水，使湿热之气尽从膀胱下泄，总有邪气，无不尽散，不必又去散邪也。夫膀胱者，太阳之经也，风邪初入，多在膀胱，膀胱大利，邪又何居。况脚气原无风邪，不过膀胱气壅，下不行而上发热。今治下而下通，上何不通之有。上下气通，身热自解，一用风药，则引阴湿而入于阳分，反成不可治之症矣。散邪之药，断断不可用也。是以脚气之病，即生于冬月，尚不可用散邪之药，矧春夏秋之令哉。

此症用**顺导汤**亦佳。

茯苓 泽泻各五钱 肉桂三分 木瓜一钱 龙胆草一钱 车前子三钱 水煎服。

中邪门六则

558. 人有无端见邪，口中大骂，以责自己，口吐顽涎，眼目上视，怒气勃勃，人不可犯，人以为中邪之病，谁知是中肝气之邪乎。夫邪各不同，大约不离五行者近是，而此病中邪，实中木气之邪也。但邪之中人，必乘人气之虚而入。倘人之肝气不虚，则木邪何从而入哉。故治木邪者，必须补正，正气旺而邪气难留也。虽然邪气甚旺，一味补正，则邪且格拒而不许入。须于补正之中佐之祛邪之味，则邪自退舍，而正气日旺，邪不必争战而暗散矣。方用**逐客汤**：

柴胡二钱 茯苓五钱 半夏三钱 白芍一两 炒栀子三钱 菖蒲一钱 枳壳一钱 神曲三钱 甘草一钱 白术三钱 白矾二钱 水煎服。一剂神定，二剂怒平，三剂骂詈止，痰涎渐消，四剂全愈。

此方平肝气而泻火，补肝血而化痰，痰火既清，邪又何藏。况方中半是攻邪之药，木邪既旺，何敢争战乎。有弃之而去矣。

此症用**定魂汤**亦妙。

白芍二两 炒栀子三钱 甘草一钱 半夏三钱 肉桂三分 枳壳一钱 水煎服。一剂而魂定矣。

559. 人有猝然遇邪，一时卧倒，口吐痰涎，不能出声，发狂乱动，眼珠大红，面如火烧红色，发或上指，此中心气之邪也。夫心属火，邪中心，宜火邪之犯心也。然心君清净之宫，不可犯，邪一犯即死，断不能邪附于身，多延时日而不死者。此乃火邪犯膻中之府，非犯心君之脏也。第膻中为心君之相臣，邪入膻中，逼近于心，包络犯邪，心中惊战，谨闭其脏，何能颁发讨邪之令哉？为相臣者，惟恐贻害于心君，怒气填胸，上现于面，目眦尽裂，愤极而发乃上指，此邪激之使然也。虽然邪之入也，膻中招之，不治膻中之虚，而惟泻火邪，则正气愈亏，邪氛益旺，非治法之善也。方用**助腑袪除汤：**

人参五钱　茯苓三钱　甘草一钱　生枣仁三钱　远志二钱　半夏三钱　黄连二钱　枳壳一钱　白薇二钱　白芥子三钱　水煎服。二剂邪退。

此方助膻中之正气，益之泻火消痰之品，则邪不敌正，邪且自遁，消灭于无踪矣。

此症用**凉心丹**亦神。

人参　茯苓　丹参各五钱　黄连　半夏各三钱　吴茱萸五分　菖蒲一钱　生姜五片　麦冬一两　水煎服。二剂即安。

560. 人有一时中邪，目见鬼神，口出胡言，或说刀斧砍伤，或言弓矢射中，满身疼痛，呼号不已，人亦以为中邪，谁知是中肺气之邪乎。夫肺属金，邪盛乘肺气之虚而入，自是金气之邪，其神必金甲将军，其鬼必狰狞之状，或断头折臂，带血淋漓者有之，似乎邪从外入，非由内召也。然而肺藏魄者也，肺气一虚，魄且外游，魄属阴，与神鬼原为同类，其感召诸邪，尤易入体。且肺主皮毛，肺气虚，皮毛之窍尽开，邪乘空窍而入于腑，由腑而入于脏，又何难哉？故治此邪，必须治肺气也。但肺为娇脏，治肺之药，不能直入于肺，则攻邪之药，何能直达于肺乎。肺之所畏者，火也；肺之所喜者，土也。补其脾胃之土，则肺之正气自旺；泻其心经之火，则肺之邪气自衰。于补土、泻火之中，少佐以消痰、逐邪之味也。方用**助金袪邪丹：**

麦冬一两　茯苓五钱　黄连五分　苏叶一钱　桔梗二钱　甘草一钱　白术三钱　人参一钱　陈皮一钱　天花粉三钱　神曲二钱　水煎服。一剂心清，二剂魄定，三剂邪散矣。

此方心、肺、脾、胃四经同治之法也。攻邪之中，不伤正气，所以正气既回，邪气即散矣。

此症用**安魂散**亦神。

桔梗三钱　甘草一钱　青黛五钱　百部一钱　山豆根一钱　人参三钱　茯苓五钱　天花粉三钱　水煎服。一剂即安。

561. 人有猝中邪气，眼目昏花，或见妇女之妖娆，或遇儿童之娇媚，两目注恋，彼此调笑，遂至心魂牵缠，谵语淫乱，低声自语，忽忽如失，皆谓中邪，然此邪乃肾气之水邪也。夫邪每乘人邪念而入。古人云：心正何惧邪侵。故正气未衰，则邪正两途，乌能相并。惟正气既虚，而邪念又起，是予邪以入门之机也。但肾有补无泻，今人之肾气无不虚者，肾虚宜正气亦虚矣。肾之有补无泻者，言肾之真阴，非言肾之正气。正气虚而邪火旺，邪火旺而邪气生，所以正气未漓者，虽真阴少亏，邪不能入。惟真阴大亏，正气又丧，邪始得而凭之。治法必须补肾之正气，邪气不必治也。盖攻肾中之邪，必损肾中之正，故攻邪之法，不在攻肾，而在攻胃，以胃为肾之关也。邪在肾之关门，而肾之正气，不能上通于心，故作郑声之语。捣其关门之邪，正所以救肾也。方用**捣关救肾汤**：

人参五钱　白术一两　山药一两　芡实五钱　薏仁一两　白芥子三钱　泽泻三钱　半夏三钱　玄参五钱　知母一钱　厚朴一钱　水煎服。一剂痰涎消，二剂心魂定，三剂全愈。

此方治胃之邪，仍是治肾之药，双治之法也。或谓治肾不宜治胃，以胃在上而肾在下也，何以治胃而能愈？不知入肾之药，必先入胃后入于肾，故泻胃邪即所以泻肾邪也。今兼治之，则二经之间，邪俱无藏身之地，是以不必多剂，即能奏功耳。

此症用**益智助神汤**亦效。

白术　熟地各一两　白芥子　天花粉　炒黑荆芥各三钱　山茱萸　巴戟天各五钱　水煎服。四服全愈。

562. 人有感邪气于一时，即狂呼大叫，见人则骂，大渴索饮，身体出汗，有似亡阳。然而亡阳之症，必然躁动，中邪之病，惟高声呼叫，而身卧于床，绝无有登高逾垣之事，听木声而大笑，聆人语而开颜，见天光而若畏，瞻日色而如惊，人以为阳明之热病也，谁知是中土气之邪乎。夫脾胃属土，脾属阴，胃属阳，土邪多不正之气，故病兼阴阳，所以难治也。攻其阳而阴邪未去，必有逗留之患，捣其阴而阳邪仍在，更多狂越之炎，必兼阴阳两治，邪始不敢停留耳。方用**兼攻汤**：

石膏五钱　人参三钱　白术一两　厚朴二钱　天南星三钱　半夏三钱　陈皮一钱　麦冬一两　水煎服。一剂神定，二剂神安，三剂全愈。

此方脾胃兼治，泻阳火以平胃，祛阴痰以养脾，脾胃气旺，则邪难侵正，人生以脾胃为主，土邪之相侵，以土附土也，何反称难治？不知正土之气，得邪土之气相间，则正土必崩，土之正气衰，以致土之邪气入，可不急补正气乎。故诸邪袭人，皆宜急补正气，而土邪尤宜补正。倘徒攻其邪，则十人十死，不可不戒也。

此症用**培土饮**治之亦神效。

人参三钱　白术一两　茯苓五钱　半夏三钱　附子三分　玄参一两　水煎服。二剂愈。

563. 人有为鬼魅所凭，经岁不愈，裸体瞠目，大诟且祛人，不使近医，药治之即倾于地，无可如何，人以为邪气之入心也，谁知是火热之在胃乎。夫胃火一发，多不可救，何鬼魅凭之，反不发狂乎？盖狂症乃自己发狂，非己不欲狂而代为之狂者也。代为之狂，仍是祟而非病也。第无祟者可以治狂，而有祟者治狂，而药不能入口，将奈何？夫狂病未有不胃热也，热病见水，未有不心快朵颐者也。吾用水以解热，即用水以定狂。方用**轸水散**：

用蚯蚓数十条，捣烂投水中搅匀，少顷去泥。取此净水一大盆，放于病者之前，切不可劝其饮水，病者见之色喜，必自饮之而安卧，醒来狂定，祟亦去矣。

夫祟最喜洁而恶秽，蚯蚓入水则水秽矣。秽宜鬼魅之所恶，然而水则投病者之喜，病者欲自饮，祟不得而禁之也。蚯蚓解胃中之恶，又善清心，故入口爽然也。心清而热又解，祟又安能凭而复狂哉。

此症用**解魅丹**亦神效。

白矾二钱 甘草[1] 藜芦一钱 水煎。执病人灌之。一剂必大吐而愈，不可再剂也。

中妖门六则

564. 人有偶遇妖狐，岁久缠绵，不肯遽去，以致骨瘦形枯，与死为邻者，本难治疗，以妖狐惟盗人之精也。精为人生根本，根实先拨，仅存躯壳，安得久乎？虽然狐媚之盗人精者，必使人昏迷而后取，是乘人梦中窃之也。苟用药得宜，尚可接续，以梦中窃盗，肾根未漓也。若大补病人之精，仍为狐媚所取，漏卮[2]又何能补？必须用内外兼治之法，狐媚可祛也。内治方名为**断媚汤**：

巴戟天一两 人参一两 熟地一两 山茱萸五钱 茯苓五钱 水煎服。日日一剂。

外治方名为**却媚丹**：

花椒一钱 生附子三分 麝香一分 砂仁三粒 细辛三分 瓜蒂三枚 三柰一钱 各为细末，用蜜调。男搽阴茎头上，并根下，女搽阴门内外，狐见之必大骂而去，不敢再犯。一连七日敷之，若来即敷，其迹自断，而断媚汤必须服一、二月也。

---

〔1〕 甘草：用量原缺。

〔2〕 漏卮：卮，古代酒器。漏卮，即渗漏的酒器，此喻泄精不断。

内治之药，不过补其心肾之亏。用外治方者，以狐媚迷人，先以唾送入人口，人咽其津，即刻昏迷，彼即乘人之迷，乃用舌战，人亦如梦非梦，听其口吮，乐甚而忘其泄精也。外治之药，皆狐媚所畏，吾即因其所恶而制之也。

此症用**输精汤**亦妙。

熟地二两　巴戟天一两　肉苁蓉　麦冬各五钱　北五味一两　水煎服。服后童便漱口即去。

565. 人有感遇蛇妖，绸缪缱绻[1]，数月之后，身体干枯，皮肤燥裂，宛如蛇皮之斑，此蛇祟也。蛇系至阴之物，能盗至阳之气。肺属气，肺气尽为蛇妖所吸，则肺气不能生津，津枯则肺无所养。皮毛者，肺之所主也，内既不能养肺，肺将何津以养皮毛乎？此燥裂如斑之形见也。治法必须补肺气之不足。然而补气益助邪之所喜，不若用解毒之药，入之健脾利水之中，则邪气易散，正气可回耳。方用**逐蛇汤：**

白芷一两　白术二两　苍术一两　车前子一两　水煎服。小便中必有黑气喷出，随溲而泄也。一连四服，则皮肤之斑少软。后以雄黄二两，白芷二两，各研细末，滚水煮数沸，乘热薰洗之。如是者三日，斑乃尽消。仍服逐蛇汤，四剂而愈。愈后，再用**四君子汤**加味治之。

人参三钱　白术一两　生甘草二钱　茯苓三钱　麦冬一两　天门冬五钱　百合一两　沙参五钱　水煎服。一月可复元也。否则，蛇毒虽解，羸弱之极，恐变成痨瘵矣。

或问服逐蛇汤，蛇妖禁不许服，奈何？不知蛇最惧者，白芷也。将前药在病人房中煎之，彼闻气而疾遁矣，何敢作祟乎。但煎药之时，不可令病人知道，备药之时，亦不可令一人知也。人苟不知，妖断断不觉耳。

---

〔1〕绸缪缱绻：缠绵不离。

此症用**苍黄散**亦神。

人参三钱 苍术 雄黄各一两 煎汤沐浴，数日即止祟。

566. 人有身体伶仃，有皮无肉，胸胁间长成鳞甲，然健饭如故，人以为与龙交也。然人与龙交，则其人身虽变成鳞甲，必然有肉。盖其人为龙所爱，岂有丧人性命之理。且人与龙交，龙必转与之精气，其人久且变龙，遇风雨而化去。盖龙寿万年，龙亦水中之仙也，人变为龙，即人化为仙耳，安有仅存皮骨者乎。然则前症非龙交也，乃龙盗人之气，故肉尽消耳。虽然真气为龙所盗，则人宜死矣，何故犹存人世，而胸胁长成鳞甲耶？不知龙止吸人之气，不吸人之精，龙属阳而恶阴，人之精水属阴，故龙不食也。胸胁生鳞甲者，龙吸人之气，不能一口吞咽，呼吸之间，以龙气回冲，而龙涎偶沾濡于人之胸胁，遂至生长鳞甲耳。治法必须化龙之毒，大补其真气，则无气可以生气，无肉可以长肉也。方用**解鳞丹**：

人参三两 白术二两 茯苓一两 生甘草五钱 肉桂二钱 白矾二钱 丹砂末三钱 麦冬五钱 当归一两 白芥子三钱 水煎服。一剂鳞甲尽消，再剂气旺，减药之半，连服十剂，人之肉生，再服十剂全愈。

此方补气为君，少佐之白矾、丹砂，龙毒何以易消乎？盖白矾最能软坚而化痰，丹砂最化鱼龙之毒，二味入于补气之中，全无干碍，所以合用成功也。但丹砂必须同药共煎，切不可生用调服。盖丹砂生用无毒，熟用则有毒，取其以毒攻毒也。或问龙吸人之气，则人之阳气尽散，宜胃气消亡，不宜健饭如故，讵识胃为肾之关，肾精未丧，则肾火犹存，肾火上蒸，而胃火接续，胃气升腾，所以可救。倘胃气消索，虽有解鳞汤之奇，亦无可如何矣。

此症用**增味补气汤**亦神。

人参 当归各一两 黄芪二两 苍术三钱 雄黄一钱 水煎服。服十日而鳞甲隐矣，渐生肉也。

567. 人有山林之间偶遇少妇，两情眷顾，遂与野合，泄精如注，倦极困卧，醒来少妇已失所在，玉茎微痛，明日大痛，三日之后，肿如黄瓜之样，人以为野合浪战之伤，谁知是花妖之毒哉。夫花木之精有何毒？不知树木岁久，始能成精，物经长久，未有无毒者。况花木经数千年百之后，其孔隙之间，安保无蛇虫所居，得日月之灵气，虽已成精，而毒气留存未化也。虽然木气慈仁，花妖每不杀人，不过盗人精气，以图自化其身，不意孔隙之间，留毒尚在，以致玉茎肿痛。花木之精，不皆阴物，有化老人者，有化道士者，有化秀士者，不止化女人，以迷惑男子也。化女者，多使人玉茎肿痛，化男者，反无恙耳。所以老树成精，往往得妇人之精气，便能立变为人，或投胎夺舍而去。惟化女者，未免贻害男子，天所以恶其过，而使斩伐之也，故花妖每不能成人耳。树妖与花妖均盗人精气，而树妖得成正果者，以其求道心切，又不坏人，天所以恕而成之也。倘树妖纯盗人精气，不死不休者，仍为天之所怒，非遭斧斤之厄，即遇霹雳之震耳。玉茎肿痛，妖再不至者，畏天耳。然人何以治之乎？方用**安阴汤**：

生甘草五钱　茯苓五钱　蚯蚓二条　葱二枝　黄柏三钱　水煎服。一剂即消，不必再剂也，以渣再煎汤洗之。

此方用生甘草以解毒，用茯苓以利水，蚯蚓者最善消肿，黄柏祛火，葱能发散，同群共济，引毒直走膀胱，从阴器而出，毒出而肿自化矣。

此症用**麝柏丹**外治亦佳。

炒黄柏五钱　麝香一钱　生甘草一钱　各为细末，香油调搽，三日愈。

568. 人有邂逅少艾，目挑心许，或投以佩带[1]，勾以语

〔1〕 佩带：束衣之物曰带，系物于衣带之上曰佩，均为古代衣服上的饰物。

言，遂至引入家门，两相配合，晨夕肆淫，形体消瘦，初不知其为山魈[1]也，久则时隐时现，常去常来。彼必自称仙子，号曰真人，且能体病人所欲，饮馔金物等项，心思得之，立时猝至，皆可用之而无疑。惟是山魈来时，必欲人尽去其衣，裸体而战，不似他妖之喜掩饰也。此等之怪，甚于花木之妖，轻于狐狸之祟。盖狐狸盗人之精，不尽不止；山魈止吸人之气，适可而止也。然而，狐狸之祟易祛，山魈之魅难遣，以山魈亦具神通，未便以草木之药治之也。夫山魈，阳妖耳，阳妖自必喜阳，而山魈则喜阴，故逢女则易合也。然其性最喜洁恶秽，裸体而战者，正恐女子之秽其体也。治法即以秽治之。方用**善秽汤**：

犬肉二两，先煮汤二碗入：人参一两 红铅纸一片 肉苁蓉三钱二 蚕沙三钱 鸡卵二枚 山羊血一钱 龙骨末一钱 秋石一钱 水煎服。山魈知煎此汤，必在房中大骂，须令人锣鼓喧天，大闹于房外，彼必大笑。然后以此汤灌病人之口，得饮一口，山魈知之，大笑而去，乘其去后，急以狗血涂病人之面，与下身不便之处。少顷，彼必再来，见此等形状，断必绝交，不再至也。此乘其好洁而乱之也。

此症用**苍狗汤**治之亦神。

苍术一斤，狗血一斤，和在一处，水一斤，再和合一处，煎数沸，将病人身体遍擦，彼必大骂而去。所擦之人，亦将血水擦面，妖即不能暗击矣。但煎药之时，须在邻舍无人处煎之，妖不能知也。

569. 人有游于洲渚之间，或遇矮人，或见长老，须眉颁白，道貌可观，引至其家，谈心论性，时往时来，莫能踪迹，此有道之士，即是怪物，何必拒之。间有化秀士以斗风流，变妖姬以逞

---

〔1〕 山魈：传说中的山中精怪，形似猴，因其相貌丑恶，亦称之为山怪。

姣好，乃美言相挑，以珍物相赠，人为所惑，遂至野合，久之采战吸精，尽情纵欲，人逐之而不避，人骂之而生嗔，飞沙走石，坏屋倒庐，世多不识其怪，谁知是鱼鳖元龟之族哉。夫水族之怪，不能离水，何以登岸而作祟耶？不知凡物之偷生于世者，年至千岁，皆能变化为人。既能变化，有何陆之不可游行乎。千岁之物，往往出而迷人者，亦其慕道之心太切耳。盖人之气最灵，物得之可以入道。但其初，心亦不过欲窃人之灵气，未常有害人之念也，故天亦置而不问。迨既与人接，欲尽取之而后快。遂动杀人之心，于是作祟兴妖之事起，人始知是妖，而谋共逐之矣。治法又不同于祛他妖之法，以他妖生于陆内，鱼鳖元龟生于水耳。方用：

硫黄数两，研末，煎汤。遍洒于病人之室与病人之家房中，时时烧之，使气味充闾，彼必畏缩而不敢入。更用苍术一两，白术二两，煎汤，日与病人服之。更将二味之渣，杂之硫黄，煮薰病人之衣服褥被，自此永绝其迹矣。

二术乃纯阳之气，妖闻之最恶，况加入硫黄相克之物，安得不畏避哉。

此症用**远邪饼**亦神。

胡椒四两　干姜一斤　炒苍术一斤　各为末，取芦柴烧灰，和匀成饼，在房内焚饼薰之，三日即断迹矣。如无芦柴，用炭末亦妙。

中毒门十二则

570. 人有服砒霜之毒，疼痛欲死，苟不急救，必至腐肠烂胃，吐呕紫血而死。盖砒霜乃天生之石，未常经火煅炼，何以毒至如此？不知砒霜生于南岳之山，钟南方之火毒，又经火气，则其气大热，毒而加热，则酷烈之极，安得不毒杀人耶。且其性又善走，下喉必升降于肠胃之上下，肠薄皮穿，人乃死矣。天下毒药之横，莫此为甚。救法必须吐出其毒。然而虽经吐出，不能尽出其毒，必须用解毒之味。世人往往用羊血以吐之，亦有能生之者。但初下喉之人可救，食之多时，久入胃中，则无益矣。我有一方，得之异人所传，久暂皆可救。方名**救死丹**：

生甘草二两　瓜蒂七个　玄参二两　地榆五钱　水煎服。一下喉即吐，再煎渣服之，又吐，砒霜之毒必然全解。

甘草最善解毒，得瓜蒂必上涌而吐，砒霜原能上升，故引之而尽出也。然而砒霜又善下行，得玄参、地榆最解大肠之火毒，砒之大毒从上而出，走下者不过余毒耳。又得玄参、地榆而解之，则上下共相解氛，毒何能施其燥烈之虐哉。况玄参、地榆俱是润中解毒，所以能制其酷也。大约此方用之十人中，断可救八人。惟服下不能吐者，此肠胃已坏，不可救矣，非药之无效也，幸人急救之可耳。倘药不及煎饮，于饭锅中煎煮前药汁灌之，庶不致因循失救也。

此症用**苦参汤**救之亦神妙。

苦参二两　煎汤一碗，一气服之，即大吐而愈。

571. 人有服断肠草者，初则胸前隐隐作疼，久则气不能通，及至腹痛，大小便俱不能出而死。夫断肠草即钩吻也，至阴之物，状似黄精，但叶有毛钩子二个。此物最善闭气，犹能使血不行动，气血闭塞，故尔人死，非肠果能断也。闽广之间，多生此物。妇女小忿，往往短见，偷食觅死如饴，取其不大痛楚也。世亦以羊血灌之，得吐则生。然亦有服羊血不肯吐者，往往不救。不知断肠之草，杀人甚缓，苟用解毒通利之药，无不生者，不比砒毒酷烈。方用**通肠解毒汤**救之。

生甘草一两　大黄一两　金银花一两　水煎服。一泻而愈，不必二剂。

此方用金银花、生甘草以解其毒，用大黄迅逐以通其气，毒解气通，断肠之草何能作祟哉。

此症用**白矾汤**亦神。

白芍三两 白矾五钱 当归 丹皮各一两 柴胡三钱 附子一钱 水煎服。一剂气通即愈。

572. 人有食漏脯充饥，致胸膈饱满，上吐下泻，大肠如刀割疼痛，泻不可止而死者有之。夫漏脯，即隔宿之肉食，屋漏之水滴入而名之也。似乎无甚大害，何以成毒杀人？此方岁久之屋，梁尘甚多，屋上必有蛇蝎行走，尘灰倒挂，系蜘蛛蛸蟏结成，无非毒物。天雨之水，顺流而下，凡毒气得水则化，然化于水中也。水入肉食之内，毒将何往，自然结于脯中而不化矣。以毒物充饥，安得不变生不测哉。但世多食漏脯不死，又是何故？其屋必非岁久之屋，未曾经蛇蝎行走故耳。食之虽不至死，病则断不能免，所以漏脯为太上所戒。倘人误食，疼痛吐泻，急用解毒之药，可以得生。方用**化漏汤**：

山楂三钱 生甘草五钱 大黄三钱 厚朴三钱 白芷二钱 麦芽二钱 水煎服。一剂毒尽出矣，二剂痛定，不必三剂。

此方消其肉食，则脯易变化，后以大黄推荡之，白芷、甘草从中解毒，则顺流利导，易于祛除也。

此症用**苊楂汤**妙。

荠苊汁三大碗，用山楂肉三碗 神曲三钱，麦芽、生甘草各三钱，水一碗，连汁同煎，取二碗，顿服之，吐泻止即愈。

573. 人有饮吞鸩酒，白眼朝天，身发寒颤，忽忽不知，如大醉之状，心中明白，但不能语言，至眼闭即死。夫鸩毒乃鸩鸟之粪，非鸩鸟之羽毛，亦非鸩顶之红冠也。鸩鸟羽毛与鹤顶红冠，皆不能杀人，不过生病。惟鸩粪则毒。此鸟出于异国，异国之人，恐言鸟粪，则人必轻贱，故但名为鸩，以贵重之也。此鸟非蛇蝎不食，故毒胜于孔雀之粪。孔雀之粪，冲酒饮之，有死有不死，鸩酒饮之，则无不死矣。盖鸩毒性热而功缓，善能闭人之气，所以饮之，人即不能语言。发寒颤者，心中热也。心脉通于眼中之大眦，心热则目必上视。眼闭而死者，心气绝而目乃闭也。幸其功缓，可施救疗之法，无如世人未知，铎逢异人之传，何敢自隐。饮鸩酒者，倘眼未闭，虽三日内，用药尚可活。方用**消鸩汤**：

金银花八两，煎汤取汁二碗 用：白矾三钱 寒水石三钱 菖蒲二钱 天花粉三钱 麦冬五钱 再煎一碗灌之。一时辰后，眼不上视，口能出言。再用前一半，如前法煎饮，二剂而愈，断不死也。

嗟乎！鸩毒之杀人，医经并未有言及可以救疗者，世人服鸩毒亦绝少，似可不必传方。然而人事何常，万一有误饮鸩酒者，以此方救之，实再生之丹也。

此症用加味**连草汤**亦可救。

黄连三钱 生甘草一两 菖蒲一钱 贝母三钱 生姜汁半茶钟 竹沥半茶钟 水煎一碗，服之即解，不必二服，得吐犹愈之速也。

574. 人有食鳖而腹痛欲死，往往有手足发青而亡者。夫鳖虽介属，本无大毒，然鳖之类多属化生，有蛇化者，有龟化者，有鱼化者。龟、鱼所化，俱能益人，惟蛇最毒，其鳖腹之下必有隐隐蛇皮之状，且其色大红，断不可食，食必杀人。人苟误食，腹必大痛，以毒气之攻肠也。手足发青者，手足属脾，毒中于脾，外现于手足也。治法不可解鳖之味，而仍当解蛇之毒。方用：

白芷三钱 雄黄末三钱 山楂一钱 丹砂末一钱 枳实一钱 茯苓五钱 水煎服。一剂疼痛止，二剂秽毒出矣，不必三剂。

此方白芷、雄黄俱是制蛇之药，而山楂、丹砂善化鱼肉之味，合而用之，则鳖毒易消。加入枳实、茯苓者，枳实最能去积，茯苓尤能利水，水族之物，毒随水化，更易于解散耳。

此症用**驹溺汤**甚神。

马尿一碗 生甘草一两 水煎服。得吐即愈，不吐即再饮二煎，无不愈者。

575. 人有道途之间，误服蒙汗之药，以致头重脚轻，口吐涎沫，眼瞪不语，此迷心之故也。山东村店，最多此药。乘其一时心迷，以取财物。醒来多不记忆，恍恍惚惚，辨别不真。其药大约用天仙子为君，加入狐心等物，虽不至杀人，然久迷不醒，亦为可畏。世人以凉水解之，亦能少醒，但凉水入心，水停心下，倘系虚人，必变他症，非解法之善也。方用**止迷汤**：

茯苓五钱　生甘草三钱　瓜蒂七枚　陈皮五分　水煎服。即大吐而醒。其从前情景，断不遗亡，不似凉水之解，如醉如痴也。

盖茯苓通其心，生甘草解其毒，陈皮清其痰，宽其中，又得瓜蒂上通，使药不停心，一吐，气清神朗，不至五脏反覆也。或问蒙汗药必是痰迷心窍，宜用生姜以开之，何故不用？未审止迷汤中，可少投姜汁，否耶。不知蒙汗药中用天仙子居多，天仙子得姜而愈迷其心矣。故中毒者，断不可轻与姜汤，反致久迷耳。

此症用**解蒙汤**亦神效。

黄连　枳壳各一钱　天花粉　白芥子　神曲　人参各三钱　生甘草　瓜蒌各二钱　茯神五钱　附子一片　水煎服。一剂即解。

576. 人有游两粤之间，或与妇女交好，或与男子成仇，多下蛊毒于饮食之中，人食之则面目渐黄，饮食倦怠，或一年，或三载，无药解之，必至暴死。世传蛊毒，土人[1]将各毒虫与蛇蝎等物投于缸中，听其彼此相食，食完止存一物，不死者，取之以为蛊母，此讹也。盖彼地别有蛊药，乃天生之毒也。土人治蛊，有方法可解，大约皆用矾石以化蛊，惟恐外人知之，故秘而不言。矾石清痰，又善化坚，蛊积于腹中，内必坚硬，外以痰包之。所以一物两用，奏功颇神。惟是人身柔弱者多，刚强者少，又得蛊毒结于胸腹之间，必然正气大虚，倘徒用矾石，不更虚其虚乎。必须于补气补血之中，而加用消痰化虫之药，则有益无

〔1〕 土人：两粤之当地人。

损，始称万全。方用**破蛊全生汤**：

人参一两 茯苓五钱 当归一两 生甘草三钱 白矾三钱 半夏三钱 水煎服。一剂胸腹爽，再剂胃气开，三剂蛊毒渐消于乌有矣。

此方补气血之亏，化痰涎之块。正气既旺，邪气自消，况有攻坚、消蛊之品，虫何能再聚而不散哉。

此症用**散蛊丸**亦佳妙。

白矾入于鸭蛋内，火煅为枯矾，后用茯苓一斤 白术一斤 枯矾四两 同为绝细末，米饮为丸。每日白滚水送下三钱，不须服完愈。

577. 人有误食竹间之蕈，或轻吞树上之菌，遂至胸胀心疼，腹痛肠泻而死。夫蕈、菌之物，亦芝草之类。竹根、树柯生蕈、生菌者，以土之湿热也。其下必丛聚蛇、蝎、恶虫，其气上腾，蕈、菌得气，温而不寒，易于生发，故较他产更加肥壮，其味最美，而其气实毒也。方用**解菌汤**救之。

生甘草二两 白芷三钱 水煎服。服后，乃用鹅翎扫其咽喉，引其上吐，必尽吐出而愈。即或已过胃中，鹅翎探引不吐，亦必腹疼下泻，可庆安全。

盖生甘草原是解毒之神品，又得白芷，最解蛇毒，相助同攻，自易下逐而尽消也。

此症用：

白矾五钱 瓜蒂七枚 水煎服。非吐即泻而愈。

578. 人有食牛犬之肉，一时心痛，欲吐不能，欲泻不可，此毒结于心胃，不升不降也。论理亦宜用吐法，然亦有探吐之不应者。夫牛犬乃资补精血之物，何以有毒？此必牛犬抱病，将死未死之时，又加束缚，以激动其怒气，毒结于皮肉心肝之间，人不知而食之，适当其处，故食而成病，重至暴亡也。治法消化其肉食，佐之以解毒之品，则胀闷一宽，即可不死。方用**消肉化毒丹**：

山楂三钱　枳壳一钱　神曲三钱　雷丸三钱　厚朴一钱　大黄三钱　水煎服。一剂而大下之，则犬牛之肉尽消而出，不必二剂。

然此方乃下逐之神方，倘可上涌，不必用此。苟用吐法不效，急用此方，无不可救疗也。

此症用**黄萝饮**亦神效。

大黄　当归各五钱　山楂肉　萝卜子各三钱　枳壳　槟榔各一钱　柴胡五分　丹皮二钱　水煎服。

579. 人有一时短见，服盐卤之毒，必至口咸作渴，腹中疼痛，身踡脚缩而死。夫盐能补肾，何便杀人？不知盐卤味苦，苦先入心，心遇盐卤，心气抑郁不通，盐卤见心不受，乃犯于肾。肾见其味苦，肾又不受，遂往来于心肾之间，心肾之气不交，而盐卤流入于肠，而不可救矣。盖大小肠最恶盐卤，入之必缩小其肠而成结，肠结而气又不通，安得不踡曲而死乎。治法必用甘以解之，方用：

生甘草三两　煎汤救之。如服卤未久，生甘草汤中加淡豆豉一两，同煎饮之，必吐。如服已久，生甘草汤中加入当归二两，同煎饮之，肠润未必皆死也。要在人活变耳。

此症亦可用**归冬榆草汤**救之。

生甘草二两　当归一两　麦冬一两　地榆五钱　水煎服。

580. 人有恣饮烧酒，大醉而死，其身体必腐烂臭秽。夫酒为大热之物，况烧酒纯阳无阴，尤为至热者乎。多饮过度，力不能胜，一时醉倒，热性发作，腐肠烂胃，往往不免。必须用井水频扑其心胸。解其头发，浸头于冷水之中，候温即易凉水，后用**解炎化酒汤**救之。

人参一两　柞木枝二两　黄连三钱　茯苓五钱　菖蒲一钱　寒水石三钱　水煎，服一碗，以冰水探冷灌之，得入口中，即不死矣。

此方以柞木解其酒毒，黄连、寒水石解其火毒，菖蒲引入心中，用茯苓以分消其酒湿之气，然必用人参以固真气者，使气不随酒俱散。盖烧酒系气酒也，热极则气易散越，固其真气，而火可泻，毒可解也。倘止泻其火而解其毒，火泻毒解而气脱矣。气脱而身将何在哉？此人参之所以必用。苟无人参，以黄芪二两代之可也。

此症用**地龙汤**救之亦神妙。

蚯蚓二十条　葱四十条　同捣烂如泥，以井水二碗漉过，取汁一碗，灌醉人口中，即可保其不死也。

581. 人有爱食河豚，以致血毒中人，舌麻心闷，重者腹胀而气难舒，口开而声不出，若久不治，亦能害人。大约肝经血燥，而胃气又弱者，多能中毒。盖河豚乃鱼中之最善怒者也，食之自能动气。况肝经血燥之人，则肝气自急，以急投急，安有不增其急暴之气乎。气急而腹难舒，故心闷也。气急而声难出，故舌麻也。治法吐出其肉，则气舒腹宽，声出而口闭，何至有心闷舌麻之症哉。方用**瓜蒂散**加味治之。

瓜蒂七枚　白茅根一两　芦根一两　水煎汁饮之。必大吐，吐后前证尽解，不必再服。

古人有拚死食河豚语，亦是爱食之也。其实河豚不能杀人，但与性怒者不甚相宜耳。

此症用**芦姜汤**救之亦神效。

神曲三钱　半夏二钱　茯苓三钱　芦根汁一碗　生姜汁一合　水煎。一剂即安。

肠鸣门三则

582. 人有肠中自鸣，终日不已，嗳气舌酸，无有休歇，人以为脾气之虚也，谁知是肝气之旺乎。夫肝木不郁，则脾气得舒，肠亦安然输挽，顺流而下，何至动不平之鸣耶。惟肝木克脾土，则土气不能伸，而肠乃鸣矣。盖坤道主安宁者也，惟地中有风震动之，声出如霆如雷，非明验乎。故治肠鸣之病，不必治肠，治脾土而已。亦不必专治脾土，治肝木而已。肝木之风静，脾土之气自静也。方用**安土汤**：

白芍一两　白术一两　柴胡一钱　茯苓三钱　甘草一钱　苍术二钱　神曲二钱　炮姜一钱　水煎服。一剂少止，二剂全止，不必三剂。

此方脾肝同治之法。肝平而脾气得养矣，脾安而肠气得通矣。不必止鸣而鸣自止者，妙在行肝气之郁居多，所以奏功特神耳。

此症用**香栀平肝饮**亦佳。

炒栀子三钱　茯苓　白芍　白术各五钱　陈皮　甘草各一钱　香附二钱　水煎服。

583. 人有饥饿之后，腹中肠鸣，手按之鸣少止者，人以为大肠之虚也，谁知胃气之虚乎。盖胃气者，阳气也。胃与大肠同合阳明之经，胃属足阳明，大肠属手阳明也。故阳明胃燥，大肠亦燥，阳明胃虚，大肠亦虚。大肠之糟粕，必由胃而入，大肠气虚，必得胃气来援。今胃气既虚，仅可自顾，安能分布于大肠，此大肠匮乏，所以呼号，求济于同经之胃而频鸣也。治法必须助胃气之弱。方用**实肠汤**：

黄芪一两　茯苓五钱　山药五钱　白术一两　甘草一钱　神曲二钱　五味子一钱　肉果一枚　水煎服。一剂而肠鸣止，连服四剂不再发。

此方大补胃中之气，绝不去实大肠，治胃而肠鸣自止，故即谓之实肠汤。

此症用加味**四君汤**亦妙。

白术三钱　茯苓二钱　人参　谷芽各一钱　甘草　神曲各五分　砂仁一粒　水煎服。

584. 人有肠中作水声者，如囊裹浆状，亦肠鸣之病也，谁知是水畜于大肠乎。夫大肠之能开能合者，肾火操其权也，肾热而大肠亦热，肾寒而大肠亦寒。大肠寒而水乃注于中而不化，故作水声也。虽然大肠能容糟粕，而不能容水，水入大肠，必随糟粕而出，何以但作水声，不随糟粕而即出耶？盖大肠之下为直肠，直肠之下为魄门，乃肺操其政，非肾操其政也。肺怜肾之弱，欲救之而无从，未常不恶邪水之入肠也。肺居上游，不能禁邪水之不入于肠，实能断邪水之不出于肠。况大肠与肺为表里，肺气不下行，大肠之气亦因之而不泄。魄门，正肺之门也，肺门谨锁，大肠之水又何从而出乎？所以愈积于其中，作裹浆之声也。治法补命门之火，兼利其水，则水从膀胱而化矣。方用**五苓散**治之。

白术五钱　茯苓五钱　猪苓　泽泻各一钱　肉桂三钱　一剂而膀胱之水若决江河而大出矣，二剂而腹中之水声顿息。

盖五苓散本是利水之圣药，我多加肉桂，则肾气温和，直走膀胱，水有出路，岂尚流入大肠哉？故不治大肠而自愈也。

此症用**消浆饮**亦效。

茯苓　山药各一两　芡实五钱　肉桂一钱　车前子二钱　水煎服。

自笑门附自哭三则

585. 人有无端大笑不止，或背人处自笑，异于平素者，人以为心家有邪热也，谁知心包之火盛乎。其状绝似有祟凭之，孰知绝非祟也。倘祟凭其身，必有奇异之徵，不止一自笑而已。膻中为心之相，过热则权门威赫，妄大自尊，纵欲穷奢，无所不至，随地快心，逢人适意，及其后，有不必喜而亦喜，不可乐而亦乐，是岂相臣之素志，亦权大威倾，势驱习移而然也。膻中火盛，发而自笑，正相彷佛耳。治法惟泻心包之火，笑自止矣。方用**止笑丹**：

生枣仁三钱　黄连二钱　犀角屑五分　丹砂末一钱　丹皮三钱

生甘草一钱　麦冬三钱　茯神三钱　丹参二钱　天花粉二钱　水煎服。一剂笑可止，二剂笑全止，三剂全愈。

此方泻心包之火，仍是安心君之药。盖心中清明，包络自不敢有背主私喜之事，故安心正所以安心包也。

此症用**蒲柏饮**亦效。

菖蒲一钱　玄参　麦冬各一两　柏子仁三钱　贝母一钱　水煎服。四剂愈。

586. 人有笑哭不常，忽而自哭，忽而自笑，人以为鬼祟也，谁知积痰类祟乎。夫心虚则不能自主，或哭或笑之病生。盖心气虚而不能生胃，而胃气亦虚矣。胃气既虚，水谷入胃，不化精而化痰，痰将何往？势必仍留于胃中，胃苦痰湿之荡漾，必取心火之气以相资，而心虚不能生土，痰即乘势入于心宫，心恶痰之相犯，坚闭不纳，又恐胃土之沉沦，故心痗[1]而作痛也。痛至则哭，痛失则笑，何祟之有？治法以化痰之药动其吐，痰出而哭与笑皆愈矣。方用：

茯苓五钱　白术五钱　甘草三钱　陈皮三钱　半夏三钱　竹沥二合　水五碗，煎三碗，顿服之，以鹅翎扫其咽喉，必吐痰升许而愈。

盖痰在上焦，非吐则痰不能出，非用二陈汤为吐药，同旧疾虽出，新痰又积，笑哭正无止期。惟用二陈汤为吐药，则新旧之病一治而永愈也。

此症用加味**参茯饮**亦效。

人参　茯苓各五钱　半夏三钱　天花粉三钱　甘草一钱　竹沥二合　附子一片　水煎服。

587. 人有无故自悲，涕泣不止，人以为魅凭之也，谁知为脏燥之故乎。夫脏燥者，肺燥也。《内经》曰：悲属肺，肺之志

〔1〕 痗：音昧，病也。

为悲。又曰：精气并于肺则悲。是悲泣者，肺主之也。肺经虚则肺气干燥，无所滋润，哀伤欲哭之象生。自悲出涕者，明是肺气之匮乏也。肺虚补肺，又何疑乎？然而肺乃娇脏，补肺而肺不能遽受益也，必须补其肺金之母，土旺而金自旺矣。虚则补母，正善于补肺耳。方用**转愉汤**：

人参三钱 甘草二钱 小麦五钱 大枣十枚 白术五钱 茯神三钱

水煎服。十剂全愈。

此方用参、术、茯、甘补脾土也，土旺而肺金安有再弱之理。惟肺燥善悲，不润肺解燥，反助土生火，不益增其燥乎？不知助土生火，正助金以生气也，气旺而肺之燥自解。大麦成于麦秋，有秋金之气焉。入于参、术、茯、甘之内，全无真火之气，所以相济而成功也。

此症用加味**参术汤**妙。

人参 天花粉 生地各五钱 白术 麦冬各一两 水煎服。

恼怒门二则

588. 人有少逢拂意之事，便觉怒气填胸，不能自遣，嗔恼不已，人以为肝气之逆也，谁知肝血之少乎。夫肝性急，宜顺不宜逆，恼怒之事，正拂抑之事也。拂抑必致动怒，怒极必致伤肝，轻则飧泄，重则呕血者甚多。然此乃猝然而至，肝经因怒而成病者也。若肝血少者，不必有可怒之事而遇之大怒，不必有可恼之人而见之甚恼。

盖血少则肝燥，肝燥则气逆也。故同一气恼之症，须分虚实以治之。前症乃实，后症乃虚也。虽然实者火实，非血之实也；虚者血虚，非火之虚也。所以虚实之症，前后若有异，治虚、治实之法，实彼此无有殊耳。方用**解怒补肝汤**：

白芍一两 当归五钱 泽泻一钱 柴胡一钱 荆芥一钱 甘草一钱

枳壳三分　丹皮三钱　天花粉二钱　水煎服。一剂气平，连服数剂，自然不易怒也。

此方全是平肝之药，非泻肝之品也。肝得补而血生，郁得血而易散，肝气不郁，恼怒何能动乎。即或天性多乖，平时无病，尚多气恼，安得恼怒之不生哉。然多服此药，亦可免呕血、飧泄之症也。

此症用加味**归芍汤**亦效。

当归　白芍各一两　生地　麦冬各五钱　天花粉　炒栀子各二钱　水煎服。

589. 人有晨夕之间，时多怒气，不必有可怒之事而心烦意躁，不能自遣，至夜则口干舌燥，止有一更睡熟，余则终夜常醒，人以为肝血之少也，谁知是肾水之匮涸乎。夫肝为肾子，肝子不足，由于肾母之不足也。盖肝属木，而木必得水以灌溉，则枝叶敷荣。今肾水日日耗去，肾且自顾不遑，则肝木零仃，势所不免，况有境遇之拂抑，自然肝益加燥，无津液以养心，此卧之所以不安也。治法必须大滋肾水，甘霖大降，则田畴沈渥，槁者立苏，萌芽条达，无非快心之景也。自然心火取给于肾，肾水足济夫心，而肝木之气，往来相通，而顺适矣。方用**润肝汤**：

熟地一两　山茱萸四钱　白芍五钱　当归五钱　五味子一钱　玄参三钱　丹皮三钱　炒栀子一钱　水煎服。十剂夜卧安，又十剂而怒气息，又十剂，虽遇可怒之事，亦且不怒矣。

是方补肾者六，补肝者四也。绝不去治心，而心气自交于肾者，因肾水之足，则心不畏木火之炎，可通其交肾之路也。

此症用**萸芍熟地汤**亦效。

熟地二两　山茱萸一两　白芍一两　水煎服。

瘖哑门三则

590. 人有口渴之极，快饮凉水，忽然瘖哑，不能出声，人以为心火亢热也，谁知肺气之闭乎。夫肺主气，气通则声音响亮，气塞则声音瘖哑。盖肺属金，金实则不鸣耳。但肺金最恶心火，火来刑金，宜为金之所畏，金不敢出声，理也。何得水而反闭耶？不知水来克火，则火必为水所克，金虽幸水之克火，犹恐火之刑金，肺气随水气而下降，金沉于水底，何能自鸣耶？此种瘖哑，乃水抑肺气而不升，非肺气之自败。治法宜扬肺气，分消其水湿，不治瘖哑，而瘖自鸣矣。方用**发声汤**：

枇杷叶五片　贝母二钱　茯苓五钱　百部一钱　苏叶一钱　麦冬三钱　甘草一钱　玄参五钱　桑白皮三钱　水煎服。一剂声少出，再剂声大出矣，三剂全愈。

此方宣通肺气，则肺气自扬，分消水势，则火气自降。火降水消，金无所畏，肺亦何所顾忌而不鸣哉。

此症亦可用**冬茯苏贝汤**。

苏叶三钱　麦冬二两　贝母三钱　茯苓五钱　水煎服。二剂而声出。

591. 人有劳损弱怯，喘嗽不宁，渐渐瘖哑，气息低沉，人以为肺气之绝也，谁知是肾水之涸乎。夫肺为肾之母，本生肾者也。肺母自病，何能乳子？肾又不足，日来取资于肺，则子贫而母益贫矣。子母两贫，伶仃苦弱，气息奄奄，所谓金破不鸣也。世医谓金破必须补土，然而脾胃虽能生金，而补土之药多属阳药，用阳药以补土，则阳旺而阴愈消，反有损于肺矣。治法必须大补肾子之水，子富而母自不贫。况肺气夜归于肾子之宫，将息安宁，劳瘵之肺，忽变为逸乐之肺，而又有津液以供肺母之用，则肺金顿生，自必气息从容，重施其清肃之令矣。方用**助音汤**：

熟地一两　麦冬一两　北五味子一钱　甘草一钱　苏子一钱　天门冬二钱　贝母三分　款冬花五分　沙参五钱　地骨皮三钱　水煎服。二剂而喘少平，四剂而嗽少止，连服二十剂声出矣。再服二月，断不瘖哑也。二月后，前方加人参五分，山药一两，茯苓二钱，再服半年，可变痨怯为平人矣。

此方补肾之中，意仍注于补肺，然补肺之中，仍是补肾，所以能收已败之功，克奏将坏之绩也。

此症亦可用**留线汤**治之。

熟地五钱　款冬花一钱　山茱萸二钱　麦冬五钱　地骨皮五钱　贝母　苏子各一钱　山药　芡实各三钱　百部三分　水煎服。

592. 人有口渴之甚，舌上无津，两唇开裂，喉中干燥，遂至失音，人以为肺火之旺也，谁知心火太旺乎。夫肺属金，最畏者心火之克肺也，金气已衰，心中之火过于大旺，未免刑金太甚，锻炼销烁，金无清肃之气，惟有焚化之形，欲求其音声之疏越，何可得耶？治法必须泻心火之有余，滋肺金之不足，则火易息，而肺可安矣。虽然又不可徒泻心火也，盖心之所以有余者，实因肾水之不足耳。水衰不能制火，火得遂其炎上之性。倘不补水而徒泻其火，则火无水制，服寒凉之药反增其助火之焰，所谓因激而成其横也。方用：

黄连三钱　麦冬五钱　玄参五钱　生地五钱　桔梗三钱　甘草二钱　天花粉二钱　水煎服。一剂声出，二剂声响，不必三剂。

方名**鸣金汤**。泻火而补肾存其中，全不见补肾，仍是救肺之药。盖肺肾为子母，救肺正所以生肾水也，肾水生而心火降矣。

此症用加味**元冬汤**亦可治。

元参一两　丹参三钱　麦冬一两　北五味子一钱　水煎服。十剂全愈。

瘟疫门一则

593. 世有城市之中，乡村镇店之处，传染瘟疫，多至死亡。其症必头痛眩晕，胸膈膨胀，口吐黄痰，鼻流浊水，或身发红斑，或发如焦黑，或呕涎如红血，或腹大如圆箕，或舌烂头大，或胁痛心疼，种种不一，象形而名，人以为天灾流行，谁知皆人事召之也。此症虽奇奇怪怪，不可执一而论，然皆火热之毒不宣，郁而成之耳。盖火性炎上，郁则火气不伸，拂抑其性，蕴藏于腹中，所以大闭作热，热闭成毒，其由来者，非一日也。治法自宜大泻其火毒，以快泄其郁闷之气。第泻火之药，未有不大寒者也，不先用表散之味，遽用寒凉，火转闭塞而不得达，适所以害之也。故必须于散中用泻，则疫去如扫耳。方用**散瘟汤**：

荆芥三钱　石膏五钱　玄参一两　天花粉三钱　生甘草一钱　黄芩二钱　陈皮一钱　麦芽二钱　神曲三钱　茯苓五钱　水煎服。一剂病轻，二剂病又轻，三剂全愈。

此方泻肺胃之火者，以瘟疫之热，多是二经之火也。用荆芥以助石膏、黄芩，泻火而又散火也，火散则热发于外矣，火泻则毒化于内矣。火解毒消，瘟神疫鬼何能作祟哉。

余又闻南阳张真人之教，谓瘟疫自来无方，然方变可豫定，以瘟病皆热症也。去火退热，解邪逐秽，未尝不可于难定之中以定一可救之剂也。其方用：

大黄一钱　荆芥一钱　生甘草一钱　柴胡　苍术　川芎各一钱　白芷五分　水二碗，煎八分。一剂回春。

此方较散瘟汤少异，然散火为主，其意正同。瘟疫治法，不可拘执，又志此方于后，以便治疫者之采择也。

伯高太师，别号怀真子，传铎**元天苦救汤**，治前瘟疫亦甚效，并附于后：

苦参五钱　元参一两　天花粉五钱　三味水煎服。服一剂必无性命之忧。

又云：偶传瘟疫，眼角忽然大肿，身子骤发寒热，喉咙大胀作痛，数日之后，即鼻中出血，口出狂言，见人骂詈，发渴，若饮之水，则又泻痢不止，不过半月，其人即亡。一见眼角发肿，即用七星汤治之，二剂即愈。若至泻痢，此方不可救矣。方另用加味术苓汤救之，痢止则生，否则不救。宁传方以防疫，不可有疫而无方，故罄述之，不敢隐也。二方载后。

七星汤　治传染瘟疫，眼角忽然大肿，身骤发寒热，喉咙大胀作痛，骂詈发渴。

玄参　麦冬各一两　天花粉三钱　甘草一钱　荆芥二钱　神曲一钱　桔梗二钱　水煎服。若鼻中出血，加犀角一钱，切不可用升麻代之，宁用黄芩一二钱。

加味**术苓汤**　治前症瘟疫，鼻中出血后饮水泻痢。

白术五钱　茯苓一两　管仲一两　甘草二钱　车前子五钱　水煎服。痢止则生，否则不救。

种嗣门九则

594. 男子有交感之时，妇人正在兴浓，而男子先痿，阳事不坚，精虽射远，人以为命门之火衰也，谁知阳气之大虚乎。夫气旺则阳旺，气衰则阳衰，此气也乃五脏之真气，非止命门之火也。盖命门原有先天之火气，然非五脏后天之气不能生。世人戕贼五脏，因而命门之火气不旺，随五脏之真气而消磨矣，又安能助命门之火乎。此所以半途先痿也。治法似宜急补五脏之阳气也。然而五脏不必全补也，但补其脾肾之气，若心、若肝、若肺之气自旺，五脏气旺，而命门之火欲不旺得乎。方用**助气仙丹**：

人参五钱　黄芪一两　当归三钱　茯苓二钱　白术一两　破故纸三钱　杜仲五钱　山药三钱　水煎服。连服四剂气旺，再服四剂气大旺，自然久战，可以壮阳，泄精可以射远，玉燕投怀矣。

此方补气，绝不补阴，以病成于阳衰，则阴气必旺。若兼去滋阴，则阳气无偏胜之快矣。方又不去助火，盖气盛则火自生。若兼去补火，则阳过于胜而火炎，复恐有亢烈之忧，反不种子矣，此立方之所以妙也。

此症用**火龙丹**长服亦佳。

人参五两　白术五两　巴戟天　杜仲　菟丝子　麦冬各五两　肉苁蓉一大枚　破故纸　远志　肉桂各二两　黄芪八两　当归三两　北五味一两　各为末，蜜为丸，每日酒送五钱，服一月即阳举，可以久战矣。

595. 男子有泄精之时，止有一二点之精，此等之人，亦不能生子，人以为肾水之亏，谁知是天分之薄乎。夫精少之人，身必壮健，予谓天分之薄，谁其信之？殊不知精少者，则精不能尽射于子宫。得天之厚者，果如此乎？天既予人以薄，医欲逆天而予人以厚，似乎不可得之数矣，然天心仁爱，人苟有迁善之心，医即有种子之法。盖精少者，虽属之于天，未必不成之于人也。恃强而好用其力，若思而过劳其心，多食而反伤其胃，皆足以耗精也。苟能淡漠以死其心，节少以养其胃，益之补精添髓之方，安在精少者不可以多生乎。铎得逢异人秘传，实有添精神术，今著书至此，不敢隐忍不传，传之以救万世无子之人也。方用**生髓育麟丹**：

人参六两　山茱萸十两　熟地一斤　桑椹干者，一斤　鹿茸一对　龟胶八两　龟鳔四两　菟丝子四两　山药十两　当归五两　麦冬六两　北五味三两　肉苁蓉六两　人胞二个　柏子仁二两　枸杞子八两　各为细末，蜜捣成丸。每日早晚时用白滚水送下五钱。服三月，精多且阳亦坚，安有不种子者哉。

此方妙在纯用填精益髓之味，又无金石之犯，可以久服而无害，不特种子而得八元，兼可延龄而至百岁，即名为百岁丹，何不可者。

此症用**添精嗣续丸**，长服亦甚佳。

人参　鹿角胶　龟板胶　山药　枸杞子炒各六两　山茱萸肉麦冬　菟丝子　肉苁蓉各五两　熟地黄　鱼鳔炒　巴戟天各八两　北五味一两　柏子仁三两　肉桂一两　各为末，将胶酒化入之，为丸。每日服八钱，服二月，多精而可孕矣。

596. 男子有精力甚健，入房甚久，泄精之时，如热汤浇入子宫，妇人受之，必然吃惊，反不生育者，人以为久战之故，使妇女兴阑，以致子宫谨闭，精不得入，孰知不然。夫胎胞居于心肾之间，喜温不喜寒，然过寒则阴凝，而胎胞不纳；过热则阳亢，而胎胞难受。交感之际，妇人胎胞之口未有不启，安有茹而吐之乎。惟是过于太热，则口欲闭而不能中，欲受而不得，势不得不弃之于外，以享其清凉之快矣。是以妇人坐娠数十日经来者，正坐于受胎而复堕，非外因之伤，乃精热之自难存养也。然则欲胎气之永固，似宜泻火之有余矣。而火不可泻，泻火必致伤胃，反无生气，何以种玉乎。治法但补其肾中之水，使水旺而火自平。方用**平火散**：

熟地一两　玄参五钱　麦冬三钱　生地二钱　丹皮二钱　山药三钱　金钗石斛三钱　沙参三钱　水煎服。连服十剂，精不过热，与妇女交接，便可受胎，且庆永安也。

此方补阴而无大寒之虞，泻火而有生阴之妙，无事解氛，自获退炎之益，宜男之道，即在于斯。何必加知母、黄柏大苦寒之药，以求奏效哉。

此症用**镇阳丸**长服亦佳。

熟地八两　生地　茯苓　麦冬　山药　地骨皮　沙参各四两　牛膝　天门冬　车前子各二两　玄参八两　各为末，蜜为丸，每日白滚水送下五钱。服一月而精温和，可以纳矣。

597. 男子有泄精之时，寒气逼人，自难得子，人以为命门之火衰极，谁知心包之火不能助之耶。盖命门之火生于下，必得心包之上火相济，则上下相资，温和之气充溢于骨髓之中，始能泄精之时，无非生气。倘命门有火以兴阳，而心包无火以济水，则命门之气散，安能鼓其余火，发扬于精管之中哉。世人治法，但去助命门之火，不去益心包之焰，则精寒不能骤复，必难受胎矣。方用**温精毓子丹**：

人参二两 肉桂一两 五味子一两 菟丝子三两 白术五两 黄芪半斤 当归三两 远志二两 炒枣仁三两 山茱萸三两 鹿茸一对 肉苁蓉三两 破故纸三两 茯神二两 柏子仁一两 砂仁五钱 肉果一两 各为末，蜜为丸，每日酒送一两。服一料，精变为温矣。

夫无子因于精寒，今精寒易为精热，安有罴熊之无梦者乎。况此温中有补，虽助心包之炎，仍是益命门之气，二火同温，阳春遍体，谓不能生子者，吾不信也。

此症用**胜寒延嗣丹**长服亦效。

人参六两 白术 黄芪 菟丝子 巴戟天 鹿角胶 淫羊藿各八两 附子一个 茯苓 炒枣仁各四两 山药六两 远志 肉桂各二两 炙甘草一两 广木香五钱 肉苁蓉一大枚 各为末，蜜为丸，每日早晚各服三钱。服两月，精热而孕矣。附子：用生甘草三钱煮汤一碗，泡透切片，微炒熟。

598. 男子有精滑之极，一到妇女之门，即便泄精，欲勉强图欢不可得，且泄精甚薄，人以为天分之弱也，谁知心肾之两虚乎。夫人房可以久战者，命门火旺也。然作用虽属于命门之火，而操权实在于心宫之火。盖心火乃君火也，命门之火相火也。心火旺则火听令于心，君火衰则心火反为相火所移，权操于相火，而不在君火矣。故心君之火一动，相火即操其柄，心即欲谨守其精，相火已暗送精于精门之外。至于望门泄精者，不特君火衰极，相火亦未常盛也。治法补心火之不足，不可泻相火之有余，盖泻相火，则君火益衰耳。方用**济火延嗣丹**：

人参三两　黄芪半斤　巴戟天半斤　五味子三两　黄连八钱　肉桂二两　当归三两　白术五两　龙骨一两，煅　山茱萸四两　山药四两　柏子仁二两　远志二两　牡蛎一两，煅　金樱子二两　芡实四两　鹿茸一具　各为末，蜜为丸。每日白滚水送下一两，不拘时，服一月即改观，服二月可以坚守，服三月可以久战，服一年如改换一人。

此方心肾两补，不专尚大热之药，故可久服延年，非惟健阳生子，但服此药，必须坚守三月不战，始可邀长久之药，否则亦不过期月之壮，种子于目前已也。

此症用**补天育麟丹**亦佳妙。

鹿茸一具　人参十两　山茱萸　熟地　肉苁蓉　巴戟天各六两　炒白术　炙黄芪　淫羊藿　山药　芡实各八两　当归　蛇床子　菟丝子各四两　柏子仁　肉桂各三两　麦冬五两　北五味　锁阳各二两　人胞一个，火焙　海狗肾一根　蛤蚧两条　黄连一两　砂仁五钱　各为末，蜜为丸。每日早晚各送五钱，服二月可以久战生子矣。无海狗肾，可用大海马二个代之。不用蛇床子，可用附子七钱代之。附子用甘草三钱煮汤泡浸制。

599. 男子身体肥大，必多痰涎，往往不能生子，此精中带湿，流入子宫而仍出也。夫精必贵纯，湿气杂于精中，则胎多不育，即子成形，生来亦必夭殇，不能永寿者也。凡人饮食，原该化精而不化痰。今既化为精，如何有湿气入之？不知多痰之人，饮食虽化为精，而湿多难化，遂乘精气入肾之时，亦同群共入，正以遍身俱是痰气，肾欲避湿而不能也。湿既入肾，是精非纯粹之精，安得育麟哉。治法必须化痰为先。然徒消其痰，而痰不易化。盖痰之生，本于肾气之寒，痰之多，由于胃气之弱。胃为肾之关门，非肾为胃之关门也。《内经》年久讹写误传，世人错认肾为胃之关门矣。胃气先弱，不能为肾闭其关门，肾宫又寒，内少真火之运用，则力难烁干湿气，水泛为痰，亦且上浮而不止下降矣。故治痰必当治肾胃之二经，健其胃气而痰可化，补其肾气而痰可消矣。方用**宜男化育丹**：

人参五钱 山药五钱 半夏三钱 白术五钱 芡实五钱 熟地五钱 茯苓一两 薏仁五钱 白芥子三钱 肉桂二钱 诃黎勒五分 益智一钱 肉豆蔻一枚 水煎服。服四剂而痰少，再服四剂，痰更少，服一月而痰湿尽除，交感亦健，生来之子，必可长年。

盖此方补肾者十之三，健胃者十之七，胃健而脾更健，以胃强能分消水气，何湿之入肾乎。肾又气温，足以运用，即有水湿之入肾，自能分泄于尾闾，则精成为纯粹之精，生子全美，必然之理也。

此症用**纯一丸**，长服亦妙。

白术 山药 芡实各二斤 薏仁半斤 肉桂四两 砂仁一两 各为细末，蜜为丸。每日服一两，服一月即可得子。

600. 男子有面色痿黄，不能生子者，乃血少之故也。即或生子，必多干瘦，久成儿痨之症，人以为小儿不慎饮食之故，或妇归于生母乳汁之薄，谁知父无血以予之乎。世人生子，动曰父精、母血，不知父亦有血也。夫血气足而精亦足，血气全而精亦全。为父者，气有余而血不足，则精之中自然成一偏之精，虽幸成形，乌能无偏胜之病哉。先天无形之血，能生后天有形之血也；若后天有形之血，何能生先天无形之血乎。故虽食母之乳，吞肥甘之物，终不能生儿之血，以全活之也。然则为父者少血，乌可不亟为补之哉。惟是血不能速生，必补其气，盖血少者，由于气衰，补气生血又何疑乎。方用**当归补血汤**：

黄芪五钱 当归一两 熟地五钱 水煎服。

夫补血宜用四物汤矣，今不用四物汤者，正嫌四物全是补血，而不补气也。若补血汤名虽补血，其实补气。原方用黄芪一两、当归五钱者，重在补气，而轻在补血也。我今用当归为君，用黄芪为臣，佐之熟地之滋阴，是重在补血，轻在补气，自然气以生血，而非血以助气，气血两旺，无子者易于得子，根深本固，宁至有夭殇之欢哉。

此症用**滋血绳振丸**长服亦效。

黄芪二斤 当归 麦冬 熟地 巴戟天各一斤 各为末，蜜为丸。每日早、晚白滚水送下各五钱，服二月，血旺生子，必长年也。

601. 男子有怀抱素郁而不举子者，人以为命门之火不宣也，谁知心肝二气之滞乎。夫火性炎上，忧愁则火气不扬，欢愉则火气大发，而木性条达，摧阻则木气抑而不伸，悠扬则木气直而不屈。处境遇之坎坷，值人伦之乖戾，心欲怡悦而不能，肝欲坦适而不得，势必兴尽致索，何风月之动于中，房帏之移其念哉。久则阳痿不振，何以生子？虽然人伦不可变，境遇不可反，而心气实可舒，肝气实可顺也。吾舒其心气，则火得遂其炎上之性；吾顺其肝气，则木得遂其条达之性矣。自然木火相通，心肾相合，可以久战以消愁，可以尽欢以取乐，宜男之道，亦不外于是矣。方用**忘忧散**：

白术五钱 茯神三钱 远志二钱 柴胡五分 郁金一钱 白芍一两 当归三钱 巴戟天二钱 陈皮五分 白芥子二钱 神曲五分 麦冬三钱 丹皮三钱 水煎服。连服十剂，郁勃之气不知其何以解也。

因郁而无子，郁解有不得子者乎。方中解郁未常无兴阳种玉之味，倘改汤为丸，久服则郁气尽解，未有不得子者也。

此症用**适兴丸**长服亦佳。

白芍一斤 当归 熟地 白术 巴戟天各八两 远志二两 炒枣仁 神曲各四两 柴胡八钱 茯神六两 陈皮八钱 香附 天花粉各一两 各为细末，蜜为丸。每日白滚水送服四钱，服一月怀抱开爽，可以得子矣。

602. 男子有天生阳物细小，而不得子者，人以为天定之也，谁知人工亦可以造作乎。夫阳物有大小者，世分为贵贱，谓贵者多小，贱者多大，造物生人，歉于此必丰于彼，虽然贱者未常无小，贵者未常无大。盖人之阳物修伟者，因其肝气之有余；阳物细小者，由于肝气之不足。以阴器为筋之余也，又属宗筋之会，肝气旺而宗筋伸，肝气虚而宗筋缩，肝气寒则阴器缩，肝气热则阴器伸，是阳物之大小，全在肝经盛衰寒热之故也。欲使小者增大，要非补肝不可。然而肾为肝之母，心为肝之子，补肝而不补其肾，则肝之气无所生，补肝而不补其心，则肝之气有所耗，皆不能助肝以伸其筋，助筋以壮其势，故必三经同补，始获其验矣。方用**夺天丹**：

龙骨二两，酒浸三日，然后用醋浸三日，火烧七次，用煎酒、醋汁七次焠之。驴肾内外各一具，酒煮三炷香，将龙骨研末，拌入驴肾内，再煮三炷香，然后入：人参三两　当归三两　白芍三两　补骨脂二两　菟丝子二两　杜仲三两　白术五两　鹿茸一具，酒浸透，切片又切小块　山药末炒五味子一两　熟地三两　山茱萸三两　黄芪五两　附子一两　茯苓二两　柏子仁一两　砂仁五钱　地龙十条　各为细末，将驴肾汁同捣，如汁干，可加蜜同捣为丸。每日早、晚用热酒送下各五钱。服一月即见效。但必须坚忍房事者两月，少亦必七七日，具大而且能久战，射精必远，含胎甚易。

半世无儿，一旦得子，真夺天工之造化也。

铎传方至此，不畏犯神明之忌者，不过欲万世之人尽无绝嗣之悲。然天下人得吾方，亦宜敬畏为心，生儿为念，慎莫戏愉纵欲，倘自耗其精，非惟无子，而且获痨瘵之病，铎不受咎也。

此症用**展阳神丹**亦奇绝，并传于世。

人参六两　白芍　当归　杜仲　麦冬　巴戟天各六两　白术　菟丝子　熟地各五两　肉桂　牛膝　柏子仁　破故纸各三两　龙骨二两，醋焠　锁阳二两　蛇床子四两　覆盆子　淫羊藿各四两　驴鞭一

具 人胞一个 海马两对 蚯蚓十条 附子一个 肉苁蓉一枝 鹿茸一具，照常制 各为末，蜜为丸。每日酒送下五钱，服二月改观，三月伟然，可以久战而生子矣。但必须保养三月始验，否则无功。

辨证录卷之十一

妇 人 科

带门五则

603. 妇人有终年累月下流白物，如涕如唾，不能禁止，甚则臭秽，所谓白带也。夫带是湿病，以带名者，因妇人有带脉不能约束，故以带名之。带脉通于任、督之脉，任、督病而带脉亦病。所以束带胎之系也。妇人无此，则难以系胎，故带脉弱而胎易堕，若损伤带脉，则胎必不牢。然带脉损伤，非独跌、闪、挫、气也。行房过于纵送，饮酒出于颠狂，虽无疼痛之苦，其中暗耗，则白物自下。故带病尼师、寡妇、出嫁之女多，处子在阁，未破瓜之女少也。然室女天禀虚弱者，亦有此病。况加之脾气之虚，肝气之郁，湿气之侵，火气之逼，安得不患此症哉。夫湿盛火衰，肝郁脾虚，则脾土受伤，湿土之气下陷，是以脾精不守，不能化为荣血，变成白滑之物，由阴门直下，欲自禁止而不可得也。治法宜大补脾胃之气，少佐之舒郁之味，使风水[1]不闭塞于地中，则地气自升腾于天上，脾气健而湿气自消。方用**完带汤**：

白术一两　苍术三钱　甘草一钱　车前子三钱　山药一两　陈皮五分　人参二钱　白芍五钱　柴胡六分　荆芥五分　半夏一钱　水煎服。二剂轻，四剂止，六剂全愈。

---

〔1〕 风水：人卫本、职本同。《傅青主女科》作“风木”。

此方脾、胃、肝三经同治之法。寓补于升，寄消于散。开提肝木之气，则肝血不燥，何致下克于脾土？补益脾土之元，则脾经不显，何难分消夫水气。至于补脾而兼补胃者，脾胃表里也，脾非胃气之强，则脾不能旺，补胃正所以补脾耳。

此症用**束带汤**亦效。

鸡冠花一两，鲜鸡冠花三两[1] 白术一两 水煎，二剂即愈。

604. 妇人有带下色红者，似血非血，所谓赤带也。赤带亦湿病，火热之故也。惟是带脉系于腰脐之间，近于至阴之地，不宜有火。不知带脉不通肾而通肝，妇人忧思以伤脾，又加郁怒以伤肝，于是肝火内炽，下克脾土。而脾土不能运化湿热之气，蕴结于带脉之间，肝火焚烧，肝血不藏，亦渗入于带脉之内，带脉因脾气之伤，约束无力，湿热之气随气下陷，同血俱下。观其形象，似血非血，其实血与湿俱不能两分之也。世人以赤带属之心火者，误耳。治法清肝中之火，扶其脾气，则赤淋庶几少愈乎。方用**清肝止淋汤**：

芍药一两 当归一两 阿胶三钱 生地五钱 丹皮三钱 黄柏一钱 牛膝二钱 黑豆一两 香附一钱 红枣十枚 水煎服。一剂少止，二剂又少止，四剂全止，十剂不再发。

此方但去补肝之血，全不利脾之湿者，以赤带之病，火重而湿轻也。夫火之所以旺者，由于血之衰也。补血足以制火矣。且水与血合成赤带，竟不能辨其是湿而非湿，则湿尽化为血矣，所以治血可也，何必利湿哉。此方纯治血，少加清火之味，故奏功独奇。倘一利其湿，反引火下行，转难遽效耳。或问先前言助其脾土，今但补肝木之血，绝不补脾之气，何也？不知用芍药以平肝，则肝气得舒，自不去克脾土，是补肝正所以扶脾，何必加人参、白术之多事哉。

---

〔1〕 鲜鸡冠花三两：此六字，原在此下“二剂即愈”句下，今移于此。

此症用**黄白牛车散**亦效。

牛膝一两 车前子三钱 黄柏二钱 白芍一两 水煎服。四剂愈。

605. 妇人有带下而色黑者，甚则下如墨汁，其气最腥，人以下寒之极也，谁知是火热之极乎。夫火色宜红，何成黑色？不知火极似水，乃假象也。其症必然腹痛，小便时如刀触，阴门必发肿，面色必红。久则黄瘦，饮食兼人[1]，口必大渴，饮水少觉宽快。此命门之火，与膀胱、三焦之火合，胃火又旺，四火同煎，安得不熬干成炭色耶。此等之症，不致发狂者，以肾水与肺金之气涓涓不绝，足以润心而济胃耳。所以饮水下胃，但成带下之症，火结于下，而不炎于上也。治法惟以泻火为主，火退而湿热自舒也。方用**利火汤**：

大黄三钱 白术五钱 茯苓三钱 车前子三钱 王不留行三钱 刘寄奴三钱 黄连三钱 炒栀子三钱 石膏五钱 知母二钱 水煎服。一剂小便大利，二剂黑带变为白带矣，三剂白带亦少减去一半，再服三剂全愈。

此方未免过于迅利，殊不知火盛之时，用不得依违[2]之法。救焚而少为迂缓，则火势延烧，不尽不止。今用黄连、石膏、知母、栀子一派寒凉泻火之味，入于大黄之中，则迅速扫除，又得王不留行与寄奴之味，利湿甚急，俱无停住之机。佐白术、车前子、茯苓，成既济之功也。

此症用**清带汤**亦效。

炒栀子三钱 黄柏三钱 甘草一钱 白芍一两 车前子二钱 王不留行二钱 麦冬一两 玄参二两 水煎服。四剂愈。

606. 妇人有带下色黄者，宛如黄茶浓汁，其气带腥，人以为脾经之湿热，谁知是任脉之湿热乎。夫任脉本不能容水，如何

---

〔1〕 饮食兼人：谓饮食倍于常人。

〔2〕 依违：迟疑不决。

湿气入于中，而化为黄带乎。不知带脉通于任脉，任脉直上，走于唇齿，唇齿之间，原有不断之泉，下灌于任脉，使任脉无热，则口中津液尽化为精，以入于肾中矣。惟有热以存于下焦之间，则津不化精而化湿。夫水色白，火色红，今湿与热合，欲变红而不能，欲返白而不得，煎熬成汁，因变为黄色矣。黄乃土之色也，真水真火合而成丹，邪水邪火合而成带。世人以黄带为脾之湿热，单去治脾，此黄带之所以难痊也。方用**退黄汤**治之。

山药一两　芡实一两　黄柏二钱　车前子一钱　白果一枚　水煎服。连用四剂，无不全愈。

凡有白带者，俱可以此方治之，而治黄带，尤奏奇功。盖山药、芡实专补任脉之虚，又能利水，加之白果引入任脉之中，更为便捷，所以奏功甚速。至所用黄柏，清肾中之火，肾与任脉相通，同群共济，解肾中之火，即解任脉之热矣。

此症亦可用**解带利湿汤**治之。

白果　茯苓各一两　泽泻　车前子　炒栀子各二钱　水煎服。

607. 妇人有带下色青者，甚则色绿，如绿豆汁，稠粘不断，其气亦腥，此肝经之湿热也。夫肝属木，木之色属青，带下流如绿豆之汁，明是肝木之病，但肝最喜水，湿亦水也，何以竟成青带之症？不知水虽为肝之所喜，热实为肝之所恶，以所恶者合之所喜，必有违其性者矣。肝之性既违，则肝之气必逆，气欲上升，湿欲下降，两相牵制，必停住于中焦之间，于是走于带脉，从阴门而出。其色青绿者，正乘肝木之气也。逆轻者，热必轻，而色青；逆重者，热必重，而色绿。似乎治青者易，治绿者难。然而解其肝中之火，利其膀胱之水，则带病自愈矣。方用**逍遥散加减**治之。

茯苓五钱　白术五钱　甘草五分　陈皮一钱　柴胡一钱　白芍五钱　茵陈三钱　炒栀子三钱　水煎服。二剂色淡，四剂青绿之带绝，不必多剂也。

夫逍遥散解郁之方也，何取之以治青带，如是之神耶。盖肝经湿热留之者，因肝气之逆也。逍遥散最解肝之逆气，逆气平则湿热难留，况益之茵陈之利湿，栀子清气，肝气清凉，青绿之带何自来乎？此方之所以奇而可用也。倘仅治青带，惟以利湿清热为事，置肝气于不问，亦安有止带之日哉。

此症用**利肝解湿汤**亦效。

白芍二两 茯苓一两 干鸡冠花五钱 炒栀子三钱 水煎服。

血枯门二则

608. 妇人有年未至七七之期，经水先断者，人以为血枯经闭，谁知是心、肝、脾之气郁乎。人若血枯，安能久延人世，医见其经水不行，谓其血枯，其实非血枯，乃血闭也。且经水非血也，乃天一之水，出之肾经之中，至阴之精，而有至阳之气，故其色红赤，似血而非血也。世人以经水为血，此千古之误。倘果是血，何不名之曰血水。古昔至圣创呼经水者，以出于肾经，故以经名之。然则经水早断，似乎肾水之衰涸，吾以为心、肝、脾之气郁者何？盖肾水之生，不由于三经而肾水之化，实关于三经也。肾非肝气之相通，则肾气不能开。肾非心气之相交，则肾气不能上。肾非脾气之相养，则肾气不能成。倘三经有一经之郁，则气不入于肾之中，肾之气即闭塞而不宣。况三经齐郁，纵肾水真足，尚有格格难出之状；而肾气原虚，何以媾精盈满，化经水而外泄耶。此经之所以闭，有似乎血枯耳。治之法必须散三经之郁，大补其肾，补肾之中，仍补其三经之气，则精溢而经自通也。方用**溢经汤**：

熟地一两 白术一两 山药五钱 生枣仁三钱 白芍三钱 当归五钱 丹皮二钱 沙参三钱 柴胡一钱 杜仲一钱 人参二钱 水煎服。连服八剂而经通矣。服一月人健，不再经闭，兼易受孕。

此方心、肝、脾、肾四经同治之药，补以通之，散以开之也。倘徒补，则郁不开而生火；倘徒散，则气益衰而耗精。设或用攻坚之味，辛热之品，不特无益而反害之也。

此症用**续补汤**亦效。

人参二钱　当归五钱　白芍三钱　柴胡五分　麦冬五钱　北五味十粒　白术一两　巴戟天五钱　炒枣仁五钱　红花五分　牛膝一钱　沙参三钱　水煎服。十剂必通。

609. 人有在室未嫁者，月经不来，腹大如娠，面色乍赤乍白，脉乍大乍小，以为血枯经闭也，谁知是灵鬼凭身乎。大凡人心正则邪不能侵，心邪则邪自来犯。或精神恍惚，梦里求亲；或眼目昏花，日中相狎；或假戚属，暗处贪欢；或明言仙人静地取乐。其先未常不惊诧为奇遇，而不肯告人；其后则羞赧为淫亵，而不敢告人矣。年深月久，人之精血，仅足以供腹中之邪，邪日旺而正日衰，势必至经闭血枯，死而后已。欲导其经，邪据其腹而经难通，欲生其血，邪饮其精而血难长。医以为胎而非胎，医以为瘕而非瘕，往往有因循等待，成为痨瘵之症，至死不悟，不重可悲乎。治法似宜补正以祛邪，然而邪之不去，补正亦无益也，必先去其邪，而后补正为得耳。方用**荡邪丹**：

雷丸三钱　桃仁三十粒　大黄三钱　当归五钱　丹皮五钱　生甘草二钱　水煎服。一剂必下秽物半桶，再用**调正汤**治之。

白术五钱　苍术五钱　茯苓三钱　陈皮一钱　甘草一钱　薏仁五钱　贝母一钱　水煎服。连服四剂，脾胃之气转，经血渐行矣。

前方荡邪，后方补正，实有次第也。或疑身怀鬼胎，必伤其血，所以血枯而后经闭也。今既堕其胎，乃不补血，反补胃气者何故？盖鬼气中人，其正气之虚可知，且血不能骤生，补气自易生血。二术善补阳气，阳气旺而阴气难犯，尤善后之妙法也。倘服补血之药，则阴以招阴，吾恐鬼胎虽下，鬼气未必不再种矣，故不若补其阳气，使鬼祟难侵，生血愈速耳。

此症用**杀鬼破胎汤**亦效。

水蛭炒黑，研为细末，三钱 丹皮五钱 当归尾五钱 大黄三钱 厚朴二钱 红花五钱 牛膝三钱 生地五钱 桃仁去尖，研碎 水与酒同煎一碗，空腹服。一剂即下胎。如不下，再服二剂，无不下者，不必用三剂也。

血崩门八则

610. 妇人有一时血崩，双目黑暗，昏晕于地者，人以为火盛动血也，然此火非实火也，乃虚火耳。世人一见血崩，往往用止涩之药，虽亦能取效于一时，而虚火未补，易于冲击，随止随发，终年终月不能愈者，是止崩之药，断不可用。必须于补之中，行其止之法。方用**固本止崩汤：**

熟地一两 白术一两 黄芪三钱 人参三钱 当归五钱 炒黑干姜二钱 水煎服。一剂崩止，十剂永不再发。倘畏药味之重，减去其半，则力量甚薄，不能止矣。

方中全不去止血，惟去补血，且不仅补血，更去补气，非惟补气，兼且补火，何也？夫血崩至于黑暗昏晕，则血已尽去，仅存一线之气，若不急补气，而先补血，则有形之血不能速生，无形之气必且尽散，此所以不补血而先救气也。然而补气而不补血，则血又不能易生。补血而不补火，则血且凝滞，不能随气而速生也。况干姜引血归经，补中有收，所以闻补气血之药并用之耳。

此症亦可用**补虚宁血汤**。

当归五钱 熟地一两 黄芪一两 甘草一钱 炒黑荆芥三钱 水煎服。一剂即止崩，四剂全愈。

611. 老妇血崩，目暗晕地，人以为老妇虚极，因不慎房劳之故也，谁知多言伤气，不节饮食之故乎。夫老妇原宜节损饮食，复加闭口，始气不伤而神旺。无奈老妇闻喜事而心开称誉，不肯闭舌，未免有不宜言而言者。况原有宿疾，安肯无言，故一发而不可救。夫老妇血衰，因气虚之极而不能生也。况加之多言耗气，又安能助气以生血乎。气益衰而血难长矣。故任冲大开，欲不崩而不可得者，治法必止其血也。谁知血愈止而愈多，以气衰不能摄血耳。方用**助气敛血汤**：

白术二两，土炒　黄芪四两，醋炒　三七末三钱　水煎服。一剂血少止，二剂血止，四剂全愈。

此方补气不补血，以气能止血也。加之醋炒芪、术，专以酸能救血也。加之三七者，以其能断血也。然必多服始能愈者，以老妇血亏气衰，不大补何以止其耗散之原阳，使气旺以生血乎。然此方可以暂止老妇之血，不能久旺老妇之气也。另用前方去三七而多加当归，用补血汤朝夕吞服，并行为之得到。

612. 有老妇血崩者，其症亦与前同，人以为老妇之虚耳，谁知因虚又不慎房帏之故哉。妇人至五十之外者，天癸匮乏，原宜闭关，不宜出战。苟或适兴，草草了事，尚不致肾火大动。尚兴酣浪斗，一如少年时，鲜不血室大开，崩决而坠矣。方用**当归补血汤**加味疗之。

黄芪一两　当归一两　三七根末三钱　桑叶十四片　水煎服。二剂而血止，四剂不再发，然必须断欲也，设再犯忌，未有不重病者也。

夫补血汤乃气血双补之神剂，三七根乃止血之圣药，加入桑叶滋其肾中之阴，又有收敛之妙耳。但老妇阴精既亏，用此方以止其暂时之漏，实有奇功，不可责其永远之绩者，以补精之味尚少也。服此方四剂之后，增入白术五钱，熟地一两，山药四钱，麦冬三钱，北五味一钱，服三月则崩漏可以尽除矣。

此症用**闭血汤**亦效。

人参　白术各一两　三七根末三钱　北五味子二钱　水煎服。一剂即止崩，减人参五钱，加熟地一两，山茱萸五钱，麦冬五钱，再服四剂全愈。

613. 有少妇甫受孕三月，即便血崩，胎亦随坠，人以为挫闪受伤而血崩也，谁知是行房不慎哉。少年妇人行房，亦事之常也，何便血崩？亦因其气之衰耳。凡妇人气衰者，不耐久战，战久则必泄精，精泄太多，则气益不能收摄夫血矣。况加久战，则虚火内动，精门不关，而血室亦不能闭，于是胎不能固，内外齐动，而血又何能固哉。治法自当以补气为主，而少佐之止血之味。方用**固气汤**：

人参五钱　白术五钱　当归三钱　熟地五钱　茯苓二钱　甘草一钱　杜仲三钱　山茱萸二钱　远志一钱　五味子十粒　水煎服。一剂血止，连服十剂全愈。

此方固气而兼补其血，已去之血可以速生，将脱之血可以尽摄。凡因虚血崩者，此方最宜通治，非仅治小产之血崩也。兹方不去止血，而止血之味已全于中，所以可通治耳。

人参三钱　白术五钱　茯苓　山药　麦冬各三钱　远志五分　杜仲　山茱萸各二钱　阿胶三钱　甘草一钱　水煎服。一剂则愈。

614. 有妇人一交感流血不止者，虽不至血崩之甚，然至终年不愈，未免气血两伤，久则有血枯经闭之忧。此等之病，成于月经来时，贪欢交感，精冲血管也。夫血管不可精伤。凡妇人受孕，乃血管已净之时，倘经初来，其血正旺，彼欲出而精射之，则所泄之血尽退而缩入，既不能受孕成胎，势必至积精化血，遇交感之时，淫气触动其旧日之精，则两气相感，精欲出而血即随之俱出矣。治法须通其胞胎之气，引精外出，益之填精补气之药，则血管之伤可以再补。方用**引精止血汤**：

人参五钱　白术一两　茯神三钱　车前子三钱　黄柏五分　炒黑干姜一钱　熟地一两　山茱萸五钱　炒黑荆芥三钱　水煎服。连服四剂即愈，十剂不再发。

此方用参、术补气，用熟地、山药补精，精气既旺，则血管自然流动。加入茯神、车前，利其尿窍，尿窍利而血窍亦利矣。加入黄柏，直入于血管之中，引夙精出于血管之口，再荆芥引败血出于血管之外，益之炒黑干姜止其血管之口。一方之中，实有调停曲折之妙，故能除旧疾而去陈痾也。然既服此药，必须慎房帏三月，则破者不至重伤，补者不至再损，否则亦止可取自前之效耳。慎之哉！

此症用**截流丹**亦甚效。

茯苓　炒黑荆芥　车前子各三钱　牛膝　人参各三钱　熟地一两　白术一两　蕲艾一钱　肉桂三分　水煎服。十剂全愈。

615. 妇人有怀抱甚郁，口干作渴，呕吐吞酸，而血下崩者，人以火治之，时而效，时而不效者，盖肝气之结也。夫肝主藏血，气结宜血结矣，何反致崩漏？不知肝性甚急，气结，其性更急矣，急则血不能藏矣。治法宜开郁为主。然徒开其郁，不用平肝之药，则肝气大开，肝火更炽，血亦何能止遏也。方用**平肝止血汤**：

白勺二两　白术一两　当归一两　柴胡一钱　三七根末三钱　甘草二钱　丹皮三钱　荆芥二钱　生地三钱　水煎服。一剂呕吐止，二剂干渴除，四剂血崩自愈。

白芍平肝，得柴胡而郁气尽解；白术利腰脐，血无积住之虑；荆芥通经络，血有归还之药〔1〕；丹皮凉其骨髓之热；生地清其脏腑之炎；当归、三七于补血之中，行止血之法，自郁散而血止也。

此症用**舒肝藏血汤**亦佳。

白芍一两　香附　荆芥　三七根末各三钱　陈皮五分　甘草一钱　当归　白术各五钱　白芥子一钱　水煎调服。

616. 妇人有升高坠下，或闪跌受伤，以致恶血下冲，有如

〔1〕 药：《傅青主女科》作“乐”，义长。

血崩者，若作血崩治之，用止涩之药，适所以害之也。其症必然按之疼痛，久则面目痿黄，形容枯槁。治法须行血去瘀，活血止疼，则其血自止。苟不解其瘀痛，即用补涩之品，则瘀血内攻，痛不能止，反致新血不生，旧血作祟也。方用**逐瘀止崩汤**：

大黄三钱 生地一两 当归尾五钱 败龟板三钱 芍药二钱 丹皮一钱 枳壳五分 桃仁十粒 水煎服。一剂痛轻，再剂痛止，三剂血亦全止矣，不必服四剂也。

此方于活血之中，佐以下治之药，故逐瘀如扫，止血亦如神也。此跌闪升坠，非由内伤而致，其本实不拨，去标之病可耳，何必顾其本而补其内哉。

此症用**灵龟散血汤**亦甚效。

败龟板一两 生地一两 大黄一钱 丹皮三钱 红花二钱 桃仁十四个 水煎服。一剂轻，二剂愈。

617. 人有每行人道，经水即来，一如血崩，人以为胞胎有伤，触之以动其血也，谁知子宫、血海因热不固之故乎。夫子宫即在胞胎之下，而血海又在胞胎之上。血海者，冲脉也。冲脉寒而血亏，冲脉热而血沸。血崩之病，正冲脉之热也。然而冲脉既热，宜血之日崩矣，何必交接而始血来？盖脾与肝之无恙也。脾健则能摄血，肝平则能藏血。人未入房，则君相二火寂然不动，虽冲脉独热，血不外泄。及至交接，子宫大开，君相之火翕然齐动，鼓其精房，而血海泛溢，有不可止遏之势，肝欲藏血而不能，脾欲摄血而不得，故经水随交而至，若有声应之捷焉。治法必须绝欲者三月，然后用滋阴降火之药，凉其血海，则终身之病可半载而愈也。方用**清海丸**：

熟地一斤 桑叶一斤 白术一斤 玄参一斤 山茱萸八两 北五味三两 麦冬十两 沙参十两 地骨皮十两 丹皮十两 白芍一斤 龙骨醋焠，二两 山药十两 石斛八两 各为细末，蜜为丸。每早晚白滚水各送下五钱，服半年全愈。

此方补阴而无浮动之虞，缩血而无寒冷之害，日计不足，月计有余，潜移默夺，子宫清凉，血海自固也。倘不治其本源，止以发灰，白矾、黄连、五倍子外治其幽隐之处，吾恐愈塞愈流也。

此症用**清火归经汤**亦效。

人参 白芍各一两 旧棕榈炒灰，二钱 黄柏末二钱 甘草一钱 三七根末三钱 水煎调服。十剂可愈，二十剂全愈。然必须绝欲事三月，否则要犯也。

调经门十四则

618. 妇人有先期经来者，其经水甚多，人以为血热之极也，谁知肾中之水火旺乎。夫火旺则血热，水旺则血多，此有余之病，非不足之症也。似不药有喜，但过于有余，则子宫大热，亦难受孕，恐有烁干男精之虑。太过者损之，亦既济之道也。然而，火不可任其有余，水断不可使之不足。治法但少清其火，不必泻水也。方用：

丹皮三钱 地骨皮五钱 白芍三钱 青蒿二钱 黄柏五分 熟地三钱 茯苓二钱 水煎服。此方名为**清经散**，服二剂自平也。

方中虽是清火之品，然仍是滋水之味，火泻而水不与之俱泻，则两不损而两有益也。

此症用**损余汤**亦效。

地骨皮一两 茯苓五钱 黄柏二钱 生地五钱 炒黑荆芥三钱 玄参五钱 水煎服。四剂而经调矣。

619. 妇人有先期经来，其经水止有一二点，人亦以为血热之极也，谁知肾中火旺而阴水虚乎。先期者，火气之冲。多寡者，水气之验。故先期之来多，火热而水有余；先期之来少，火热而水不足。倘一见先期，俱以为有余之热，但泻火而不补水，或水火两泻，如何不增病哉。治法不必泻火，专补其水，水足而火气自消。方用：

玄参一两　生地一两　白芍五钱　麦冬五钱　阿胶三钱　地骨皮三钱　水煎服。连服四剂而经调矣。

方名**两地汤**，以地骨，生地同用耳。二味俱能凉骨中之热也。骨中之热，由于肾中之热，凉其骨髓，则肾气自寒，又不损伤胃气，此治之巧也。况所用诸药，纯是补水之味，水盛而火安得不平乎。此条与上条并观，断无误治先期之病矣。

此症用加味**纯阴汤**亦效。

熟地　玄参　麦冬各五钱　山茱萸二钱　北五味子一钱　丹皮五钱　水煎服。可用十剂，经水自多。

620. 妇人有经来后期而甚多者，人以为血虚之病也，谁知非血虚也。盖后期之多少，实有不同，后期来少，血寒而不足；后期来多，血寒而有余。夫经水虽本于肾，而其流则五脏六腑之血皆归之。故经一来，而诸血尽来附益，以经开而门启，不遑迅合，诸血乘其隙而皆出也。但血既出矣，则成不足之症。治法宜于补中温之，非曰后期者俱不足也。方用**温经摄血汤**：

白芍一两　川芎五钱　肉桂五分　熟地一两　白术五钱　续断一钱　五味子三分　柴胡五分　水煎服。二十剂经调矣。

此方大补肾、肝、脾之精血，加肉桂以祛其寒，加柴胡以解其郁，是补中有散，而散非耗气；补中有泻，而泻非损阴。所以受补之益，收温之功也。是方凡经来后期者，俱可用，诚调经之妙药，摄血之仙丹也。倘人元气虚，加入人参一二钱，未为不可耳。

此症用**温带益经汤**亦效。

熟地一两　白术　杜仲各五钱　肉桂一钱　茯苓　人参各三钱　水煎服。

621. 妇人有经来断续，或前或后，无一定之期者，人以为气血之虚，谁知是肝气之郁结乎。夫经水出诸肾经，肝为肾之子，肝郁则肾亦郁，肾郁而气自不宣，前后之或断或续，正肾气之或通或闭耳。虽然肝气郁而肾不应，未必至于如此，然子母关切之病，而母子必有顾复之情，肝泄而肾自有缱绻之谊，肝气之或藏或闭，即肾气之或去或留，有相因而至者矣。然则治法，舒肝之郁即所以开肾之郁也，即所以定经水之流也。方用**定经汤**：

白芍一两　当归一两　熟地五钱　山药五钱　菟丝子一两　柴胡五分　荆芥子炒黑，一钱　茯苓三钱　水煎服。二剂经水净，四剂经期定矣。

此方舒肾肝之气，非通经之药也。补肝肾之津，非利水之品也。肾肝气舒而经通，肝肾津旺而水利，不治之治，正妙于治也。

此症用**顺经汤**亦效。

香附　生地　茯苓　白芥子各三钱　当归一两　白芍一两　车前子二钱　神曲　甘草各一钱　水煎服。十剂自调。

622. 妇人有数月一行经者，每以为常，且无或先或后之异，又无或多或少之殊。人以为异，而不知非异，此乃无病之人，气血两不亏损耳。妇人之中，有天生仙骨者，经水必四季一行，盖以季为数，不以月为盈虚也。妇人经水不泄，则黄河便可逆流。真气内藏，则坎中之阳不损。倘加以炼形之法，一年之内便易飞升。无如世人不知炼形之法，见经水之不来，误认作病，妄用药饵，往往无病而成病。余闻异人之教，特为阐扬，使世人见此等行经，在不必治之列，万勿疑为气血不之不足，而轻施医疗也。虽然天生仙骨之妇，世正不少，而嗜欲深者，天分损也，又不可不立一救疗之方。方名**助仙丹**：

白术三钱　茯苓五钱　甘草一钱　山药三钱　陈皮五分　白芍三钱　杜仲一钱　菟丝子二钱　水煎，服二、四剂而仍如其旧，不可再服。

此方平补，健脾益肾，解郁消痰，不损天然之气血，便是调经之大益，何必用重剂以助火，用热药以通经哉。

此症用**肝肾双治汤**亦佳。

白芍三钱　当归　山药　熟地各五钱　甘草五分　陈皮三分　茯

苓 山茱萸各二钱 神曲一钱 水煎服。自然如期矣。

623. 妇人至五十之外，或六七十岁者，忽然行经，或如紫血之块，或如红血之淋，人以为老妇行经是还少之期，谁知乃血崩之渐乎。妇人至七七之外，天癸已穷，又不服补阴济阳之药，如何能使精满化经，一如少妇乎。不宜行经而行经者，乃肝不藏血、脾不统血也。非泄精而动命门之火，必气郁而发龙雷之炎。二火发动，血乃奔失，有似行经而实非行经也。遇此等之病，非大补脾肝则血不能骤止。然而补肝脾者，不可全补血以止血，尤当兼补气以止血也。方用**安老丹**：

人参一两 黄芪一两 熟地一两 山茱萸五钱 甘草一钱 木耳灰一钱 当归五钱 阿胶一钱 香附五分 荆芥一钱 白术五钱 水煎服。一剂少减，二剂又减，四剂全止，十剂全愈。

此方补益肝脾之气，气足自然生血，且能摄血也。况且大补肾水，肾水足而肝气益舒，肝气舒而脾气得养，肝藏血，脾统血，安有漏泄乎。血既无漏泄之失，何虑于血崩乎。

此症亦可用**芪术调经散**治之。

人参 三七根末各三钱 白术 当归 黄芪各一两 生地五钱 水煎调服。一剂即止，四剂愈。

624. 妇人有经水忽来忽断，时痛时止，往来寒热，人以为血结之故，不知乃肝气不舒耳。夫肝属木，最恶者寒风也。妇人行经，则腠理大开，适逢风吹，则肝气闭塞，经水之门亦随之而俱闭，于是腠理经络各皆不宣，而作寒热。气行于阳而热生，气行于阴而寒生也。然此犹感寒之轻者，倘外寒更甚，则内热益深，往往有热入血室，变为似狂之症，一如遇鬼之状。今但往来寒热，是寒未甚而热未深耳。治法补肝中之血，通郁而散其风，则病随手而效也。方用加味**四物汤**：

熟地一两 川芎三钱 白芍五钱 当归五钱 白术五钱 甘草一钱 延胡索一钱 丹皮三钱 柴胡一钱 水煎服。

此方用四物以滋脾肾，用柴胡、白芍、丹皮以宣扬风郁，用甘草、白术、延胡利腰脐以和腹痛。入于表里之间，通于经络之内，用之得宜，自然奏功如响也。

此症用**开结汤**亦佳。

柴胡 续断 神曲各一钱 香附 川芎 丹皮各三钱 当归 熟地各一两 白术五钱 甘草一钱 水煎服。十剂全愈。

625. 妇人有经前疼痛数日后行经者，其经水多是紫黑之块，人以为热极也，谁知郁极而火不能化乎。夫肝中有火郁则不扬，经欲行而肝气不应，则拂抑其气而痛生。然经满则不能内藏，肝中火气焚烧，内逼经出，而火亦随之而怒泄。其色紫黑者，水火两战之象也，成块者，火煎成形之状也。经失其为经，正郁火内夺其权耳。治法似宜大泻肝中之火矣。然泻肝之火，不解肝之郁，则热之标可去，热之本未除也。方用**宣郁调经汤：**

白芍五钱 当归五钱 柴胡一钱 香附一钱 郁金一钱 丹皮五钱 白芥子二钱 甘草一钱 黄芩一钱 炒栀子三钱 水煎服。连服四剂，下月断不先腹痛而后行经也。

此方补肝之血，又解肝之郁，利肝之气，又退肝之火，所以奏功如神耳。

此症用**香草散**亦佳。

香附 茯神各三钱 玄胡索 甘草 神曲 天花粉各一钱 炒栀子 黄芩各二钱 白术 生地 麦冬各五钱 陈皮五分 水煎服。

626. 妇人有经后小腹作痛，人以为气血之虚，谁知是肾气之涸乎。夫经水乃天一之水，满则溢，空则虚，亦其常也，何以虚能作痛哉？盖肾水一虚，则水不能生肝，而肝必下克于脾土，土木相争而气逆，故作痛也。治法亦须舒肝气为主，而益之补肾之味，则水足而肝气益安矣。方用**后调汤：**

阿胶三钱 荆芥三钱 巴戟天一钱 山药五钱 白芍三钱 当归三钱 甘草一钱 山茱萸三钱 水煎服。

此方平调肝肾，既能转逆于须臾，尤善止郁痛于顷刻，经后以此方调理最佳，不止治经后腹痛也。

此症用**填经止痛丹**亦神。

熟地二两　山茱萸五钱　山药三钱　甘草一钱　肉桂五分　水煎服。

627. 妇人有行经之前一二日，忽然腹痛而吐血，人以为火盛之极也，谁知肝气之逆而不顺行而上吐乎。夫肝之气最急，宜顺不宜逆，顺则气安，逆则气动，血随气而俱行。若经逆从口上出，乃少阴之火急如奔马，得肝中龙雷之气直冲而上，其势最捷，反经为血，又至便也，不必肝不藏血，始成吐血之症。但此等吐血，不同各经之吐血。各经吐血，乃内伤而成，此逆经吐血者，乃内溢而激之使出也。其症绝有异同，而逆气则一也。治法似乎治逆以平肝，不必益精以补肾。虽然逆经而吐血，虽不损夫血，而反覆颠倒，未免伤肾之气，而血又上泄过多，则肾水亦亏，必须于补肾之中，以行其顺气之法也。方用**顺经汤**：

当归五钱　白芍三钱　熟地五钱　茯苓三钱　牛膝三钱　丹皮五钱　沙参三钱　荆芥炒黑，三钱　水煎服。一剂吐血止，二剂经顺，连服十剂，不再逆经也。

此方于补肾、补肝之中，用引血归经之药，肝气不逆，肾气自顺也。肾气既顺，经何能逆哉。

此症用**顺肝藏血丹**亦效。

白芍　当归　熟地各一两　荆芥炒黑，三钱　牛膝　人参　茯苓各二钱　柴胡五分　乌药五分　泽泻一钱　水煎服。二剂即顺行矣。

628. 人有经水将来三五日前，脐下疼痛，状如刀刺，寒热交作，下如黑豆汁，既而经来，因之无娠，人以为血热之故，谁知是下焦寒湿相争耶。夫寒湿之气，乃邪气也。妇人有任冲之脉，居于下焦，冲脉为血海，任脉主胞胎为血室，皆喜正气之相通，最恶邪气之相犯，经水由二经而外出。若寒湿之气弥满于二经之外，势必两相争而作疼痛矣。邪感正衰，寒气主浊，下如豆汁之黑者，见北方寒水之象也。治法利其湿而温其寒，冲任无邪，何至搏结作痛哉。方用**温脐化湿汤**：

白术一两 茯苓三钱 巴戟天五钱 山药五钱 扁豆三钱 白果十枚 莲子三十粒，连心用 水煎服。然必须经未来前十日服之，四剂而邪去，经调兼可种子也。

此方用白术以利腰脐，更用巴戟、白果以通任脉，再用山药、扁豆、莲子以卫冲脉，故寒湿尽去，经水自调矣。倘疑腹痛为热邪之作祟，妄用寒凉，则冲任虚冷，血海变为冰海，血室成为冰室，毋论艰于生育，疼痛何有止日哉。

此症可用**术桂草玄丹**。

白术二两 肉桂一钱 甘草一钱 玄胡索一钱 水煎服。一剂愈。

629. 妇有经水过多，行后复行，面色痿黄，人倦无力，人以为血热之故也，谁知血虚而不归经乎。夫血旺则经多，血少则经缩。然血归于经，虽血旺而经亦不多；血不归经，虽血衰而经亦不少。世人以经水过多为是血旺，此治之所以错也。惟多是虚，故再行而不胜其困乏。血损精散，骨中髓空，不能华于面也。治法大补其血之不足，引其归经，宁有经后再行之病哉。方用**四物汤**加味治之。

熟地一两 川芎五钱 白芍三钱 当归五钱 荆芥三钱 山茱萸三钱 白术五钱 续断一钱 甘草一钱 水煎服。四剂血归经矣。十剂之后，加人参三钱，再服十剂，下月行经适可而止，不再行也。

四物汤乃补血之神药，加白术、荆芥行中有利；加山茱萸、续断止中有补；加甘草而调和得宜，所以血足而归经，经归而血净也。

此症用加味**补血汤**亦佳。

当归 黄芪各一两 荆芥三钱 白术五钱 水煎服。四剂人健，十剂全愈。

630. 妇有行经前先泻三日，而后行经，人以为血旺之故也，谁知是脾气之虚乎。夫脾统血，脾虚则气不能摄血矣。且脾属湿土，脾虚则土不实而湿更甚，经水将动，而脾气先不能固，脾血欲流注于血海，而湿气先乘之，所以先泻水而后行经也。调经之法，在先补其气，盖气旺而血自能固，亦气旺而湿自能泻。方用**健固汤：**

人参五钱　茯苓三钱　白术一两　巴戟五钱　薏仁三钱　水煎服。连服十剂，而经行不泻矣。

此方补脾气以固脾血，则血摄于气之中，脾血日盛，自能运化其湿，湿既化为乌有，何能作泻哉。

此症用**术苓固脾饮**亦佳。

白术一两　茯苓　人参　山药　芡实各五钱　肉桂五分　肉豆蔻一枚　水煎服。经未泻前，服此则不泻矣。多服为妙。

631. 妇人有行经之前一日，大便出血者，人以为血崩之症也，谁知经入于大肠乎。夫大肠与行经之路径各别，何以能入于其中乎。盖胞胎之系，上通心而下通肾，心肾不交，则胞胎之血两无可归，心肾二经之气不来照摄，听其自便，血乃不走小便而走大便矣。治法单止其大便之血，则愈止而愈多，反击动三焦之气，拂乱而不可止。盖经之妄行，原因心肾之不交，今不使心肾之既济，而徒安其胞胎，则胞胎之气无所归，而血又安有归经之日哉。故必须大补心肾，使心肾之气接，而胞胎之气不散，则大肠之血自不妄行也。方用**归经两安汤：**

人参三钱　当归五钱　白芍五钱　熟地五钱　山茱萸二钱　巴戟天一钱　白术五钱　麦冬五钱　荆芥炒黑，三钱　升麻四分　水煎服。一剂血止，三剂经止，兼可受娠。

此方大补心、肝、肾三经之药，全不去顾胞胎，而胞胎有所归者，以心肾之气合也。心肾虚而气乃两分，心肾足而气乃两合。心肾不离，而胞胎之气听令于二经之静摄，安有乱动之形哉。然则补心肾可也，何兼补夫肝木耶？不知肝乃肾之子，心之母也。补其肝血，则肝气往来于心肾之间，自然上引心而入于肾，下引肾而入于心，不啻如介绍之欢也。

此症用加味**归芎散**亦神效。

当归　白术　生地各一两　川芎五钱　升麻一钱　一剂即止血而经行矣，二剂全愈。

受妊门十则

632. 妇人有瘦怯身躯，久不孕育，一交男子，卧病终朝，人以为气虚之故也，谁知血虚之故乎。夫血藏肝中，精涵肾内，若肝气不开，则精不能泄，及精既泄，肝气益虚，以肾为肝之母。母既泄精，不能分润以养肝木之子，而肝燥无水，则火且暗动以烁精，肾愈虚矣。况瘦人多火，又加泄精，则水益少而火益炽，水难制火，腰肾空虚，所以倦怠而卧也。此等之妇，偏易动火，然而此火出于肝木之中，又是雷火，而非真火，不交合则已，交则偏易走泄，阴虚火旺，不能受胎。即偶尔受胎，逼干男子之精，有随种而随消者也。治法必须大补肾水，平其肝木，水旺而血亦旺，血旺而火亦减也。方用**养阴种玉汤**：

熟地五钱　白芍五钱　当归五钱　茯苓二钱　山茱萸五钱　甘菊花一钱　丹皮二钱　山药三钱　杜仲二钱　牛膝一钱　水煎服。服一月便可受孕，服三月身健，断断可以种子。

此方不特补血，纯于填精，精满则子宫易于摄精，血足则子宫易于容物，皆有子之道也。惟是世人贪欲者多，节欲者少，服此药必保守者二月，定然坐孕，否止可身健，勿咎药品之未灵也。

此症用**五美丹**亦效。

熟地一两　当归　山茱萸　麦冬　山药各五钱　水煎服。十剂可以受胎矣。

633. 妇人有饮食少思，饱闷倦怠，惟思睡眠，一行房事，呻吟不已，人以为脾胃之气虚也，谁知肾气之不足乎。夫气宜升腾，不宜降陷。升腾于上焦，则脾胃易于分消，降陷于下焦，则脾胃难于运化。人无水谷之养，则精神自然倦怠。惟是脾胃之气，实生于两肾之内，无肾中之水气，则胃气不能腾，无肾中之火气，则脾气不能化，故宜亟补肾中水火之气。然仅补肾而不用脾胃之药，则肾中水火二气能提于至阳之上也。方用**兼提汤**：

人参五钱 白术一两 熟地一两 山茱萸三钱 黄芪五钱 枸杞二钱 柴胡五分 巴戟天一两 水煎服。服一月肾气大旺，再服一月，未有不可受孕者。

此方补气之药多于补精，似乎以补脾胃为主，孰知脾胃健而生精自易，是补脾胃正所以补肾也。脾胃既旺，又加补精之味，则阴气既生，阳气易升，不必升提，气自腾越于上焦，况原有升提之药乎。阳气不下降，无非大地之阳春，随遇皆是生机，安得不受育哉。

此症用**旺肾汤**亦甚效。

熟地一两 山茱萸 巴戟天各四钱 白术 人参各五钱 茯苓三钱 砂仁二粒 水煎服。服一月，自可受孕。

634. 妇人有下身冰冷，非火不暖，交感之时，阴中绝不见有温热之气，人以为天分之薄也，谁知胞胎之寒乎。夫寒冰之地，不生草木，重阴之渊，不长鱼龙，胞胎寒冷，何能受孕哉。即茹之于暂，不能不吐之于久也。盖胞胎居于心肾之间，上系于心，下系于肾，胞胎之寒冷，乃心火之微，肾火之衰也。故治胞胎者，仍须补心肾之二火。方用**温胞散**：

人参三钱 白术一两 巴戟天一两 破故纸二钱 杜仲三钱 菟丝子三钱 芡实三钱 山药三钱 肉桂二钱 附子三分 水煎服。连服一月，胞胎热矣。

此方补心即补肾，温肾即温心，心肾气旺，则心肾之火自生，心肾火生，则胞胎之寒自散。原因胞胎之寒，以致茹而即吐，胞胎既热，岂尚有施而不受者乎。倘改方为丸，朝夕吞服，则尤能摄精，断不至悲伯道无儿〔1〕之叹也。

此症用**春温汤**亦佳。

人参　巴戟天　白术　杜仲各五钱　破故纸三钱　肉桂一钱　菟丝子五钱　水煎服。服十剂，自然温和，可以受胎矣。

635. 妇人有素性恬惔，饮食用少，多则难受，作呕作泻，胸饱闷胀，人以为天分之薄也，谁知是脾胃之虚寒乎。夫脾胃虚寒，亦是心肾之虚寒也。胃土非心火不生，脾土非肾火不化，心肾之二火衰，则脾胃失其生化之权，即不能传化水谷，以化精微矣。脾胃既失生化之权，不能化水谷之精微，自无津液以灌注于胞胎，欲胞胎有温暖之气，以养胎气，必不得之数也。总能〔2〕受胎，而带脉之间，断然无力，亦必坠落者也。然则治法，可不亟温补其脾胃乎。然脾之母在于肾之命门，胃之母在于心之包络，温补脾胃，必须温补二级之火。盖母旺而子不弱，母热而子不寒也。方用**温土毓麟汤**：

巴戟天一两　覆盆子一两　白术五钱　人参三钱　神曲一钱　山药五钱　水煎服。连服一月，可以种子。

盖所用之药，既能温命门之火，又能温心包之火，火旺则脾胃无寒冷之虞，自然饮食多而善化，气血日盛而带脉有力，可以胜任愉快，安有不玉麟之毓哉。

此症用**培土散**亦效。

---

〔1〕 伯道无儿：语出《晋书·邓攸传》。邓攸，字伯道。其任河东郡守时，因避石勒兵乱，携妻、子与侄子逃难。途中数遇贼，度子、侄不能两全，乃弃子全侄。卒时竟无嗣，时人哀之，为之语曰：天道无知，使邓伯道无儿。后人哀叹他人无嗣多用此语。

〔2〕 总能：《傅青主女科》卷上作“纵然”，义长。

肉桂一钱 茯苓三钱 蛇床子二钱 肉豆蔻一枚 北五味子一钱 陈皮五分 神曲一钱 人参 白术各五钱 肉苁蓉三钱 水煎服。

636. 妇人有小腹之间，自觉有紧迫之状，急而不舒，断难生子，乃带脉太急，由于腰脐之不利也。腰脐之不利者，又由于脾胃之不足。脾胃虚，而腰脐之气闭，使带脉拘急，胞胎牵动，精虽直射于胞胎，胞胎虽能茹纳，力难载负，必有小产之虞。且人又不能节欲，安保不坠乎。治法必利其腰脐之气，而又大补脾肾，则带脉可宽也。方用**宽带汤**：

白术一两 巴戟天五钱 补骨脂一钱 肉苁蓉三钱 人参三钱 麦冬三钱 五味子三分 杜仲三钱 莲肉二十个，不可去心 熟地五钱 当归二钱 白芍三钱 水煎服。连服四剂，腹无紧迫之状，服一月，未有不受胎者。

此方脾肾双补，又利其腰脐之气，自然带脉宽舒，可以载物胜任。或疑方中用五味、白芍之类酸以收之，不增带脉之急乎？不知带脉之急，因于气血之虚，血虚则缩而不伸，气虚则挛而不达。芍药酸以平肝，则肝不克脾，五味酸以生肾，则肾能益带，似乎相碍而实能相成也。

此症用**宽带汤**亦效。

白术二两 杜仲一两 甘草二钱 水煎服。服四剂，无急迫之状矣。

637. 妇人有怀抱素恶，不能生子，乃肝气之郁不结也。夫有子之心脉，必流利而滑，肝脉必舒徐而和，肾脉必旺大鼓指，未有三部脉郁结而能生子者。即心肾二部之脉不郁结，而肝部之脉独郁独结，即非喜脉矣。肝气不舒，必下克脾土，脾土之气塞，而腰脐之气不利，何能通任脉而达带脉乎。带脉之气闭，而胞胎之口不开，精到门亦不受。治法必须开其胞胎之口，但舍开郁，无第二法也。方用**开郁种子汤**：

香附三钱 白芍一两 当归五钱 丹皮三钱 陈皮五分 白术五钱

茯苓三钱 天花粉一钱 水煎服。连服一月，则郁结之气尽开，无非喜气之盈腹，自然两相好合，结胎于顷刻矣。

此方解肝气之郁，宣脾气之困，腰脐气利，不必通任脉而任脉自通，不必达带脉而带脉自达，不必启胞胎而胞胎自启也。

此症用**郁金舒和散**。

白芍一两 当归五钱 郁金 香附 神曲各一钱 枳壳三分 白术三钱 川芎二钱 水煎服。郁开自易得子矣。

638. 妇人身体肥胖，痰多不能受孕，湿盛之故耳。夫湿从下受，乃言外邪之湿也。妇之湿，实非外邪，乃脾土内病也。因气衰肉胜，外似健旺，内实虚损，不能行水，而湿停于肠胃，不化精而化涎矣。且肥胖之妇，内肉必满，遮隔子宫，难以受精，何况又多水湿，亦随入而随流也矣。治法必须以泻水化痰为主。但不急补脾土，则阳气不旺，湿痰未必去，人先病矣。方用**补中益气汤**加味治之。

人参三钱 当归三钱 黄芪三钱 白术一两 陈皮五分 甘草一钱 柴胡一钱 半夏三钱 升麻四分 茯苓五钱 水煎服。连服八剂而痰气尽消，再服十剂而水亦利，子宫涸出，易于受精。

此方提脾气而升于上，则水湿反利于下行，助胃气而消于下，则痰涎转易于上化。不必用消克之药以损其肌，不必用浚决之味以开其窍。阳气旺，自足以摄精；邪湿散，自可以受种也。

此症用**敦厚散**亦佳。

白术一两 半夏 人参各二钱 益智仁一钱 茯苓五钱 砂仁二粒 水煎服。十剂痰消，易于得子。

639. 妇人口干舌燥，骨蒸夜热，遍体火焦，咳嗽吐沫，断难生子，人以为阴虚火动也，谁知骨髓之内热乎。夫寒阴之地，不能生物，而火燥旱田之内，何能望禾黍之油油也。然骨髓与胞胎何相关切，而能使人无嗣？盖胞胎为五脏外之脏，因其不阴不阳，所以不列入于五脏之中。不阴不阳者，以其上系于心包，下系于命门。系心包者，通于心；系命门者，通于肾也。阴中有阳，阳中有阴，所以善于变化，生男生女，俱从此出。然必阴阳两平，不偏不枯，始能变化生人，否则正不能生人也。且骨髓者，肾之所化也，骨髓热而肾热，肾热而胞胎亦热矣。况胞胎无骨髓之养，则婴儿何以生，骨髓热而骨中空虚，惟存火气，何能成胎而作骨哉。治法必须清骨中之热。然骨热由于水虚，补肾中之阴，骨热自除，胞胎无干烁之虞矣。方用**清骨汤**：

地骨皮一两　丹皮五钱　沙参五钱　麦冬五钱　玄参五钱　北五味子五分　金钗石斛二钱　白术三钱　水煎服。连服一月，而骨中之热自解，再服二月，自可受孕矣。

此方补肾中之精，凉骨中之髓，不清胞胎，胞胎无太热之患矣。阴虚内热之人，原易受胎，今因骨髓过热，所以受精变燥，以致难于育子，本非胎之不能受精也。所以少调其肾，以杀其火之有余，况又益其水之不足，更易种子耳。

此症用**解氛散**亦效。

地骨皮一两　丹皮　沙参各五钱　白芥子三钱　山药一两　水煎服。服一月，骨蒸自退，便可望子矣。

640. 妇人有腰酸背楚，胸中胀闷，腹内生瘕，日日思寝，朝朝欲卧，百计求子，不能如愿，人以腰肾之虚，谁知任督之困乎。夫任脉行于前，督脉行于后，然皆从带脉上下而行也。故任督脉虚，而带脉坠于前后，虽受男子之精，必多小产。况任督之间有疝瘕之症，则外多障碍，胞胎缩入于疝瘕之内，往往精不能施。治法必去其疝瘕之病，而补其任督之脉，则提挈有力，足以胜任无虞。外无所障，内有可容，安得不受孕乎。方用**升带汤**：

白术一两　人参三钱　沙参五钱　肉桂一钱　荸荠粉三钱　鳖甲炒，三钱　神曲二钱　茯苓三钱　半夏一钱　水煎服。连服一月，任督之气旺，再服一月，疝瘕亦尽消也。

此方利腰脐之气，正升补任督之气也。任督之气升，而疝瘕有难存之势。况方中有肉桂之散寒，有荸荠之祛积，有鳖甲之攻坚，有茯苓之利湿，有形自化于无形，无非升腾之气，何至受精而再坠乎。

此症亦可用**任督两滋汤**。

白术一两　人参五钱　肉桂一钱　茯苓三钱　白果十个　黑豆一大把　杜仲五钱　巴戟天五钱　水煎服。十剂而任督之脉气旺，可以摄精而受孕也。

641. 妇人有小水艰涩，腹中作胀，两腿虚浮，不能坐孕，乃膀胱之气不能化也。夫膀胱与胞胎相近，水湿之气必走膀胱，然而膀胱不能自己分消，必得肾气相通，始能化水从阴器以泄。倘膀胱无肾气之通，则气化不行，水湿必且渗入于胞胎，汪洋之田，何能生物哉。治法必须分消胞胎之湿。然肾气不旺，胞胎之水气何从而化，故须治肾中之火，使火气达于膀胱也。方用**化水种玉丹**：

人参三钱　白术一两　巴戟天一两　肉桂二钱　菟丝子五钱　茯苓五钱　车前子二钱　芡实五钱　水煎服。二剂，膀胱之气化矣，四剂，艰涩之症去，又服十剂，虚胀之形尽消，连服二月，肾气大旺，易于受胎。

此方利膀胱之水，全在补肾中之气，然而补肾之药，多是濡润之品，不以湿而益助其湿乎。方中所用之药补肾之火，非益肾之水。补火无燥烈之虞，利水非荡涤之甚，所以膀胱气化，胞胎不至于过湿，安有布种而难于发育者乎。

此症用**参术加桂汤**亦效。

茯苓一两　白术一两　肉桂一钱　人参五钱　水煎服。十剂而膀胱通利，腹亦不胀，可以受娠矣。

妊娠恶阻门二则

642. 妇人怀妊之后，恶心呕吐，思酸解渴，见食则憎，困倦欲卧，人以为妊娠之恶阻也，谁知肝血之太燥乎。夫肾一受精，则肾水生胎，不能分润于他脏。肝为肾之子，日食肾母之气，一旦无津液之养，则肝气燥而益急，火动而气乃逆也，于是恶心呕吐之症生。虽呕吐不至太甚，而伤气则一也。气伤则肝血愈耗，世人以四物治产前诸症，正以其能生肝血也。然补肝以生血，未为不佳，但恐生血不能生气，则脾胃衰微，不胜频呕。吾恐气虚血不易生也，故治法平肝补血之中，宜用健脾开胃之药，以生阳气，则气能生血，尤益胎气耳。然虽气逆而用补气之药，气旺不益助其逆耶。不知怀妊恶阻，其逆不甚，且逆亦因虚而逆也，非因邪而逆也。因邪而逆者，助其气而逆增；因虚而逆者，补其气而逆转。况补气于补血之中，则阴足以制阳，何患于逆乎。方用**顺肝益气汤**：

白芍三钱　当归一钱　白术三钱　人参一钱　茯苓二钱　熟地五钱　苏子一钱　麦冬三钱　砂仁一粒　神曲一钱　陈皮三分　水煎服。一剂恶阻轻，再剂而平，三剂全愈。

此方肝、肾、脾、胃、肺五经同调之法，其意专主于肝肾，肝平则气不逆，肾旺则血易生。凡胎不动而少带恶阻者，俱以此方投之，无不安静如故，有益于孕妇不浅，实胜于四物之汤也。盖四物汤专治肝，此方不止治肝，所以奏功尤神耳。

用**润肝安娠汤**亦佳。

人参　茯苓　扁豆　山药各三钱　半夏　熟地　白术各五钱　川芎　麦冬　丹皮　苏子　神曲各二钱　白豆蔻一粒　陈皮三分　水煎服。连服四剂，而恶阻止矣。

643. 妊娠每至五月，肢体倦怠，饮食无味，先两足肿，渐至遍身，后及头面俱肿，人以为犯湿而然也，谁知是脾肺之气虚乎。夫妊娠虽有按月养胎之分，其实不可拘于月数，总以健脾补肺为主。盖脾统血而肺通气也，胎非血不荫，儿非气不生，脾健则血旺而荫胎，肺清则气壮而生子。苟肺衰则气馁，即不能运气于皮肤矣。脾虚则血少，即不能运化于肢体矣。气血两衰，脾肺失令，饮食难消，精微不化，势必气血下陷，不能升举。而湿邪即乘其所虚之处，聚湿而浮肿矣。治法当补其脾肺之虚，不必以去湿为事。方用**补中益气汤加减**治之。

人参五钱　白术五钱　当归三钱　黄芪三钱　陈皮三分　甘草一分　柴胡一钱　升麻三分　茯苓一两　水煎服。一剂少胀，二剂即宽，三剂渐消，四剂即愈。十剂不再犯也。

补中益气汤原是升提脾肺之药，似益气而不益血也。不知血非气不生，况湿气相犯，未便补血，故补气而助之利湿之味，则气升而水尤易散耳。然则少用利水之味可也，何重用茯苓至一两，不几以利水为君乎？夫重用茯苓于补气之中，虽是利水，仍是健脾清肺。凡利水之药，多耗气血，茯苓与白术补多于利，所以重用以分湿邪，即所以补气血耳。

用**土金双培汤**亦效甚。

人参　苏子　茯苓　谷芽　巴戟天　菟丝子　白芍各三钱　白术　薏仁各五钱　山药五钱　神曲二钱　砂仁一粒　甘草二分　柴胡五分　水煎服。四剂全消。

辨证录卷之十二

安胎门十则

644. 妇人小腹作痛，胎动不安，如下坠之状，人以为带脉之无力也，谁知脾肾两亏乎。夫胞胎虽系于带脉，而带脉实关于脾肾，二经亏损，则带脉力微，胞胎何能胜任乎。然人致脾肾之亏者，非因于饮食之过多，即由于色欲之太甚，不补脾补肾，而带脉迫急，胞胎所以下坠也。第胞胎通于心肾，不能于脾，补肾可也，何必补脾？不知脾胃为后天，肾为先天，脾非先天之气不能化，肾非后天之气不能生，补肾不补脾，则肾之精正不能遽生也。补后天之脾，正所以补先天之肾；补先后天之脾肾，正所以固胞胎之气。盖胞胎原备先后天之气，安可不兼补先后天脾肾哉。方用**安奠二天汤**：

人参一两　白术一两　熟地一两　山茱萸五钱　山药五钱　炙甘草一钱　枸杞子二钱　扁豆二钱　水煎服。一剂痛定，二剂胎安，不必三剂。

夫胎动乃脾肾双亏之症，必须大用参、术、熟地补阴补阳之味，始能挽回于顷刻。世人往往畏用参、术，或少用以冀建功，反致寡效，此方正妙在多用也。

用**娱亲汤**亦效。

熟地一两　白术一两　甘草一钱　人参五钱　杜仲五钱　山药五钱　水煎服。

645. 妇人怀妊至三四月，自觉口干舌燥，咽喉微痛，无津以润，以致胎动不安，甚则血流如经水，人以为火动之故也，谁知水虚之故乎。夫胎非男精不结，亦非女精不成，逐月养胎，古人每分经络，其实不能离肾水以养之也。故肾水足而胎安，肾水缺而胎动，又必肾火动而胎始不宁。盖火之有余，仍是水之不足，火旺动胎，补肾水则足以安之矣。惟是肾水不能遽生，必须上补肺金，则金能生水，而水有化源，无根之火，何难制乎。方中少加清热之品，则胎气易安。方用**润燥安胎汤：**

熟地一两　山茱萸五钱　益母草二钱　黄芩一钱　麦冬五钱　生地三钱　阿胶二钱　五味子二分　水煎服。二剂燥减，又二剂胎安，连服十剂，胎不再动矣。

此方专添肾中之精，虽兼于治肺，然补肺无非补肾，故肾精不燥，火不烁胎，安得而不宁静乎。

用**遏炎散**亦效。

熟地一两　玄参　地骨皮　麦冬各五钱　北五味子　甘草各一钱　贝母五分　炒枣仁五钱　水煎服。

646. 妇人有上吐下泻，以致胎动下坠，痛疼难忍，急不可缓，人以为脾胃之寒极也，谁知脾胃之虚极乎。夫脾胃气虚，则胞胎无力，必有崩坠之虞。况加之上吐下泻，则脾胃愈虚，欲胞胎无恙得乎。然而胞胎虽疼痛，而犹不下者，盖脾胃虽损，而肾气尚固也。胞胎系于肾而连于心，肾未损则肾气交于心，心气通于胞胎，所以未至于胎坠也。且肾气能固，则肾之气必来生脾；心气能通，则心之气必来援胃。脾胃虽虚而未绝，则胞胎虽动而未落耳。治法可不急救其脾胃乎。然而脾胃将绝，止救脾胃而土气难生，更补助其心肾之火，则火能生土，尤易接续也。方用**援土固胎汤：**

人参一两　白术二两　肉桂二钱　山药一两　附子五分　炙甘草一钱　杜仲三钱　续断三钱　枸杞子三钱　山茱萸一两　菟丝子三钱　砂仁三粒　水煎服。一剂泻止，二剂吐止，腹中疼痛急迫无不尽止也。

此方救脾胃之土十之八，救心肾之火十之二。救火轻于救土者，岂土欲绝而火未绝乎？不知土崩，非重剂不能援，火息虽小剂亦可助。热药多用，必有太燥之虞，不比温补之品，可以多用。况怀妊胎动，原系土衰，非系火衰也，何必用大热之剂，过于助土以伤胎气哉。

用**脾胃两安汤**亦效。

白术五钱 白茯苓 人参各三钱 陈皮五分 砂仁一粒 山药一两 薏仁五钱 水煎服。

647. 妇人有怀抱忧郁，以致胎动不安，两胁闷痛，如子上悬，人以为子悬之病，谁知是肝气之不通乎。夫养胎半系肾水，然非肝血相助，则肾水亦必有独力难支之势。使肝经不郁，则肝气不闭，而肝血亦舒，自然灌注于胞胎，以助肾水之不足。今肝因忧郁，则肝且闭塞不通，子无血荫，安得不上升以觅食乎。此子悬之所必至，乃气使之升，非子之欲自悬也。治法不必治子悬以泻子，但开肝气之郁结，补肝血之燥干，则子悬自定。方用**解悬汤**：

白芍一两 当归一两 炒栀子三钱 枳壳五分 砂仁三粒 白术五钱 人参一钱 茯苓三钱 薄荷二钱 水煎服。一剂闷痛除，二剂子悬定，三剂全安。去栀子多服数剂尤妙。

此方乃平肝解郁之圣药，郁开而肝不去克土，肝平而木不去生火。况方中又有健脾生胃之药，自然水谷生精，四布各脏，肝肾有润泽之机，则胞胎自无干涩之患，何至婴儿之上悬哉。

用**通肝散**亦佳。

白芍一两 归身 川芎 茯苓各三钱 郁金 薄荷各一钱 香附 神曲各二钱 陈皮三分 苏叶五分 白术五钱 水煎服。

648. 妇人有跌闪失足，以致伤损胎元，因而疼痛，人以为外伤之故也，谁知仍是内伤之故乎。凡人跌扑闪挫，亦能动胎。若作跌闪外治，未能奏功。且有因治反坠者，必须大补气血，少加行动之味[1]，则瘀血自散，胎又得安。然补血宜多，补气宜少。方用**救损汤**治之。

归身五钱　白芍三钱　白术五钱　人参一钱　生地一两　甘草一钱　苏木三钱　乳香末一钱　没药末一钱　水酒煎服。一剂疼痛止，二剂胎不坠矣，不必三剂。

此方既能去瘀，又不伤胎，盖补血补气，复无停滞之忧，更少通滑之害。治无胎之跌闪，可建奇功；治有胎之跌闪，尤有殊绩者也。

亦可用**救伤散**治之。

归身　熟地各一两　白术　白芍　生地　杜仲各五钱　甘草一钱　丹皮二钱　水煎服。

649. 妇人有胎虽不动，腹亦不疼，然时常有血流出，人以为血虚胎漏也，谁知气虚不能摄血乎。夫血能荫胎，胎中之血必藉气以包之，气虚下陷，血乃随气亦陷矣。夫气虚则血必旺，血旺则血必热。血寒则静，血热则动，动则必有跃跃欲出之兆，况加气虚，安得不漏泻乎。犹幸其气之虚也，倘气旺血热，则血必大崩不止，些些之漏出矣。治法补气之不足，泻火之有余，则血不必止而自止。方用**助气补漏汤**：

人参一两　甘草一钱　白芍五钱　黄芩三钱　生地三钱　益母草二钱　续断二钱　水煎服。一剂血止，再剂不再漏也。

此方用人参以补阳气，用黄芩以泻阴火，火泻则血不热，无欲动之机，气补则血能包，无可漏之窍，自然气摄血而血归经，宁有漏泻之患哉。

用**摄血丹**亦效。

黄芪　白术各五钱　人参二钱　甘草　荆芥　破故纸各一钱　续断二钱　肉果一枚　水煎服。

---

〔1〕行动之味：《傅青主女科》卷下作“行瘀之品”。

650. 妇人有怀妊至七八月，忽然儿啼腹中，腹亦隐隐作痛，人以为胎热之故也，谁知气虚之故乎。夫儿在胎中，母呼亦呼，母吸亦吸，未尝有一刻之间断也。然婴儿至七八月，母之气必虚，儿不能随母之气以呼吸，则子失母气而作啼矣。腹中声啼，似乎可异，其实不必异也。治法大补其气，使母之气能哺于子，则子之气既安，而子之啼亦息。方用**止啼汤**：

人参一两　黄芪一两　当归五钱　麦冬一两　橘红五分　甘草一钱　天花粉一钱　水煎服。一服即止啼，二服断不再啼也。

此方用参、芪、归、冬以补肺气，以肺主气也。肺气旺而胞胎之气不弱，胞中之子自安矣。所以一二剂而奏功耳。

用**接气饮**亦效。

人参　白术　黄芪　麦冬各五钱　茯苓三钱　当归三钱　贝母　神曲各一钱　炮姜五分　水煎服。一剂即止啼，四剂不发。

651. 妇人有口渴出汗，大饮凉水，烦躁发狂，腹痛腰疼，以致胎动欲坠，此乃胃火炽炎，熬干胞胎之水故耳。夫胃为水谷之海，多气多血，以养各脏腑者也。万物皆生于土，土气厚而物生，因土中有火也。然则火在胃中，宜乎生土，何以火盛反致太干以害土乎？不知无火难以生土，而多火又能烁水也。土中有火则土不死，土中无水则为焦土。使胃火过旺，必致先烁肾水，而土中燥裂，何以分润于胞胎哉？土烁之极，火势炎蒸，犯心而神越，以致婴儿逼迫，安得不下坠乎。治法必须急泻其火，济之以水，水旺而火自衰，火衰而胎自定也。方用**止焚定胎饮**：

玄参二两　甘菊三钱　青蒿五钱　茯苓三钱　生地一两　知母二钱　白术五钱　人参三钱　天花粉二钱　水煎服。一剂狂少平，二剂狂大定，三剂火尽解，胎亦安也，不必四剂。

此方药料颇大，恐有不胜之忧，第怀妊而火盛若此，非用大剂之药，火不肯息，狂不肯止，而胎不肯宁也。然而药料虽多，均是补水之味，亦正有益无损，不必顾忌耳。

用**滋胎饮**亦效。

麦冬二两　黄芩三钱　生地　归身各一两　天花粉二钱　甘草一钱　水煎服。二剂狂定，四剂愈。

652. 妇人怀子在身，痰多吐涎，偶遇鬼祟，忽然腹痛，胎向上顶，人以为子悬之病也，谁知亦有中恶而胎不宁乎。凡不正之气，最能伤胎。盖阴邪阳祟多在神宇，潜踪幽阴岩洞，实其往来之所，触之最易相犯，故孕妇不可不戒也。治法似宜治痰为主，然而治痰必至耗气之虚，则痰虽消化，胎必动摇，必须补气生血，补血以治痰，少加消痰之味，则气血不亏，痰又易化。方用**消恶安胎汤**：

白术五钱　甘草一钱　白芍一两　陈皮五分　苏叶一钱　沉香末一钱　乳香末一钱　天花粉三钱　当归一两　人参三钱　茯苓五钱　水煎调服。一剂腹痛定，鬼神亦远矣。

此方大补气血，惟图顾本，正足而邪自消，痰清而胎自定也。

用**散恶护胎丹**亦效。

人参三钱　茯苓五钱　白术五钱　半夏一钱　贝母一钱　甘草一钱　白薇一钱　管仲三钱　水煎服。一服胎安。

653. 妇人怀妊之后，未至成形，或已成形，其胎必坠，而性又甚急，时多怒气，人以为气血之衰，不能固胎，谁知肝火之盛，常动而不静乎。盖木中实有相火也，相火宜静不宜动，静则安，动则炽。然而木中之火，又最易动而难静，况加大怒，则火更动而不可止遏，火势飞扬，不能生气化胎，反致食气伤精，自然难荫而易坠。治法必须平其肝中之火，大利其腰脐之气，使气生血，而血清其火也。方用**利气泻火汤**：

白术一两　当归三钱　甘草一钱　黄芩二钱　人参三钱　白芍五钱　熟地五钱　芡实三钱　水煎服。服二月，胎不坠矣。

此方名为利气，其实乃补气也。补气而不加之泻火之药，则气旺而火不能平，转害夫气矣。加黄芩于补气之中，益以熟地、归、芍之滋肝，则血不燥而气益和，气血既和，不必利气而无不利矣。况白术最利腰脐者哉。

用**息怒养妊汤**亦佳。

白芍二两　茯苓五钱　人参三钱　陈皮五分　甘草一钱　熟地一两　生地五钱　白术五钱　神曲一钱　水煎服。

小产门五则

654. 妇人因行房颠狂，遂至小产，血崩不止，人以为火动之极也，谁知是气脱之故乎。凡怀孕妇人，惟藉肾水荫胎，水原不足，水不足而火易沸，加之久战不已，则火必大动。若至颠狂，则精必大泄，肾水益干，肾火愈炽，水火两病，胎何能固。胎坠而火犹未息，故血随火崩，有不可止之势。治法自当以止血为主，然而火动由于水亏，血崩本于气脱，不急固其气，则气散不能速回，血将何生。不大补其精，则精涸不能遽长，火且益炽。方用**固气填精汤**治之。

人参一两　熟地一两　白术五钱　当归五钱　黄芪一两　炒黑荆芥二钱　三七根末三钱　水煎调服。一剂血止，再剂身安，四剂全愈。

此方全不清火，惟补气补精，救其匮乏，奏功独神者，以诸药甘温能除大热也。盖此热乃虚热，非实热耳。实热可以寒折，虚热必须温补，故补气自能摄血，补精自能止血也。

用**固气止脱汤**亦效。

人参　熟地　山茱萸各一两　白术　麦冬各五钱　甘草一钱　丹皮三钱　水煎服。

655. 妇人因跌扑闪损，遂至小产，血流紫块，昏晕欲绝，人以为瘀血之作祟也，谁知是血室伤损乎。夫妇人血室与胞胎相连，胞胎损而血室亦损。然伤胞胎而流血者，其伤浅；伤血室而流血者，其伤深矣。伤浅者，漏在腹，伤深者，晕在心。同一跌闪之伤也，未小产与已小产治各不同。未小产而胎不安者，宜顾其胎，不可轻去其血；已小产而血大崩者，宜散其血，不可重伤其气。盖胎已坠矣，血既尽脱，则血室空虚，惟气存耳。倘又伤其气，保无气脱之忧乎。故必须补气以生血，新血生而瘀血可止也。方用**理气止瘀汤**：

人参一两 黄芪一两 当归五钱 红花一钱 丹皮三钱 炒黑干姜五分 水煎服。一剂瘀血止，二剂昏晕除，三剂全安。

此方用人参、黄芪以补气，气旺而血可摄也。用当归、丹皮以补血，血生而瘀难留也。用红花、黑姜以活血，血活而晕可除也。用茯苓以利水，水流而血易归经也。

用加味**补血汤**亦神。

黄芪二两 当归 人参各一两 丹皮三钱 荆芥三钱 益母草三钱 水煎服。

656. 妇人怀娠，口渴烦躁，舌上生疮，两唇肿裂，大便干结，至数日不通，以致腹痛小产，人以为大肠之火也，谁知是血热烁胎乎。夫血所以养胎者也，然血温则胎受其利，血热则胎受其损。儿在胞中，不啻如探汤之苦，如何存活，自然外越下奔，以避炎氛之逼耳。夫血乃阴水所化，血日荫胎，则取给甚急，阴水不能速生以变血，则阴虚火动，阴中无非火气，则血中亦无非火气矣。两火相合，焚逼儿胎，此胎之所以下坠也。治法清胞中之火，补肾中之精始可矣。盖胎中纯是火气，此火乃虚火，非实火也。实火可泻，虚火宜于补中清之。倘一味用寒凉之药，以降其火，全不顾胎之虚实，势必寒气逼人，胃中生气萧索，何以化精微以生阴水乎？不变为痨瘵者几希矣。方用**四物汤加减**治之。

熟地五钱 白芍三钱 川芎一钱 当归一两 山茱萸二钱 山药三钱 栀子一钱 丹皮二钱 水煎服。连服四剂，余血净而腹痛全消。

用**生地饮**亦神。

生地二两，于未小产前救之。若已小产，此方亦可用或减半用之，尤为万安也。

657. 娠妇有畏寒腹痛，因而落胎者，人以为下部太寒也，谁知气虚而又加寒犯，遂至不能摄胎而下坠乎。夫人生于火，亦养于火，然火非气不充，气旺而后火旺，气衰则火不能旺矣。人之坐胎者，受父母先天之火也。先天之火，即先天之气成之，故胎成于气，亦摄于气。气旺则胎牢，气衰则胎弱，胎日加长，气日加衰，安得不坠哉。况遇寒气之外侵，则内之火气更微，当其腹痛时，即用人参、干姜之药，则痛止胎安。无如人之不敢用也，因致坠胎，仅存几微之气，不急救其气，用何法以救之乎。方用**黄芪补血汤**：

黄芪二两　当归一两　肉桂五分　水煎服。一剂而血止，三剂而气旺，庶不致有垂绝之忧也。

倘认定是寒，大用辛热之品，全不补其气血，则过于燥热，必至亡阳，又为可危耳。

用加味**参术汤**亦效。

人参一两　白术五钱　甘草一钱　肉桂一钱　白扁豆三钱　水煎服。

658. 妊妇有大怒之后，忽然腹痛，因而坠胎，及胎坠之后，仍然腹痛者，人以为肝经之余火未退也，谁知血不归经而痛乎。夫肝藏血，大怒则血不能藏，宜失血而不宜坠胎，胡为血失而胎亦坠乎？不知肝性最急，血门不闭，其血直捣于胞胎，而胞胎之系通于心肾之间，肝血来冲，心肾路断，而胎气一时遂绝，此胎之所以坠也。胎既坠而血犹未尽，故余痛无已也。治法引其肝血仍入于肝中，而腹痛自止。然而徒引肝血，不平其肝木之气，则气逆不易转，即血逆不易归也。方用**引气归血汤**：

白芍五钱　当归五钱　炒黑荆芥三钱　白术三钱　丹皮三钱　炒黑干姜五分　香附五分　郁金一钱　甘草一钱　麦冬三钱　水煎服。

此方名为引气，其实仍皆引血也。气血两归，腹犹作痛，余不信也。

用**归经佛手散**亦神。

当归一两　川芎　白术各五钱　荆芥三钱　炒黑干姜一钱　甘草一钱　人参三钱　熟地一两　水煎服。

鬼胎门一则

659. 妇人有怀妊，终年不产，面色黄瘦，腹如斗大，肌肤消削，常至二三年未生者，此鬼胎也。或入神庙山林，起交感之念，皆能召祟成胎。幸其人不至淫荡，见祟惊惶，遇合愧恧[1]，则鬼祟不能久恋，一交媾而去，然而淫气妖氛已结于腹，遂成鬼胎。其先人尚未觉，迨后渐渐腹大。盖人身之气血不行，内外相包，一如怀胎之兆，有似血臌之形，其实非胎非臌也。治法必用逐秽之药为主。但人至怀胎数年，即非鬼胎，其气血必衰，况非真妊，则邪气甚旺，正不敌邪，虚弱可知，乌可以迅利之药竟用祛荡乎。自必从补中逐之为得。方用**荡鬼汤**：

雷丸三钱　大黄一两　红花三钱　枳壳一钱　厚朴一钱　桃仁二十粒　当归一两　人参一两　牛膝三钱　丹皮三钱　水煎服。一剂腹必大鸣，泻出恶物半桶，再服二煎，又泻恶物而愈，断不可用三剂也。

此方用雷丸以祛秽，又得大黄之扫除，佐之红花、厚朴等药，皆善行善攻之品，亦何邪能留于腹中，自然尽情逐下。然用参、归以补气血，则邪去而正又不伤，否则单用雷丸、大黄以迅下之，必有血崩气脱之害矣。倘或自知鬼胎，如室女寡妇之人，一旦成形，虽邪气甚盛，而真气未漓，可用岐天师新传**红黄霹雳散**：

〔1〕恧：音衄，惭也。

红花半斤　大黄五钱　雷丸三钱　水煎服，亦能下胎。然未免过伤血气，不若荡鬼汤，有益无损之更佳也。亦在人斟酌而善用之耳。

用**追祟丹**亦神效。

大黄五钱　枳实三钱　丹皮一两　红花半斤　附子二钱　当归尾一两　人参五钱　牛膝五钱　麝香一钱　鳖甲一两　半夏三钱　南星三钱　桃仁十四粒　水煎服。一剂而胎破矣，不须二剂。泻出恶物之后，单用当归三两，红花一两，水煎服。自然败血净而新血生也。连用四剂，自庆安然。

难产门六则

660. 妇人腹痛数日，不能生产，人以为气虚力弱，不能送子出产门也，谁知血虚胶滞，胎中无血，儿不易转身乎。夫胎之成由于肾之精，而胎之养半资于五脏六腑之血，故血旺者子易生，血衰者子难产。所以临产之前，必须补血，虽血难骤生，补气正所以生血也。然徒补其气，不兼补其血，则阳过于旺，而阴反不足，偏胜之害，恐有升而不降之虞。故又宜气血之兼补，气能推送，而血又足以济之，则汪洋易于转头，何至有胶滞之忧哉。方用**送子丹**治之。

黄芪一两　当归一两　川芎三钱　熟地五钱　麦冬一两　水煎服。二剂子生，且无横生倒养之病。

此方补气补血之药也。二者相较，补血重于补气，补气止有黄芪，其余无非补血之品，无论气血两平，阴阳交泰，易于生产。而血旺于气，则胞胎之内，无非血也。譬如舟遇水浅之区，虽用尽人功，终难推动，忽得春水泛滥，则舟能自行，又遇顺风之送，有不扬帆而迅走者乎。血犹水也，气犹风也，无水则风虽顺何益哉，故补气必须补血耳。

用**麦冬升麻汤**亦效。

麦冬四两 升麻二钱 水煎服。而儿身即转，易于速下也。

661. 妇人有儿已到门，竟不能产，此危急存亡之时，人以为胞胎先破，水不能推送之故，谁知交骨不开乎。盖产门之上，原有骨二块，两相斗合，未产之前，其骨自合，将产之际，其骨自开，故交骨为儿门之关，亦为妇人阴门之键。然其能开能合者，气血主之也。无血而儿门自闭，无气而儿门不开。欲儿门之开合，必须交骨顺滑，自非大补气血不可。然而闭之甚易，开之甚难。其不开者，因产前之贪色也，过于泄精，则气血大亏，交骨粘滞而不易开。故开交骨，必须于补气补血之中，用开交骨之药，两相合治，不必推生，子自迅下。方用**降子散**：

当归一两 人参五钱 川芎五钱 红花一钱 牛膝三钱 柞木枝一两 水煎服。一剂儿门一声响亮，骨如解散，子乃直降矣。

此方用人参补气，用归、芎补血，用红花活血，用牛膝下降，用柞木开关，君臣佐使，同心协力，所以取效甚神，用开于补之内也。虽单服柞木亦能骨开，但无补气补血之药，则开不易合。儿门不关，不无风入之忧，不若用此方而能开能闭之为妙也。至于儿未到门，万不可先用柞木以开其门，然用降子散亦正无疑，以其补气补血耳。若单用柞木，必须俟儿头到门，而后用之也。

用**突门散**亦效。

黄芪二两 败龟板一个，捣碎 牛膝 川芎各五钱 附子三分 水煎服。一剂而儿门开，儿即生矣。加当归亦可，加人参更神。

662. 妇人生产，有脚先下者，有手先出者，人以为横生倒产，至危之病，谁知气血甚衰之病乎。凡儿在胎中，儿身正坐，惟男向内坐，女向外坐，及至生时，则头必旋转而后生，此天地造化之奇，实非人力所能勉强。虽然先天与后天未常不并行而不悖，天机之动，必得人力以济之。人力者，非产母用力之谓也，谓产母之气血耳。气血足而胎必顺，气血亏而胎多逆。盖气血既亏，则母身自弱，子在胎中，何能独强。势必子身怯弱，虽转头而往往无力，故破胞而出，此手足之所以先见。当是时，急以针刺儿手足，则儿必惊缩而入，急用**转天汤**救之。

人参一两　当归二两　川芎五钱　升麻四分　牛膝三钱　附子一分　水煎服。一剂而儿转身矣，急服二剂，自然顺生。

此方用人参、归、芎以补气血之亏，人尽知其义，乃用升麻，又用牛膝、附子，恐人未识其妙。盖儿已身斜，非用提挈则头不易转。然既转其头，非用下行，则身不速降，二者并用，非加附子则不能无经不达，使气血之迅达推生也。

用**转气催生汤**亦神。

人参二两　川芎五钱　当归　黄芪　龟膏各一两　旋覆花各一钱　水煎服。一剂儿即转身而生矣。

663. 妇人有生产三四日，子已到门，交骨不开，子死而母未亡者，服开交骨之药不验，必有死亡之危。今幸不死者，正因其子已死，则胎胞已坠，子母离开，子死而母气已收，未至同子气之俱绝也。治法但救其母，不必顾其子矣。然死子在门，塞住其口，亦危道也。仍宜用补血补气，使气血两旺，死子可出矣。倘徒用祛除降坠之剂，以下其子，则子未必下，母先脱矣。方用**救母丹**：

当归二两　川芎一两　人参一两　荆芥三钱　益母草一两　赤石脂末一钱　水煎服。一剂子下。

此方用芎、归以补血，用人参以补气，气血既旺，上能升而下能降，气能推而血能送，安得有阻滞之忧乎。况益母草善下死胎，赤石脂复易化瘀血，自然一涌而齐出耳。

用**牛膝益母汤**亦效。

牛膝三两　益母草一两　水煎服。一剂而死子立下矣。后用人参、当归各一两，川芎五钱，肉桂一钱服之，保无变生也。

664. 妇人生产六七日，胞水已破，子不见下，人以为难产之故也，谁知其子已死于腹中乎。儿在门边未死者，儿头必能伸能缩；已死者，必安然不动也。若系未死，少拔其发，儿必退入矣。若只子死腹中者，产母之面必无黑气，母不死也。若产母有黑气现面，兼唇黑舌黑者，子母两死。既知儿死于腹中，而母不死，不能用药以降之，亦危道也。虽然生产至七日，若用霸道之药，其气血困乏，子下而母且立亡，必须仍补其母，补母而子可自出矣。方用**疗儿散**：

人参一两　当归二两　川芎一两　牛膝五钱　鬼臼三钱　乳香末二钱　水煎服。一剂而死儿下矣。

凡儿生必转其头，原因气血之虚，致儿头之难转，世人往往用催生之药，耗儿气血，则儿不能通达，反致闭闷而死，此等之死，实医杀之也。所以难产之病，断不可轻用催生之药。一味补气补血，全活婴儿之命，正无穷也。此方救儿死之母，仍用大补气血，所以救其本也，谁知救本正所以催生哉。

用**参芪救母汤**亦神效。

人参　黄芪各一两　当归二两　升麻五分　龟板一个　母丁香三枚　水煎服。一剂而死子下生矣。

665. 妇人产数日而胎不下，服催生药皆不效，前条曾言交骨难开，不知又有气结而不行者。夫交骨不开，固是难产，然儿头到门不能下者，乃交骨之不开也，自宜用开骨之剂。若儿未到门而不产者，非交骨不开之故也。若开其交骨，则儿门大开，儿头不转，必且变出非常，万万不可轻开儿门也。大约生产之时，切忌坐草太早，儿未转头，原难骤生。乃早于坐草，产妇见儿不下，未免心怀惧恐，恐则神怯，神怯则气下而不升，气既不升，则上焦闭塞，而气乃逆矣。上气既逆，上焦胀满，气益难行，气阻于上下之间，不利气而催生，则气愈逆而胎愈闭矣。治法但利其气，不必催生，胎自下也。方用**舒气饮**：

人参一两 紫苏三钱 川芎五钱 当归一两 陈皮一钱 白芍五钱 牛膝三钱 柴胡八分 水煎服。葱白七寸同煎。一剂逆转，儿即下矣。

此方利气而实补气也。气逆由于气虚，气虚则易于恐惧，补其气，恐惧自定，恐惧定，而气逆者不知其何以顺也。况方中紫苏、柴胡、白芍、牛膝之类无非平肝疏肺之品，佐人参、芎、归，实有补利之益也，何必开交骨之多事哉。

亦可用**归术降胞汤**治之。

当归二两 白术二两 柴胡一钱 牛膝三钱 丹皮三钱 红花五钱 荆芥三钱 益母草五钱 水煎服。一剂即产，又不伤胎。

血晕门三则

666. 妇人甫产后，忽眼目昏晕，恶心欲吐，额上、鼻尖有微汗，鼻出冷气，神魂外越，人以为恶血冲心之患也，谁知气虚欲脱而血晕乎。盖新产之后，血已尽倾，血舍空虚，止存微气。倘其人阳气素虚，则气祛原不能生血，及胎破而心血随胎而坠，则心无血养，所望者气以固之也。今气又虚脱，心君无护，所剩残血非正血，不可归经，内庭变乱，反成血晕之症矣。治法必须大补气血，不宜单治血晕也。补血以生新血，正活血以逐旧血也。然血乃有形之物，难以速生，气乃无形之物，易于迅长。补气以生血，不更易于补血以生血乎。方用**解晕汤**：

荆芥三钱 人参一两 当归一两 炮姜一钱 黄芪一两 水煎服。一剂晕止，二剂心定，三剂气旺，四剂血生，不再晕也。

此方实解血晕之圣方。凡产后能服此方，断无退母之症[1]，或人参力不能用，减去大半，或少用一二钱，余如分两，多服数

〔1〕 退母之症：产后亡母之灾。

剂，无不奏功也。

用**参归荆芥汤**亦效甚。

人参一两 荆芥三钱 当归一两 水煎服。

667. 妇人子方下地，即昏晕不语，此气血双脱也，本在不救。我受岐天师秘传，以救万世产亡之妇，当急用缝衣针刺其眉心之穴，得血出即出语矣。然后以独参汤：人参一两，急煎灌之，无不生者。倘贫家之妇，无力买参，用当归补血汤：黄芪二两，当归一两，煎汤一碗灌之亦生。万不可于二方之中轻加附子。盖附子无经不达，反引气血之药走而不守，不能专注于胞胎，不若人参、归、芪直救其气血之绝，聚而不散也。盖产妇昏晕，全是血舍空虚，无血养心，以致血晕。舌为心之苗，心既无主，舌又安能出声。眉心者，上通于脑，而下通舌系，则连于心，刺眉心，则脑与舌俱通，心中清气上升，则瘀血自然下降。然后以参、芪、当归补之，则气血接续，何能死亡乎。虽单用参、芪、当归亦能生者，然终是刺眉心则万无一失。瘀血冲心，所以昏晕不语，解其瘀血之冲，真所谓扼要争奇也。世人但知灸眉之法，谁知刺胜于灸乎。盖灸缓而刺急，缓则难以救绝，急则易于回生耳。

亦可用**参附益母汤**治之。

人参一两 附子一钱 益母草二钱 水煎。遇此等症，急用一人抱住产母，头顶心解开，以艾火急灸之，必然出声。然后以参附益母汤救之，多有生者。

668. 妇人有产后三日，发热恶露不行，败血攻心，狂言呼叫，甚欲奔走，拿捉不定，人以为邪热之在胃也，谁知血虚而心无以养乎。产后之血尽随胎胞之外越，则血室空虚，五脏皆无血养，当是之时，止心中之血尚存些微，以护心也。而各脏腑皆欲取给于心，心包为心君之相，拦绝各脏腑之气，不许入心，故心安神定。是护心者，全藉心包也。然心包亦虚，倘不能障心，各脏腑之气遂直入心中，以分取心血。而心包情极，既不能顾心，又不能御众，于是大声疾呼，本欲召脏腑以救心，而迹反近于狂悖，有无可如何之象，故病似热而非实热也。治法大补其心中之血，使各脏腑分取之以自养，不必再求于心君，则心安而心包亦安。方用**安心汤**：

干荷叶一片　生地黄五钱　丹皮五钱　当归二两　川芎一两　生蒲黄二钱　水煎调服。一剂即定，而恶露亦下矣。

此方用归、芎以补血，何又用生地、丹皮之凉血，似非产后所宜，不知恶血奔心，未免因虚热而相犯，吾于补中凉之，则凉不为害，况益之干荷叶，则七窍相通，能引邪外出，不内害于心，转生蒲黄以分解恶露也。但此方止可暂用一剂以定狂，不可多用数剂以取胜，不可不慎也。

用**参归荆枣益母汤**亦效。

人参　当归　炒枣仁各一两　荆芥　益母草各三钱　水煎服。

胞衣不下门二则

669. 妇人儿已生地，而胞衣尚留于腹，三日不下，心烦意躁，时欲晕去，人以为胞胎之蒂未断也，谁知血少干枯粘连于腹乎。世见胞衣不下，心怀疑惧，恐其上冲于心，有死亡之兆。然胎衣何能冲于心也。但胞衣未下，则瘀血未免难行，有血晕之虞耳。治法仍大补气血，使生血以送胎衣，则胎衣自然润滑，生气以助生血，则血生迅速，尤易推坠也。方用**送胎汤**：

当归二两　川芎五钱　乳香末一钱　益母草一两　没药末一钱　麝香半分，研　荆芥三钱　水煎调服。立下。

此方以当归、川芎补其气血，以荆芥引气血归经，用益母草、乳香等药逐瘀下胎。新血既长，旧血难存，气旺上升，瘀浊自然迅降，无留滞之苦也。盖胞衣留腹，有回顾其母胎之心，往往有六七日不下，胞衣竟不腐烂，正以其有生气也。可见胎衣在腹，不能杀人，补之自降也。或谓胞衣既有生气，补气补血，则胞衣宜益坚牢，何补之反降？不知子未下，补则益于子，子已下，补则益于母，益子而胞衣之气连，益母而胞衣之气脱，实有不同。故此补气补血，乃补各经之气血，以推送之，非补胞衣之气血，是以补气补血，而胎衣反降也。

用加味**佛手散**殊效。

当归二两　川芎一两　益母草五钱　乳香末一钱　败龟板一具　水煎服。一剂即下也。

670. 妇人子生五六日，胞衣留于腹中，百计治之，竟不肯下，然又绝无烦躁昏晕之状，人以为瘀血之粘连也，谁知气虚不能推送乎。夫瘀血在腹，断无不作祟之理，有则必然发晕，今安然无恙，是血已净矣。血净，宜清气升而浊气降。今胞胎不下，是清气下陷难升，遂至浊气上浮难降。然浊气上升，必有烦躁之病，今反安然者，是清浊之气两不能升也。然则补其气，不无浊气之上升乎？不知清升而浊降者，一定之理也。苟能于补气之中，仍分其清浊之气，则升清正所以降浊矣。方用**补中益气汤**：

人参三钱　黄芪一两　当归五钱　升麻三分　柴胡三分　陈皮二分　甘草一分　白术五钱　加萝卜子五分　水煎服。一剂胎衣自下。

夫补中益气汤补气之药，即提气之药也。并非推送之剂，何能下胎衣如此之速？不知浊气之下陷者，由于清气之不升也。提其气，则清气升而浊气自降，腹中所存之物无不尽降，正不必又去推送之也。况方中又加萝卜子数分，能分理清浊，不致两相扞格，此奏功之所以神耳。

用加味**补血汤**亦神效。

黄芪二两　当归一两　升麻五分　益母草三钱　水煎服。一剂即下。

产后诸病门十一则

671. 妇人产后，小腹疼痛，甚则结成一块，手按之益痛，此名儿枕痛也。夫儿枕者，前人谓儿枕头之物也。儿枕之不痛，岂儿生不枕而反痛乎？是非儿枕可知。既非儿枕，何故作痛？乃瘀血成团未散之故也。此等之痛，多是健旺之妇，血之有余，非血之不足，似可用破血之药。然血活则瘀血自除，血结则瘀血作祟，不补血而败血，虽瘀血可消，毕竟耗损血气，不若于补血中行其逐秽之法，则瘀血既去，气血又复不伤。方用**散结安枕汤：**

当归一两 川芎五钱 山楂十粒 丹皮二钱 荆芥二钱 益母草三钱 桃仁七个 乳香一钱 水煎调服。一剂痛即止，不必再剂。

此方逐瘀于补血之中，消块于生血之内，不专攻痛而其痛自止。人一见儿枕之痛，动以延胡、蒲黄、五灵脂之类以化块，何足论哉。

用**归荆安枕汤**亦神。

当归五钱 丹皮一钱 荆芥三钱 山楂十粒 水煎服。一剂即止痛。

672. 产后小腹痛，按之即止，人亦以为儿枕之痛也，谁知血虚之故乎。产后亡血过多，则血舍空虚，原能腹痛，但痛实不同。如燥糠触体光景，此乃虚痛，非实痛也。凡虚痛宜补，而产后之虚痛尤宜补。惟是血虚之病，必须用补血之剂，而补血之味，大约润滑居多，恐与大肠不无相碍。然而产后则肠中干燥，润滑正相宜也。故补血不特腹中甚安，肠中亦甚便耳。方用**腹宁汤：**

当归一两 续断二钱 阿胶三钱 人参三钱 麦冬三钱 炙甘草一钱 山药三钱 熟地一两 肉桂二分 水煎服。一剂痛轻，二剂痛止，多服更美。

此方补气补血之药也。然补气无太甚之忧，补血无太滞之害，气血既生，不必止痛而痛自止矣。

用**术归桂草汤**亦神。

白术　当归各五钱　肉桂五分　炙甘草一钱　水煎服。二剂愈。

673. 产后气喘最是危症，苟不急治，立刻死亡，人以为气血之两虚也，谁知气血之两脱乎。夫气血既脱，人将立死，何故又能作喘？此血已脱，而气犹未脱也。血脱欲留，而气又不能留，血之脱，故气反上喘。但其症虽危，而可救处正在于作喘。肺主气也，喘则肺气若盛，而不知是肺气之衰。当是时，血虽骤生，止存些微之气，望肺之相救甚急，肺因血失，气实无力，难以提挈，则气安保不遽脱乎。是救气必须提气，而提气必须补气。方用**救脱活母丹**：

人参二两　肉桂一钱　当归一两　麦冬一两　山茱萸五钱　熟地一两　枸杞子五钱　阿胶三钱　荆芥炒黑，三钱　水煎服。一剂喘轻，二剂喘又轻，三剂喘平，四剂全愈。

此方用人参以接续元阳，然徒补其气，不补其血，则血燥而阳旺，虽回阳于一时，而不能制阳于永久，亦旋得旋失之道也。即补其血矣，不急补其肾肝之精，则水实不固，阳将安续乎。所以又用熟地、茱萸、枸杞以补其肝肾之精，后益其肺气，则肺气健旺，升提有力也。又虑新产之后，用补阴之药，腻滞不行，加入肉桂以补其命门之火，非惟火气有根，易助人参以生气，且能运化地黄之类，以化精微也。然过于助阳，万一血随阳动，瘀血上行，亦非万全之计。更加荆芥引血归经，则肺气更安，喘尤速定也。

用**蛤蚧救喘丹**亦佳。

人参二两　熟地二两　麦冬三钱　肉桂一钱　苏子一钱　蛤蚧二钱　半夏三分　水煎服。三剂喘定，十剂全愈。

674. 妇产后恶露恶心，身颤发热作渴，人以为产后伤寒也，谁知气血两虚，正不敌邪之故乎。凡人正气不虚，则邪断难入。

若正气已虚，原不必户外之风袭体，即一举一动，风即乘虚而入矣。虽然产妇风入易而风出亦易，凡有外邪，俱不必祛风。况产妇恶寒者，寒由内生，非由外进也。发热者，热因内虚，非由外实也。治其内寒，而外寒自散；治其内热，而外热自解矣。方用**十全大补汤：**

人参三钱 黄芪一两 白术五钱 茯苓三钱 甘草一钱 熟地五钱 白芍二钱 川芎一钱 当归三钱 肉桂一钱 水煎服。二剂寒热解，身凉矣。

此方但补其气血之虚，绝不去散风邪之实，正以正气既足，邪气自除。况原无邪气乎，所以治之奏功也。

用**正气汤**亦效。

人参 当归各一两 肉桂 炮姜各一钱 白术五钱 甘草五分 水煎服。二剂愈。

675. 产后恶心欲呕，时而作吐，人以为胃气之寒也，谁知肾气之冷乎。夫胃为肾之关，胃气寒则胃不能行于肾中，肾气寒则胃亦不能行于肾内，是胃与肾原不可分为两治也。惟是产后失血，肾水自涸，宜肾火之炎上，不宜胃有寒冷之虞，何肾寒而胃亦寒乎？盖新产后之余，其水遽然涸去，其火尚不能生，而寒象自现。治法当补其肾中之火矣。然肾火无水以相济，则火过于热，未必不致阴虚火动之虞，必须于水中补火，肾中温胃，而后肾无太热之病，胃有既济之欢也。方用**温胃止呕汤：**

人参三钱 橘红五分 白豆蔻一粒 巴戟天一两 白术一两 茯苓二钱 炮姜一钱 熟地五钱 山茱萸五钱 水煎服。一剂吐止，二剂不再吐也，四剂全愈。

此方治胃之药多于治肾。然治肾仍是治胃，所以胃气升腾，寒气尽散，不必用大热之味，以温胃而祛寒也。

用**全母汤**亦神。

白术 人参 熟地各一两 肉桂二钱 炮姜五分 丁香五分 山

药五钱　水煎服。一剂即止呕吐。

676. 产后肠下者，亦危症也。人以为儿门不关之故，谁知气虚下陷而不收乎。夫气虚下陷，宜用升提之药以提气矣。然而新产之妇，恐有瘀血在腹，若提气，并瘀血亦随之而上升，则冲心之症，又恐变出非常。是不可竟提其气，补其气则气旺而肠自升。惟是补气之药少，则气衰力薄，难以上升，必须多用，则阳旺力大，而岂能终降耶。方用**升肠饮**：

人参一两　黄芪一两　白术五钱　当归一两　川芎三钱　升麻一分　水煎服。一剂而肠升矣。

此方纯乎补气，绝不去升肠，即加升麻之一分，但引气而不引血，盖升麻少用则气升，多用则血升也〔1〕。

677. 产后半月，血崩昏晕，目见鬼神，人以为恶血冲心也，谁知不慎于房帏乎。夫产后半月，其气血虽不比初产之一二日，然气血新生，未能全复，即血路已净，而胞胎之伤损如故，断不可轻易交合，以重伤其门户。今血崩而至昏晕，且目见鬼神，是心肾两伤，不止损坏胞胎门户已也。明是既犯色戒，又加酣战，以致大泄其精，精泄而神亦脱矣。此等之症，多不可救。然于不可救之中，思一急救之法，舍大补其气，无别法也。方用**救败求生汤**：

人参三两　熟地一两　当归二两　川芎五钱　白术二两　附子一钱　山茱萸五钱　山药五钱　枣仁五钱　水煎服。一剂神定，再剂必晕止而血亦止。否则不可救矣。倘一服见效，连服三剂，减半，再服十剂，可庆更生。

此方补气回元阳于无何有之乡，阳回而气回矣。气回可以摄血

---

〔1〕 多用则血升也：《傅青主女科》下卷此下有："又方用蓖麻仁四十九粒，捣涂顶心以提之，肠升即刻洗去，时久则恐吐血，此亦升肠之一法也"37字。

以归神，可以生精以续命，不必治晕而晕除，不必止崩而崩断也。

用**救死丹**治之亦可。

黄芪二两 巴戟天一两 附子一钱 白术一两 菟丝子一两 北五味一钱 水煎服。一剂神定，便有生机，可再服也，否则不救。

678. 妇人产后之时，因收生之婆手入产门，损伤尿胞，因致淋漓不止，欲少忍须臾而不能，人以为胞破不能再补也。夫破伤在皮肤者，尚可完补，岂破伤在腹独不可治疗乎？试思疮疡之毒，大有缺陷，尚可服药以长肉，况收生不慎，少有伤损，并无恶毒，何难补其缺陷耶。方用**完胞饮**：

人参一两 白术一两 当归一两 川芎五钱 桃仁十粒 黄芪五钱 茯苓三钱 红花一钱 白及末一钱 益母草三钱 以猪、羊胞先煎汤后熬药，饥服。二十日全愈。

盖生产致收生之婆以手探胞，其难产必矣。难产者，因气血之虚也。因虚而损，复因损而虚，不补其气血，而脬破何以重完乎。今大补气血，则精神骤长，气血再造，少有损伤，何难完补，故旬日之内，即便成功耳。

用**补胞散**亦神效。

人参二两 黄芪一两 麦冬一两 白术四两 穿山甲三片，陈土炒松，研细末 象皮三钱，人身怀之，研细末 龙骨醋焠煅，研末 水煎药汁一碗，空腹将三味调服，即熟睡之，愈久愈效。不须三服全愈，真神方也。

679. 妇有产子之后，四肢浮肿，寒热往来，气喘咳嗽，胸膈不利，口吐酸水，两胁疼痛，人以为败血流入经络，渗入四肢，以致气逆也，谁知肾肝两虚，阴不能入于阳乎。夫妇当产后，气血大亏，自然肾水不足，肾火沸腾，水不足则不能养肝，而肝木大燥，木中无津，火发于木，而肾火有党。子母两焚，将火焰直冲而上，金受火刑，力难制肝，而咳嗽喘满之病生。肝火既旺，必克脾土，土衰不能制水，而浮肿之病出。然而肝火之旺，乃假旺，非真旺也。假旺者，气若盛而实衰，故时热时寒，往来无定，非真热真寒，是以气逆于胸膈而不舒。两胁者，尤肝之部位也，酸乃肝木之味，吐酸胁痛，皆肝虚而肾不能荣之故也。治法补血养肝，更宜补其精以生血，精足而血亦足，血足而气自顺矣。方用：

人参三钱　熟地一两　山茱萸三钱　白芍五钱　当归五钱　破故纸　茯苓　芡实各三钱　山药五钱　柴胡五分　白术三钱　水煎服。

方名**转气汤**。方中多是补精补血之品，何名为转气耶？不知气逆由于气虚，气虚者，肾肝之气虚也。今补其肾肝之精血，即所以补其肾肝之气也。气虚则逆，气旺有不顺者乎，是补气即转气也。气转而各症尽愈，阴入于阳，而阳无扞格之虞矣。

用**归气救产汤**亦效。

人参三钱　熟地五钱　白芍二钱　茯苓一钱　山药五钱　白术五钱　柴胡三分　砂仁一粒　水煎服。

680. 妇人产后，水道中出肉线一条，长三四尺，动之则痛欲绝，此带脉之虚脱也。夫带脉束于任督之脉，任前而督后。两脉有力，则带脉坚牢；两脉无力，则带脉崩坠，产后亡血过多，无血以养任督，而带脉崩坠，力难升举，故随溺而随下也。带脉下垂，每作痛于腰脐，况下坠而出于产门，其失于关键也更甚，安得不疼痛欲绝哉。治法大补其任督之气，则带脉自升矣。方用**两收丹**：

白术二两　人参一两　川芎三钱　巴戟天三钱　山药一两　芡实一两　白果十枚　扁豆五钱　杜仲五钱　熟地二两　山茱萸四钱　水煎服。一剂收半，再剂全收。

此方补任督而仍补腰脐者，以任督之脉联于腰脐。补任督而不补腰脐，则任督无力，而带脉何以升举哉。惟兼补之，任督得腰脐之助，则两脉气旺，何难收带于顷刻乎。

用**收带汤**亦效。

白术　杜仲　人参各一两　荆芥二钱　水煎服。一剂即收大半，二剂全收，亦不痛也。

681. 妇人产后户内一物垂下，其形如帕，或有角，或二岐，人以为产颓也，谁知肝痿之病乎。夫产后何以成肝痿也？盖因产前劳役伤气，又触动恼怒，产后肝不藏血，血亡过多，故肝之脂膜随血崩坠，其实非子宫也。若子宫下坠，状如茄子，止到产门，不越出产门之外。肝之脂膜，往往出产门者至六七寸许，且有粘席干落者一片，如掌大，使子宫坠落，人且立死矣，安得重生乎。治法大补其气血，而少用升提之法，则脾气旺而易升，肝血旺而易养，脂膜不收而自收矣。方用**收脂汤**：

黄芪一两　人参五钱　白术五钱　升麻一钱　当归三钱　白芍五钱　水煎服。一剂即收。

或疑产妇禁用白芍，何以频用奏功？嗟乎！白芍原不可频用也。然而病在肝者，不可不用。况用之于大补气血之中，在芍药亦忘其酸收矣，何能作祟乎。且脂膜下坠，正藉酸收之味，助升麻以提气血，所以无过而反能奏功耳。

用**葳蕤收阴汤**亦效。

葳蕤二两　人参一两　白芍三钱　当归一两　柴胡五分　水煎服。四剂愈，十剂全愈。

下乳门二则

682. 妇人产后数日，绝无点滴之乳，人以为乳管之闭也，谁知气血之涸乎。夫无血不能生乳，而无气亦不能生乳。乳者，气血所化也。然二者之中，血之化乳，又不若气之化乳为速。新产之后，血已大亏，生血不遑，何能生乳？全藉气以行血而成乳也。今数日乳不下，血诚少，而气尤微。世人不知补气之妙，一味通乳，无气血从何生？无血则乳从何化？不几向乞人而求食，问贫儿而索金耶。治法补其气以生血，不可利其窍而通乳也。方用**通乳丹**：

人参一两　当归二两　麦冬五钱　黄芪一两　猪蹄二个　木通三分　桔梗三分　水煎服。二剂而乳如泉流矣。

此方但补气血以生乳，正以乳生于气血也。

用**化乳丹**亦佳。

当归　熟地　黄芪各一两　麦冬三钱　山茱萸四钱　川山甲一片　菟丝子五钱　枸杞子三钱　水煎服。连用四剂，即多乳矣。

683. 有壮妇生产后数日，或闻丈夫之嫌，或听公姑之啐，遂至两乳胀满作痛，乳汁不通，人以为阳明之火也，谁知肝气之郁结哉。夫阳明多气多血之腑，乳汁之化，原属阳明，然而阳明属土，必得肝木之气相通，则稼穑作甘，始成乳汁，未可全责之阳明也。壮妇产后，虽亡血过多，而气实未衰，乳汁之化，全在气而不尽在血也。今产数日而两乳胀满作痛，是欲化乳而不可得，明是有郁而肝气不扬，阳明之土气亦因之同郁，木土不相合而相郁，安得而化乳哉。治法大抒[1]其肝木之气，则阳明之气血自通，不必通乳而乳自通也。方用**通肝生乳汤**：

白芍五钱　当归五钱　麦冬五钱　通草一钱　柴胡二钱　白术五钱　甘草三分　熟地一两　远志一钱　水煎服。一剂即通。

此方药味太重，治产妇似乎不宜。不知健妇抱郁，不妨权宜用之，若非少壮之女，虽因郁少乳，不可全用。减半治之，亦不全失，又在临症时裁酌之也。

用**生汁汤**亦佳。

当归二两　川芎四钱　通草一钱　柴胡五分　麦冬四钱　白术五钱　甘草三分　熟地一两　水煎服。四剂必大通。

〔1〕抒：泄也。

辨证录外科卷之十三

背痈门七则

684. 人有背心间先发红瘰，后渐渐红肿，此发背之兆也，最为可畏。古人云：外大如豆，内大如拳；外大如拳，内大如盘。言其外小而内实大也。然而痈疽等毒，必须辨其阴阳。有先阴而变阳者，有先阳而变阴者；有前后俱阳者，有前后俱阴者。阳症虽重而实轻，阴症虽轻而实重；先阴而变阳者生，先阳而变阴者死。病症既殊，将何以辨之？阳症之形，必高突而肿起；阴症之形，必低平而陷下。阳症之色纯红，阴症之色带黑。阳症之初起必痛，阴症之初起必痒。阳症之溃烂，必多其脓；阴症之溃烂，必多其血。阳症之收口，身必轻爽；阴症之收口，身必沉重。至于变阴变阳，亦以此消息断断不差也。倘见红肿而高突，乃阳症之痈也。乘其肉肿初发，毒犹未化[1]，急以散毒之药治之，可随手愈也。发背而至横决者，皆因循失治，以致破败而不可救，阳变阴者多矣。救痈如救火，宜一时扑灭，切勿见为阳症无妨，而轻缓治之也。方用**急消汤**：

忍冬藤二两　茜草三钱　紫花地丁一两　甘菊花三钱　贝母二钱　黄柏一钱　天花粉三钱　桔梗三钱　生甘草三钱　水煎服。一剂轻，二剂又轻，三剂全消，不必四剂也。

此方消阳毒之初起极神。既无迅烈之虞，大有和解之妙。世

〔1〕 肉肿初发，毒犹未化：《青囊秘诀》抄本作“内毒初起，肉犹未溃”。

人不知治法，谓阳毒易于祛除，孟浪用虎狼之药，虽毒幸消散，而真气耗损于无形，往往变成别病，乃医者成之也。

685. 人有背心发瘭，痒甚，已而背如山重，悠悠发红晕，如盘之大，此阴痈初起之形象也，最为可畏，尤非前症阳痈可比。乃一生罪孽，鬼祟缠身，必然谵语胡言。如见此等症候，本不可救。然而人心善恶成于一念之忏悔，求生无术，亦见医道无奇。盖阳症有可救之术，阴症岂无可生之理，总在救之得法耳。大约阴痈之症，虽成于鬼祟之缠身，然必正气大虚，邪得而入之也。设正气不虚，邪将安入。故救阴痈之症，必须大用补气补血之药，而佐之散郁散毒之品。则正旺而邪自散矣。方用**变阳汤：**

人参二两　黄芪二两　金银花半斤，煎汤代水　附子一钱　荆芥炒黑，三钱　柴胡二钱　白芍一两　天花粉五钱　生甘草五钱　井花水煎汁二碗服，渣再煎，服后阴必变阳而作痛。再一剂而痛亦消，再服一剂而全愈，竟消灭无形也。

然人不致皮破血出，断不肯信。虽然先用此等之药以治发背，毋论病人不肯服，即医生亦不肯用，或医生知用此治疗，而病人之家亦不肯信。往往决裂溃烂，疮口至如碗大而不可收，始悔参、芪之迟用矣。予既论此症，又多戒辞，劝人早服此方，万不可观望狐疑，丧人性命。盖阳毒可用攻毒之剂，而阴毒须用补正之味。用人参、黄芪以补气，气旺则幽阴之毒不敢入心肺之间。而金银花性补，善解阴毒，得参、芪而其功益大，然非得附子则不能直入阴毒之中，而又出于阴毒之外。毒深者害深，又益之生甘草以解其余毒。然毒结于背者，气血之壅也，壅极者郁之极也。故加柴胡、荆芥、白芍、天花粉之类消痰通滞，开郁引经，自然气宣而血活，痰散而毒消矣。

686. 人有背痈溃烂，洞见肺腑，疮口黑陷，身不能卧，口渴思饮，人以为阳症之败坏也，谁知是阴虚而不能变阳乎。夫背痈虽有阴阳之分，及至溃脓之后，宜补内不宜消外，则阴阳之症一也。溃烂而至肺腑皆见，此乃失补之故，使毒过于沿烧，将好肉尽化为瘀肉耳。肉瘀自必成腐肉，而腐自必洞见底里。见此等症候，亦九死一生之兆也。倘胃气健而能食者，犹可救。倘见食则恶者，断无生意。虽然能用参、芪、归、熟亦有可生，不可弃之竟不救也。方用**转败汤**救之。

人参二两　生黄芪一两　熟地二两　肉桂二钱　白术四两　当归一两　金银花四两　麦冬二两　山茱萸一两　远志三钱　北五味子一钱　茯苓三钱　水煎服。一剂而胃气大开者，即可以转败为功也。倘饮之而稍能健饭，亦在可救。惟恐饮之杳无应验者，是胃气日绝也，不必再治之矣。或饮之而饱闷，少顷而少安者，亦有生机。

此方补其气血，而更补其肺肾之阴。盖阴生则阳长，阴阳生长则有根，易于接续。而后以金银花解其余毒，则毒散而血生，血生而肉长，肉长而皮合，必至之势也。倘日以解毒为事，绝不去补气血之阴阳，则阴毒不能变阳，有死而已，可胜悲悼哉。

687. 人有背痈将愈，而疮口不收，百药敷之，绝无一验，人以为余毒之未尽也，孰知是阴虚而不能济阳。夫痈疽，初起则毒盛，变脓则毒衰，脓尽则毒化矣。疮口不收，乃阴气之虚，而非毒气之旺。世人不知治法，尚以败毒之药攻之，是已虚而益虚也，欲其肌肉之长，何可得乎。然亦有用补法而仍未效者，但用阳分之品以补其阳，而不用阴分之药以补其阴也。独阴不长，而独阳亦不生。痈疽至脓血已尽，则阴必大虚，止补其阳，则阳旺阴虚，阴不能交于阳矣。阳有济阴之心，阴无济阳之力，所以愈补阳而阴愈虚，而疮口愈难合也。治法必须大补其阴，使阴精盛满，自能灌注于疮口之中，不用生肌外敷之药，而疮口之肉内生矣。方用**生肤散**：

麦冬一两　熟地二两　山茱萸一两　人参五钱　肉桂一钱　当归一两　忍冬藤一两　白术五分　水煎服。二剂而肉自长，又二剂外口自平，又二剂全愈。

此方补阴之药多于补阳，使阴胜阳也。然补阳仍是补阴之助，以其能入阴之中，交于阳之内也。忍冬藤非特解余剩之毒，取其能领诸药至于疮口之间也。

688. 人有背疮长肉，疮口已平，忽然开裂流血，人以为疮口之肉未坚也，谁知是色欲恼怒之不谨耳。大凡疮痈之症，最忌色欲，次忌恼怒。犯恼怒，新肉有开裂之虞，犯色欲，新肉有流血之害。犯恼怒者，不过疾病。犯色欲者，多致死亡。其疮口开裂之处，必然色变紫黑，而流水之处，必然肉变败坏矣。此时必须急补气血，万不可仍治其毒。盖前毒未尽，断难收口，复至腐烂，新肉不坚，而自涌决裂也。况发背新愈之后，其精神气血尽为空虚。若交合泄精，遂至变害非常，舍补气血，又安求再活乎？即补气血以些小之剂，欲收危乱之功，大厦倾颓，岂一木能支哉。故又须大剂救之，而后可方用**寒变回生汤**：

人参四两　黄芪三两　当归二两　北五味子二钱　麦冬二两　肉桂三钱　白术二两　山茱萸五钱　忍冬藤二两　茯苓一两　水煎服。一剂而肉不腐，二剂而肉自生，三剂而皮仍合，四剂疮口平复。切戒再犯，再犯无不死者，即再服此方无益也，可不慎乎！

此救疮疡坏症仙丹，不止疗发背愈后犯色之败腐也，人疑泄精以致决裂，宜用熟地以大补之，何故反置而不用？以熟地补阴最缓，而症犯甚急，所以舍熟地之不可用。此方服数剂之后，各宜减半，惟多加熟地，留为善后之计耳。

689. 人有夏月生背痈，疮口不起，脉大而无力，发热作渴，自汗盗汗，用参、芪大补之剂，益加手足逆冷，大便不实，喘促呕吐，人以为火毒太盛也，谁知是元气大虚，补不足以济之。夫痈分阴阳，疮口不起，乃阴症而非阳症也。脉大似乎阳症，大而无力，非阴而何。发热作渴，此水不足以济火，故陡渴陡汗也。既阴症似阳，用参、芪阳药以助阳，正气足以袪阴而返阳矣，何以愈补而反逆冷呕吐？此阴寒之气正甚，而微阳之品力不能胜耳。非加附子辛热之品，又何能斩关入阵以祛荡其阴邪哉。方用**助阳消毒汤**：

人参半斤 黄芪一两 当归四两 白术四两 陈皮一两 附子五钱 水煎膏，作二次服，诸症退，连服数剂，疮起而溃，乃减半。又用数剂而愈。

此非治痈之法也。然治痈之法而轻治此等之症，鲜不立亡。可见治痈不可执也。大约阳痈可以消毒化痰之药治之，阴痈之病，万不可用消毒化痰之味。此实治痈之变法，医者不可不知。

690. 人有背生痈疽，溃脓之后，或发热，或恶寒，或作痛，或脓多，或流清水，自汗盗汗，脓成而不溃，口烂而不收，人以为毒气之未尽也。谁知五脏亏损，血气大虚之故。凡人气血壮盛，阴阳和平，何能生毒？惟其脏腑内损，而后毒气得以内藏，久之外泄，及至痈疽发出，其毒自不留内。然脏腑原虚，又加流脓流血，则已虚益虚。观其外，疮口未敛，似乎有余；审其内，气血未生，实为不足。法当全补，不宜偏夫一脏，致有偏胜之虞也。方用十全大补汤最妙，以其合气血而两补之耳。然而用之往往不效者，非方之不佳，乃用方之不得其法耳。夫背痈何等之症，岂用寻常细小之剂所能补之？必须多加分两，大剂煎饮，庶几有济。予因酌定一方，以请正于同人也。用：

人参一两 黄芪二两 白芍五钱 肉桂二钱 川芎三钱 熟地二两 当归一两 白术五钱 茯苓五钱 生甘草三钱 水煎服。服一剂，有一剂之效。

世疑此方绝不败毒，如何化毒而生肉。不知痈疽未溃之前，以化毒为先，已溃之后，补正为急。纵有余毒未尽，不必败毒。盖败毒之药，非寒凉之品，即消耗之味也。消耗则损人真气，寒凉则伤人胃气。真气损则邪气反盛，胃气伤则谷气全无，又何能生长肌肉哉。惟十全大补汤专助真气以益胃气，故能全效耳。且此方不特治背痈之已溃，即疮疡已溃者皆宜用之。

肺痈门四则

691. 人有胸膈间作痛，咳嗽时更加痛极，手按痛处，尤增气急，人以为肺经生痈也，谁知是肺热生痈耳。夫肺为娇脏，药食之所不到者也，故治肺甚难。肺热害肺，既可成痈，将何法疗之？疗之法，似宜救火以泻肺。肺药不可入，而肺为脾之子，脾经未尝不受药也。补其脾经之土，则土能生金也。平其肝经之木，则金不能克木矣。清其心经之火，则火不能刑金也。三经皆有益于肺，无损于金，则肺气得养，而后以消毒之品直解其肺[1]中之邪，何难于不收乎。方用**全肺汤**：

元参三两　生甘草五钱　金银花五两　天花粉三钱　茯苓三钱　白芍三钱　麦冬二两　水煎服。一剂而痛减，二剂而内消矣。

大凡痈疽之症，必须内消，不可令其出毒。内消之法，总不外脾肝心三经治之，而无别消之道。或曰：肺之子肾也，独不可治肾以消乎？然肺痈之成，虽成于火烁肺金之液，实因肺[2]气之自虚也。补肾虽使肺气不来生肾，惟是肺气相通，补肾之水，恐肺气下降，而火毒反不肯遽散，不若止治三经，使肺[3]气得养，自化其毒，不遗于肾之为妙也。

692. 人有胸膈作痛，咳嗽不止，吐痰更觉疼甚，手按痛处不可忍，咽喉之间，先闻腥臭之气，随吐脓血，此肺痈不独已成，而且已破矣。夫肺痈未破者易于消，已破者难于治，为脓血未能遽净耳。然得法，亦不难也。盖肺之所以生痈者，因肺火不散也。然肺火来，因肺气虚也，肺虚而火留于肺，火盛而后结为

---

〔1〕 肺：原作“肝”，字之误，今改。

〔2〕 肺：原作“肝”，据《青囊秘诀》抄本改。

〔3〕 肺：原作“肝”，据《青囊秘诀》抄本改。

痈。不补虚而散火，而未成形者何以消，已成形者何以散，既溃烂者，又何以愈哉。是虚不可不补，而补虚者补何脏乎？必须补肺[1]气之虚，而肺不能直补其气，补胃气之虚，则肺气自旺也。今痈已破矣，多吐脓血，则肺气尤虚，虽毒尚存，不可纯泻其毒，于补气之中而行其攻散之方，而行其攻散之法，则毒易化而正气无伤。方用**完肺饮**：

人参一两　元参二两　蒲公英五钱　金银花二两　天花粉三钱　生甘草三钱　桔梗三钱　黄芩一钱　水煎服。一剂脓必多，二剂脓渐少，三剂疼轻，四剂而又轻，五剂痛止，脓血亦止，六剂竟奏全功。

此方补胃中之气，即泻胃中之火，胃气旺，肺气不能衰，胃火衰，肺火不能旺，所以能败毒而又能生肉耳。其诸药亦能入肺，不单走于胃，然而入胃者十之八，入肺者十之二，仍是治胃益肺之药也。或问：肺痈已破，病已入里，似不宜升提肺气。南昌喻嘉言谓宜引之入肠，而先生仍用桔梗以开提肺气，恐不可为训。嗟乎！予所用之药，无非治胃之药，药入于胃，有不引入肠者乎。然肺气困顿，清肃之令不行，用桔梗以清肺，上气通而下气更速，然则上之开提，正下之迅遂也。

693. 人有久嗽之后，肺受损伤，皮肤黄瘦，咽嗌雌哑，自汗盗汗，卧眠不得，口吐稠痰，腥臭难闻，而毛悴色憔，嗽之时，必忍气须臾，轻轻吐痰，始觉膈上不痛，否则必大痛不已，气息奄奄，全无振兴之状，人以为肺中生痈也，谁知是肺痿而生疮耳。此症本系不救之病，然治之得法，调理又善，亦有生机者。夫肺痈与肺痿不同，肺痈生于火毒，治之宜速，肺痿成于劳伤，治之宜缓。火毒宜补中用泻，劳伤宜补中带清。泻与清不同，而补则同也。惟是泻中用补，可用大剂；清中用补，可用小

〔1〕 肺：原作“肝”，据《青囊秘诀》抄本改。

剂。忽忘勿助，若有若无，庶能奏功也。方用**养肺去痿汤**：

金银花三钱　生甘草五钱　生地二钱　麦冬三钱　紫菀五钱　百部五分　百合二钱　款冬花三分　天门冬一钱　贝母三分　白薇三分　水煎服。服十剂，膈上痛少轻者，便有生机。再服十剂更轻，再服十剂而渐愈，前后共服六十剂，而始全愈也。

是方不寒不热，养肺气于垂绝之时，保肺叶于将痿之顷，实有奇功。倘捷效于一旦，必至轻丧于须臾，宁忍耐以全生，切勿欲速而送死。

694. 世有膏粱子弟，多食厚味，燔熬烹炙煎炒之物，时时吞嚼，或美醖香醪，乘兴酣饮，遂至咽干舌燥，吐痰唾血，喘急膈痛，不得安卧，人以为肺经火炽也，谁知是肺痈已成耳。夫肺为五脏之盖，喜清气之薰蒸，最恶燥气之炎逼。今所饮所食，无非辛热之物，则五脏之中全是一团火气，火性炎上，而肺金在上，安得不受害乎。肺既受害，不能下生肾水，肾水无源，则肾益加燥，势必取资于肺金，而肺金又病，能不已虚而益虚，已燥而更燥也。况各经纷然来逼，火烈金刑，肺间生痈，必然之势也。治之法，化毒之中，益之养肺之法，降火之内，济之补肾之方，庶几已成者可痊，未成者可散也。方用**枝桑清肺丹**〔1〕：

桑叶五钱　紫菀二钱　犀角屑五分　生甘草二钱　款冬花一钱　百合三钱　杏仁七粒　阿胶三钱　贝母三钱　金银花一两　熟地一两　人参三钱　水煎，将犀角磨末冲服，数剂可奏功也。

此方肺肾同治，全不降火。盖五脏之火，因饮食而旺，乃虚火而非实火也。故补其水而金气坚，补其水而虚火息。况补中带散，则补非呆补，而火毒又容易辞也。

---

〔1〕枝桑清肺丹：《青囊秘诀》抄本作“扶桑清肺丹”。

肝痈门二则

695. 人有素多恼怒，容易动气，一旦两胁胀满，发寒发热，既而胁痛之极，手按痛处不可忍，人以为肝火之盛也，谁知是肝叶生疮耳。世人但知五脏中惟肺生痈，不知肝亦能生痈也。且《灵》《素》诸书亦未有及，得毋创论以惊世乎。余实闻异人有谓：胁痛手不可按者，肝叶生痈也。《灵》《素》二经不谈者，肝经生痈，世不常有，古人未有此症，所以略而不言。盖古今之气运不同，而痈毒之生长不一。肝一恼怒，则肝叶张开，肝气即逆。大怒之后，肝叶空胀，未易平复。且怒必动火，怒愈多而火愈盛，火盛必烁干肝血，烁干则肝气大燥，无血养肝更易发怒。怒气频伤，欲不郁结而成痈，乌可得乎。然痈生于内，何从而见。然内不可见，而外即可辨也。凡生痈者，胁在左而不在右，左胁之皮必现红紫色，而舌必现青色，以此辨症，断断无差。治之法，必平肝为主，而佐之泻火去毒之药，万不可因循时日，令其溃烂而不可救也。方用**化肝消毒汤**：

白芍三两　当归三两　炒栀子五钱　生甘草三钱　金银花五两

水煎汁一碗，饮之。一剂而痛轻，二剂而痛又轻，三剂而痛如失。减半再服数剂而全愈。

此方用当归、白芍直入肝中，以滋肝血，则肝血骤生，易解肝血之燥。又得甘草以缓其急，栀子清火，金银花解毒，安得不取效之捷哉。盖是火毒既盛，肝血大亏，用此方而不如此大剂煎饮，亦自徒然。倘执以肝火之旺而非是肝痈之成，单用归、芍以治胁痛，断不能取效也。

696. 人有左胁间疼痛非常，手按之更甚，人以为胁痛，而不知非胁痛也，此乃肝经之痈耳。夫肝经生痈，多得之恼怒，予前条已畅论之矣。然而肝痈不止恼怒能生，而忧郁亦未尝不生痈也。惟因恼怒而得之者，其痛骤；因忧郁而得之者，其痛缓。当初痛之时，用逍遥散大剂煎饮，痛立止，又何至成痈也。因失于速治，而肝中郁气苦不能宣，而血因之结矣。血结不通，遂化脓而成痈，其势似乎稍缓，然肝性最急，痈成而毒发其骤也。世有胁痛数日而死者，正因生痈毒败而死，非胁痛而即能死人，可不急救治之乎。方用**宣郁化毒汤**：

柴胡二钱　白芍一两　香附二钱　薄荷二钱　当归一两　陈皮一钱　枳壳一钱　天花粉三钱　生甘草三钱　金银花一两　水煎服。一剂而痛轻，二剂而痛减，三剂而痛又减，四剂全愈。重则不出六剂。愈后用四物汤大剂调治，不再发也。

夫肝痈世不常见，既有前条，不必又论及此。然肝痈不可见，而胁痛世人之所常病，吾特发明忧郁之能成又若此，则人知急治，何至成痈哉。

大肠痈门三则

697. 人有腹中痛甚，手不可按，而右足屈而不伸，人以为腹中火盛而存食也，谁知是大肠生痈耳。大凡腹痛而足不能伸者，俱是肠内生痈耳。惟大肠生痈，亦实有其故，无不成于火，火盛而不散，则郁结而成痈矣。然而火之有余，实本于水之不足，水衰则火旺，火旺而无制，乃养成其毒而不可解。然则治之法，又何必治火哉，壮水以治火，则毒气自消。方用**清肠饮**：

金银花三两　当归二两　地榆一两　麦冬一两　元参一两　生甘草三钱　薏仁五钱　黄芩二钱　水煎服。一剂而痛少止，二剂而足可伸，再二剂而毒尽消矣。

此方纯阴之物，而又是活血解毒之品，虽泻火，实滋阴也。所以相济而相成，取效故神耳。倘不益阴以润肠，而惟攻毒以降火，则大肠先损，又何胜火毒之凌烁哉。毋怪愈治而愈不能效也。

698. 人有大肠生痈，右足不能伸，腹中痛甚，便出脓血，肛门如刀割，此肠痈已经溃烂也。能食者生，不能食者死。虽然不能食之中，亦有非因火毒之炽而然者，又不可因其不能食而弃之也。大凡生此各种痈疮，俱以有胃气为佳，无胃气，毋论阴毒阳毒，多不可救。故治阴疽之病，断以扶胃气为第一法，而少加之败脓祛毒之药，则正气无伤，而火毒又散。今大肠痈破，而致饮食不思，则胃气已尽绝，大危之症也。不急补胃，惟治痈，必死之道也。方用**开胃救亡汤：**

人参一两 金银花二两 山药一两 生甘草三钱 薏仁一两 元参一两 白术一两 山羊血研末，一钱 水煎调服。一剂胃开，二剂脓少，三剂痛止，四剂全愈。

此方全去救胃，而败脓祛毒已在其中。妙在金银花虽治毒而仍滋阴之药，为疮家夺命之物，军乃至仁至勇之师，又得参、术以补助其力，即散毒尤神。山羊血止血消渴，且善通气，引诸药入痈中解散之，乃乡导之智者也。合而治之，则调合有人，抚绥有人，攻剿有人，安得不奏功如神乎。自然胃气大开，化精微而辅输于大肠也。倘胃气未伤，服之尤奏功如响，万勿疑畏不用此方，枉人性命耳。

699. 人有大肠生痈，小腹痛甚，淋漓不已，精神衰少，饮食无味，面色痿黄，四肢无力，自汗盗汗，夜不能卧，人以为火盛生痈也，谁知水衰不能润肠耳。夫大肠之所以〔1〕能传导者，全藉肾水之灌注。今因醉饱房劳，过伤精力，大泄其精，遂至火动而水涸，又加生冷并进，以致气血乖违，湿动痰生，肠胃痞塞，运化不通，气血凝滞而成痈也。然则生痈之先，本是肾水不足，痈溃之后，又复流其水，是因虚而益虚矣。若作火毒〔2〕治

---

〔1〕所以：原作“不”，据《青囊秘诀》何高民校考本改。

〔2〕火毒：原作“久毒”，据《青囊秘诀》何高民校考本改。

之，鲜不变为死症，必须大补其肾水，而并补其脾胃之气，则脾胃化精，生水更易，枯涸之肠一旦得滂沱之润，自然淹足，不必治痈而痈已化，气血足而肌肉生也。方用**六味地黄汤**加味治之。

熟地二两　山药八钱　牡丹皮六钱　山茱萸八钱　茯苓三钱　泽泻一钱　人参一两　黄芪五钱　麦冬一两　水煎。连服数剂，腹痛止而精神健，前症顿愈。

此方六味以补肾水，加人参、麦冬、黄芪以补脾胃之土，土旺而肺气自旺。肺与大肠为表里，且又为肾之母，自然子母相需，表里相顾，故奏功如神也。

小肠痈门三则

700. 人有腹痛口渴，左足屈而不伸，伸则痛甚，手按其痛处更不可忍，人以为肠中生痈也。然而肠中生痈不同，有大小肠之分，屈右足者大肠生痈，屈左足者小肠生痈也。今屈而不伸者，即在左足，是痈生于小肠而非生于大肠矣。惟是大肠之痈易治，小肠之痈难医，以大肠可泻，而小肠难泻也。虽然得其法又何不可泻哉。盖大肠可泻其火从糟粕而出，小肠可泻其火从溲溺而泄也。方用**泻毒至神汤：**

金银花三两　茯苓一两　薏仁一两　生甘草三钱　车前子三钱　刘寄奴三钱　泽泻三钱　肉桂一分　水煎服。一剂而水如注，二剂而痛顿减，三剂而症如失，不必四剂也。

此方俱利水之药，止一味金银花消毒之味，何以建功之神如此？盖小肠之毒必须内消，而内消之药，舍金银花，实无他药可代。以他药消毒皆能损伤正气，而小肠断不可损伤，故必须以金银花为君。但金银花不能入小肠之中，今同茯苓、薏仁、泽泻、车前子之类引入小肠，又加肉桂一分，得其气味引入膀胱，从溲溺而化。又恐火毒太盛，诸药不能迅逐，更加刘寄奴之速祛，甘草之缓调，刚柔迟速并行，既无留滞之虞，而复无峻烈之害，自然火毒殆尽膀胱小肠而出也。

701. 人有腹痛呼号不已，其痛却在左腹，按之痛不可忍，不许人按，医以为食积在大肠也，谁知是小肠之生痈耳。凡肠[1]痈必屈其足，而今不屈足，似非肠痈之病。然肠痈生于肠内者，必屈其足。在大肠[2]者，屈右足而不伸；在小肠，屈左足而不伸也。若痈生于肠外者，皆不屈足。痛在左则小肠生痈，痛在右则大肠生痈也。至食积燥屎之痛，时而痛，时而不痛。故痛在左，明是小肠之外生痈也。大小肠生痈于肠内尚可破溃，而大小肠生痈于肠外，断不可使之破溃者，以肠外无可出之路，皆必死之症也，而小肠更甚，必须急早治之。方用**内化丹**：

金银花四两　当归二两　车前子五钱　生甘草三钱　茯苓一两　薏仁一两　水煎服。

一剂而痛大减，二剂而痛又减，三剂而痛全止，四剂全愈。

此方即前方之变方也。但前方以利水之中，而行其败毒之法，此方于利水之中，补血以败毒之法也。盖痈破利水，则毒随水出，易于祛除；痈未破，不补血以利水，则水泄而血虚，难于消化。同中之异，不可不知也。然此方亦须急早治之则有益，否则痈虽愈而瘀血流于肠外，必有终身腹痛之病也。

702. 人有腹痛骤甚，小便流血，左足不能伸，人以为小肠生痈也，谁知是小肠之火太盛耳。夫小肠生痈，必屈左足，今左足不伸，明是生痈之证，而予独谓是火盛者何故？不知生痈必有其徵，未有一旦骤生而即流血者也。痈日久而脓生，脓欲尽而血出，岂有不溃不烂而先出血者。然左足之屈则又何也？盖小肠与大肠不同，小肠细而大肠宽，宽者可以容邪，而细者难以容邪，

〔1〕肠：原作“胁”，字之误，今改。
〔2〕肠：原作“胁”，字之误，今改。

此必然之理。小肠受火煎熬，则肠中逼迫，肠不能舒，而左足应之，故暂屈而不伸耳。但不可因足之不伸，即信是痈，而妄用解毒之药。然从何处辨之？因其初病之时，辨其小便之有血无血耳。初起痛而足屈，若小便无血，乃是生痈；初起痛而足屈，小便有血，乃是火痛，断不可差也。治之法泻其火邪，不必化毒而痛止足伸矣。方用**小柴胡汤**加味治之。

柴胡一钱　黄芩三钱　甘草一钱　茯苓五钱　人参二钱　半夏一钱

水煎服。一剂而足伸，二剂而血止，肠亦不痛矣。

小柴胡汤非治小肠之药也，何以用之而效验之捷如此。因小肠之火盛者，起于肝胆之郁也，木郁则火生，不敢犯心而犯小肠耳。夫火性炎上，今不上炎，反致下炽，拂其火性矣，此小肠所以受之而作疼痛也。至于流血于小便中者，又是何故？盖是小肠之血为火所逼，惟恐为火之烁干，故越出于小肠之外，直走膀胱，反使水[1]道不行而流血也。小柴胡汤既舒其肝胆之气，则火气上炎，其性既顺而不逆。又得茯苓以清消其水气，水流而血自归经，此方之所以奇耳。

无名肿毒门二则

703. 人有头面无端忽生小疮，痒甚，第二日头重如山，第三日面目青紫。世人多不识此症，此乃至危至急之病，苟不速救，数日之内必一身发青黑而死。若青不至心胸者，尚可救疗。因其人素服房中热药，热极便为毒也。凡人入房而久战不泄者，虽气主之，而实火主之也。气旺而非火济之，则不足以鼓动其兴趣，而博久战之欢。补气之药，断不能舍参、芪而求异味。世人贪欢者多，吝惜者亦复不少。用热药以助火，非多加人参，不足

[1] 水：原作“火”，字之误，今改。

以驾驭其猛烈之威。无如人参价高，力难多备，方士不得已迁就世人，乃少减人参，则功力自薄，及多加热药以壮其火，于是金石火煅之药纷然杂用，谓不如此，不足以助其命门之火也。夫命门之火，肾火也，非真阴之水不养，不同于脾胃之火可以外水解之也。且肾火既旺，则外势刚强，必多御女，一取快乐。偶尔纵欲，亦复何伤。无奈淫心无尽，愈战愈酣，火炽则水干，火沸则水涸，即不频泄其精水，亦不足以制火，而热毒有结于肠胃者矣。况战久则兴必深，未有不尽兴而大泄者。精泄过多，则火更旺，未免阳易举而再战。或归于前药之太少，更多服以助其势，孰知药益多而火益烈，战益频而水益竭乎。久之水涸火炎，阳虽易举而不能久战，未免有忍精缱绻之时，勉强而斗，精不化而变为毒，结于阴之部位而成痈，结于阳之部位而成毒。头上者，正阳之部位也，较生于阴之部位者更为可畏。非多用化毒之药，又安能起死为生哉。方用**回生至圣丹：**

生甘草五钱　金银花半斤　玄参三两　蒲公英三两　天花粉三钱　川芎一两　水煎服。一剂而头轻，青紫之色淡矣。再服二剂，青紫之色尽消而疮亦尽愈，不必三剂也。

此方化毒而不耗其气，败毒而不损其精，所以建功甚奇也。此毒原系水亏之极，而泻毒诸药无不有损于阴阳，惟金银花攻补兼妙，故必须此品为君。但少用则味单而力薄，多用则味重而力厚。又加玄参以去火，甘草以泻毒，蒲公英之清热，天花粉之消毒，川芎之散结，自然相助而奏效也。

704. 一无名肿毒，生于思虑不到之处，而其势凶恶，有生死之关，皆可以无名肿毒名之，不必分上中下也。前条止言头上，而在身之左右前后与手足四肢尚未言也。不知得其治法，无不可以通治。失其治法，则在上者不可以治中，在中者不可治下，在下者不可以治上中也。得其治法者若何？大约上中下之生无名肿毒者，多起于淫欲无度之人。又加之气恼忧郁，火乘其有隙之处，蕴藏结毒，故一发而不可救，所以无名肿毒尽是阴症，而绝无阳症也。然则治之法，宜用解阴毒之药矣。惟是解阴毒之药多半消铄真阴，因虚而结毒，复解毒而亏阴，安有济乎。故无名肿毒往往不救，乃是故也。余得异人之传，仍于补阴之中，以行其散郁之法，可佐之解毒之品，微助行经之味，是以多收其效。余不敢湮秘传之书而负万世之人也。方用：

玄参一斤　柴胡三钱　生甘草一两　三味煎汤十碗，为主。倘生于头面，加川芎二两、附子二钱，再煎汁取三碗，分作二日服完。未破者即消，已破者即生肌而自愈，不必二剂也。倘生于身中前后左右，加当归二两、甘菊花一两、附子三分，亦如前煎服。倘生于手足四肢，加白术二两、附子五分、茯苓一两，亦如前煎服，无不收功。

此方名**收黑虎汤**。言即至恶之人见黑虎亦未有不寒心者，是恶毒得之尽散也。玄参最善退浮游之火，得甘草之助，能解其迅速之威，得柴胡之辅，能舒其抑郁之气。且又有各引经之味，引至结毒之处，大为祛除。妙在用至一斤，则力量更大。又妙是补中去散，则解阴毒而不伤阴气，所以奏功更神。人勿惊其药料之重而不敢轻试，深负铎一片殷殷救世之怀也。若些小轻症与非阴症疮毒，俱不必用重剂，又不可不知耳。

对口痈门一则

705. 人有对口之后，忽生小疮，先痒后痛，随至溃烂，人以为至凶之痈也，然而痈生于对口者犹轻，而生于偏旁不胜对口者尤重。盖颈项之上，乃肾督之部位也。其地属阴，所生痈疽，多是阴疽而非阳痈也。阳疽必高突数寸，其色红肿发光，疼痛呼号；若阴痈则不然，色必黑黯，痛亦不甚，身体沉重，困倦欲卧，呻吟无力，其疮口必不突起，或现无数小疮口，以眩世人，不知从何处觅头。然而阴阳二毒，皆可内消，何可令其皮破肿溃而后治之乎。至于内消之法，正不须分辨阴阳，惟既破溃脓，阴阳不审而漫投药饵，则祸生顷刻。而内消之法，大约止消三味，名为**三星汤**：

金银花二两 蒲公英一两 生甘草三钱 水煎服。二剂即便全消。阳症已破者，仍以此方治之，不三服必脓尽肉生。若阴症大溃者，此方不可复投，改用**七圣汤**：

人参一两 生黄芪一两 当归一两 金银花二两 白术一两 生甘草三钱 肉桂一钱 水煎服。一剂而血止，二剂而肉生，三剂而口小，四剂而皮合，再服二剂全愈。

此方治各处痈毒凡低陷而不能收口者，无不神效，不止治对口之阴毒，善收功也。诚以阳症可以凉泻，而阴症必须温补故耳。

脑疽门一则

706. 世有生痈疽于头顶者，始名脑疽。若对口偏口，俱非真正脑疽也。此疽九死一生，然治之得法，俱可救也。大约生此疽者，皆肾火之沸腾也。盖脑为髓海，原通于肾，肾无火则髓不能化精，肾多火则髓亦不能化精。岂特不能化精，随火之升降，且化为毒以生痈疽矣。盖肾之化精，必得脑中之气以相化。若脑中无非肾火，势必气化为火，火性炎上，不及下降，即于脑中髓海自发其毒，较之脑气下流为毒者，其毒更甚。故往往有更变形容，改换声音，疮形紫黑，烦躁口干，随饮随渴，甚至脑骨俱腐，片片脱下，其狼狈之状，有不可以言语形容者，又将何以救之耶？此症须问其饮食如何，倘饮食知味，即可用药。方用**五圣汤**治之。

金银花半斤 玄参三两 黄芪四两 麦冬三两 人参二两 水煎

服。连服四剂，其痈疽渐愈。改用十全大补汤重四两，与之服四剂。又改为八味地黄汤恣其酣饮，可获全愈矣。

是此等治疗，亦九死一生之法。然舍吾法，实无有第二法矣。人生此疽，得于房术者俱多。兴阳涩精，都是丹石燥烈之品，或洗或嚼，或噙于口，或藏于脐，霸阻精道，久战不已，日积月累，真阴枯烁，髓竭火发，遂溃顶门，多致不救。人何苦博妇女之欢，丧千金之命，长号于夜台也。

囊痈门二则

707. 人有阴囊左右而生痈毒者，名曰便毒。生于囊之下，粪门谷道之前，名曰囊痈。三处相较，便毒易治，而囊痈最难疗也。以囊之下为悬痈，其皮肉与他处不同，盖他处皮肉或横生，或直生，俱易合口，而悬痈之处，横中有直，直中有横，一有损伤，不易收功。然治之有法，未尝难也。此等之痈，皆少年贪于酒色，或游花街而浪战，或入柳巷而角欢，忍精而斗，耐饥而交，或已泄而重提其气，或将败而再鼓其阳，或有毒之妇而轻于苟合，或生疮之妓而甘为精斗，往往多生此痈。所谓欲泄不泄，化为脓血是也，治之法必须大补其虚，而佐之化毒之味，以毒因虚而成，不治虚可得乎。方用**逐邪至神丹：**

金银花四两　蒲公英二两　人参一两　当归二两　生甘草一两　大黄五钱　天花粉二钱　水煎服。一剂毒消，二剂而全愈，溃者三剂可以收功矣。

此方用金银花四两，用蒲公英二两，佐之参、归、大黄之大料，未免过于霸气。然大虚之病，又用大黄祛逐，似乎非宜。谁知毒正盛，乘其初起之时，正未甚衰，大补泻火之为得乎。倘因循失治，或畏缩而不敢治，及至流脓出血，正气萧索，始用参、芪补气，往往有用至数斤而尚未能复元。何不早用于化毒之中，正又无伤而毒又易散哉。此因势利道之法，又不可不知也。

708. 人有饮烧酒入房，精不得泄，至夜半寒热烦渴，小便淋赤，痰涎涌盛，明日囊肿腹焮痛，又明日囊处悉腐，玉茎下面贴囊者亦腐，人以为酒毒也，谁知是肝火得酒毒湿而肆虐乎。夫酒何至作腐？盖火酒，大热之物也，人过饮火酒，多致醉死，死后往往身体腐烂。以火酒乃气，酒遇热自焚，人身脏腑原自有火，以火引火，安得不炎烧耶。饮火酒而入房，以鼓动精房之火，宜是命门之火而非肝火也。然而木能生火，肝属木，肝木生于相火，实理之常也。入房而借火酒之力，则火势必猛，火动无根，何能久乎？势必精欲外泄而火可解也。无奈精欲泄，而阻抑之火无可泄之路，火无可依，而火酒又无可解，于是火入于肝，将依母而自归也。惟相火，内火也，可附肝以为家，而酒火，外火也，反得木而焚体。囊与玉茎乃筋之会也，筋属肝，因入房而火聚于阴器之际，故火发而囊肿，囊肿极而茎亦腐。治法解酒毒而益补气补血之品，则湿热解而腐肉可长矣。方用**救腐汤：**

人参一两　当归一两　黄芪二两　白术一两　茯苓五钱　黄柏三钱　薏仁五钱　泽泻三钱　白芍一两　葛根三钱　炒黑栀子三钱　水煎服。四剂腐肉脱而新肉生，再服四剂，囊茎悉平复矣。

酒毒成于拂抑，平肝泄火，利湿解毒宜也。何以又用参、芪、归、术以大补其气血耶。大凡气血盛者，力能胜酒，纵酣饮而无碍。服火酒而腐，必成于火酒之毒，亦其气血之衰，力不能胜酒，所以两火相合，遂至焚身外腐。苟不急补其气血，则酒毒难消，而腐肉又何以速长哉。

臂痈门一则

709. 人有两臂之间忽然生疮而变成痈疽者，亦阴痈也。虽较头面、对口、肩背上少轻，然治不得法，亦能杀人。故须辨阴阳之治。大约痛者阳症，痒者阴症，不难于治也。如阳症用三星汤，一二剂便可立消。若阴症，三星汤又不可用，必须大补气血，而佐之消痰化毒之剂，始能奏功。不可谓手足非心腹之疾，不须补虚也。夫阴主静，而两手则至动者也，至动而生阴痈，则动变为静矣，反常之道也，可不畏乎。况动变为静，又趋阴之道也。阳趋于阴，非生近于死乎。欲阳返于阴则易，欲阴返于阳则难，谁谓两手之痈而可小视之哉。治法仍宜慎重，方用**消痈还阳丹：**

人参三钱　白术一两　生甘草三钱　天花粉三钱　生黄芪一两　金银花二两　肉桂一钱　当归五钱　乳香末一钱　水煎服。一剂而痒变为痛矣，二剂而痛如失，三剂而全消，不必四剂也。

此方与七圣汤相同，而意气各异。七圣治已溃者也，此方治未溃者也。已溃者以生肉为先，未溃者以护肌为主。所以七圣汤内无乳香、天花粉者，正以二味之中有拥卫之功耳。

乳痈门四则

710. 人有乳上生痈，先痛后肿，寻常发热[1]，变成疡痈。此症男妇皆有，而妇人居多。盖妇人生子，儿食乳时后偶尔贪睡，儿以口气吹之，使乳内之气闭塞不通，遂至生痛。此时即以解散之药治之，随手而愈。倘因循失治，而乳痈之症成矣。若男子则不然，乃阳明胃火炽盛，不上腾于口舌而中拥于乳房，乃生此病。故乳痈之症，阳病也，不比他痈有阴有阳，所以无容[2]分阴阳为治法，但当别先后为虚实耳。盖乳痈初起多实邪，久经溃烂为正虚也。虽然邪之有余，仍是正之不足，于补中散邪，亦万全之道，正不必分先宜攻而后宜补也。方用**和乳汤：**

---

〔1〕 寻常发热：《青囊秘诀》抄本作“寻发寒热”，义长。

〔2〕 无容：《青囊秘诀》抄本作“无庸”。“容”、“庸”二字通假。

贝母三钱　天花粉三钱　当归一两　蒲公英一两　生甘草二钱　穿山甲土炒，一片，为末　水煎服。一剂而乳房通，肿亦消矣，不必二剂。

此方用贝母、天花粉者，消胃中之壅痰也。痰壅而乳房之气不通，化其痰则胃火失其势。而后以蒲公英、穿山甲解其热毒，利其关窍，自然不攻而自散矣。又恐前药过于迅逐，加入当归、甘草补正和解，正既无伤而邪又退舍矣，此决不致火毒不行而变为乳岩之病也哉。

711. 人有先生乳痈，虽已收口，后因不慎房事，以致复行溃烂，变成乳岩，现成无数小疮口，如管非管，如漏非漏，竟成蜂窝之状，肉向外生，终年累月而不愈。服败毒之药，身愈狼狈，而疮口更加腐烂，人以为毒深结于乳房也，谁知气血之大亏乎。凡人乳房内肉外长，而筋束于乳头，故伤乳即伤筋也。此处生痈，原须急散，迟则有筋弛难长之虞。况又加泄精以损伤元气，安得不变非常乎。当时失精之后，即大用补精填髓之药，尚不至于如此之横。今既因虚而成岩，复见岩而败毒，不已虚而益虚乎。毋怪其愈败愈坏也。治法必须大补其气血，以生其精，不必再泄其毒，以其病原无毒之可泄耳。方用**化岩汤：**

人参一两　白术二两　黄芪一两　当归一两　忍冬藤一两　茜根二钱　白芥子二钱　茯苓三钱　水煎服。连服二剂，而生肉红润。再服二剂，脓尽痛止。又二剂，漏管重长。又二剂全愈。再二剂永不再发。

此方全去补气血，不去消毒，实为有见。虽忍冬藤乃消毒之药，其性亦补，况同入于补药中，彼亦纯于补矣。惟是失精变岩，似宜补精，乃不补精，而止补气血何也？盖精不可以速生，补精之功甚缓，不若补其气血，转易生精。且乳房属阳明之经，既生乳痈，未必阳明之经能多气多血矣。补其气血，则阳明之经旺，自然生液生精，以灌注于乳房，又何必复补其精，以牵制参、芪之功乎，此方中所以不用生精之味耳。

712. 人有左乳内忽大如桃，复又不痛，色亦不赤，身体发热，形渐瘦损，人以为痰气之郁结，孰知肝气之不舒。夫乳属阳明，乳肿宜责之阳明胃经，而谓之肝病者，盖阳明胃土最畏肝木之克，肝气不舒，而胃气亦不舒矣。盖胃见肝木之郁，惟恐肝旺来克，于是胃亦畏首畏尾，伏而不扬。况乳又近于两胁，而两胁正肝之部位也，与肝相远，尚退缩而不敢舒，与肝为怜，亦何敢恣肆而吐气哉。气不舒而肿满之形成，气不敢舒而畏惧之色现，不痛不赤，正显其畏惧也。治法不必治阳明之胃，但治肝而肿自消矣。方用**逍遥散**加味治之。

柴胡二钱　白芍五钱　当归三钱　陈皮五钱　甘草一钱　白术三钱　茯神三钱　人参一钱　川芎一钱　瓜蒌三钱　半夏三钱　水煎服。十剂而内消矣。去瓜蒌，再服十剂，不再发。

逍遥最解肝气之滞，肝气一解，而胃气自舒。况益之瓜蒌、半夏，专能治胸中之积痰，痰去而肿尤易消也。

713. 妇人产后，细小两乳又下垂过小腹，痛甚，以为乳痈，孰知胃血之燥也。夫胃为水谷之海，血之腑也。产后亡血过多，则胃中空虚，而饮食又不能遽进，即进饮食，而各脏腑取给于胃甚急，则胃气困矣。胃气困而胃血益燥矣，胃血益燥，无以解各脏腑之纷争。而子又索母之乳，内外取资，胃无以应。乳房者，胃之外廓也。乳头者，胃之门户也。胃苦内之纷争，欲避出于外而不可得，而外又不免于儿口之吮咂，细小下垂以至于腹，有逃遁难藏，入地无门之状。此倒悬切肤之痛，至危之病也。治法急救其胃气，而益之补血之味，则胃气生而胃不燥，内足以分给于脏腑，又何至外痛而倒悬哉。方用**解悬汤**治之。

人参二两　当归四两　川芎二两　荆芥三钱　益母草三两　麦冬一两　炮姜一钱　水煎服。四剂而乳头收，再四剂全愈。

此方人参生胃气于无何有之乡，用当归、川芎于乘危至急之地。用荆芥、益母草分解各脏腑以归其经络。用麦冬、炮姜者，因阳明胃火之燥，未免火动而炎烧，产后不便大用寒凉，故用麦冬微凉之品，少解其火势之烈也。

肚痈门一则

714. 人有生痈于小腹间，断无阳毒之症，以其地属阴之部位也。阴生阴毒，似乎至重，然而纯阴无阳，一用阳药立可成功。无奈世人一见肚腹生痈，多用阴药以消毒，反致成难救之病，为可悯也。然予所谓阳药者，非散火祛风之药，乃补气温火之味耳。盖阴地结成阴毒者，乃寒虚之故。寒因虚而不行，毒因寒而郁结，用热药以祛寒，自能解寒而散毒也。方用**辟寒救腹丹**：

白术三两 茯苓三钱 肉桂三钱 金银花三两 附子一钱 当归二两 蛇床子五钱 水煎服。一剂而内消矣。倘已溃者，三剂而脓尽肉生矣。四剂亦必全愈。

此方用白术为君者，以白术专利腰脐之气也。腰脐之气利，则下腹之部位尽利矣。而后以金银花、蛇床子祛其毒气，则毒气易消。然恐寒极不能直入，故又加附、桂斩关突围而进也。惟是桂、附、术、床俱是一派干燥之物，邪虽祛除，未免耗血，故用当归阳中之阴，少制其横，则阴寒渐散，而又无阳旺之虞。所以既能奏功，才免后患也。

多骨痈门一则

715. 人有大腿旁边，长强穴间，忽然疼痛高肿，变成痈疽之毒，久则肉中生骨，以铁镊取出，已而又生，世人以为多骨痈也，孰知湿热毒之所化耳。夫多骨痈之生，因人食生果湿热所成者也。治之早，服一二剂便可解散。无如因循失治与治不得法者，遂至湿壅而添热，热盛而化骨，日久迁延，卧床而不能起也。说者谓初起之时未尝有骨，可以内散，既生骨之后，必须烂骨外取，未可全望其解散也。而孰知不然，盖多骨之症无形之所化，非肉中真生骨也，乃似骨而非骨耳。真骨难化，似骨又何难化之有。治之法利其湿，清其热，而主之补气补血之药，不必消骨而骨自消矣。方用**五神汤：**

茯苓一两　车前子一两　金银花三两　牛膝五钱　紫花地丁一两

水煎服。一剂轻，二剂又轻，三剂而骨消矣，四剂而疮口平，五剂全愈。

此方用茯苓、车前以利水，紫花地丁以清热，又用金银花、牛膝补中散毒，安得不奏功哉。

恶疽门一则

716. 人有四肢之间，或头面之上，忽然生疽，头黑皮紫，疼痛异常，此阳症之毒也，治不得法，亦能杀人。盖阳症之毒，其势甚骤，不亟用散毒之药，则养成大横，蔓延难收，小毒变成大毒。然而疽与痈实有不同，痈溃于内，疽肿于外也；溃于内，难于外治，肿于外，易于内消。虽痈疽之毒尽由内而外发，无不可治内而外愈，而疽病尤宜内治也。方用**消疽散：**

生地三钱　连翘三钱　忍冬藤一两　白芷三钱　夏枯草一两　地榆三钱　天花粉三钱　生甘草二钱　当归一两　水煎服。未溃，二剂则消。已溃，四剂全愈。

此方通治恶疽之方。凡生疽者，以此方投之，无不神效。盖补血散毒，则血活而毒难留，凉血清火，则血寒而火易散。疽多阳症，所以治无不宜也。

疔疮门一则

717. 人有生疔疮者，一时疼痛非常，亦阳毒也，但初生时，人最难辩。世人以生黄豆病人嚼，不知辛生之味，便是疔疮，以此辨之不错。其疮头必发黄泡，中或现紫黑之色，更须细看泡中，必有红白一线通出于泡外。大约疔生足上，红线由足而入脐；疔生手上，红线由手而入心；疔生疮面，红线由唇面而至喉。如见此红线之丝，在其红线尽处，用针刺出毒血，则免毒攻心。若现白线之丝，则不必刺也。治法总以消毒泻火为主。世人戒用官料之药，此不知医之语，毒非药安除哉。方用**拔疔散：**

紫花地丁一两　甘菊花一两　水煎服。一剂而红线除，二剂而疔疮散，三剂全愈，又何必外治挑开疔头之多事哉。若已溃烂，亦用此方，但加当归治之，必须二两，亦不必四剂，毒尽而肉生也。

杨梅疮门五则

718. 凡好嫖者，恋垆酣战，自觉马口间如针戳之痛，此毒气已起也。未几而生鱼口矣，未几而生疳疮矣，又未几而遍身生疮矣，黄脓泛滥，臭腐不堪。世人皆以为毒盛，多用败毒之药，孰知日败毒而毒愈盛，疮愈多而不易愈。往往有腐烂者，日用败毒之剂，其疮不能收口。须知此症于泄精之时，泄精则元气亏损，故毒乘虚而入。若元气大旺，毒难深入，即有传染，不过轻微之毒，可一泄而愈。今遍身无非毒疮，明是大虚而毒深中也，不补虚以泻毒，乌能奏功乎。倘止服败毒之药，无异于以石投水矣。方用**二生汤：**

生黄芪三两　土茯苓三两　生甘草三钱　水煎服。连服四剂而疮渐红活，再服四剂而尽干燥，又服四剂全愈。

此方之妙，全不去解毒，止用黄芪以补气，气旺而邪自难留，得生甘草之化毒，得土茯苓之引毒，毒去而正自无亏，气生而血又能养，此治法之巧，而无如世人之未识也，可胜叹息云。

719. 人有龟头忽生疳疮，服败毒之药，毒尽从大小便出。倘大肠燥结，则败毒之药不能径走大肠，势必尽趋小便，而小便口细，毒难罄泄，于是毒不留于肠中而反单结于外势。毒盛必发，安能不腐烂哉，往往龟头烂落，连龟身亦烂尽矣。世人多以外药敷之，虽外药亦不可少。然不先消其火毒，而遽用外药以止遏，不啻如石之厌卵也，故必先用汤治之。方名**散毒神丹**：

黄柏三钱　茯苓一两　生甘草三钱　炒栀子三钱　肉桂一钱　水煎服。连服四剂，则火毒自从小便而出，疼痛少止。然后用**生势丹**敷之。

炒黄柏三两　儿茶一两　冰片三分　生甘草一两　大黄三钱　乳香一钱　没药一钱　麝香三钱　丹砂一钱，不煅　各为绝细末，和匀渗之，渗上即止痛，逢湿即渗末，不数日脓尽血干，肉筋再长，一月全愈，但不能再长龟头也。愈后须补气血，用十全大补汤，连服一月或两月，则外势仍能伸缩，尚可种子。否则多服败毒之药，又用泄火之剂，无论命门寒冷，而外势亦且冰冷，安得阳和之骤复哉。此先后治法之各异，实有次序也。

720. 人有疳疮初发，鱼口将生，苟不急治，必遍身生疮，迁延岁月，腐烂身体，多不可救，故必须早治为妙。然早治之法，世人多以五虎散败毒，虽毒亦能往下泄，而损伤元气正不少也，未为得法。设或败毒之药少减，又恐有留毒之患，亦未为治法之妙。盖毒气之入，因元气之虚也。因虚而感毒，又败毒而重虚，毋论毒尽不泄，已犯虚虚之戒，况只败毒，毒更难散也。治之法宜于补中攻泄，则毒既尽出而正又无亏。方用**早夺汤**：

人参一两　生黄芪一两　茯苓一两　当归一两　远志三钱　生甘

草三钱　金银花一两　大黄一两　石膏一两　柴胡二钱　白术一两　天花粉三钱　水煎服。一剂而大泻恶物，臭秽不堪，急掘土埋之。再服二剂，而臭物恶秽无留于肠胃矣。后可减去大黄、石膏，加土茯苓二两，同前药再煎服四剂，则一身上下与头面之间，必有隐隐疮形现于皮肤之内。再服二剂，疮影亦渐消矣。再二剂，永不生矣。

此方用大黄以泄毒，用石膏以清毒，用甘草、金银花以化毒，用柴胡、天花粉以散毒，非多助之以大补气血之药，妙在用参、芪、归、术之类自获全胜。此等之方，余实亲视而亲验者也。倘病人阴虚阳燥，方中可加熟地数两，或加玄参一两亦可，余品不可乱加也。

721. 人有遍身生杨梅之疮，因误服轻粉，一时收敛，以图目前遮饰，岂知藏毒于内，必至外溃，未几而毒发于鼻，自觉一股臭气冲鼻而出，第二日鼻色变黑，不闻香臭矣。此等症见，断须急治，否则鼻柱自倾，一至腐烂，便不可救。虽急治而用些小之剂，亦正无益，毒气已盛，非杯水可济也。况杨梅结毒，不结于他处，而结于鼻中，其毒更胜，此毒不在他脏而在肺经也。肺气，清气也。毒气非清气可比，毒气在肺，则清气尽为毒气矣。肺气出于鼻而藏于肾，肾感毒气移之于肺，以散于皮肤，则毒气可以外出。今用轻粉收敛，则毒发皮肤者尽还肺中，肺又归还于肾，而肾不受，乃上冲于鼻，而鼻孔细小，安得遽泄，自然毒气尽结于鼻，而鼻乃独受其祸矣。治法必须多药以解其毒，以肺经不能直治，必隔一隔二以治之也。方用**护鼻散：**

玄参三两　麦冬二两　生甘草一两　生丹砂末，三钱　桔梗五钱　金银花三两　天花粉三钱　水煎，调丹砂末服。一剂而鼻知香臭矣。连服四剂，鼻黑之色去，不必忧鼻梁之烂落矣。更用**全鼻散：**

玄参一两　生甘草三钱　金银花一两　当归一两　麦冬五钱　人参三钱　生丹砂一钱　水煎服。十剂而一身之毒尽出，可保无虞。

前方过于勇猛，所以救其急。后方近于和平，所以补其虚，而丹砂前后皆用者，以轻粉之毒，非丹砂不能去。轻粉乃水银所烧，而丹砂乃水银之母，子见母，自然相逢不肯相离，丹砂出而轻粉亦出，此世人之所未知耳。倘鼻柱已倾，肉腐不堪，将前护鼻散救之，虽鼻不重长，而性命可援，亦不致死亡也。

722. 人有生杨梅疮，遍体皆烂，疼痛非常，人以为毒气之在皮肤也，谁知是血虚而毒结于皮肤耳。夫杨梅之疮，发于骨髓之中，毒在骨难于医疗，毒在皮肤，似易于施治矣。然毒未出于皮肤，其毒蕴藏，泻骨中之毒，可从下而外泄。毒已出于皮肤，其毒开张，敛肌中之毒，不可由表而入。攻得其法则易泄散，未得其法则转横也。故治之法补其血，泻其毒，引之而尽从小便而出，始得其治法耳。方用**二苓化毒汤：**

白茯苓一两　土茯苓二两　金银花二两　当归一两　紫草三钱　生甘草二钱　水酒各半煎服。十剂全愈，并无回毒也。

此方视之平淡无奇，而实有异功者，补以泻之也。杨梅本生于肾之虚，肾虚则血虚矣。不补虚以治疮，反泻毒以耗血，此世人治梅疮所以多不效。

附：梅昆璧治杨梅疮水药方

金银花　防风　归尾　紫花地丁　川萆薢　川牛膝　甘草稍　金蝉蜕　羌活　威灵仙　连翘　赤芍　白鲜皮　何首乌以上各一钱　土茯苓一两

疮在头上，加荆芥、白芷各八分。疮在下部，加木瓜、木通各五分。疮在头上下部，荆芥、白芷、木瓜、木通并用。

上水煎服十剂，日服一剂。先将鲜猪肉淡煮汤，服药后即以淡肉汤一碗压之，令泻下恶物，每出大便，即在空地上挖一土坑，泻入坑内，即将泥土掩盖好，恐其毒气传人，为害非浅。

腰疽门一则

723. 人有腰眼之间，忽长疽毒，疼痛呼号，似乎阳症，然腰肾乃至阴之地，未可作阳疽治之。若竟作阳症治，大不宜也。此症虽本于过忍其精，欲泄不泄以成斯毒，似乎纯是阴分之过，但腰间虽不远于内肾，火发而毒成，则阴中有阳，未可纯以阴症治之，必须合阴阳并治之，化其毒则毒去如扫。倘不补阴而竟治其毒，则肾气愈伤而毒难速化。即补阴而不补阳，则阴无阳不生，毒且深藏于肾宫而不得外泄矣。方用**两治散**：

白术一两　杜仲一两　当归一两　金银花三两　防己一钱　豨莶草三钱　水煎服。一剂而痛轻，二剂而痛止，三剂全愈。

此方用术、杜仲以利其腰脐，气通而毒自难结也，又得金银花、当归之类补中有散，而防己、豨莶直入肾宫，以祛其湿热之毒。阴阳无偏胜之虞，邪正有解分之妙，自然一二剂成功，非漫然侥幸也。

擎疽门一则

724. 人有手心之中，忽然红肿高突，变成一疽，疼痛非常，昼夜无间，世人所谓擎疽也。人生此疽，多因冤家债主相寻。内外治疗，往往不能收功，有流血而至死者，似乎不必治也。然而有病无方，又安见吾道之大乎。苟肯忏悔于临时，怨艾于将死，安在不可救乎。况此疽之生，虽是冤孽，亦因病人有火热之毒，乘机而窃发也。故消其火热之毒，何不可奏功耶。惟是火热非起于一朝，而解毒难凭于小剂。盖毒成于热，而热起于火，火之有余，终是水之不足，不大料以滋水，惟小剂以灭火，安得取胜乎。治法必须大用补水之剂，而少佐解毒之味，则擎疽自愈矣。

方用**释擎汤**：

玄参二两　生地一两　金银花二两　当归一两　紫花地丁五钱　贝母二钱　水煎服。一剂而痛轻，二剂而痛止。已溃者再服四剂，未溃者再服一剂，无不全愈。愈后仍须忏悔，则无后患。苟迁善不诚，改过不勇，未必不变生他病，非此方之过也。若论此方，滋水以治火，补正以解毒。自居于无过之地，又何拟议哉。

脚疽门二则

725. 人之脚指头忽先发痒，已而作痛，指甲现黑色，第二日脚指俱黑，三日连足面俱黑，黑至脚上胫骨即死，此乃无名肿毒。得之多服春药，是火热之毒，非脚疽可比。若脚疽，止黑在脚指而不黑至脚面也。然脚疽最凶，虽不如无名肿毒之横，而速杀人则一也。盖脚为四余之末，宜毒之所不到，何以及凶恶至此？正以毒所不到之处，而毒聚不散，反出于指甲之间，则毒盛非常，而治之转不可轻视。然则用泄毒之药顺治之可矣，而孰知不然。凡人身之气盛，则周流于上下，毒断不聚于一处。惟气血大亏，不能遍行夫经络，而火毒恶邪乃固结于骨节之际。脚疽之生，正气血之亏，不能周到之故。然则乌可单泄毒以重伤其气血乎。治法必须大补气血而加之泄毒之味，则全胜之道也。方用**顾步汤**：

牛膝一两　金钗石斛一两　人参三钱　黄芪一两　当归一两　金银花三两　水煎服。一剂而黑色解，二剂而疼痛止，三剂全愈。若已溃烂，多服数剂，无不愈也。

此方用金银花以解毒，非用牛膝、石斛则不能直达于足指，非用人参、归、芪亦不能气血流通以散毒也。故用此方治脚疽多效。即是无名肿毒，用此方治之亦可得生。世医有用刀去脚指，亦是治法。然不若用此方，于补中败毒，起死为生，既无痛楚之伤，又有全活之妙也。

726. 人有脚腿之上，忽然肿起一块，其色如常，复又不痛，人以为痈疽也，孰知是气虚之故乎。夫痈成于肿，未有肿而不变为痈者，予独谓气虚而非痈，人谁信之。嗟乎！气所以行血者也，气行则血行，气血两行，总[1]有邪气，断难成肿。邪气之盛，由于气血之衰，其肿为痈，每每作痛，而色必变为红赤也。今既不痛，而色又不变，是有肿之名而无肿之实，全是气虚而无以养，非邪盛而气不能制也。治法止补气以扶正，不须化毒以祛邪。方用**补中益气汤**：

人参五钱 白术一两 生黄芪一两 当归五钱 柴胡一钱 升麻五钱 陈皮一钱 生甘草二钱 半夏二钱 茯苓三钱 水煎服。十剂而肿自消。

补中益气汤补气之圣药，非消毒之神剂，何以用之而肿消耶。盖真气夺则虚，邪气盛则实。真气既虚，邪气益盛，不用补气之药，气何以行而肿何以化耶。补中益气汤善能补气，所以即能消肿也。况又益以化痰去湿之品乎，故更易收功耳。

鬓疽门一则

727. 人有两鬓之中忽然生疽，红肿高突数寸，头面眼鼻俱浮，其状不堪，异乎平常相貌，此阳毒也。盖两鬓近于太阳，乃阳之位也，阴气不能到此部位，故两鬓生疽，当作阳症治之。然是阳症，往往有变为阴症者，所以阳药中必加入阴分之药，以预防其害。若已溃破腐，更须阴药多于阳药，消息而善治之也。今有一方，名曰**理鬓汤**，治未溃已溃，未烂已烂，无不收功。方用：

金银花三两 白芷二钱 川芎一两 当归一两 夏枯草三钱 水

[1] 总：通“纵”。即使、纵然之意。

煎服。未溃者二剂即消，已溃者四剂全愈。

此方用金银花、夏枯草以解火毒，用白芷、川芎以引入两鬓太阳之间，则金银花、夏枯草更得施其祛逐之功。又妙在当归之补气血，阴阳双益，正足而邪自难变，安得不速愈哉。

唇疔门一则

728. 人之唇上生疔疮者，或在口角之旁，或在上下唇之际，不必论其大小，大约皆脾胃之火毒也。最宜速散，否则毒气炽炎，必且艰于饮食，往往有腐烂而死者。疔疮毒愈小而愈横也。治法宜急泄其火毒，而又不可损伤脾胃之气，则毒不难散矣。方用**救唇汤**：

紫花地丁一两　金银花一两　白果二十个　桔梗三钱　生甘草三钱　知母一钱　水煎服。一剂而疼痛止，二剂疮口消，三剂全愈。若已腐烂者，五剂自然奏功。

此方治头面上之疔疮，俱可获效，而治口唇之疔，更能神验。此方有白果、桔梗善走唇口，引金银花、紫花地丁至于生疮之处，一概尽去其毒也。

瘰疬门二则

729. 人有生痰块于颈项，坚硬如石，久则变成瘰疬，流脓流血，一块未消，一块复长，未几又溃，或耳下，或缺盆，或肩上下，有流出患走之状，故名鼠疮，又名串疮，言其如鼠之能穿也。世人谓其食鼠窃余物，以成此症，而不尽然也。盖瘰疬之症，多起于痰，而痰块之生，多起于郁，未有不郁而能生痰，未有无痰而能成瘰疬者也。故治瘰疬之法，必须以开郁为主。然郁久则气血必耗，况流脓流血，则气血更亏，徒消其痰，不解其郁，但开其郁，而不化痰，皆虚其虚也，不能奏功。方用**消串丹**：

白芍一两 白术一两 柴胡二钱 天花粉三钱 茯苓五钱 陈皮一钱 附子一片 甘草一钱 蒲公英三钱 紫贝天葵五钱 水煎服。连服八剂而痰块渐消，再服十剂而瘰疬尽化，再服一月全愈。愈后可服六君子汤，以为善后之计，断不再发。

此方妙在蒲公英与紫贝天葵为消串之神药，然非佐之以白芍、柴胡则肝木不平，非补之以白术、茯苓则脾胃之土不健，何以胜攻痰破块之烈哉。惟有攻有补，则调济咸宜。得附子之力，以引群药直捣中坚，所以能愈宿疾沉疴于旦夕耳。

730. 人有久生瘰疬，两颈之间尽多溃烂，胸膈之上无非痰块，已有头破欲腐者，遂至身体发热发寒，肌肉消瘦，饮食少思，盗汗自汗，惊悸恍惚，此等症原系难医，然治之有法，尚可救也。大约瘰疬初起，宜解郁为先，而佐之补虚，以消其毒。倘执寻常治法，以祛痰败毒为事，鲜不速死。方用**转败丹**：

人参二两 柴胡二钱 白芍三钱 金银花三两 当归二两 半夏五钱 白术一两 生甘草三钱 水煎服。四剂而胸间之痰块尽消，再服四剂而颈上溃烂亦愈。将前方减半，再服十剂，疮口悉平，不再发也。

此方补多于消，而开郁寓于中，化痰存其内。世人从未有知此法者，但一味攻毒，所以愈攻而愈坏也。曷不以此方试之哉，杀运无穷，神力难信，世见此等治法，无不惊走辟易。否则，且有刺讥讪笑，摘吾方之过奇，谓大言不惭，何可为训。孰知却是祛病之仙，夺命之异药哉。予不胜掩卷而三叹也。

痔漏门四则

731. 人有肛门内外四旁，忽然生长红瘰，先痒后疼，后成为痔，日久不愈，此症皆湿热所成也。而得之故，纵饮者为多。江南人常生此症，因地气之湿热，又加酒热之毒，所以结于肛门边不能遽化。夫肛门通于大肠，凡有湿热亦随大便出，何以积而成痔？以湿热在大肠不能久留，势必尽趋于肛门，而肛门为大肠锁钥，未免有关闭防范之意，不容湿热直出于门外，蓄积久湿热毒，肛门独受之矣。有毒必然外形，不生痔于肛门之内，必生痔于肛门之外，虽内外似乎少殊，而作楚则一也。然治之法，乌能舍湿热而他求乎。惟是肛门去脾胃甚远，化湿热之毒不能不假道于脾胃，肛门未必受益而脾胃先损，所以无成功耳。故用药必须无损于脾胃，而有利于肛门者，治之始克奏功。方用**益后汤**：

茯苓一两　白芍一两　地榆三钱　穿山甲一片，土炒，为末　山药一两　薏仁一两　水煎。连服四剂而肛门宽快，又四剂内外之痔尽消，再将前方每味加增十倍，修合丸散，以蜜为丸。每日未饮之先滚水送下五钱。服一料自然全愈，一再发也。

此方利水去湿热，既无伤脾胃，复有益肛门，盖两得之也。

732. 人有肛门边先生小疖，每因不慎酒色，遂至腐烂变成痔漏疮，不能收口，后长生肉管，每岁一管，流脓淌血，甚至为苦。世人治法，多用刀针挂线，徒受苦楚，而内毒未除，外口难长，经年累月，难以奏功。岂果漏疮而终不可治乎，抑酒色之戒不严，而治之不得其法。盖肛门之肉，不比他处之肉，而肛门之皮，亦不比他处之皮。他处之皮肉，非横生则纵生也。惟肛门之皮肉，有纵有横，最难生合。况大便不时出入，又加以刀针挂线，切勿轻用。惟消其湿热之毒，内治为佳。然而漏生既久，毋论漏不可止，而气血反伤，终难奏效也。方用补中用消，则何漏之不可痊哉。方用**青龟丸**：

乌龟一个　茯苓五两　薏仁六钱　羊蹄后爪四副　穿山甲五钱，俱用土炒　人参二两　青苔干者，一个　黄芪八两　瓦松二条，阴干，不可火焙　白芷一两　槐米一两　各为细末。将龟用石臼捣死，以药末拌之，饭锅内蒸熟，将龟肉与甲火焙干，为末，同前药用蜜为丸。每日服三钱，服至一月而漏疮干，服至二月漏疮满，服完全愈，不再发。但服药时务必独宿，戒酒色三月。倘服药时不断酒色，不能奏功，不可不慎。

此方治漏实有神效，非世上大概之方。况虽去湿而复不散气，虽败毒而又不损血，补破于无形，填隙于有孔。我愿人敬服此方，坚守三月之戒，以去十年之病也。

733. 人有大便时先射血几许，而始溺粪者，人以为便血病也，谁知肛门暗生血痔乎。夫痔久必变为漏，宜流脓血。不知受病不同，而见症亦异。此等之症，多得之饮烧酒过多，热走于直肠而不得遽泄，乃结成小痔不化，久则皮破而血出。此血乃外出于直肠之外，而非出于直肠之中，乃膀胱之血也。夫膀胱化气而不化血，酒毒渗入膀胱，将酒气化水出于阴器，而酒毒烁血不能从阴器而出，势不得不趋大肠肛门而出矣。无奈门径各别，户口牢关，无可出路，而酒毒结于直肠之外，毒向内攻，而直肠之痔生矣。痔生必破，乘隙而膀胱之血注之，久且以血引血，不独膀胱之血尽归之也，乘大便之开关，血先夺门而出，故先大便而出射，正见其欲出之速耳。治之法似宜急填其隙，使血出之无路为第一策。然私窦既开，漏卮易泄，不亟清其上游之源，而但截其下流之隙，非计之善也。方用**清源散：**

黄连三钱　茯苓五钱　白芍五钱　葛根二钱　白芷三分　槐花三钱　地榆三钱　人参三钱　穿山甲土炒，为末，一钱　白术五钱　车前子二钱　三七根末三钱　水煎，调末。服三剂，血较前更多，三剂后减去黄连，再用三剂，血止而痔愈矣。愈后必务断酒，终身不可服也。若女色止忌三月，永不再发。倘不能禁，不必为之治疗，必先说过而后医也。

此方妙在用黄连之多，以解酒热之毒，所谓先清其源也。上游无病而下流自然安闲，况诸药又分配得宜。无非去湿化热之味，堵截之方，又何能加于此哉。

734. 人有胸间生疮，因不慎酒色，遂成漏窍，长流血液，久则神形困惫，腰痛难伸，行同伛偻，人以为心漏也，孰知是肾虚而成漏乎。夫心肾本相通也，心之气必得肾之气以相生，肾之气必得心之气以相闭，心漏之成于肾气之泄也。欲心漏之愈，安得不急治其肾气之衰乎。然而治肾而心之气不闭，则补肾与不补同，盖有出气而无止气耳。或谓凡漏疮多成于湿热，但补肾而不闭心之窍，则漏不能愈，闭心之窍而不去其湿热，而但治其心肾，恐漏亦不能愈也。然漏亦不同也，漏在他处者，可泄其湿热，而漏在胸间者，不可泄其湿热。盖心漏成于肾虚，肾虚则寒，而非热也。肾虚者，肾水虚而非邪水盛也。治之法，补其真阴而邪水自消，温其肾寒而湿热自退。方用**温肾丹：**

鹿茸二个　附子二个　青盐二两　人参二两　瓦葱二枝　红枣四两

各为末，红枣煮熟，捣为丸。每日空心酒下三十丸。服半月而腰痛减，服月余而心漏愈矣。

此方之奇，全在鹿茸，既能益肾中之水火，而更能补心中之缺陷。又加之附子之辛热，则无经不达，引鹿茸直入于心肾，以填补其空窍。如青盐者，咸以耐坚也。盖漏疮必多窍孔，故流血亦多，血得盐止而不流也。瓦葱者，消湿热于无形，虽心漏非湿热之病，然未免少有留存，则孔窍难塞，故兼用以防其变。诚恐气虚不能化，更益以人参生气于心肾之间，助茸、附之力通达于上下，尤易成功也。

顽疮门二则

735. 人有久生恶疮，或在手足，或在胸背，或在头面，终年经岁而不愈，臭腐不堪，百药罔效，外药敷之不应，内药服之无功，世人故谓之顽疮。然疮虽顽，治之当如何？盖人身气血和，断不生疮疖，间或生之，亦旬日而愈。其不和者，或因湿浸，或因热盛，或因湿热寒邪之交至，遂至气结而不宣，血滞而不散，结于皮而皮生疮，结于肉而肉生疮。久则脓血不净，因而生虫。人以为虫也，又用杀虫之药，而反伤其皮肉，则气血愈虚，力难兼到，弃皮肉于膜外而不顾，则疮成为冥顽不灵之患矣。故治疮皆以行气活血为主，而虫与毒不必计也。然而血不易活，气不易行，非补气补血不可。盖气得补而气自行于周身，血得补而血自活于遍体也。方用**救顽汤**：

当归一两　黄芪一两　白术一两　生甘草三钱　熟地一两　山茱萸五钱　麦冬一两　柴胡一两　茯苓五钱　半夏二钱　防风一钱　连翘一钱　附子一片　水煎服。连服二剂，而疮口必然发肿，断不可惧。从前无效，今服药发肿，乃药助气血与疮相战也，乃速愈之机。再服二剂，不痛而痒矣。再服二剂，痒止而肉生矣。再服二剂，结靥而愈。再服二剂，不再发。

此方单去活血行气，得补之力也。气行血活，虫将安寄？故不必杀虫而顽疮自尽愈矣。

736. 人有内股生疮，敛如豆许，翻出肉一块，宛如菌状，人以为虫蚀外翻也，孰知是肝经风热血燥之故乎。夫肝热则生风，此风乃内风而非外风也。外风清凉而内风蕴热，故外风宜散而内风宜清。然但清其风而不补其血，则热不可解，而风不可舒也。必须养血之中而益之清热之味，则燥不能燥，热退而风自静矣。方用**清风汤**：

白芍一两　人参五钱　当归五钱　白术三钱　炒栀子三钱　甘草一钱　川芎二钱　丹皮三钱　沙参三钱　柴胡一钱　天花粉三钱　连翘一钱　水煎服。一连数剂，疮口自敛。

此方滋血以养肝，非消肉以化毒。然何以疮敛而愈也？盖疮成于肝木之旺，平肝而血无过燥之虞，自然风散而热无炎烧之祸也。苟不平肝而内用降火之品，外用追蚀之法，则蚀而又翻，翻而又蚀，其肉益大，而气愈虚，变出非常，正难救援耳。

接骨门二则

737. 人有跌伤骨折，必须杉木或杉板将已折之骨凑合端正，用绳缚住，不可偏邪歪曲，紧紧又用布扎，无使动摇，万不可因呼号疼痛，心软而少致变动轻松，反为害事。收拾停当，然后用内服之药。苟或皮破血出，尤须用外治之药也。但骨内折，而外边之皮不伤，正不必用外治之药，然内外夹攻，未尝不更佳耳。内治之法，必须以活血去瘀为先，血不活则瘀不能去，瘀不去则骨不能接也。方用**续骨神丹：**

当归二两　大黄五钱　生地一两　败龟板一两，为末　丹皮三钱　续断三钱　牛膝二钱　乳香末　没药末各二钱　桃仁三十个　羊踯躅一钱　红花二钱　白芍一两　水煎服。二剂而瘀血散，新血长，骨即长合矣。再服二剂，去大黄，又服四剂则全愈矣。外治之法，必须用膏药而加之末药，渗于伤处为妙。膏名**全体神膏：**

当归二两　生地二两　续断一两　牛膝一两　甘草五钱　地榆一两　茜草一两　小蓟一两　木瓜一两　杏仁三钱　人参一两　皂角二钱　川芎一两　刘寄奴一两　桑木枝四两　红花二两　白术一两　黄芪一两　柴胡三钱　荆芥三钱　用麻油三斤，熬数沸，用麻布沥去渣，再煎，滴水成珠，加入黄丹末，水漂过一斤四两，收为膏，不可太老。再用乳香三钱，没药三钱，自然铜醋浸烧七次，三钱，花蕊石三钱，麒麟竭五钱，白蜡一两，海螵蛸三钱，为细末，乘膏药未冷时投入膏中，用桑木棍搅匀取起，以瓦器盛之。临时以煨摊膏，大约膏须重一两。既摊膏药，再入细药，名为**胜金丹：**

麝香三钱　血竭三两　古石灰二两　海螵蛸一两　自然铜末如前制，一钱　乳香一两　没药一两　花蕊石三钱　冰片一钱　樟脑一两　土狗子十个　地虱干者，一钱　土鳖干者，一钱　人参一两　象皮三钱

琥珀一钱 儿茶一两 紫石英二两 三七根末一两 木耳炭一两 生甘草末五钱

和匀，以罐盛之。每膏药一个，用胜金丹末三钱，渗在膏药上贴之。大约接骨不须二个也，重则用膏药二个。此膏此末皆绝奇绝异之药，倘骨未损伤，只消贴一张即痊，不必加入胜金丹末药也。

三方内外治法皆有不可形容之妙，内外同治，旦夕即能奏功。世传得此三方，可无忧折伤之不可救也。

738. 人有从高而下坠于平地，昏死不苏，人以为恶血奔心也，孰知是气为血壅乎。夫跌仆之伤，多是瘀血之攻心，然而跌仆出于不意，未必心之动也。惟从高下坠者，失足之时，心必惊悸，自知坠地必死，是先挟死之心，不比一蹶而伤者，心不及动也。故气血错乱，每每昏绝而不可救。治之法，驱其瘀血而必佐之苏气之品，而血易散，而气易开。倘徒攻瘀血，则气闭不宣，究何益乎。方用**苏气汤**：

乳香末一钱 没药末一钱 苏叶三钱 荆芥三钱 当归五钱 丹皮三钱 大黄一钱 桃仁十四粒 羊踯躅五分 山羊血末五分 白芍五钱 水煎。调服一剂而气苏，再剂而血活，三剂全愈。

此方苏气活血兼而用之，故奏功神速。方中妙在用羊踯躅与苏叶、荆芥，因其气乱而乱之，则血易活而气易苏矣。

金疮门一则

739. 人有杀伤而气未绝，或皮破而血大流，或肉绽而肠已出，或箭头入肤，或刀断背指，死生顷刻，不急救可乎。大约金刀之伤，必过于流血，血尽则发渴，渴若饮水，立刻即亡，故刀伤之渴，断须坚忍。世人有饮水而愈者，又是何故？盖其人素有热病，得水即热解，而不可执之以治凡有伤而渴者也。但渴即不可饮水，又将用何药解渴，要不能外补血以救之。然而既补血以止渴，刀枪之口大伤，所补之血仍然外泄，血流无止渴之期，亦速死之道也。故补血之中，仍须用止血之药，而止血之内，更须用生肉之剂，则恶血不致攻心，内火不致烧胃，庶死者可生，破者可完，断者可续也。方用**完肤续命汤：**

生地三两　当归三两　麦冬三两　元参三两　人参二两　生甘草三钱　三七根末五钱　续断五钱　地榆一两　乳香末　没药末各三钱　刘寄奴三钱　花蕊石二钱　白术五钱　水煎服。一剂口渴止，二剂疮口闭，三剂断缝生，四剂全愈。

此方补血，加之止涩之味，使血之不流，肉之易长是也。何以又用补气之药？盖血伤不易速生，补气则气能生血，且血生以接肉，又不若气旺以接肉之更易，所以于补血之中兼用补气之药也。然不用参、术，未尝不可建功，终觉艰难不速。此方凡有刀伤，皆可治疗，但视其所伤之轻重，以分别药料之多寡耳。

物伤门三则

740. 人有为虎所伤，无论牙爪，流血必多。大约虎伤者，多在颈项，必有深孔，或两个，或四个，其孔一时即变黑色，痛不可忍。急用生猪油塞之，无猪油则用生猪肉填之，则肉入孔中，随塞随化，庶不致所伤之肉再腐，然后急买地榆半斤，为末，敷其虎伤之处，血即顿止，随用汤药以解其渴。盖虎伤之后，流血必多，而虎又有热毒，直来犯心，故心渴之甚，断不可即与水饮，万不得已，可与小便饮之。急用**治虎汤：**

当归三两　地榆一两　生地三两　黄芪三钱　三七根末一两　麦冬三两　水十碗，煎数碗，恣其畅饮，服完必安然而卧。明日伤处大痒，又服一剂，又卧。如是五日，疮口生合而愈。

此方大补气血以生肌，加地榆以化虎毒，加三七根止血收口，药料无奇，而收功实神妙也。

741. 人有为蛇所伤，或在足上，或在头面，或在身腹之间，足肿如斗，面肿如盘，腹肿如箕，三日不救，则毒气攻心，人即死矣。盖蛇乃阴物，藏于土中，初出洞之时，其口尚未饮水，毒犹未解，故伤人最毒。治以解毒为主。惟是蛇毒乃阴毒也，阴毒以阳药解之，则毒愈炽。必须以阴分解毒之药，顺其性而解之也。方用**祛毒散：**

白芷一两　生甘草五钱　夏枯草二两　蒲公英一两　紫花地丁一两　白矾三钱　水煎服。一剂而肿渐消，二剂而毒尽从大小便而出，三剂全愈。

此方白芷虽是阳分之药，得夏枯草，阳变为阴。紫花地丁、蒲公英、甘草、白矾之类，尽是消毒之味，又且属阴，阴药以化阴毒，自易奏功，所以助白芷直攻蛇毒而无留余之害也。或问解蛇之毒既不可用阳分之药，何必又用白芷？不知蛇毒正用白芷，方能除祛。世人不善用之，所以有效有不效。今用之于阴分药中，自无不效矣。又何可舍白芷而另求他药，反致无功乎。或又问雄黄亦制蛇毒之品，何不用之？然而白芷阳中有阴，不比雄黄之纯阳也。雄黄外用可以建奇功，而内用每至偾事，不若白芷之用于阴中，可收全功耳。

742. 人有为癫狗所伤者，其人亦必发癫，有如狂之症，世以为其人必生小狗于腹中，此误传也。因其发出狂癫有如狗状，见人则咬，逢女则嬲[1]，非狗生于腹中，不宜有此景象。况人为癫狗所伤，大小便一时俱闭，不能遽出，大小便虚用努力，似若生产艰难。且外势急痛，腰腹作胀而死，人以为腹中生狗不能产而死。云腰痛者，乃小狗内咬也，岂不可笑哉。其实狗误食毒物而发癫，亦为所伤。则毒气传染于人，狗愈而人死矣，最可畏

〔1〕 嬲：音鸟。戏弄、纠缠之意。

之病也。然而得其法以解毒，则病去如扫，正不必过惧也。夫犬性最热，狗食物而发癫，乃食热物之故，或食自死之肉，或餐热病之尸，多成癫病。然则狗发癫狂，实热上加热也。解其热毒，何不愈之有。但世人未知解法，所以不救耳。予逢异授奇方，不敢自秘，传以救世焉。方用**活命仙丹：**

木鳖子三个，切片　斑蝥七个，陈土炒，去头足，米一撮炒　大黄五钱　刘寄奴五钱　茯苓五钱　麝香一分　各研细末，和匀，黄酒调服三钱，一剂而毒气全解，至神之方也，不必二服，七日皆能奏功。过七日外，必须多服数次，无不可救。服药切忌色欲，须二月不行房。并忌发物，余无所忌。

是方用木鳖、斑蝥者，以狗最畏二物也。木鳖大凉，又能泻去热毒，得大黄以迅扫之，则热毒难留。刘寄奴善能逐血，尤走水窍，佐茯苓利水更速，引毒气从小便而出也。麝香虽亦走窍，然用之不过制斑蝥、木鳖，使之以毒攻毒耳，中有妙理，非漫然而用之也。

癞门一则

743. 人有遍身发癞，皮厚而生疮，血出而如疥，或痛或痒，或干或湿，如虫非虫，人以为湿热之留于皮肤也，孰知是气血不能周到滋润乎。世多以苦参煎汤或豨莶、白芷之类外治，而终无成效，正坐于气血之虚也。盖气血足则经络无闭塞之虞，气血旺则毛窍无干枯之害。且气足血旺，则热散湿消，何至淤滞而不通散，结于皮肤之外。故治癞之法，专以补气血为主，而佐之消湿散热之味。虽十载沉疴，尚可奏功于旦夕，矧目前之近癞乎。方用**扫癞丹：**

黄芪三两　当归二两　防风二钱　茯苓一两　白术一两　生甘草三钱　麦冬一两　金银花二两　芍药一两　川芎五钱　熟地一两　山萸

五钱 元参一两 荆芥三钱 天花粉三钱 水煎服。二剂而皮色润，又服二剂而干燥解，连服十剂全愈。

此方大补气血，无异枯涸之田，一旦忽逢霖雨，生机勃勃，又何至有尘埃之敝野哉。

刑杖门一则

744. 人之腿受官刑，皮肉腐烂，死血未散，疼痛呼号，似宜用膏药、末药外治为佳。然而受刑深重，不急内消，专恃外治，则逍遥膜外，安能卫心，使恶血不相犯乎。此内治之断不宜迟也。然而世人外治之方多有神奇，而内治之方绝无应验，往往有一时心乱而死者。虽犯法遭刑，多缘恶积，保无受冤之屈棒乎。冤气在心，则肝叶开张，肝气收敛，尤善引血入心，使无辜之人一旦轻死，疗治无法，是谁之愆。铎求异人特传一方，一受官刑，即时煎服，断无性命之虞。服后，然后用膏药、末药外治，内外夹攻，则疮口易愈矣。内治方名为**卫心仙丹**：

大黄三钱 当归一两 红花三钱 桃仁三十粒 生地一两 丹皮三钱 木耳三钱 白芥子二钱 水煎服。一剂而恶血散矣，不必二剂也。然后以膏药贴之，膏方名**护心仙丹**：

大黄一两 没药三钱 乳香三钱 白蜡一两 松香五钱 骨碎补五钱 当归一两 三七根三钱 败龟板一两 麝香五分 各为细末，猪板油一两，将白蜡、松香同猪油在铜锅内化开，后将各药末拌匀，为膏药。贴在伤处，外用油纸包裹，再用布缠住。轻者一膏即痊，重者两膏足矣。夹棍伤重，大约不须四个，即可行步无虞矣。

此二方至神至奇，内方使恶血尽散，外方使死肉之速生，合而用之，又何至损人性命哉。

辨证录幼科卷之十四

惊疳吐泻门七则

745. 儿科之病，惊疳吐泻为多，四者又相为终始。大约因疳而成吐，因吐而成泻，因泻而成惊。故小儿口内流涎，乃疳之兆也。起首即治疳，而吐泻之症不作，又何致惊症之生也。惟其失治疳症，而胃气受伤矣。小儿纯阳，原无损于阴气。伤胃气者，伤阳气也，阳伤阴亦伤矣。伤阴者，伤脾气也。人生后天以脾胃之气为主，脾胃两伤，无气以养心，而惊之症起矣。是惊乃虚病，而非有外风之入也。然则吐泻惊俱脾胃之虚寒，而疳乃脾胃之实热也。不知小儿因多食水果，以致口热而成疳。口热似乎阳旺也，然而阳极则变为阴矣。故疳症既久而作吐，正阳变为阴之验也。可见，惊疳吐泻俱是虚症，补脾胃而四症皆易愈也。世医分惊为风，分疳为热，分吐泻为寒，亦未深知小儿之症耳。孰知单治脾胃之虚，而四症不必治而自愈也。方用**活儿丹**：

人参三钱　白术一钱　甘草一分　茯苓二钱　陈皮一分　巴戟天一钱　白芍一钱　柴胡二分　当归五分　山楂五分　神曲三分　水煎服。一剂而惊疳吐泻无不即安，二剂全愈，三剂不再发也。

此方健脾开胃，又能平肝，使肝亦无郁滞之患，自能疏通土气，变克土之肝反为益土之肝矣。脾胃无非生气，而吐泻自止，何至四肢无养，变成角弓反张之急慢惊风哉。

746. 小儿生疳，上下牙床尽肿，口角流[1]涎，咳嗽不已，

---

〔1〕流：槐荫草堂本、人卫本作“凉”。今据职本改。

咽喉肿痛，人以为疳症脾热也，谁知是胃火之上升乎。夫既是胃火，宜用泄火之药，泻火而不效者，以火过于盛，将阳变为阴矣。故用降火之药以泻火而不降，转至困惫者，正《内经》所谓壮火食气也。盖少火宜泻，而壮火宜补。不补胃以治火，反泻火以损胃，安得而不加困惫哉。治之法，补其胃气之虚，少加息火之味，则疳症不治而自愈矣。方用**平肝汤**：

茯苓三钱 白术一钱 陈皮二分 神曲五分 麦冬二钱 元参二钱 桔梗一钱 苏叶三分 人参三分 枳壳二分 黄芩三分 水煎服。一剂轻，二剂又轻，三剂而疳症愈，不必四剂也。

此方补胃以散火而火自平者，以火出于土之中也。土健而火藏，土衰而火现，故补其土而火藏于下，又何至上升于口颊之间乎。况方中有解火之味在于补之内，则土引火而自归，火亦随土而自息矣。

747. 小儿生疳之后，饮茶水则吐，后则不饮茶水而亦吐，困弱之极，人以为热吐也，谁知是热变为寒而吐乎。夫疳症本热也，疳久则寒者，以胃土之伤，土衰则火旺，火旺则土亦衰，土益衰而前火之旺自减，火土两衰，安得不寒乎。况小儿最喜者，生冷也。土衰又加生冷，自然作吐矣。故止吐以健胃为主，单用止吐之药，吾未见其能止也。即偶止吐于一时，未必不动吐于后日，惟健胃以止吐，则胃强而吐不再发也。方用**六君子汤**加味用之。

人参一钱 白术二钱 茯苓二钱 甘草一钱 半夏五分 神曲三分 陈皮三分 白豆蔻一粒 水煎服。一剂即止吐，二剂全愈。

此方健胃以止呕，治大人尚有成功，况小儿乎。小儿呕吐，世人视为轻症，往往不以为意，变成大病而不可救。以胃气之伤，不能生养夫四肢，而角弓反张之病现，乃阴虚而成之也。今以此方扶其胃气，胃健而饮食能受，既无呕吐之伤，自有灌注之益，又何至有惊风之病哉。

748. 小儿大吐之后，忽然大泻，虽吐止而泻不肯止，倦怠之极，人以为吐变泻则其气顺矣，谁知其气愈逆乎。夫吐乃伤胃，而泻乃伤脾也。气顺宜吐止而愈矣，今吐止而大泻，乃胃传于脾矣。由腑而入脏，是由表而入里也，较吐更甚。盖吐症补胃而可愈，而泻症宜兼补脾。虽脾胃有同治之法，补胃自必补脾，但吐后作泻，则补脾必须补胃也。方用**生脾助胃汤：**

人参三钱 白术三钱 甘草三分 肉桂一钱 茯苓五钱 神曲五分 附子一片 水煎服。一剂而泻止，二剂全愈。倘服之不应，不必治之矣。

此方治小儿之泻，效验如响，百人中可救九十。彼不应者，乃阴阳两绝之人也，非药之过耳。世人见参、附如鸩毒，不敢浪用。医生用之，亦辄抵毁，自陷于死亡，哀哉。

749. 小儿上吐下泻，眼目上视，死亡顷刻，其状宛似慢惊风，人以为惊风之症也，谁知是脾胃之气将绝乎。小儿至此，亦人鬼之关也。若作慢风治之，用牛黄等丸，下喉即死矣。夫脾胃之气将绝，是阴阳之气欲脱也，非急救其气，何能再活。救气之药，舍人参无第二味也。世间之药，无过人参至四五钱，以救婴儿之吐泻，无论近人无此胆气，即古人亦无此方法，毋怪婴儿之多亡也。予逢异人，训予救小儿垂危之症，惟有多用人参，可变危为安。铎试之，无不奇效。盖小儿脾胃虚寒，以致上吐下泻，正至危之症也，宜多用人参以救之。方用**安儿至宝汤：**

人参五钱 白术五钱 茯苓三钱 巴戟天三钱 附子一钱 麦芽一钱 枳壳三分 槟榔三钱 车前子二钱 白豆蔻三钱 扁豆二钱 萝卜子一钱 水煎服。一剂即吐止，再剂泻即止，三剂全愈。

此方全在用参、附之多，所以能夺命于将危，以人参能回阳于既绝，附子能续阴于已亡也。然非群药佐之，则阴阳不能分清浊，而积秽亦不能祛除耳。故用参、术以补气，少少祛除，自能奏功。否则，乌可已伤而再伤，已绝而重绝乎。世人但尚祛除，全不识补中用攻之法，所以劳而无功也。

750. 小儿吐泻之后，角弓反张，时而惊悸牵搐，人以为惊风之病也，谁知非风也，乃肝克脾胃之土而土气欲绝耳。此时万不可治风，一治风以定惊，则立刻亡矣。盖既经吐泻则阴阳两亡，所存者几微之气耳。不急救脾胃以续气，反散风邪以损其气，欲不趋于阴得乎。且脾胃欲绝，补脾胃之土，而不补命门、心包之火，则土寒而阳不可以遽回，阴不可以骤长。故必须补火以生土，补土以止惊。方用**续气汤**：

人参一两　白术一两　巴戟天五钱　肉桂一钱　生枣仁三钱　远志二钱　茯苓五钱　干姜三分　附子三分　半夏一钱　水煎服。一剂安，二剂更安，三剂全愈。

此方以十岁为准，每岁减二分。毋论慢惊、急惊，以此方投之，无不立效。盖急慢惊风俱是虚症，非急为风而慢为虚也。世人以惊为风误矣。不作风治则十人九活，一作风治则十人十死，以虚而兼风治则十人八死，以大虚治，而绝不治风，则十人十活也。喻嘉言谓惊风二字乃前人凿空之谈，劝行医者绝口不道其言。虽过于愤激，然亦深悯小儿之误死于非命，不得不大声以救之也。但喻嘉言所立之方，尚兼风治，犹未洞悉底里，不若直补土以救惊，补火以生土也。

751. 小儿惊症有慢惊、急惊之分，世以急惊属之风，慢惊属之虚，以此区别治疗，生者颇多，似乎其说之不可易矣。谁知似是而非，亦杀人之说也。盖小儿从无有惊风之症，此岐天师之所未定，而雷公之所不论者也。惊风二字，乃末世之医创言以杀小儿者也。自此言出，杀小儿不啻数百万矣。小儿何尝有风，一作风治，千人千死。嗟乎！天心仁爱，何为使小儿不识不知，任其夭荡耶。铎授异人之教，救小儿惊症，绝不治风。无论急惊、慢惊，以人参汤调服，立刻奏功。不敢自秘，罄书竹简，以听世人公用。

人参三两　白术半斤　茯苓三钱　半夏一两　广木香三钱　柴胡

一两　槟榔五钱　荆芥炒黑，五钱　白芍三两　山楂一两　枳壳一两　麦芽五钱　神曲一两　甘草一两　干姜一两　麦冬去心，一两　石菖蒲五钱　薄荷叶五钱　各为细末，蜜丸如龙眼大。凡遇急慢惊症，用一丸，以人参三钱煎汤泡开送下，无不全活。

方名**保赤定惊丹**。轻者一丸，重则二丸，无有不愈者也。泡开必须用人参煎汤，多多益善。若不用人参，效验不能十分之捷，然亦可免死亡之兆也。愿世人共佩吾言，万勿执惊症为风症，忍为杀人之医也。

便虫门二则

752. 小儿便中下寸白虫，或蛲蛔之虫，或吐出长短之虫，种种不一，人以为湿热之虫也，谁知是脾胃之伤乎。小儿最喜食生冷之物，自然湿热无疑。然而脾胃气健，虽有湿热，自易分消。惟是脾胃之气伤，则难于运化，不生津液而生虫矣。倘徒治虫而不补其脾胃，则脾气不能消，胃气不能化，虫且安居无恙矣，夫何益哉。惟补其脾胃之气，则气旺而自能治虫，再佐以杀虫之药，虫将何隙以逃生乎。此治之法，必须补中用攻也。方用**治虫丹**：

白术三钱　茯苓三钱　百部一钱　槟榔五分　使君子十个　枳壳五钱　白芍三钱　甘草三分　白薇二钱　黄连二分　半夏五分　水煎服。二剂而虫尽化为水矣。但服药之后，务须忌饮汤水茶茗。

此方杀虫之药虽多，然入之健脾平肝之剂内，则正气无伤，而虫又杀尽，乃两得之道也。

753. 小儿有粪门边拖出长虫，不肯便下，又不肯进入直肠之内，不痛不痒，人以为虫口咬住也，谁知乃祟凭之乎。夫虫口咬住，必然作痛。今安然如故，岂虫口之自咬耶？虫既不咬，宜随粪而俱下。今不下而留半截于中，非祟凭而何。病既祟凭，宜非药物可治，然而人有一念之悔心，医即有一种之治法。使人苟迁善而求医无术，又何以见吾道之大哉。况父母未有不爱其子者，见其子生虫之异，未必不疑自身之谴尤，而畏鬼神之作祟，或告天而代为请祷，或信佛而自诉祈求。然而医无以应之，不几阻人改过之门乎。铎得异人之传，用药外点虫身，则立刻化为水。方名**点虬丹：**

水银一钱　冰片一钱　硼砂一分　雄黄三分　樟脑一钱　轻粉三分　白芷一钱　薄荷叶三分　各研绝细末，以不见水银星为度。水调少许，点虫头或身上，少刻即尽化为水。但点药之时，必虔拜上天，然后点之则验。否则，或验或不验也。不须内服煎药，至奇之方也。

余恐负异人之传，故罄书之辨证论后。异人者，余游南岳所逢道士，自号雷公，状貌殊异。传铎《活人录》奇方最多，此方其一也。

痘疮门十五则

754. 小儿将出痘，身必发热，口必发渴，眼必如醉，此时当以表药散之，则火毒大解。无如世人未敢信为出痘，因循数日，见点而始用表散。有形之解与无形之解大有不同，所以轻变重，而重变死也。虽然见点不用表药，则火毒又将安解，岂不药得中医而可望其自愈乎。不知能善用表散之药，正自有功耳。大约痘疮初出之时，不可不用表散之药，而又不可全用表散，当于补中表散之，则正气无伤，而火毒又可尽解也。方用**至慈汤：**

人参三分　荆芥炒黑，三钱　生甘草一钱　柴胡一钱　当归三钱　茯苓二钱　陈皮三分　麦冬二钱　元参三钱　天花粉一钱　水煎服。一剂火毒少除，二剂火毒全散，不必三剂也。若已见点，则重变轻，而死变生矣。

此方正用柴胡、荆芥以疏通其表里，得元参以去其浮游之火，得生甘草以败其毒。妙在人参、归、冬之类，俱是补气补津之味，佐前药以充其力，使无壅闭之忧，以速其至隐之火毒也。世人治痘，一见用补，无不惊惧，谁知火毒非补，万不能由内而发于外。能于补中用表散之法，何愁小儿之不尽登于寿考也。此方十岁为准，如周岁小儿，用十分之一，每岁增加可也。若十岁之外小儿，宜加人参而已，余味不必加也。

755. 小儿已出痘，遍身上下尽是鲜血点，粒粒可数，此至佳之痘也。不必发散，只须助其正气，自然饱满贯浆，收靥亦速，九日而始回矣。然而纯用补剂，又虑呆补而无疏通之气，恐速于见功，未免升上而不能降下，亦非治之善也。方用**安幼汤：**

当归三钱　荆芥一钱　元参三钱　陈皮三钱　熟地三钱　麦冬三钱　生甘草五分　生地一钱　黄连一分　丹皮一钱　贝母三分　水煎服。一剂而绽，不必二剂也。

此方妙在补中带散，则痘疮力足，无内怯之忧；散中实补，则痘疮大泄，少外阻之祸。世人不知治法，往往一味是补，所以多留后患耳。至于一味呆散，未有不将佳痘而变为恶疮者，每至死亡犹以为胎毒之未净也，仍用散火败毒之剂，以至不救。谓非医杀之，而欲冀免于阴报也，得乎。幸人善用其方以安幼耳。

756. 小儿出痘，其痘疮之色红盛，烦渴，大便干燥，小便短涩而黄赤，脉洪大不伦，舌上生疮，此阳症之疮也，切忌用湿热之味。然又不可见为大热，而即用寒凉之药，恐火热太盛，骤得寒凉，而火不肯遽退，热不肯骤解，反至生变者有之。治法宜用寒而佐以化热之品，用凉而辅以散火之味，则不违火热之性，而自得寒凉之益也。方用**全痘散火汤：**

元参三钱　黄芩一钱　生甘草一钱　栀子一钱　桔梗二钱　生地二钱　荆芥三钱，炒黑　当归一钱　水煎服。一剂而热毒火毒尽行解散矣。

此方用芩、栀以清火，又得元参以退其浮游之火，更妙在用荆芥、桔梗引火外出，而生地、当归滋其腑脏之燥，则雨润风吹，有不变火宅而清凉者乎。所以获解散之功而无背违之失也。

757. 小儿出痘，痘疮虚空，而色又清白，发痒中塌，身寒颤，咬牙不已，腹中虚胀，上吐下泻，脉复沉细微弱，此阴症之痘疮也。盖内寒之极，疮不能发出，必须用大补气血之药，而佐以温热之味，则疮无冰冻之虞。倘不知其故，而亦用寒散之品，则痘疮内陷，而死亡顷刻矣，是阴痘戒用阴分之药明甚。然而其中有似是而非者，又不可不辩，以痘疮之善变也。色白，虚也，而发痒又有实症；身寒，凉也，而发颤又有热症；腹胀，虚寒也，而吐泻又多实热之症。既非虚寒，而亦用温热之品，安得不死乎。然则终何以辩之？吾辩之于舌焉。舌红者热，舌白者寒也。舌红而带白者，热中之寒；舌白而微红者，寒中之热；舌大红而又燥，热之极也，舌纯白而又滑，寒之极也。倘舌白而又滑，此阴症无疑。方用**祛阴救痘丹**：

人参一钱　当归三钱　白术三钱　附子三分　荆芥一钱　黄芪三钱　水煎服。一剂而色白者即变为红，阳回而寒之气尽散矣。

此方用参、芪、归、术以补气血，气旺而阴自难留，血足而阳自可复。然后益之附子，则奏功始神。方中又加荆芥者，以附子直攻其内，非荆芥则不能引附子外散耳。

758. 痘疮初出，隐于肌肉之间，不见点粒，人以为疮毒之内藏而不肯遽出也，孰知是气虚而不能推送以发于外乎。论理用升麻、桔梗、羌活之类亦能外发，然而不补其气，而惟用散药，吾恐元气益虚，痘发之后，未必无他病之生，尚非治之善者也。方用**发痘散**：

生黄芪二钱　甘草五分　当归一钱　桔梗一钱　荆芥一钱　防风二分　水煎服。一剂而点粒见，再剂而痘尽出也，可以不必再服药矣。

此方之妙，虽用桔梗、荆芥、防风之散药，而实得黄芪、当归补气之力，则易于推送，所以火毒不能隐藏，一齐而尽出也。

759. 痘疮已见点后，热气大盛，疮粒过多，人以为火毒之太甚，谁知是血虚而不能以润乎。若止用发散之剂，而不用补血之药，则火盛水干，痘难贯浆矣。故必须于补血之中，而少佐之以解毒也。方用**养痘汤**：

当归二钱　川芎一钱　连翘五分　麦冬一钱　天花粉三分　木通三分　甘草二分　水煎服。一剂而热退，二剂而疮粒明净，尽行贯浆矣。

此方之妙，妙在当归、麦冬、川芎为君，而少用连翘、木通、天花粉为佐使，则血旺而火不过炎，热消而毒不内隐，故能速于收功而又无后患也。

760. 痘疮已出四五日后大小不等，根窠不甚红泽，色暗顶陷，不能起发者，人以为火毒之倒塌也，谁知是血气之亏欠，欲出而不能，欲发而不得。倘徒用化毒之药，则毒反不消。倘徒用催浆之药，则浆反不贯，变生不测，往往有入于死亡者。治之法，必须于补气之中而辅以化毒催浆之味。方用**催痘汤**：

人参三分　牛蒡子一钱　当归二钱　川芎一钱　黄芪二钱　茯苓一钱　桔梗五分　陈皮二分　连翘三分　肉桂半分　水煎服。一剂而色红，二剂而顶突贯浆矣。

此方之妙，妙在用参、芪、归、芎之多，而发散化毒为佐使。气足而不祛于中，血足而不陷于内，自然痘色润泽而肥满矣。

761. 痘疮至六日，毒宜化，浆宜行矣。乃颜色不红绽肥满，是气血大虚也，万不可徒攻其火，而妄用败毒之味也。必须以补气补血为主，方用**护痘万全汤**：

人参五分　黄芪一钱　当归二钱　川芎一钱　白术二钱　茯苓一钱　陈皮三分　牛蒡子三分　桔梗五分　天花粉三分　水煎服。一剂红润而肥满矣，不必二剂也。

此方之妙用，全不去消毒攻火，但补气血而痘自外发。且补中有散，而补非呆补，更易奏功。所以有益无损，而收万全之效也。

762. 痘疮七八日，宜浆满足矣。今疮平浆薄，饮食少减，人以为毒气之内陷也，谁知是气血之不充乎。夫气血之不充者，由于脾胃之气弱也。脾胃气弱，则肝血不生，肝血不生，则脾胃之气更弱，又何能致浆足而疮突哉。治之法，必须大补其脾胃之气，而少佐之补血之品。气血旺而脾胃自健，脾胃健而痘疮安得不充满乎。方用**保痘汤：**

人参一钱 白术二钱 黄芪二钱 当归二钱 麦冬二钱 陈皮五分 荆芥一钱 如痒，加白芷三分、蝉蜕二分。不痒，不必加也。如痘色白而薄，倍加参、芪，一剂而白者不白，薄者不薄矣。

此方纯是补气血，而补气更重于补血者，以血得气而易生也。气足血旺，何愁浆薄哉。自然饮食倍增，浆老结靥矣。

763. 痘疮至九日十日之后，浆稀痂薄，人以为痘毒之内蕴也，谁知仍是气血之亏乎。夫气虚补气，血虚补血，又何碍乎。然而气血虽虚，而痘毒未清，不兼顾火毒，一味呆补，则火毒内藏，亦恐痘愈之后，有回毒之虞，必须于补中微散之为得也。方用**全痘汤：**

人参二钱 白术二钱 牛蒡子一钱 茯神三钱 陈皮三分 当归三钱 通草一钱 甘草五分 荆芥一钱 金银花三钱 水煎服。一剂而浆厚靥高矣。

此方用人参而不用黄芪者，以黄芪过于补气，且恐有胀满之虞，不若多用人参，既补气而复无增闷之嫌耳。尤妙在用牛蒡子、金银花于补中泻毒，得补之益，而更获散之利，真善后之妙法也。

764. 痘疮至十一二日，身发潮热，饮食不思，当靥不靥，痂落无托，人以为毒气之犹存也，谁知是气血之虚而毒多未化乎。方用**化痘仙丹**：

当归三钱　白芍二钱　人参一钱　山楂五粒　黄芪三钱　荆芥一钱　牛蒡子一钱　防风三分　甘草一钱　金银花三钱　水煎服。一剂而胃气开，思饮食矣，二剂全愈。

此方之妙，用金银花与荆芥、牛蒡子、参、芪、归、芍之中，则胃气不伤，脾气大旺，气血既润，复不克土，则火毒全解，又安有留余之患。大凡痘疮不补，则火毒不出，而痘疮纯补，则火毒亦不尽出也。今于补中用散，所以未出能出，而既出者尽出也。

765. 痘已见形，又出一层红斑者，此夹疹痘也。或似斑而非斑，或零星错杂，皆是夹疹之症。人以为痘毒之深，前未发出，而后再发也。谁知痘出之时而又感寒风，使内热留中，闭塞凑理，激动腑毒而并出乎。治法宜脏腑并治，然治脏不若先治腑也。盖痘毒出于脏，疹毒出于腑，脏之毒深，腑之毒浅。浅之毒先散，而深之毒亦自难留，故治痘须先治疹。方用**分痘汤**：

升麻一钱　元参三钱　麦冬三钱　当归二钱　青蒿二钱　生甘草二钱　半夏五分　生地三钱　荆芥一钱　水煎服。一剂而疹全散矣。

此方退阳明之火，解肺经之热，妙在多用升麻引火向外，发于皮毛，虽曰消疹，而实所以成痘也。又何必治疹之后，再去治痘哉。

766. 痘症虽发全，数日之后身复发热，遍身发出红斑，痒甚，愈抓愈痒，先出大小不一如粟米之状，渐渐长大如红云片。人以为痘毒之尚存，从前未经畅发，故如此。谁知是痘毒全无，乃收痂大愈之后，放心纵欲，饮食过伤，又兼风热而成之。此名为盖痘疹，似痘而非痘也。治法散其风热，而不必顾其痘毒。然风热既解，即有毒亦无不共解矣。方用**安痘汤**：

玄参五钱　当归三钱　连翘一钱　白芍二钱　丹皮二钱　荆芥二钱　甘菊花二钱　升麻五分　天花粉一钱　水煎服。一剂而斑轻，再剂而斑尽散矣。

此方化毒而不耗其气，解热而不损其血，所以风热全消，而痘无变症耳。

767. 痘疮五六日后，色变纯黑，或炭灰之色，头顶陷下不起，饮食到口即吐，此死症无疑，所谓坏症也。世医到此，无不辞去。然而死中可以求生，勿以其坏症而轻弃之也。盖小儿纯阳之气易离，而阴气难绝。倘有一线之阴可续，则引阴以接阳，往往死者可以重生，而生者得以不死。我受异传，何敢独秘不共传以救万世之小儿乎。方用**起死救儿丹：**

人参三钱　元参一两　金银花一两　白术二钱　当归三钱　麦冬三钱　甘草一钱　荆芥二钱　天花粉二钱　茯神三钱　水煎服。一剂黑变为红，再剂而陷者起，干者润，饮食知味矣。

此方之妙，全在用金银花与玄参之多，既能解毒，复善散火，而又助之参、术、归、冬，则足以济二味之力，而益成其祛除之功。所以能转败而为胜，起死而变生也。万勿惊其药品之重与用参之多，而减去其分两。盖药不重，火毒难消；参不多，则阴阳难复矣。愿人加意于此方，以救小儿于危险哉。

768. 小儿痘疮治之不得法，多至不救，谁知痘疮可以不治治之乎。夫儿已生疮，何可听其自生乎。所谓不治治之者，服吾药可使之不生痘，不必用药以治痘也。夫儿之生痘疮者，感父母之淫气以生之也。解其淫气而又助之化毒之品，安得而生痘哉。前人亦知此意，曾造稀痘丹，或治截痘法，然服之有验有不验者，未能深窥痘毒之源与解毒之药也。盖解毒之品未有不损人元气者，元气一虚，毒即难解。且毒成于火，而清必用寒凉之药，但小儿脾胃最忌寒凉之药，一服寒凉，土气匮乏，而火毒又安能外泄乎。此所以服之而不效也。铎逢异人之传，方法平平，而取效实奇。方名**止痘丹：**

生甘草一钱　金银花三两　元参一两　贝母五分　苦参三钱　丹

皮三钱　黄芩二钱　将七味择天赦日，用水二碗，煎一碗，不必两煎。将此一碗汁，重汤[1]又熬至三分，用茯苓五钱为细末，将汁调为丸，如米粒大。俟半周之时，将药用蜜拌与小儿食之，二日服完，必下黑粪，永不出痘矣。痘既不生，何有死亡之痛哉。

疹症门三则

769. 小儿发热二三日，肌肤之间隐隐发出红点，如物影之摇动，时有时无者，此影疹也。人以为发斑之伤寒也，谁料是出疹发表，热毒外散，偶遇大寒大风生冷之犯，故皮肤闭塞，毒气内收，壅住于腠理之间。其症皮肤之际片片皆红或变白，白或转红，红或转紫，气喘腹满，甚而作痛，毒气入脏，欲出不能，存亡顷刻，至危之病也。治之法，必须化斑，而不必治疹。盖疹与斑总皆热毒耳。方用**消斑化疹汤：**

元参五钱　归尾三钱　石膏三钱　白芍五钱　地骨皮三钱　丹皮三钱　荆芥二钱　木通一钱　青蒿三钱　升麻一钱　麦冬三钱　甘草一钱　水煎服。一剂而斑化疹散，二剂而消归于无有矣。

此方不多用大寒之品，止用微寒之味者，以疹斑之病，虽起于大热，然亦因脏腑之干燥，内无水制而外现也。今滋其津液，则水足以制火。又得引火解毒之药，直走皮肤，火毒欲内攻而不可得，又安得不外泄而解散者乎。况方中用玄参为君，原能清浮游之火，何必又多用大寒药以扑灭其炎威而伤脏腑，所以奏功既神而又无大害耳。

770. 小儿出疹，口中大渴，父母畅与之水，快甚，遂恣其酣饮，乃呕吐不止，因变泻痢，喘嗽不宁，小便不利，阴囊浮肿，胁痛筋软，膨胀之症生。人以为火热之不解也，谁知饮水过

[1] 重汤：隔水煮，浓缩之法。

多，水蓄不消之病乎。夫心火亢炎，因而作渴，饮水必入于心，心不受水，而传于脾，为呕吐泻痢矣；传于肺，为咳嗽矣；传于肾，为小便闭而囊湿浮肿矣；传于肝，为胁痛筋软膨胀矣。夫水本克火，然水多则滞，火反得水以滋其沸腾，疹消而他病生焉。治法不必治疹，而惟在于分消其水势，水涸而疹亦痊矣。方用**分水消疹散**：

茯苓三钱　车前子三钱　木通二钱　猪苓二钱　薏仁一两　桔梗一钱　荆芥五分　白术三分　水煎服。一剂水从小便出矣，连服二剂，水尽而愈。

此方专治水也。止用桔梗、荆芥以少提其气，不特水气因升提而下行倍速，且使余疹亦从膀胱而下泄也。但二味既是提气，何不用升麻提之？不知升麻提气，必使疹毒由皮毛而出，反足以掣制利水之药之肘，不若荆芥、桔梗虽提气而不走皮肤，反能佐二苓群品共走膀胱，水与疹而同治也。

771. 小儿发疹之后，牙根溃烂，肉腐出血，臭秽冲鼻，人以为余毒未尽，身上游热之不退也，谁知皆医治疹而不治浮火之故。使热积皮肤，不用解散清凉之剂，以致毒火入胃，久而不散，因作祟也。此等之病，必须仍散其火热之毒。倘不知治法，纵儿恣食肥甘，湿热动虫，势必变为走马牙疳，穿腮落齿，或面颊浮肿，环口青黑，唇崩鼻坏，生疮作痒，肉腐唇败，而不可救者多矣。方用**救疹散毒汤**：

玄参三钱　甘草五分　黄芩一钱　茯苓三钱　白果十个　白薇一钱　青蒿三钱　麦冬三钱　陈皮三分　荆芥五分　生地三钱　干葛一钱　水煎服。一剂轻，二剂又轻，三剂全愈。

此方乃和乾[1]之味，而不用大凉之药者，以疹病既愈，其势虽盛而火毒实轻，正不可以外证之重，而即用重泻之味以劫夺

---

〔1〕 和乾：职本作"和解"。

之也。世人一见此等之病，轻用苦寒泻药，往往轻变重，重变死，不可不慎。

吃泥门一则

772. 小儿数岁后，好吃泥土，人谓胃气热也，谁知是肝木之旺耶。肝木过旺来克脾胃之土，而土虚不能敌肝，思得土以助脾胃，故见泥土而思食也。治之法，平其肝木之旺，补其脾胃之虚，则土气无亏，自然见土而不嗜也。方用**六君子汤加减**治之。

人参一钱　茯苓三钱　甘草五分　陈皮五分　半夏三分　白术五钱　黄芩五分　白芍五钱　黄土三钱　水煎服。一剂而肝气平，二剂而脾胃之气转，四剂不思食泥也。

此方原是健脾胃之圣药，加入黄芩以清肝火，白芍以平肝，肝平火清，而脾胃自得其养矣。尤妙加入黄土者，借土气以安脾，投其所好，而六君子汤诸药，益足以展其健运之功耳。

胎毒门一则

773. 小儿生半岁或一二岁，忽身上、手足上、肚腹上、两臂上或头面上长成大疮，久变为毒，百药治之而罔效者，此非小儿之毒，乃父母之毒也。当时结胎或感杨梅之恶气，及其坐胎之后，或感淫气之火邪，遂至贻害于小儿。治之不得其法，半多死亡，实可悯也。吾遇异人之传，治胎毒小儿已数十人矣，皆服之得生。我不传方，不特失异人传铎之善心，而且使小儿可救之病，以不得吾方而失援，则小儿之死，不犹之铎杀之乎，铎则何敢？故宁传世，使世服方而叹或有不效，断不可不传，使世之怨无方以救子也。方用：

金银花二两　生甘草三钱　人参二钱　天花粉二钱　黄柏三钱

锦地罗三钱　水煎服。二剂而毒全消。倘外口不愈，另有外治之方，用：

蜗牛三钱　生甘草三钱　冰片一钱　儿茶三钱　轻粉一钱　麝香三分　樟脑三钱　黄丹三钱　水粉三钱　枯矾三钱　地龙粪五钱　各研极细末，以麻油调敷疮口上，不到数日，自然疮内生肉，而疮口外敛，真神方也。轻者用前方而不必用外治，重者内外合治，无不速愈矣。

铎从万世起见，将此仙方轻易传世，愿世人广传，体铎之心为心，切勿自恃为奇，隐而不传，以受天谴也。

辨证录跋

远公陈先生真奇士也。尝著《石室秘录》及本草诸书行世，私心企慕殆二十余年矣。一日晤成君而行，因悉先生著述甚富，盖成君为远公之甥，故知之为独详。其书总名《洞垣全书》，其中最有益于人世者，莫若《辨证录》。余遂固请得而有焉。斯编辨病体之异同，证药味之攻补，五行生克，准情酌理，明如指掌，即不善于导养者，读之亦能知所从事，不少迷惑，是真有益于人世者也。余因勉力付诸剞劂，将以公之海内，不独轩岐家视为津梁，亦可使天下后世皆有所辨证，而病者起，危者安，胥熙熙然咸跻于仁寿之域，是则余之素志焉耳。

鄞县楼庆昌敬跋

《中医经典文库》书目

一、基础篇

《内经知要》
《难经本义》
《伤寒贯珠集》
《伤寒来苏集》
《伤寒明理论》
《类证活人书》
《经方实验录》
《金匮要略心典》
《金匮方论衍义》
《温热经纬》
《温疫论》
《时病论》
《疫疹一得》
《伤寒温疫条辨》
《广温疫论》
《六因条辨》
《随息居重订霍乱论》
《濒湖脉学》
《诊家正眼》
《脉经》
《四诊抉微》
《察舌辨症新法》
《三指禅》
《脉贯》
《苍生司命》
《金匮要略广注》
《古今名医汇粹》
《医法圆通》

二、方药篇

《珍珠囊》
《珍珠囊补遗药性赋》
《本草备要》
《神农本草经》
《雷公炮炙论》
《本草纲目拾遗》
《汤液本草》
《本草经集注》
《药性赋白话解》
《药性歌括四百味》
《医方集解》
《汤头歌诀》
《济生方》
《医方考》
《世医得效方》
《串雅全书》
《肘后备急方》
《太平惠民和剂局方》
《普济本事方》
《古今名医方论》
《绛雪园古方选注》
《太医院秘藏丸散膏丹方剂》
《明清验方三百种》
《本草崇原》
《经方例释》
《经验良方全集》
《本经逢原》
《得配本草》
《鲁府禁方》
《雷公炮制药性解》
《本草新编》
《成方便读》
《药鉴》
《本草求真》
《医方选要》

三、临床篇

《脾胃论》
《血证论》
《素问玄机原病式》
《黄帝素问宣明论方》
《兰室秘藏》
《金匮翼》
《内外伤辨惑论》
《傅青主男科》
《症因脉治》
《理虚元鉴》
《医醇賸义》
《中风斠诠》
《阴证略例》
《素问病机气宜保命集》
《金匮钩玄》
《张聿青医案》
《洞天奥旨》
《外科精要》
《外科正宗》
《外科证治全生集》
《外治寿世方》
《外科选要》
《疡科心得集》
《伤科补要》
《刘涓子鬼遗方》
《外科理例》

《绛雪丹书》
《理瀹骈文》
《正体类要》
《仙授理伤续断方》
《妇人大全良方》
《济阴纲目》
《女科要旨》
《妇科玉尺》
《傅青主女科》
《陈素庵妇科补解》
《女科百问》
《女科经纶》
《小儿药证直诀》
《幼科发挥》
《幼科释谜》
《幼幼集成》
《颅囟经》
《活幼心书》
《审视瑶函》
《银海精微》
《秘传眼科龙木论》
《重楼玉钥》
《针灸大成》
《子午流注针经》
《针灸聚英》
《针灸甲乙经》
《证治针经》
《勉学堂针灸集成》
《厘正按摩要术》
《饮膳正要》
《遵生八笺》
《老老恒言》
《明医指掌》
《医学从众录》
《读医随笔》
《医灯续焰》
《急救广生集》

四、医论医话医案

《格致余论》
《临证指南医案》
《医学读书记》
《寓意草》
《医旨绪余》
《清代名医医案精华》
《局方发挥》
《医贯》
《医学源流论》
《古今医案按》
《医学真传》
《医经溯洄集》
《冷庐医话》
《西溪书屋夜话录》
《医学正传》
《三因极一病证方论》
《脉因证治》
《类证治裁》
《医碥》
《儒门事亲》
《卫生宝鉴》
《王孟英医案》
《齐氏医案》
《清代秘本医书四种》
《删补颐生微论》
《医理真传》
《王九峰医案》
《吴鞠通医案》
《柳选四家医案》

五、综合篇

《医学启源》
《医宗必读》
《医门法律》
《丹溪心法》
《秘传证治要诀及类方》
《万病回春》
《石室秘录》
《先醒斋医学广笔记》
《辨证录》
《兰台轨范》
《洁古家珍》
《此事难知》
《证治汇补》
《医林改错》
《古今医鉴》
《医学心悟》
《医学三字经》
《明医杂著》
《奉时旨要》
《医学答问》
《医学三信篇》
《医学研悦》
《医宗说约》
《不居集》
《吴中珍本医籍四种》